JN218094

四訂

精神保健福祉法の最新知識

歴史と臨床実務

監修
公益社団法人日本精神科病院協会

編著
高柳功
櫻木章司
新垣元

中央法規

四訂版　序

令和四年十二月に精神保健及び精神障害者福祉に関する法律が改正され一部を除き令和五年四月又は令和六年四月から施行されたことに伴い、本書も改訂することとなった。

法律は社会の要請によって制定・改正されるのが一般的であるが、精神保健及び精神障害者福祉に関する法律がたびたび改正されてきた経緯も例外ではない。この法律の改正の動きとその背景については第八章で詳述されているが、読者の便宜のために序にあたって本書刊行の契機ともなった背景について簡潔に述べておく。

わが国の精神保健に関する法律は、本格的なメンタルヘルス法としては昭和二十五年に制定された精神衛生法が初めてである。これは精神病者を救済するという意味合いが強い法律であったが、昭和四十年改正ではやや治安対策の趣旨が強くなった。その後医学における法律モデルの世界的な台頭から、適正法手続き（デュープロセス）が精神科入院医療では必要条件となり昭和六十二年に画期的な法改正が行われた。法律の題名も「精神保健法」となった。

この法改正に携わった日本精神科病院協会のメンバーによって初版『精神保健法——その実務のすべて』（星和書店、平成二年）が刊行された。

法律モデル優先の傾向は国連人権原則の採択（一九九一年）によって大きな潮流となり世界各国のメンタルヘルス法の目指すべき指標となった。他方でわが国では患者の同意のない医療保護入院がなお存続している。確かに世界標準からみれば例外的であり、廃止と維持の対立が常にある。医療保護入院制度の根幹は古い家族制度に基づいており、家族の結びつきが弱くなったこともあって次第に家族の役割が後退してきている。

平成七年には法律の題名が「精神保健及び精神障害者福祉に関する法律」となったが、障害者基本法と地域保健法の成立をうけた改正にとどまった。平成十一年改正で全面的な見直しが行われ、精神医療審査会の独立性と権限強化、医療保護入院の要件明確化など、医師の裁量権を狭め法律モデルにより近い改正となった。また、家族への重圧となってきた自傷他害防止監督義務が削除された。

この大きな改正があったので本書は新しく『精神保健福祉法の最新知識――歴史と臨床実務』(中央法規出版、平成十四年)として刊行された。

わが国には責任能力のない状態で犯罪を行った、あるいは繰り返し行うおそれのある精神障害者に対する法制度が全くなく、これらの人々を措置入院などによって精神科病院で治療することは極めて困難だった反省から、法改正を求める要望が民間病院側(日本精神科病院協会)から出されていたが、長年の懸案でありなかなか実現しなかった。しかし平成十三年の池田小学校事件で事態はようやく動き出し、平成十五年に医療観察法が制定された。そして平成十七年には、身体、知的、精神の三障害を一元化して障害者施策を図るための障害者自立支援法が成立した。

この機会に本書は改訂第二版(平成十九年)を刊行した。

平成二十五年には保護者制度の廃止という大きな改正が行われた。これは明治三十三年に制定された精神病者監護法以来わが国精神科医療の根幹となっていた、家族の責任において医療及び保護を行うという考え方は採らないことを意味している。

この大きな変更に伴い本書は改訂第三版(平成二十七年)を刊行した。

令和四年改正は障害者総合支援法の見直しに伴う改正で、同意を行う家族の除外要件、医療保護入院の上限期間の設定、入院者訪問支援事業の創設、虐待防止措置の制度化など重要な改正があった。

これらの法改正とその運用は引き続き国連人権原則、及びわが国も平成二十六年に批准した障害者権利条約という観点から絶えず注視されることになる。

以上の経過から、編者らは今回改訂第四版を刊行することとした。

今回の改訂にあたって編者に新垣元（沖縄県・新垣病院）が新しく加わった。執筆者が一部交代し中島公博（北海道・五稜会病院）、野木渡（大阪府・浜寺病院）、前沢孝通（栃木県・前沢病院）、馬屋原健（広島県・蔵王病院）、高柳陽一郎（富山県・有沢橋病院）（執筆順）の各氏に加わっていただいた。それぞれ担当分野のエキスパートである。今回改正の重要事項である障害者権利条約については藤井千代氏（国立精神・神経医療研究センター）に新しく章を起していただいた。また山崎學日本精神科病院協会会長には「これからの日本の精神科医療」について多忙な中、稿を改めていただいた。なお本書の性格上新しい執筆者は前著者の担当章を引き継ぎ新しい事項を加筆することになっている。執筆者の交代によって本書の骨格が大きく変わらないように配慮している。

本書の目指すところは、

①精神科医療実務が法に沿って円滑に行われること

②法の成り立ちの経過から法の条項の意義が理解できること

③日常臨床行為と適法性が簡単にチェックできること

である。

精神保健指定医、指定医を目指す医師、精神科医療に従事する看護師、精神保健福祉士、公認心理師、作業療法士など多くの精神科医療従事者の座右の書になると考えている。

最後に本書刊行にあたり、終始変わらぬご支援をいただいた中央法規出版株式会社、澤誠二氏、三角朋代氏に深く感謝の意を表する。

令和六年八月

編者

高柳　功

櫻木章司

新垣　元

四訂 精神保健福祉法の最新知識——歴史と臨床実務

目次

第四章　入院形態——新垣　元……53

第五章　医療保護入院の問題点——新垣　元……85

第一一章　卒後教育――臨床研修制度と専門医制度――森　隆夫……209

第一二章　精神保健指定医のケースレポート――馬屋原　健……233

付　録

関係法令・資料……295

第一章　精神保健福祉法の要点

第一項　精神保健福祉法改正の主なポイント

精神保健及び精神障害者福祉に関する法律（以下「精神保健福祉法」という。）は、昭和二十五年に精神衛生法として制定されて以来、七〇年余りが経過した。この間、数次にわたる改正が行われてきた。昭和六十二年改正では「精神保健法」と改称され、任意入院、医療保護入院、応急入院といった新たな入院制度が創設されたほか、医療保護入院において精神保健指定医の判定を入院要件化し、同入院に係る告知義務及び告知延期期間の規定が創設された。また、扶養義務者の同意による医療保護入院等を認める仕組み（いわゆる二項入院）が導入された。また平成七年改正では、「精神保健及び精神障害者福祉に関する法律」と改称され、医療保護入院等を行う精神科病院について、常勤の精神保健指定医が必置とされた。平成十一年改正では、精神保健指定医に対して処遇改善の努力義務が設けられて、違法な処遇を発見した場合には管理者に報告して適切な対応を求める等が盛り込まれた。さらに医療保護入院の要件について、任意入院等の状態にない旨を明確化したのも平成十一年改正であった。平成二十五年改正では保護者制度が廃止され、これに伴っていわゆる「家族等同意」が創設され、精神科病院管理者に、退院後生活環境相談員の設置、地域援助事業者との連携、さらには医療保護入院者退院支援委員会といった退院促進のための体制整備が義務付けられた。これらの法改正は、精神科病院における患者の権利擁護を拡充するとの視点に立って行われたものである。

また、平成十八年には、障害者の人権及び基本的自由の享有を確保し、障害者の固有の尊厳の尊重を促進することを目的とする、障害者の権利に関する条約（以下「障害者権利条約」という。）が国連総会で採択された。わが国は平成十九年に署名、平成二十六年に批准して条約の効力が発生している。令和四年八月には、同条約に基づく初回の対日審査が行われ、各国政府に対して勧告や指導を行う国際機関である障害者権利委員会からは、審査に先立って、強制入院や隔離・身体的拘束等に関する事項についての情報提供が求められていた。こうした中で、令和三年十月から「地域で安心して暮らせる精神保健医療福祉体制の実現に向けた検討会」の議論が始まった。この検討会の検討項目としては、市町村等における相談支援体制、入院患者への訪問相談、医療保護入院、隔離・身体的拘束等の行動制限、虐待防止などが挙げられた。そして、この検討会が報告書として取りまとめた内容については、関係法令等の改正や次期医療計画、障害福祉計画、介護保険事業計画の策定に向けて、財政的な方策も含め、その実現を可能な限り早期に図るべきであるとされた。同検討会の議論について、精神保健福祉法改正に関係深い事項に関して記述することとする。

1　医療保護入院について

医療保護入院等の非自発的入院（強制入院）（注）を規定する精神保健福祉法の撤廃を要求する勢力が一部に存在すると言われることがある。彼らはその論拠として、障害者権利条約では、その第十四条において、条約締結国は、障害者に対し、他の者との平等を基礎として、次のことを確保するとして、(a)身体の自由及び安全についての権利を享有すること、(b)不法に又は恣意的に自由を奪われないこと、いかなる自由の剝奪も法律に従って行われること及びいかなる場合においても自由の剝奪が障害の存在によって正当化されないこと、を挙げている。一方、わが国政府の立場としては、①医療保護入院では、精神障害者であることのみをもって直ちに入院させることができるものではなく、その症状に鑑みて精神障害者が当該精神障害のために任意入院が行われる状態にない場合に、医療及び保護のために入院をさせることができる制度であること、②医療保護入院は法律（精神保健福祉法）に則り実施されること、③本人の同意が求められる状態である場合には、可能な限り本人に対して入院医療の必要性等について十分な説明を行い、その同意を得て任意入院となるように努めなければならないとの規定があること、④家族等に対する十分な説明とその合意の確保を要件としていること、⑤入院措置を採る旨や退院等の請求に関すること等を本人に書面で知らせなければならないとの規定があること、という五項目を挙げて、障害者権利条約に反するものではないとしている。今回、精神保健福祉法の令和四年改正はそうした立場を明確にした上で、患者の権利を確保するための取り組みをより一層推進することが重要との視点に立つものである。

医療保護入院制度の必要性については、「これからの精神保健医療福祉のあり方に関する検討会」報告書（平成二十九年二月）によれば、以下のように整理されている。

・精神障害者に対する医療の提供については、できる限り入院治療に頼らない治療的な介入を行うことが原則であり、その上で、入院治療が必要な場合についても、できる限り本人の意思を尊重する形で任意入院を行うことが極めて重要である。

・ただし、病気の自覚を持てない場合があり、症状の悪化により判断能力そのものが低下するという特性を持つ精神疾患については、自傷他害のおそれがある場合以外にも、入院治療へのアクセスを確保する仕組みが必要と考えられる。

・その上で、医療保護入院は、精神保健指定医の判断により入院治療が必要とされる場合であって、任意入院につなげるよう最大限努力をしても本人の同意が得られない場合に選択される手段であるということを再度明確にするべきである。

こうした考え方を基本に置いて、令和四年改正では医療保護入院について、❶入院医療を必要最小限にするための予防的取り組みの充実、❷医療保護入院から任意入院への移行、退院促進に向けた制度・支援の充実、❸より一層の権利擁護策の充実、といった各視点からの改正が行われたものである。

❶ 入院医療を必要最小限にするための予防的取り組みの充実

精神障害の特性として、疾病と障害が併存しており、その時々の病状が障害の程度に大きく影響するため、医療、障害福祉、介護その他のサービスを切れ目なく受けられる体制を整備する必要があるとして、医療や精神保健、障害福祉等の多職種・多機関の連携によるいわゆる「包括的支援マネジメント」の推進や受診前相談及び入院外医療等の充実の必要性を強調している（第四十六条）。

❷ 医療保護入院から任意入院への移行、退院促進に向けた制度・支援の充実

従前より精神保健福祉法では、入院時に任意入院が行われるよう努める旨の規定が置かれていた（第二十条）。入院中の患者について、任意入院への移行を求める明文規定は設けられていないものの、医療保護入院中の患者については、その病状に照らし本人が同意できる状態になった場合、速やかに本人の意思を確認して、任意入院への移行や入院治療以外の精神科医療を行うことが求められる。こうした確認が制度上も確実に行われることを一定の頻度で担保できるよう、医療保護入院の入院期間を定め、精神科病院の管理者に、この期間ごとに医療保護入院の要件を満たすか否かの確認を行うことを法律上明記することとした（第三十三条）。

また、平成二十五年改正の際に導入された退院後生活環境相談員の選任、地域援助事業者の紹介、医療保護入院者退院支援委員会の設置といった、いわゆる「退院促進措置」が、着実な退院促進効果を上げており、一層の充実が求められるとした（第二十九条の六、第二十九条の七）。

❸ より一層の権利擁護策の充実

精神科病院の病院管理者が医療保護入院を行った場合に医療保護入院者に対して書面で行う告知の内容について、従来より「入院措置を採る旨」、「退院請求・処遇改善請求に関すること」、「入院中の行動制限に関すること」が定め

られていた。令和四年改正に際しては、入院措置がどのような理由から行われたのか、患者が医師から説明を受ける機会を保障するとともに、入院措置を行う精神科病院の管理者について慎重な判断を促し、患者の権利擁護を図るため、告知を行う事項として新たに入院を行う理由を追加することとし、都道府県知事等が行う措置入院についても、同様の対応を行うべきとした（第二十一条第七項、第二十九条第三項、第三十三条の三第一項）。また、医療保護入院の同意を行う家族等は、退院請求権や処遇改善請求権を有することから、告知を行うことが求められる旨を明文で規定すべきであるとした。

医療保護入院に当たって同意を与えるいわゆる「家族等同意」については、改めて後述する。

注　非自発的入院等の表記について

ここでは、「非自発的入院」（英語の involuntary hospitalization）という表記を用いているが、臨床現場では、「家族等同意」、「市町村長同意」といったように、医療保護入院など本人の意思に基づかない入院については、本人以外の何者かの同意の有無を重視する傾向があるため、その反映として「非同意的入院」（＝本人の同意のない入院）の表記が用いられることの方が多い。反面、精神医学系学術論文の記載では「非自発的入院」との記載が一般的に広く用いられている。本書では、「非自発的入院」との表記を原則としつつ、文脈からみて「非同意的入院」との表記が適当と考えられる場合には、「非同意的入院」も採用することとした。

2　入院者訪問支援制度の創設について

精神科病院に入院中の患者について、第三者がその権利を擁護する仕組みの構築に向けては、平成二十五年改正時の附則の検討規定、衆・参両議院の附帯決議で指摘されており、「非自発的入院者の意思決定及び意思表明については、代弁を含む実効性にある支援の在り方について早急に検討を行うこと」（参議院厚生労働委員会）とされている。

精神科医療の日々の臨床では、患者のこころに関わる中で、患者の話を丁寧に聴き、患者との共感を試みる診療が実践されている。また、精神科病院では、退院後生活環境相談員による支援、退院支援委員会の開催等、法令の規定に基づき患者の権利擁護を図る取り組みが行われている。

他方で、非自発的入院による患者は閉鎖的処遇に置かれていることが多く、外部との面会交流が難しくなる。家族からの音信がない市町村長同意による医療保護入院者については、医療機関外の者との面会交流が特に途絶えやすくなる。このため、医療機関から入院に関する十分な説明や支援が行われた場合であっても、患者本人の孤独感や、これによる自尊心の低下が顕著な場合がある。外部との面会交流が実質的に遮断される状況は、本人の意思によらず入院を強いられる者への処遇として、人権擁護の観点からも望ましくないものであると考えられる。こうした点を考慮すると、市町村長同意による医療保護入院者を中心に、精神科病院の理解のもと、精神科病院に入院する患者を訪問し相談に応じることで、医療機関外の者との面会交流を確保することが必要となる。

令和四年改正においては、前述のような試みを、入院者訪問支援事業として創設することとなった。市町村長同意による医療保護入院者等を対象に、外部との面会交流の機会を確保しその権利擁護を図る目的で、都道府県知事等が行う研修を修了した入院者訪問支援員が、患者本人の希望により精神科病院を訪問し本人の話を丁寧に聴くとともに、必要な情報提供等を行うことを内容とするものである。この事業は、都道府県等の任意事業と位置付けられ、都道府県知事等は入院者訪問支援員になろうとする者に研修を実施し、その研修を修了した者の中から入院者訪問支援員を任命・派遣することとなる。こうした支援体制を整備するに当たっては、精神科病院の協力を得るものとする。また入院者訪問支援員には、患者の尊厳を保持し、常に患者の立場に立って誠実に職務を行うことが求められるほか、守秘義務が規定される。

3　虐待防止に係る取り組みについて

医療機関の業務従事者による身体的虐待、性的虐待、心理的虐待、放棄・放置、経済的虐待といった虐待行為は、当然のことながらあってはならないものである。昨今の報道された虐待事案については、一部の心無い業務従事者によるものであるとはいえ、精神科医療機関は、障害者虐待についての研修実施やマニュアル策定等、虐待事案の発生防止に取り組んでいるところである。障害者虐待防止法においては、医療機関は通報義務の対象とはされておらず、また通報者保護の仕組みも設けられていない。しかし、精神科医療機関においては、とりわけ入院の対象が精神障害者であり、障害者の権利擁護を図ることが重要であることや、「精神障害にも対応した地域包括ケアシステム」の構築に当たってはその地域での役割が今後ますます重要になることに鑑み、虐待防止の取り組みを一層推進することが求められる。

こうした観点に立って、令和四年改正においては、精神科病院における虐待防止の取り組みを、管理者のリーダーシップのもと、組織全体でより一層推進するために、①精神科病院の患者に対する虐待への対応について、業務従事者への研修や患者への相談体制の整備等の虐待防止等のための措置の実施を、精神科病院の管理者に義務付けること（第四十条の二第一項）、②精神科病院の業務従事者による虐待を受けた患者を発見した者に、速やかに都道府県等に通報することを義務付けること（第四十条の三第一項）、併せて、精神科病院の業務従事者は、都道府県等に伝えたことを理由として、解雇等の不利益な取り扱いを受けないことを明確にすること（第四十条の三第四項）、が盛り込まれた。

また、都道府県等に対して、毎年度精神科病院の業務従事者による虐待状況等を公表すること（第四十条の七）、さらに国に対して、精神科病院の業務従事者による虐待に係る調査及び研究を行うこと（第四十条の八）、を法定化した。

第二項　精神保健福祉法の主要項目

1　法の目的

令和四年改正では、第一条の法の目的について、「障害者基本法の基本的な理念にのっとり、精神障害者の権利の擁護を図りつつ……」との文言が追加された。従来の①精神障害者の医療及び保護、②社会復帰の促進と自立支援、③精神障害の発生予防、よりも先に精神障害者の権利擁護が挙げられたことに、今回の法改正の力点がどこに置かれているかが明らかになったといえよう。このことは、医療保護入院の見直し（第三十三条～第三十五条）、入院者訪問支援事業（第三十五条の二、第三十五条の三）、虐待の防止（第四十条の二～第四十条の八）において、具体的となっている。

2　入院形態

任意入院、医療保護入院、措置入院、緊急措置入院、応急入院という五つの入院形態が並立する構造は基本的には改変されてはいない。しかし、第三十三条で医療保護入院の入院期間を法定化して、その期間ごとに医療保護入院の要件を満たすか否かの確認を義務付けた点は大きな変更点であり、医療保護入院から任意入院への移行あるいは退院促進に向けることが明文化されたといえる。「患者の権利擁護」の視点と「医療へのアクセスの確保」の視点とを総合的に勘案することを重視しつつ、患者の同意が得られない場合の入院医療のあり方については、今後もさらなる検討が進められると予測される。

3　医療保護入院の同意者

従来から、本人の同意に基づかない医療保護入院においては、精神保健指定医の診断のみで行う仕組みは患者の権利擁護の観点から適当でない等の理由で、同意者が必要とされてきた。保護者が同意を与える制度が続いていたが、保護者制度の廃止により、平成二十五年改正では、本人の身近に寄り添う家族が、医師からの十分な説明を受けた上で同意することを目的として、家族等（※）のうちのいずれかの者の同意を要件とする「家族等同意」が導入された（第三十三条第一項）。

（※）配偶者、親権者、扶養義務者、後見人又は保佐人、該当者がいない場合等は、市町村長が同意の判断を行う。

「これからの精神保健医療福祉のあり方に関する検討会」報告書（平成二十九年二月）では、家族等同意の機能について、入院することを本人に代わって同意することではなく、①医師の判断の合理性（説明に対する納得性）、②入院治療が本人の利益に資するかについて、本人の利益を勘案できる者の視点で判断する点にあるとされている。

しかし、家族等同意については、同意した家族の精神的負担や本人との関係性の悪化につながるため廃止してほしいとの意見が根強く、また市町村長同意については、医療機関の判断を追認する形で手続きが行われているのではないかとの意見が多く見られる。実際、入院後の市町村の担当者の面会がほとんど行われていない自治体が多いとの報告もある。令和四年改正においては、医療保護入院の同意者について、家族等あるいは市町村長以外の同意者を想定することは、現実的には容易でなく現行の仕組みを維持することが基本となった。

また家族等同意の機能は、前述のように、本人について多くの情報を把握し、「本人の利益を勘案できる者の視点で判断する点にある」とされるが、本人と家族が疎遠な場合等では、こうした機能を期待することは困難な場合がある。したがって、長期間の音信不通等により家族等が同意・不同意の意思表示を拒否する場合、家族がどうしても同意・不同意の判断が下せない場合等、当該家族の意向を確認することができない場合は、市町村長が同意の可否を判断できるようになった（第三十三条第二項）。

4　精神医療審査会

精神医療審査会は、昭和六十二年改正により創設された。同改正の発端となった精神科病院における入院患者に対する虐待事件（宇都宮病院事件）に対して、国連人権委員会は国際人権B規約（市民的及び政治的権利に関する国際規約）に反するとして日本政府を厳しく批判した。国際人権B規約第九条第四項においては、「逮捕又は抑留によって自由を奪われた者は、court（直訳で「裁判所」）が、その抑留が合法的であるかどうかを遅滞なく決定すること及びその抑留が合法的でない場合にはその釈放を命ずることができるように、court において手続をとる権利を有する」としている。非自発的入院を規定している、昭和六十二年改正による新たな精神保健法が、この国際人権B規約に適合させるために創設されたとされる。国際的には規約にある court は、司法裁判所に限らず独立した第三者機関であれば足りると解釈されている。令和四年改正では、措置入院者については、従来定期病状報告の際に精神医療審査会の審査の対象としていたが、この国際人権B規約の趣旨を踏まえ、精神保健福祉法において措置入院を行った時点で速やかに精神医療審査会の審査を実施することとした（第三十八条の三第一項）。

5　精神保健指定医

精神疾患の特性として、病気の自覚を持てない場合があり、症状の悪化により判断能力そのものが低下する。そのため精神科医療においては、患者本人の同意によらない入院医療や一定の行動制限を行うことがある。このような場合、治療に当たる医師には患者の人権にも十分に配慮した医療を行うために必要な資質を備えていることが求められる。

こうした観点から、昭和六十二年改正で、一定の精神科実務経験を有し法律等の研修を修了した医師のうちから、非自発的入院や行動制限の判断を行う者として、厚生労働大臣（当時は厚生大臣）が、精神保健指定医（以下「指定医」という。）を指定する制度が創設された。

指定医は、精神保健福祉法の人権擁護のための主な役割を担っており、その責任は極めて重いといえる。指定医の指定に当たっては、その業務を適切に行うことができるように経験すべき症例要件の見直しが行われたり、ケースレポートの提出のみならず口頭試問が導入されたり、あるいは座学中心の受動的研修からグループワーク等を導入した能動的な研修へといった改革が実行されてきた。今後は、指定医としての実務の経験（指定医業務、精神医療審査会や精神科救急等への参画など）を更新要件に追加することも検討されている。

6　精神保健に関する市町村等における相談支援体制について

「精神障害にも対応した地域包括ケアシステム」の構築を推進し、障害の有無に関わらず、誰もが地域で安心して暮らすためには、身近な地域で必要なサービスを切れ目なく受けられる仕組みが必要である。そのため市町村においては、従来の福祉分野に加え、精神保健も含めた相談支援に取り組むことが重要である。

精神保健に関するニーズの多様化に伴い、すでに多くの市町村が、自殺対策、様々な虐待、生活困窮者支援・生活保護、母子保健・子育て支援、高齢者介護、認知症対策、配偶者等からの暴力（ＤＶ）等の各分野において、精神障害者に限らず広く分野を超えて、精神保健に関する相談に対応している状況である。他方、精神保健福祉法では市町村における精神保健に関する相談業務の規定はあるが、精神障害者に対する努力義務として規定されるにとどまり、法令上市町村の責務として定められていない状況が続いていた。このため、市町村の行う地域保健活動は法的な裏付けのある他の領域（母子保健や生活習慣病重症化予防等）が優先され、精神保健に関する相談支援体制は、専門職の配置が十分でない等、一般的に脆弱な状況にあり、精神保健上の課題に対する包括的・継続的な支援の実現が困難な状況が続いていた。

令和四年改正では、精神障害者や精神保健に問題を抱える者への相談支援については、依然市町村においては努力義務にとどまるものの、都道府県はこれらの相談支援に関して、必要な援助を行うよう努めなければならないとした。また関係省令や「保健所及び市町村における精神保健福祉業務運営要領」（令和五年十一月二十七日障発一一二七第九号別紙）において、精神保健に関する相談支援に関し、市町村が実施する内容について、具体化・明確化を図っていくこととなった。

第二章　人権擁護

第一項　行動制限及び処遇

入院中の患者の行動制限に関しては、患者の人権擁護の観点から必要最小限にとどめること、特に信書の発受信については制限を行うことができないことを明確にしている。旧精神衛生法の第三十八条（行動の制限）では、「精神病院の長は、入院中又は仮入院中の者につき、その医療又は保護に欠くことのできない限度において、その行動について必要な制限を行うことができる」と規定された。しかし、このようななかで、宇都宮病院事件やその後の精神科病院不祥事件が続いたため、国内外から精神障害者の人権に配慮した適正な医療及び保護の確保が強く求められた。その結果、昭和六十二年精神衛生法改正で、新設された任意入院制度を含め、すべての入院形態で入院時等における書面による権利や行動制限等の告知制度が設けられた。

精神保健福祉法第三十六条第一項では、「精神科病院の管理者は、入院中の者につき、その医療又は保護に欠くことのできない限度において、その行動について必要な制限を行うことができる」と規定し、一定の条件の下に入院患者の行動の制限を認め、「行動制限」という事柄の重大性に鑑み、行動制限をとった経緯を記録し、患者や家族等に対して行動制限の内容等を告知、説明するように努力する必要があるとしている。

障害者の人権や基本的自由の享有を確保し、障害者固有の尊厳の尊重を促進するため、障害者の権利の実現のための措置等を規定している国際条約として、障害者の権利に関する条約（障害者権利条約）がある。日本の締約は平成二十五年（二〇一三年）六月二十六日の障害者差別解消法の成立をもって、ひととおりの国内法整備の充実がなされたことから、平成二十六年（二〇一四年）一月二十日、条約の批准書を国連に寄託し、日本は一四一番目の締約国となった。第十四条（身体の自由及び安全）の第一項には、締約国は、障害者に対し、他の者との平等を基礎として、次のことを確保するとして、(a)身体の自由及び安全についての権利を享有すること、(b)不法に又は恣意的に自由を奪われないこと、いかなる自由の剥奪も法律に従って行われること及びいかなる場合においても自由の剥奪が障害の存在によって正当化されないこと、と記載されている。第二項には、「締約国は、障害者がいずれの手続を通じて自由を奪われた場合であっても、当該障害者が、他の者との平等を基礎として国際人権法による保障を受ける権利を有すること並びにこの条約の目的及び原則に従って取扱われること（合理的配慮の提供によるものを含む。）を確保する」とされている。

1　通信・面会について

入院患者に対し、どのような場合でも行うことのできない行動制限については、告示として次のように定められている。

精神保健及び精神障害者福祉に関する法律第三十六条第二項の規定に基づき厚生労働大臣が定める行動の制限

（昭和六十三年四月八日厚生省告示第百二十八号）

令和五年三月三十日厚生労働省告示第百十七号による改正現在

一　信書の発受の制限（刃物、薬物等の異物が同封されていると判断される受信信書について、患者によりこれを開封させ、異物を取り出した上患者に当該受信信書を渡すことは、含まれない。）

二　都道府県及び地方法務局その他の人権擁護に関する行政機関の職員並びに患者の代理人である弁護士との電話の制限
三　都道府県及び地方法務局その他の人権擁護に関する行政機関の職員並びに患者の代理人である弁護士及び患者又はその家族等（精神保健及び精神障害者福祉に関する法律（昭和二十五年法律第百二十三号）第五条第二項に規定する家族等をいう。）その他の関係者の依頼により患者の代理人となろうとする弁護士との面会の制限

「精神保健及び精神障害者福祉に関する法律第三十七条第一項の規定に基づき厚生労働大臣が定める基準」（昭和六十三年四月八日厚生省告示第百三十号、以下「処遇基準告示」という。）では、基本理念として、入院患者の処遇は、患者の個人としての尊厳を尊重し、その人権に配慮しつつ、適切な精神医療の確保及び社会復帰の促進に資するものでなければならないものとする。また、処遇に当たって、患者の自由の制限が必要とされる場合においても、その旨を患者にできる限り説明して制限を行うよう努めるとともに、その制限は患者の症状に応じて最も制限の少ない方法により行われなければならないものとしている（最小自由制限の原則）。

通信・面会については、

①　精神科病院入院患者の院外にある者との通信及び来院者との面会は、患者と家族、地域社会等との接触を保ち、医療上も重要な意義を有するとともに、患者の人権の観点からも重要な意義を有するものであり、原則として自由に行われることが必要である。

②　通信・面会は基本的に自由であることを、文書又は口頭により、患者及びその家族等その他の関係者に伝えることが必要である。

③　電話及び面会に関しては患者の医療又は保護に欠くことのできない限度での制限が行われる場合があるが、これは、病状の悪化を招き、あるいは治療効果を妨げる等、医療又は保護の上で合理的な理由がある場合であって、かつ、合理的な方法及び範囲における制限に限られるものであり、個々の患者の医療又は保護の上での必要性

を慎重に判断して決定すべきものである。

❶ 信書

信書の発受の制限は、入院患者に対し、どのような場合でも行うことはできない。

① 患者の病状から判断して、家族等その他の関係者からの信書が患者の治療効果を妨げることが考えられる場合には、あらかじめ家族等その他の関係者と十分連絡を保って信書を差し控えさせ、あるいは主治医あてに発信させ患者の病状をみて当該主治医から患者に連絡させる等の方法に努める。

② 刃物、薬物等の異物が同封されていると判断される受信信書について、患者によりこれを開封させ、異物を取り出した上、患者に当該受信信書を渡した場合においては、当該措置を採った旨を診療録に記載する。

❷ 電話

条件が満たされれば医師の判断で電話制限は可能である。

① 制限を行った場合は、その理由を診療録に記載し、かつ、適切な時点において制限をした旨及びその理由を患者及びその家族等その他の関係者に知らせる。

② 電話機は、患者が自由に利用できるような場所に設置される必要があり、閉鎖病棟内にも公衆電話等を設置するものとする。また、都道府県精神保健福祉主管部局、地方法務局人権擁護主管部局等の電話番号を、見やすいところに掲げる等の措置を講ずる。

なお、都道府県及び地方法務局その他の人権擁護に関する行政機関の職員並びに患者の代理人である弁護士との電話の制限は、入院患者に対し、どのような場合でも行うことはできない。

❸ 面会

条件が満たされれば医師の判断で面会制限は可能である。

① 制限を行った場合は、その理由を診療録に記載し、かつ、適切な時点において制限をした旨及びその理由を患

者及びその家族等その他の関係者に知らせる。

② 入院後は患者の病状に応じできる限り早期に患者に面会の機会を与えるべきであり、入院直後一定期間一律に面会を禁止する措置は採らない。

③ 面会する場合、患者が立会いなく面会できるようにする。ただし、患者若しくは面会者の希望のある場合又は医療若しくは保護のため特に必要がある場合には病院の職員が立ち会うことができる。

なお、都道府県及び地方法務局その他の人権擁護に関する行政機関の職員並びに患者の代理人である弁護士及び患者又はその家族等その他の関係者の依頼により患者の代理人になろうとする弁護士との面会の制限は、入院患者に対し、どのような場合でも行うことはできない。

２　隔離について

「隔離」とは、「精神保健及び精神障害者福祉に関する法律第三十六条第三項の規定に基づき厚生労働大臣が定める行動の制限」（昭和六十三年四月八日厚生省告示第百二十九号）で、「内側から患者本人の意思によっては出ることができない部屋の中へ一人だけ入室させることにより当該患者を他の患者から遮断する行動の制限をいい、十二時間を超えるものに限る」とされている。そして、処遇基準告示に戻ると、

・隔離は、患者の症状からみて、本人又は周囲の者に危険が及ぶ可能性が著しく高く、隔離以外の方法ではその危険を回避することが著しく困難であると判断される場合に、その危険を最小限に減らし、患者本人の医療又は保護を図ることを目的として行われるものである。

・隔離は、当該患者の症状からみて、その医療又は保護を図る上でやむを得ずなされるものであって、制裁や懲罰あるいは見せしめのために行われるようなことは厳にあってはならない。

・一二時間を超えない隔離については精神保健指定医の判断を要するものではないが、この場合にあってもその要

否の判断は医師によって行われなければならない。
・本人の意思により閉鎖的環境の部屋に入室させることもあり得るが、この場合には隔離には当たらない。本人の意思による入室である旨の書面を得る必要がある。
隔離に際しては、令和五年十一月二十七日障精発一一二七第五号の「隔離を行うに当たってのお知らせ」（様式25）で患者に対して説明に努めなければならない。

❶ 対象となる患者

隔離の対象となる患者は、主として次のような場合に該当すると認められる患者であり、隔離以外によい代替方法がない場合において行われる。

① 他の患者との人間関係を著しく損なうおそれがある等、その言動が患者の病状の経過や予後に著しく悪く影響する場合
② 自殺企図又は自傷行為が切迫している場合
③ 他の患者に対する暴力行為や著しい迷惑行為、器物破損行為が認められ、他の方法ではこれを防ぎきれない場合
④ 急性精神運動興奮等のため、不穏、多動、爆発性などが目立ち、一般の精神病室では医療又は保護を図ることが著しく困難な場合
⑤ 身体的合併症を有する患者について、検査及び処置等のため、隔離が必要な場合

❷ 遵守事項

① 隔離を行っている閉鎖的環境の部屋に更に患者を入室させることはあってはならない。また、既に患者が入室している部屋に隔離のため他の患者を入室させることはあってはならない。
② 隔離を行うに当たっては、当該患者に対して隔離を行う理由を知らせるよう努めるとともに、隔離を行った旨

及びその理由並びに隔離を開始した日時及び解除した日時を診療録に記載する。
③　隔離を行っている間においては、定期的な会話等による注意深い臨床的観察と適切な医療及び保護が確保されなければならない。
④　隔離を行っている間においては、洗面、入浴、掃除等患者及び部屋の衛生の確保に配慮する。
⑤　隔離が漫然と行われることがないように、医師は原則として少なくとも毎日一回診察を行う。

❸　診療録記載事項

①　必要と認めて行った行動制限の内容（隔離を行った旨）
②　隔離を行ったときの病状
③　隔離を開始した日時及び解除した日時
④　隔離を必要と認めた指定医の氏名

この基準は、厚生労働大臣の定める行動制限に該当しない一二時間以内の患者の隔離等の場合にも適用される。

3　身体的拘束について

「身体的拘束」とは、「精神保健及び精神障害者福祉に関する法律第三十六条第三項の規定に基づき厚生労働大臣が定める行動の制限」（昭和六十三年四月八日厚生省告示第百二十九号）で、「衣類又は綿入り帯等を使用して、一時的に当該患者の身体を拘束し、その運動を抑制する行動の制限をいう」とされている。そして、処遇基準告示に戻ると、

・身体的拘束は、制限の程度が強く、また、二次的な身体的障害を生ぜしめる可能性もあるため、代替方法が見出されるまでの間のやむを得ない処置として行われる行動の制限であり、できる限り早期に他の方法に切り替えるよう努めなければならない。
・身体的拘束は、当該患者の生命を保護すること及び重大な身体損傷を防ぐことに重点を置いた行動の制限であ

り、制裁や懲罰あるいは見せしめのために行われるようなことは厳にあってはならない。

・身体的拘束を行う場合は、身体的拘束を行う目的のために特別に配慮して作られた衣類又は綿入り帯等を使用するものとし、手錠等の刑具類や他の目的に使用される紐、縄その他の物は使用してはならない。

❶ 対象となる患者

身体的拘束の対象となる患者は、主として次のような場合に該当すると認められる患者であり、身体的拘束以外によい代替方法がない場合において行われるものである。

① 自殺企図又は自傷行為が著しく切迫している場合

② 多動又は不穏が顕著である場合

③ 前記のほか精神障害のために、そのまま放置すれば患者の生命にまで危険が及ぶおそれがある場合

❷ 遵守事項

① 身体的拘束に当たっては、当該患者に対して身体的拘束を行う理由を知らせるよう努めるとともに、身体的拘束を行った旨及びその理由並びに身体的拘束を開始した日時及び解除した日時を診療録に記載する。

② 身体的拘束を行っている間においては、原則として常時の臨床的観察を行い、適切な医療及び保護を確保しなければならない。

③ 身体的拘束が漫然と行われることがないように、医師は頻回に診察を行う。

❸ 診療録記載事項

① 必要と認めて行った行動制限の内容（身体的拘束を行った旨）

② 身体的拘束を行ったときの病状

③ 身体的拘束を開始した日時及び解除した日時

④ 身体的拘束を必要と認めた指定医の氏名

4　行動制限に関しての研究

行動制限に関しての研究が、国及び各種研究機関においてなされている。最近の厚生労働省（以下「厚労省」という。）の障害者総合福祉推進事業では、二つの行動制限に関係する研究がなされ、精神科病院における行動制限や処遇に当たって参考となる研究内容である。なお、障害者総合福祉推進事業の報告書は、厚労省のホームページで閲覧が可能である。

❶ 令和三年度障害者総合福祉推進事業「行動制限最小化委員会の実態に関する研究」

公益社団法人日本精神科病院協会（以下「日精協」という。）において実施されている。医療保護入院等診療料を算定する病院は、隔離・身体的拘束等の行動制限を最小化するための委員会（行動制限最小化委員会）において、入院医療について定期的（少なくとも月一回）な評価を行うことが求められている。しかし、同委員会の活動状況に関する調査が不足しているために、本事業が行われた。

行動制限最小化委員会の実態に関する全国調査では、日精協会員病院五九六病院（五〇・三％）、国立・自治体立等病院一三一病院（三〇・四％）の計七二七病院（四五・〇％）から回答を得た。事例報告は、日精協会員病院から三七五件（七九・四％）、国立・自治体立等病院から九七件（二〇・六％）の計四七二件が得られた。好事例として、五病院から行動制限最小化委員会の有意義な取組を収集している。また、本事業では、行動制限最小化委員会の理念と目的、設置の根拠、構成員、活動内容、定例会議の開催、議事内容、データの活用、参考となる学術や公的資料等の内容からなる行動制限最小化委員会の活動に資するための「行動制限最小化委員会の業務のためのマニュアル」が作成されている。

❷ 令和四年度障害者総合福祉推進事業「精神科医療における行動制限最小化に関する調査研究」

株式会社野村総合研究所において実施された。我が国においては、行動制限は精神保健福祉法上、精神科実務経験を有し法律等に関する研修を修了した指定医の専門的知見に基づき、代替方法によることは困難であり、医療・保護を図る上でやむを得ないと判断された場合に、必要最小限の範囲で行われる。精神科医療機関における隔離・身体的拘束は、法律の規定により、患者の権利擁護に十分配慮することとされている。さらに、令和四年六月にとりまとめられた「地域で安心して暮らせる精神保健医療福祉体制の実現に向けた検討会」報告書において、不適切な隔離・身体的拘束をゼロとする取組について、「隔離・身体的拘束については、代替が困難であり、やむを得ないと判断された場合に、必要最小限の範囲で行われることとされているが、実際の医療現場において、適正な運用を確保することが必要である」ことや、「隔離・身体的拘束の基準（告示）について要件をより明確化するなど、不適切な隔離・身体的拘束をゼロとすることを含め、隔離・身体的拘束の最小化の取組を総合的に推進すべきである」ことが記載された。

本研究の目的は、前記の背景認識のもと、精神科医療における隔離・身体的拘束の最小化に係る取組の事例収集等を行い、現場における運用の具体的指標等を検討するとともに、基準告示の見直し内容を含めた行動制限最小化のための方策等について有識者による総合的な検討を行うことである。行動制限最小化を効果的に実施するための検討、行動制限最小化を普及するための方策の検討、告示に定める身体的拘束の要件に関する検討がなされた。

❸ 地域で安心して暮らせる精神保健医療福祉体制の実現に向けた検討会

令和四年六月九日に厚労省が主催した検討会の報告書が出された。このなかで、不適切な隔離・身体的拘束をゼロとする取組の議論がなされた。処遇基準告示の見直し等について以下の意見や要望が出された。

① 切迫性・非代替性・一時性の考え方について、処遇基準告示上で要件として明確に規定するべき。

② 「多動又は不穏が顕著である場合」という身体的拘束の要件は、多動又は不穏が顕著であって、かつ、患者に対する治療が困難であり、そのまま放置すれば患者の生命にまで危険が及ぶおそれが切迫している場合や常時の臨床的観察を行っても患者の生命にまで危険が及ぶおそれが切迫している場合に限定し、身体的拘束の対象

の明確化を図るべき。今後、「多動又は不穏が顕著である場合」という要件を見直すに当たり、実際の運用について、具体的な現場の指標となるよう、検討を深めていくことが必要。

③　隔離・身体的拘束の最小化について、管理者のリーダーシップのもと、組織全体で取り組む。隔離・身体的拘束の可否は、精神保健指定医が判断するとともに、院内の関係者が幅広く参加したカンファレンス等において、病院全体で妥当性や代替手段の検討を行う旨を明示するべき。

④　以下の内容を新たに規定するべき。

・行動制限最小化委員会の定期的な開催
・隔離・身体的拘束の最小化のための指針の整備
・従業者に対し、隔離・身体的拘束の最小化のための研修を定期的に実施

⑤　隔離・身体的拘束を行うに当たっては、現在、患者にその理由を「知らせるよう努める」とされているところ、これを「説明する」と義務化するべきである。その際、処遇改善請求等の権利内容についても説明するとともに、患者がその内容を把握できない状態にある場合は、再度説明を行う必要がある旨を明らかにするべき。

⑥　こうしたプロセスを確保し、隔離・身体的拘束を最小化するための診療報酬上の取扱いを含む実効的な方策を検討するべき。

5　身体的拘束に関する指定医の判断を裁量権逸脱とした司法の決定

①　事案の概要

石川県の精神科病院で医療保護入院中の患者（三〇歳代男性）が亡くなったのは、違法に身体的拘束を開始・継続した等の過失によるものであるとして、患者の相続人が病院を相手に損害賠償請求を提起した裁判である。一審の金沢地裁判

決（令和二年一月三十一日判時二四五五号四一頁）は、病院側の勝訴であったが、患者側が控訴した控訴審（名古屋高裁金沢支部判決令和二年十二月十六日判時二五〇四号九五頁）は、患者側の勝訴となった。これに対し、病院側は上告受理申立を行ったが、最高裁判所第三小法廷は不受理決定（最高裁決定令和三年十月十九日）とした。この結果、病院側に約三五〇〇万円の支払いを命じた二審名古屋高裁金沢支部判決が確定した。

② 裁判所（控訴審）の判断の要旨（身体的拘束の非代替性に関する部分）

精神科病院に入院中の者に対する身体的拘束については、精神保健福祉法及び告示第百三十号で必要な基準が定められているところ、その内容は合理的なものであるといえるから、本件身体的拘束の違法性の有無を判断するに当たっては、告示第百三十号で定める基準の内容をも参考にして判断するのが相当である。

特に注射に対する亡Eの抵抗は激しく、十二月十三日には看護師五名で押さえ付けて注射した際に看護師に対して頭突きを加え、退室しようとする看護師に殴りかかろうとする暴力行為があり、このことからすると、看護師の安全を確保しつつ亡Eに対する注射その他の必要な医療行為を行う必要があるところ、F医師ほか看護師八名で対応した十二月十四日の診察の際には亡Eは興奮・抵抗は見られず、大人数で対応すると入院患者が不穏にならずに力づくで制止しないでよいことが経験的にあるというのであれば、一時的に人員を割くことによって必要な医療行為等を実施することができるものといえ、「身体的拘束以外に代替方法がない場合」に当たるとみることは困難である。

これに対して、被控訴人は、十二月十四日のように看護師八名での対応と同様な対応を常に継続することは人員的に極めて困難である旨主張しており、必要な場面において十分な人員を確保できない場合が生じることも想定される。しかしながら、亡Eに対して必要な医療行為等を行うといった限定的な場面において、被控訴人病院には、その都度、相当数の看護師を確保しなければならないことによる諸々の負担等が生じるとしても、身体的拘束は入院患者にとっては重大な人権の制限となるものであるから、告示第百三十号の趣旨に照らすと、患者の生命や身体の安全を図るための必要不可欠な医療行為等を実施するのに十分な人員を確保することができないような限定的な場面においてのみ身体的拘束をすることが許されるものと解され、必要な診察を問題なくできた十二月十四日午後一時四十五分の時点では「身体的拘束以外によい代替方法がない場合」にはあたらなかったものというべきである。

従来、同様の訴訟において身体的拘束によって肺血栓塞栓症をきたしたことに対して、肺血栓塞栓症の予防措置等に関し注意義務違反を問われる判決は散見される。しかし、今回の法律的判断は、精神保健指定医の身体的拘束に関する治療的判断が、その裁量を逸脱して違法であるとの新たな判断が行われたものである。この判決は、今後の精神科医療のあり方に対して多大な影響を及ぼすものである。

日精協は、最高裁決定に対して声明を発表し、以下のように、「精神保健指定医の治療的判断が、その裁量を逸脱して違法である」との新たな判断が行われたことに対して、到底容認できないとの主張を明らかにした。

①　統合失調症の急性症状は、「急激に起こり、状況との関連や行為に一貫性がなく、了解不能なものである」ことからも、精神病症状に左右された自傷・他害行為の出現を予測しながら身体的拘束を含め指示することは、患者の安全を確保しつつ、適切な精神科医療を進める上で必要である。こうした医師の裁量権を過度に制限することは、適切な精神科医療をも制限することに他ならない。

②「身体的拘束は、患者の生命や身体の安全を図るために必要不可欠な医療行為等を実施するのに十分な人員を確保できないような限定的な場面においてのみ許される」としているが、常にこうした人員体制を取ることは、夜間休日は言うに及ばず、通常の勤務体制においても、到底不可能で、現実の精神科臨床の現場の実態とはおよそかけ離れた判断と言わざるを得ない。

③　一般精神科病院よりも、はるかに手厚い人員配置が行われている医療観察法の指定入院医療機関においても、身体的拘束等の行動制限を行わざるを得ないのが現実である。まして、一般精神科病院において一切の行動制限を行わないとすると、一般精神科病院では急性期治療は行えないこととなり、夜間休日の治療を担っている精神

科救急体制を根底から覆すこととなる。

④　今回の決定により、精神科医療が萎縮し、身体的拘束への過度な躊躇が生まれれば、身体的拘束を実施することによって、必要かつ適切な精神科医療を受けることが可能となる精神障害者から、医療による社会復帰の道を閉ざすことになるおそれがある。

6　諸外国における隔離と身体的拘束

隔離と身体的拘束について、日本と諸外国を比較している研究がある。野田らは、「隔離・身体拘束施行時間に影響する患者特性：日本の精神科急性期医療において」（※）で、急性期医療における隔離・身体拘束時間は、海外の先行研究より施行時間が長いことが明らかになったとしている。しかし、「施行時間の短い国と治療構造のみならず治療プロセスの違いをも明らかにしていく必要がある。また隔離・身体拘束施行時間については、「患者の臨床背景によって影響を受けることも明らかになった」としており、それぞれの精神科医療の体制や患者の背景なども十分吟味して比較すべきと思われる。

第二項　虐待防止条項の新設

令和四年改正の精神保健福祉法では、第六節に虐待の防止の条項が新設された。虐待防止に関する法律としては、児童虐待防止法、高齢者虐待防止法、障害者虐待防止法が既にあり、通報の義務等の規定がある。障害者虐待防止法においては、精神科病院では通報の義務は課せられておらず、いわゆる「間接的防止措置」を講ずるとされていた。

令和四年改正では、新たに、障害者虐待に係る通報等の条項に「精神科病院において業務従事者による障害者虐待を受けたと思われる精神障害者を発見した者は、速やかに、これを都道府県に通報しなければならない」とされた。

（虐待の防止等）

第四十条の二　精神科病院の管理者は、当該精神科病院において医療を受ける精神障害者に対する虐待の防止に関する意識の向上のための措置、当該精神科病院において精神障害者の医療及び保護に係る業務に従事する者（以下「業務従事者」という。）その他の関係者に対する精神障害者の虐待の防止のための研修の実施及び普及啓発、当該精神科病院において医療を受ける精神障害者に対する虐待に関する相談に係る体制の整備及びこれに対処するための措置その他の当該精神科病院において医療を受ける精神障害者に対する虐待を防止するため必要な措置を講ずるものとする。

２　指定医は、その勤務する精神科病院の管理者において、前項の規定による措置が円滑かつ確実に実施されるように協力しなければならない。

（障害者虐待に係る通報等）

第四十条の三　精神科病院において業務従事者による障害者虐待（業務従事者が、当該精神科病院において医療を受ける精神障害者について行う次の各号のいずれかに該当する行為をいう。以下同じ。）を受けたと思われる精神障害者を発見した者は、速やかに、これを都道府県に通報しなければならない。

一　障害者虐待の防止、障害者の養護者に対する支援等に関する法律（平成二十三年法律第七十九号。次号において「障害者虐待防止法」という。）第二条第七項各号（第四号を除く。）のいずれかに該当すること。

二　精神障害者を衰弱させるような著しい減食又は長時間の放置、当該精神科病院において医療を受ける他の精神障害者による障害者虐待防止法第二条第七項第一号から第三号までに掲げる行為と同様の行為の放置その他の業務従事者としての業務を著しく怠ること。

2　業務従事者による障害者虐待を受けた精神障害者は、その旨を都道府県に届け出ることができる。
3　刑法（明治四十年法律第四十五号）の秘密漏示罪の規定その他の守秘義務に関する法律の規定は、第一項の規定による通報（虚偽であるもの及び過失によるものを除く。次項において同じ。）をすることを妨げるものと解釈してはならない。
4　業務従事者は、第一項の規定による通報をしたことを理由として、解雇その他不利益な取扱いを受けない。

（秘密保持義務）
第四十条の四　都道府県が前条第一項の規定による通報又は同条第二項の規定による届出を受けた場合においては、当該通報又は届出を受けた都道府県の職員は、その職務上知り得た事項であって当該通報又は届出をした者を特定させるものを漏らしてはならない。

1　虐待防止に関する法律

虐待防止についての法律には、既に児童虐待防止法、高齢者虐待防止法、障害者虐待防止法があり、それぞれに虐待に関しての対象者、定義、通報義務の規定がある。

❶ 児童虐待防止法（正式名称：児童虐待の防止等に関する法律）

昭和八年に旧児童虐待防止法が制定されていたが、昭和二十二年に制定された児童福祉法に内容が引き継がれ廃止された。そして、平成十二年に児童虐待防止法が施行されている。児童に対する虐待の禁止、児童虐待防止に関する国及び地方公共団体の責務、児童虐待を受けた児童の保護のための措置等を定めることにより、児童虐待の防止等に関する施策を促進することを目的としている。

❷ 高齢者虐待防止法（正式名称：高齢者虐待の防止、高齢者の養護者に対する支援等に関する法律）

平成十八年に施行された。高齢者虐待の防止とともに高齢者虐待の早期発見・早期対応の施策を、国及び地方公共団体の公的責務のもとで促進することを目的としている。

❸　障害者虐待防止法（正式名称：障害者虐待の防止、障害者の養護者に対する支援等に関する法律）

平成二十四年に施行され、目的は障害者虐待の防止、養護者に対する支援等に関する施策を促進し、もって障害者の権利利益の擁護に資することである。障害者虐待防止法では、学校・保育所・医療機関には通報の義務はなく、いわゆる「間接的防止措置」を講ずることとされていた。

2　虐待防止に関しての研究

障害者虐待防止に関しての研究が、国及び各種研究機関においてなされている。最近の厚労省の障害者総合福祉推進事業において、二つの障害者虐待防止法に関係する研究がなされている。精神科病院において、虐待防止の研修会を開催するに当たって参考となる研究内容である。なお、障害者総合福祉推進事業の報告書は、厚労省のホームページで閲覧が可能である。精神科医療に関係する役立つ内容が沢山あるので、是非、参考にしてもらいたい。

❶　令和二年度障害者総合福祉推進事業「障害者虐待防止法に規定する障害者虐待の間接的防止措置に関する研究」

実施団体は、一般財団法人日本総合研究所。障害者虐待防止法では、学校の長、保育所の長、医療機関の管理者に対して、「間接的防止措置」を講ずることを規定している。ところが、各機関が独自に行っているために、その取組実態や概要も把握されていない。こうした現状、問題認識をもとに、学校、保育所、医療機関における障害者に対する虐待防止の実効性を高めることを目的とした事業である。事業のなかで、精神科病院での虐待防止の取組、日精協の虐待防止・対応マニュアルが紹介されている。また、障害者虐待防止法第二十九条から第三十一条における、いわゆる「間接的防止措置」という呼称の廃止が、委員から提案され、「各機関における虐待や不適切行為等の防止措置」という呼称変更に反映されている。

❷ 令和三年度障害者総合福祉推進事業「障害者虐待防止の効果的な体制整備及び精神科医療機関等における虐待防止のための啓発資料の作成と普及に関する研究」

実施団体は、ＰｗＣコンサルティング合同会社。障害者施設での利用者の権利擁護、障害者虐待に関する研修、責任者の配置、委員会の開催や身体的拘束の適正化の効果的な取組については、調査研究を行い、その成果を広く周知して体制の整備を推進する必要がある。精神科医療の領域では、厚労省が自治体に対して、精神科医療機関における虐待防止等の取組事例を周知するなど（令和二年度障害者総合福祉推進事業）、虐待が疑われる事案の発生防止や早期発見の取組強化に努めるように要請している。本事業は、精神科医療機関等における医療従事者を対象とした虐待事案発生防止のための啓発資料を作成し、その資料を医療機関が虐待防止に係る取組強化のための研修等を行う際に活用してもらうことが目的である。好事例の収集では、五つの病院から虐待防止の取組が取り上げられている。

3　精神科病院における虐待事件

❶ 兵庫県・K病院事件

令和二年三月に発覚した神戸市のK病院の看護師らによる患者の集団虐待暴行事件。この事件は、看護師、看護助手の計六人が、重度の統合失調症や認知症の患者七人に対して、一〇件の虐待行為をしたとして、準強制わいせつ、暴行、監禁等の疑いで兵庫県警に逮捕され、三人が懲役二年～四年の実刑判決、ほか三人が執行猶予付の有罪判決を受けている。令和四年四月、K病院における虐待事件等に関する第三者委員会による「K病院における虐待事件等に関する調査報告書」が出されている。委員会の調査により、K病院では、本件刑事事件以外にも多くの虐待が行われており、医師による不適切な診断、看護要員による不適切な看護、いわゆる「簡易拘束」も行われていたことが判明している。

❷ 静岡県・Fホスピタル事件

令和四年九月、沼津市の精神科病院、Ｆホスピタルで起きた看護師・准看護師による入院患者への虐待事件。令和四年九月八日、四〇代の男性看護師は院内で七〇代の男性入院患者を車椅子ごと転倒させた上、蹴って左手に軽傷を負わせた。同月十五日と二十八日、准看護師は、四〇代男性入院患者の顔を殴ったり、頭を蹴ったりする暴行を加えた疑い。二人は書類送検され、「人手不足で忙しかった」などと現場でストレスを抱えていたという趣旨の供述をしている。

❸ 東京都・Ｔ病院事件

令和五年二月、東京都八王子市の精神科病院「Ｔ病院」で発覚した患者への虐待事件。看護師ら五人が逮捕や書類送検された。東京都から改善命令が出され、病院側から再発防止策が示された。ＮＨＫでは、令和五年四月のＥＴＶ特集「ルポ 死亡退院～精神医療・闇の実態～」という番組で、この事件を報道した。公益社団法人日本精神神経学会では、令和五年六月、精神科医療の専門家の立場から同病院における実情を調査し、再発防止策の検討を行い、こうした事態を引き起こし容認した社会的な背景や構造的な問題を明らかにし、その改善に向けた提言をまとめることを目的として「Ｔ病院特別委員会」を設置した。

4　精神科病院における虐待防止への取組

❶ 精神保健福祉法に伴う虐待防止研修用コンテンツの作成（日精協）

日本精神科病院協会の虐待防止の取組として、既に「虐待防止・対応マニュアル」を作成・公表している。今回は新たに各病院で虐待防止のための研修会を開催するに当たっての研修資料となる「精神保健福祉法に伴う虐待防止研修用コンテンツ」を動画で作成し、ホームページに掲載した。

各講義は、それぞれ約一〇分間で、ＹｏｕＴｕｂｅで視聴できる。スマートフォンなどを使えばいつでもどこでも視聴することが可能であり、ＱＲコードを表示した一覧表も掲載している。参考資料として、動画で用いたスライドも利用できるようにしている。

❷ 精神科病院における障害者虐待防止の手引き（日本精神科看護協会）

令和五年十二月一日、一般社団法人日本精神科看護協会が公表したもので、次のような案内があり、「本手引きは、精神科病院における障害者虐待防止に関する基本的な対応において留意すべき事項をまとめたものとして作成しました。特に、障害者虐待を未然に防止する観点から、障害者虐待の定義に関する理解を深めるとともに、正しい理解に基づいた患者の意思決定、権利擁護に向けた支援のあり方について解説をしています。また、業務従事者の対応及び業務に関して、倫理的感受性を働かせて継続して安心安全な医療サービスの提供に努められるよう、自己点検チェックリストを作成しています」とされている。

また、「障害者虐待を未然に防止するためには、日ごろから患者や業務従事者に生じるジレンマなどについて組織が相談に応じる体制が求められます。個人では解決が困難な問題や課題をくみ取り、障害者虐待を未然に防止するための相談体制の整備についても解説をしています。本手引きを臨床現場において大いに活用いただき、障害者虐待防止に向けての準備や適切な対応に役立てていただければ幸いです」とも述べられている。

臨床現場における虐待防止を主体となって行っている看護師向けの内容であり、非常に有用性のある手引きとなっている。

（※）文献

精神医学のフロンティア「隔離・身体拘束施行時間に影響する患者特性：日本の精神科急性期医療において」野田寿恵（国立精神・神経医療研究センター精神保健研究所）ほか：精神神経学雑誌（〇〇三三―二六五八）第一一六巻第一〇号、八〇五～八一二頁、二〇一四年一〇月

第三章　精神保健指定医

第一項　精神保健指定医制度

精神科医療においては、精神疾患の特徴として患者本人が病識を欠くことがあるということのために、医療及び保護を図るに当たって、患者の意に反する処遇をせざるを得ない場合がある。いわゆる病識を欠いた患者を対象としたとき、患者本人に意思決定を委ねることがしばしば困難な状況になることや、特に入院治療が必要なときに入院の同意が得られないということもある。入院してからもその病状により、患者本人の意に反したやむを得ない行動制限を行うこともある。具体的には、患者の意思に反して、自由に外出することができない病棟に入院させたり、隔離室に収容したりする場合などである。

このような精神科医療の現場において、精神科医療に従事する精神科医には精神障害者の人権を十分に配慮・尊重した医療行為がなされる必要があり、それを保障する資格が必要となる。そのため昭和六十二年に精神保健法が制定されたときに厚生大臣が「精神保健指定医（以下「指定医」という。）」を指定する制度が創設された。学会が認める学術的な認定医や専門医とは役割が違う存在で、この法律の目的、主旨を十分に理解ができている精神科医に与えられる国が定めた資格である。

当時の精神衛生法では、精神障害のために自傷他害（自分自身を傷つけるか又は他人に害を及ぼす）のおそれのある精神障害者に対して、都道府県知事が行政措置として入院措置を行うことを定め、当該措置を判定するために「精神衛生鑑定医」の制度を設けていた。

精神保健法が制定され、従来の精神衛生鑑定医の任務が主として措置入院に係る精神鑑定を行うことであったのに比して、指定医は従来の任務以外に措置解除・医療保護入院並びに応急入院の入院適応判定・身体的拘束及び一二時間を超える隔離といった行動制限の適応判定等、非指定医に許されない判断を独占的に行うこととなった。また、指定医の要件として「精神保健指定医の新規申請等に係る事務取扱要領」（平成三十年十二月六日障発一二〇六第三号別紙、以下「事務取扱要領」という。）では、「患者の人権や個人としての尊厳に配慮した精神医学的経験を有すること」が挙げられており、患者の人権を擁護する立場であることが強調されている。精神障害者の人権に配慮した適正な医療及び保護の確保と精神障害者の社会復帰の促進を図る観点から、より一層患者の人権に配慮した医療を行うに必要な資質を備えている医師が必要とされ、一定の精神科実務経験を有し法律等に関する研修を修了し、ケースレポートによる書面審査に合格した医師のみを、患者本人の意思によらない入院や行動制限の判定を行う者として、厚生大臣が「精神保健指定医」を指定する制度として創設された。

平成十二年四月から施行された改正精神保健及び精神障害者福祉に関する法律（精神保健福祉法）（以下「法」という。）においては、精神障害者の人権に配慮した医療を確保するに当たり、指定医の役割と精神医療審査会の役割（権限）とがともに一段と拡充・強化された。公的な資格を付与された指定医の役割とその職務は精神科医療を行うに当たり極めて重要な位置づけになっていることを十分に認識しておく必要がある。また、指定医には医療機関の臨床現場での一般診療上の職務と、公的役割を担う公務員としての二つの職務を兼ね備えることになっている。

なお、平成二十五年の法改正では、指定医に関する項目に大きな改正はなかったが、保護者制度の廃止に伴い、医療保護入院など患者の意思によらない入院の必要性の判断や早期退院に向けての努力など指定医の役割と責任はこれまで以上に重くなり、令和元年七月一日以降の指定医新規指定申請については、ケースレポート審査後に、新たに口頭試問の審査が加えられ、指定医という重要な役割に対する資質の確保が強化された。

直近では令和四年十二月にも一部法改正され、令和六年四月には主要な改正が施行された。本改正においては「障害者等の地域生活の支援体制の充実」や「精神障害者の希望やニーズに応じた支援体制の整備」等、当事者の意思をより尊重し、支援の充実が図られることとなった。

第二項　精神保健指定医の職務

指定医の職務については法第十九条の四に規定されている。その職務内容は、一般診療上の職務と非医療従事者（公務員）としての職務の二種類がある。

1　法第十九条の四第一項に規定する臨床現場における一般診療上の職務

・医療保護入院時の判定（第三十三条第一項）
第二十条（任意入院）が行われる状態にないかどうかの判定
・応急入院時の判定（第三十三条の六第一項）
・措置入院者の定期病状報告に係る診察（第三十八条の二第一項）
・任意入院者の退院制限時の診察（第二十一条第三項）
三か月、六か月、以後六か月ごとに報告
入院を継続する必要があるかどうかの判定
・入院者の行動制限（身体的拘束や隔離等）の判定（第三十六条第三項）

入院中の患者に対し、行動の制限（身体的拘束・隔離）を必要とするかどうかの判定
・措置入院者の措置症状消失の判定（第二十九条の五）
入院を継続する必要があるかどうかの判定
・措置入院者の仮退院の判定（第四十条）
一時退院させて経過を見ることが適当かどうかの判定
・前記の職務を行った際の診療録記載義務（第十九条の四の二）
などが医療従事者としての主な職務である。

2　法第十九条の四第二項に規定する公務員としての職務

・措置入院時の判定（第二十九条第一項）
入院を必要とするかどうかの判定
・緊急措置入院時の判定（第二十九条の二第一項）
入院を必要とするかどうかの判定
・措置入院の解除の判定（第二十九条の四第二項）
入院を継続する必要があるかどうかの判定
・任意入院者のうち退院制限者、医療保護入院者、応急入院者の退院命令の判定（第三十八条の七第二項）
入院中の任意入院患者、医療保護入院患者又は応急入院患者の入院を継続する必要があるかどうかの判定
・医療保護入院等の移送を必要とするかどうかの判定（第三十四条第一項及び第三項）
移送をするかどうかの判定
・措置入院者の移送に係る行動制限の判定（第二十九条の二の二第三項）

行動の制限を必要とするかどうかの判定

・医療保護入院者の移送に係る行動制限の判定（第三十四条第四項）

行動の制限を必要とするかどうかの判定

・精神科病院に対する指導監督規定の立入調査・診察・判定（第三十八条の六第一項）

立入検査、質問及び診察

・精神医療審査会における調査権限の強化に伴う委員としての診察（第三十八条の三第三項及び第三十八条の五第四項）

定期報告又は退院等請求に関わる診察

・精神障害者保健福祉手帳の返還命令時の診察（第四十五条の二第四項）

精神障害者保健福祉手帳の返還を命じるための診察

などが公務員としての主な職務である。（第一四章二八七頁表1参照）

3　その他の職務

❶ 精神保健福祉法関連の職務

・精神医療審査会の委員（第十三条）

精神医療審査会の委員のうち「精神障害者の医療に関し学識経験を有する者」は指定医に限られている。

・指定医の必置（第十九条の五）

措置入院、緊急措置入院、医療保護入院及び応急入院を受け入れる精神科病院管理者は、その精神科病院に常時勤務（一日おおむね八時間以上、一週間に四日以上の勤務）する指定医を置かなければならない。

・指定医の精神科病院の管理者への報告等（第三十七条の二）

入院しているすべての精神障害者の適正な処遇の確保を努力しなければならない。指定医はその勤務する精神科病院に入院中の者の処遇が第三十六条の規定に違反していると思料するとき、又は前条第一項の基準に適合していないと認めるとき、その他精神科病院に入院中の者の処遇が著しく適当でないと認めるときは、当該精神科病院に入院中の者の処遇の改善のために必要な処置が採られるように努めなければならない。

・移送対象者の退院判断（「精神障害者の移送に関する事務処理基準について」平成十二年三月三十一日障第二四三号）

・指定医申請に際しての指導医として、㋐症例の診断又は治療について申請者を指導すること、㋑ケースレポート作成に当たり、申請者への適切な指導及びケースレポートの内容の確認を行うこと、㋒㋐の指導及び㋑の指導及び確認を行ったことの証明をすること（付録四九一頁の事務取扱要領を参照）。

❷ 心神喪失等の状態で重大な他害行為を行った者の医療及び観察等に関する法律（医療観察法）関連の職務

・精神保健判定医―精神保健指定医の指定を受けて五年以上経過している医師で、かつ精神保健福祉法第二十七条第一項に基づく診療を直近二年間で一件以上行った実績のある者（精神保健判定医）は対象者の鑑定（医療観察法第三十七条第一項、第五十二条）、もしくは精神保健審判員として裁判官と合議体を構成し（医療観察法第十一条第一項）、評決を行う（医療観察法第十四条）。

・精神保健判定医業務・精神保健指定医の職務（入院を継続して医療を行う必要があるかどうかの判定、行動の制限を行う必要があるかどうかの判定、外出及び外泊の適否の判定等を行う。）、公務員として処遇改善の請求に基づく診察、立入検査、質問、診察を行う（医療観察法第八十七条）。

4　診療録の記載義務

法第十九条の四の二に「指定医は、前条第一項に規定する職務を行ったときは、遅滞なく、当該指定医の氏名その他厚生労働省令で定める事項を診療録に記載しなければならない」と定められている。

具体的には次の事柄を診療録に記載する必要がある（精神保健及び精神障害者福祉に関する法律施行規則（以下「施行規則」という。）第四条の二）。（第一四章二八九頁表２参照）

精神保健及び精神障害者福祉に関する法律等の一部を改正する法律の施行に伴う関係政令の整備に関する政令並びに精神保健及び精神障害者福祉に関する法律施行規則及び精神保健福祉士法施行規則の一部を改正する省令の施行について（抄）

（平成十二年三月二十八日障精第一九号）

第二　精神保健及び精神障害者福祉に関する法律施行規則及び精神保健福祉士法施行規則の一部を改正する省令について

1　精神保健及び精神障害者福祉に関する法律施行規則の一部改正

(1)　精神保健指定医が診療録に記載しなければならない事項を次のとおりとしたこと。

①　任意入院者の退院を制限するかどうかの判定に係る記載

・退院の制限の措置を採った日時及び解除した日時

・退院の制限の措置を採ったときの症状

②　措置入院者の退院させるかどうかの判定に係る記載

・措置入院後の症状又は状態像の経過の概要

・今後の治療方針

③　医療保護入院の措置を採るかどうかの入院の判定に係る記載

・医療保護入院の措置を採ったときの症状

・任意入院が行われる状態にないと判定した理由

④　応急入院の措置を採るかどうかの判定に係る記載

・応急入院の措置を採った日時及び解除した日時

・応急入院の措置を採ったときの症状

・任意入院が行われる状態にないと判定した理由

⑤　行動の制限を必要とするかどうかの判定に係る記載

・行動制限の内容

・行動の制限を開始した日時及び解除した日時

・行動の制限を行ったときの症状

⑥　措置入院者の定期病状報告に係る入院中の者の診察に係る記載

・症状

・過去六か月間の病状又は状態像の経過の概要

・生活歴及び現病歴

・今後の治療方針

⑦　医療保護入院者の定期病状報告に係る入院中の者の診察に係る記載

・症状

・過去一二か月間の病状又は状態像の経過の概要

・生活歴及び現病歴

・今後の治療方針

⑧　仮退院が適当かどうかの判定に係る記載

・措置入院後の症状又は状態像の経過の概要

・今後の治療方針

第三項　精神保健指定医の資格要件

精神保健指定医の資格を取得するには、医師としての臨床経験と精神科実務経験があり、研修を受講し、医道審議会医師分科会精神保健指定医資格審査部会での審査を受け、指定医として適正であるとの指定を受けなければならない。精神保健福祉法第十八条では精神保健指定医について次のように定められている。

（精神保健指定医）

第十八条　厚生労働大臣は、その申請に基づき、次に該当する医師のうち第十九条の四に規定する職務を行うのに必要な知識及び技能を有すると認められる者を、精神保健指定医（以下「指定医」という。）に指定する。

一　五年以上診断又は治療に従事した経験を有すること。

二　三年以上精神障害の診断又は治療に従事した経験を有すること。

三　厚生労働大臣が定める精神障害につき厚生労働大臣が定める程度の診断又は治療に従事した経験を有すること。

四　厚生労働大臣の登録を受けた者が厚生労働省令で定めるところにより行う研修（申請前三年以内に行われたものに限る。）の課程を修了していること。

2　厚生労働大臣は、前項の規定にかかわらず、第十九条の二第一項又は第二項の規定により指定医の指定を取り消された後五年を経過していない者その他指定医として著しく不適当と認められる者については、前項の指定をしないことができる。

3　厚生労働大臣は、第一項第三号に規定する精神障害及びその診断又は治療に従事した経験の程度を定めようとするとき、同項の規定により指定医の指定をしようとするとき又は前項の規定により指定医の指定をしないものとするときは、あらかじめ、医道審議会の意見を聴かなければならない。

第四項　精神保健指定医の資格取得と更新

精神保健指定医として厚生労働大臣から指定を受けるには、その申請に先立ち五年間以上の医師としての臨床経験と精神障害者の人権に配慮した医療行為の実践、すなわち精神科の実務を三年間以上経験し、かつ精神保健福祉法に定められた研修の修了が必要となる（施行規則第二条第一項）。これらの要件を満たした上で、五例のケースレポートを提出して申請を行う。その後、提出されたケースレポート並びに口頭試問審査において、習得された精神科実務経験が的確なものであったか否かが医道審議会医師分科会精神保健指定医資格審査部会で判断・審査される。

1　精神科実務経験と精神保健福祉法の習得

第三項にも条文を記載したが、申請には医師免許取得後五年間以上の臨床経験が必要となる。平成十六年度から新医師臨床研修制度がスタートしているが、この二年間の臨床研修も含まれる。この五年間以上という臨床研修歴は、医師として必要な基礎的な知識及び技術を習得していることが必要不可欠であり、疾病の診断及び治療技術の習得と向上に努めると同時に、患者に接する適切な態度を身につけるなどの経験を積むに必要な期間とされている。また五年間のうち三年間以上の精神科実務経験が必要とされている。この期間に精神科医療の実務に携わり、精神障害者の診断及び治療に従事するなかで患者の人権を十分に配慮した精神科医療行為を行う経験を積む。

精神科の臨床においては、精神医学的知識の習得、精神障害者の診断・治療技術の習得・向上に努めるほか、精神障害者やその家族の相談業務、リハビリテーション（社会復帰）への理解と協力等を深める。精神保健指定医の指導の下で精神保健福祉法を遵守した精神科医療行為全般を習得することが重要である。

なお、指定医の指定要件たる精神科実務経験は、事務取扱要領で規定されている（付録四九一頁参照）。

2　研修

法第十八条第一項第四号に規定された「厚生労働大臣の登録を受けた者が厚生労働省令で定めるところにより行う研修」は、指定された団体が厚生労働省令で定められた研修を行っている。なお、この研修には、指定前の新規申請者に対する二～三日間の研修（合計一八時間）と指定後の指定医更新申請者に対する一日の研修（合計七時間）とがある。研修を通して、直近の「最近の精神医学の動向」等精神保健をめぐる問題について十分な知識を身につけているることが適切であることから、研修を受けるのは「申請前一年以内」とされていたが、口頭試問の導入等により審査期間が一年間にも及ぶようになり、そのことも踏まえ、令和五年四月一日以降は研修の修了後「三年以内」に延長された。指定医の資格の更新が五年ごとに必要であるが、その場合も更新の年度内（四月一日より翌年の三月三十一日まで）の研修を受ける必要がある（法第十九条第一項）。

研修の内容としては、患者本人の意思に基づかない入院や行動制限に関わる判断を行う指定医として必要な、患者の人権に関する知識等を習得することを目的としていることから、関連法制度、最近の精神医学の動向、精神障害者の社会復帰、精神障害者福祉の動向、精神障害者・精神科病院に関する不祥事件等、近時の精神保健をめぐる問題やケーススタディ等についての十分な研鑽を積むことができる研修を集中的に実施することとされており、施行規則の

第二条及び法別表（付録三三五頁参照）により定められている。

3 ケースレポート

法第十八条第一項第三号及び同号に基づく厚生省告示（昭和六十三年四月八日厚生省告示第百二十四号）（以下「精神科実務経験告示」という。）に規定する「診断又は治療に従事した経験」については、原則として、指定医の指定申請時に提出する前記経験を有することを証する書面（以下「ケースレポート」という。）及び口頭試問により、指定医として必要とされる法的、医学的知識及び技能を有しているかについて確認するものとする。ケースレポートについては「精神保健指定医申請時のケースレポート記述上の配慮について」（平成二十六年二月十八日厚生労働省社会・援護局障害保健福祉部精神・障害保健課事務連絡）に定める事項に従い記載し、申請書に添付して、申請するものとする。

また、精神科実務経験告示は、指定医としての指定要件として必要最小限の症例数を定めたものであり、指定医の指定を受けようとする者は、三年間の精神科実務経験の中においては任意入院者・外来通院者を含めてこれ以上の症例を積極的に取り扱うことが望ましい。

審査のポイントは、

(ア) 平均的な精神医学・精神科医療の水準にあるか否か
(イ) 精神保健福祉法を十分に理解して精神科医療に当たっているか否か
(ウ) 精神保健福祉法に沿った手続きがなされているか否か

ということが主で、あくまでも精神保健福祉法に基づいたレポート審査であって、学会発表のケースレポートではないということをしっかりと認識してほしい。

４　口頭試問

ケースレポートの書面審査で適（合格）となった新規申請者のみが、次の段階の口頭試問に進むことが可能となる。原則として法第十八条第一項第三号及び精神科実務経験告示に規定する「診断又は治療に従事した経験」並びに法第十九条の四に規定する職務を行うのに必要な知識及び技能を有しているかについて、口頭試問で確認するものとする。

ケースレポートと口頭試問については、医道審議会医師分科会精神保健指定医資格審査部会において、「ケースレポート及び口頭試問の評価基準（平成三十年十一月二十二日医道審議会医師分科会精神保健指定医資格審査部会決定）」を踏まえ実施されるので、申請の際に参考とすること。

なお、口頭試問は申請者一名に対して審査員二名で実施される。また、口頭試問の際に申請者はケースレポートを含む資料一切を持ち込むことは認められないものとされているが、審査員から申請者が提出したケースレポートについての質問が行われる場合がある。

さらに当該評価基準においては、特に、一八歳未満の症例、任意入院に移行した症例又は退院後に通院による治療を行った症例の提出がない場合には、口頭試問において、これらを行うに当たっての一般的な留意点について確認を行う旨記載されていることに留意すること。

５　指定後の更新（研修）

指定医を指定された後は、五年ごとに厚生労働省令で定めるところにより行う研修を受けることによって更新が行われる。規定する研修を受けなかったときは、当該研修を受けるべき年度の終了の日に、原則、その指定を失うこととなる。

なお、研修を受けるべき年度において実施されるいずれの研修をも受けることができないことにつき、災害、傷病、長期の海外渡航その他の事由がある場合及び指定の効力が失効した日から起算して一年を超えない期間に指定に係る申請を行おうとする場合、更新の際と同じ一日七時間の研修を受ける必要がある。

（指定後の研修）

第十九条　指定医は、五の年度（毎年四月一日から翌年三月三十一日までをいう。以下この条において同じ。）ごとに厚生労働大臣が定める年度において、厚生労働大臣の登録を受けた者が厚生労働省令で定めるところにより行う研修を受けなければならない。

2　前条第一項の規定による指定は、当該指定を受けた者が前項に規定する研修を受けなかつたときは、当該研修を受けるべき年度の終了の日にその効力を失う。ただし、当該研修を受けなかつたことにつき厚生労働省令で定めるやむを得ない理由が存すると厚生労働大臣が認めたときは、この限りでない。

第五項　指定医の指定取消し

指定医の指定取消しについては法第十九条の二で次のように定められている。

（指定の取消し等）

第十九条の二　指定医がその医師免許を取り消され、又は期間を定めて医業の停止を命ぜられたときは、厚生労働大臣は、その指定を取り消さなければならない。

2　指定医がこの法律若しくはこの法律に基づく命令に違反したとき又はその職務に関し著しく不当な行為を行ったときその他指定医として著しく不適当と認められるときは、厚生労働大臣は、その指定を取り消し、又は期間を定めてその職務の停止を命ずることができる。
3　厚生労働大臣は、前項の規定による処分をしようとするときは、あらかじめ、医道審議会の意見を聴かなければならない。
4　都道府県知事は、指定医について第二項に該当すると思料するときは、その旨を厚生労働大臣に通知することができる。

指定医の指定取消しの対象として想定される具体的事例について、平成九年六月二十七日の公衆衛生審議会精神保健福祉部会において、次のような資料が提出されている。

◎指定医の取消しについて
1　根拠規定
（指定の取消し）法第十九条の二
①　指定医がその医師免許を取り消され、又は期間を定めて医業の停止を命ぜられたときは、厚生労働大臣は、その指定を取り消さなければならない。
②　指定医がこの法律若しくはこの法律に基づく命令に違反したとき又はその職務に関し著しく不当な行為を行ったときその他指定医として著しく不適当と認められるときは、厚生労働大臣は、その指定を取り消し、又は期間を定めてその職務の停止を命ずることができる。
③　厚生労働大臣は、前項の規定による処分をしようとするときは、あらかじめ、医道審議会の意見を聴かなければならない。
2　手続き（法第十九条の二第二項の場合）

不利益処分に当たることから、行政手続法第十三条第一項第一号の規定に基づく聴聞手続きが必要

法律上の規定	事由に該当する場合	解釈される具体例
一　医師免許を取り消され、又は期間を定めて医業の停止を命ぜられたとき	①医師の絶対的欠格事由を具備する場合 ②医師の相対的欠格事由を具備する場合 ③医師としての品位を損するような行為のあったとき	・不当に高額の診療報酬を要求した場合 ・診療義務違反を反復した場合 ・保険給付に関し不正行為があった場合
二　精神保健福祉法又は同法に基づく命令に違反したとき	①精神保健福祉法に違反した場合 ②精神保健福祉法に基づく命令に違反した場合	・任意入院患者の退院制限を行った場合に、診察を故意に行わなかった又は診療録への記載を怠った場合 ・医療保護入院患者、応急入院患者又は仮入院患者の入院時の診察を故意に怠った場合 ・入院患者の行動制限時に必要な診察を故意に怠った又は診療録への記載を怠った場合 ・指定医が精神科病院の管理者である場合、精神保健福祉法の管理者責任を果たさず、患者の人権が侵害された場合

三　職務に関し著しく不当な行為を行ったとき	①指定医の職務に関し、精神保健福祉法以外の法令に違反した場合 ②指定医の職務に関し、法令違反ではないが、社会通念上著しく不適当な行為を行った場合	・暴力行為を行った場合 ・指定医の職務に関し、刑法上の罪に科せられた場合 ・指定医の職務に関して知り得た事実につき、守秘義務違反を侵した場合 ・不当な保護室の使用や身体的拘束等を行った場合 ・医療保護入院につき入院の必要がない患者を入院させた、又は措置入院、医療保護入院につき不当な退院制限を行っている場合
四　その他指定医として著しく不適当と認められるとき	①指定医の職務に関し、不作為により、精神障害者の人権を侵害した場合 ②指定医の職務外で、法令に違反した場合 ③指定医の職務外で、法令違反ではないが社会通念上著しく不適当な行為があった場合	・違法な手続きを経て入院した患者について、その事実を知りながら適正な手続きを経なかった場合 ・入院患者が違法な処遇を受けている（例：主治医の診察なしに身体的拘束を受けている）ことを知りながら解除しなかった場合 ・指定医が管理者である場合に、患者の財産を横領した場合

④医師の相対的欠格事由を具備する場合	・薬物依存症等により、指定医の職務を継続することが困難であることが明白な場合

指定医の指定取消し等は不利益処分に該当するため、指定の取消し等に際しては、行政手続法上の聴聞手続きを経る必要がある。その事務取扱については「精神保健指定医の指定取消し又は職務の停止に当たっての聴聞手続き等について」（平成九年七月三十日障精第一二二号）で定められている。

第六項　指定医の指定取消しの具体例

1　A医師の例

① 任意入院患者に対する違法な退院制限（法第二十一条第二項関連違反）

行政が退院の意思確認をした任意入院患者について、行政が即刻退院措置を講ずるように指導したにもかかわらず、引き続き任意入院形態での退院制限が行われていた。またそれらの事実が診療録に記載されていなかった。

② 入院患者の違法な隔離（法第三十六条第三項関連違反）

一二時間以上隔離されていた患者について診療録に必要な記載がなかった。また、指定医の診察を受けずに拘束を行っていた。また、診療録にその旨の記載がなかった。

③ 医療保護入院時の診察義務の懈怠（法第三十三条第一項関連違反）

夜間の医療保護入院について、本来は指定医が診察して入院させるべきところを非指定医の診察のみで強制的に入院させた。また、任意入院から医療保護入院に切り替わるときに指定医の診察が全くなかった。

2　B医師の例

①　医療保護入院患者について入院継続の必要性がない患者を不当に入院させていた。

②　複数の元入院患者の証言によれば、当該指定医が補助している病棟で不当と思われる通信・面会の制限が行われていたにもかかわらず、これを解除する努力をせずにこれを看過した。

3　C医師の例

①　身体的拘束の具体性に欠ける包括指示（昭和六十三年四月八日厚生省告示第百三十号「法第三十七条第一項の規定に基づき厚生労働大臣が定める基準（以下「処遇基準」という。）」第四の一㈠違反）

②　入院患者の違法な身体的拘束（処遇基準第四の一㈢違反）

③　身体的拘束に係る診療録への必要事項の未記載（処遇基準第四の三㈠違反）

4　D医師の例

・　法第十九条の二第二項に基づく指定医の指定の取消し処分対象者は、指定医の指定申請を行ったG医師の指導医であったが、G医師が申請時に提出したケースレポートには、主治医としての関わりや診療経過について事実と異なる虚偽の記載がなされていた。指導医はケースレポート作成に当たり、適正に指導・確認を行う必要があるが、対象者はこれを怠ったものと認められた。

5　E医師の例

・D医師の場合と同様に、指導医が指定医の指定を取り消された例である。E医師は、非常勤であるにもかかわらず指定医の申請を行ったH医師の指導医となり、さらにH医師が申請時に提出したケースレポートには主治医としての関わりなど虚偽の記載があったにもかかわらず見落としたまま署名していた。このことが、法第十九条の二第二項に規定する「指定医として著しく不適当と認められるとき」に該当すると判断されての取消しであった。指導医はケースレポートの作成に当たり、適正に指導・確認を行う必要があるが、指導医だけでなく病院の管理者の責任まで問われかけた例である。

6　レポート使い回しの例

第一二章二五六頁参照。

以上、1から6の例のように指定医の指定が取り消された事例がある。ケースレポートの使い回し事例においては、過去に例をみない多くの申請者を含めた指定医の指定取消しが行われた。一方、人権擁護の立場に対しても国民の厳しい目が注がれるようになっており、指定医の役割と責任は重要な位置づけとなっている。

また、新規申請者のケースレポートをチェックする指導指定医は、適正にチェックをしてサインをしないと自身の指定医としての能力が疑われることを念頭に置き、不正があった場合には調査の上、指定医の指定を取り消される可能性もあることを肝に銘じておくべきである。

第四章　入院形態

第一項　精神科病院入院の特徴

精神障害者に対する医療の提供については、できる限り入院に頼らない治療的な介入を行うことが原則であり、その上で、入院治療が必要な場合についても、できる限り本人の意思を尊重する形での入院治療を行うことは極めて重要である。しかし、病気の自覚を持てない場合があり、症状の悪化により判断能力そのものが低下するという特性を持つ精神疾患については、自傷他害のおそれがある場合以外にも、入院治療へのアクセスを確保する仕組みが必要と考えられる。以上の理由から、精神科病院への入院は精神保健福祉法で、自傷他害のおそれのある者を対象とする「措置入院」、本人の同意に基づく「任意入院」、医療及び保護のため入院の必要があって任意入院が行われる状態にない者を対象とする「医療保護入院」の主に三つの入院形態が設けられている。

任意入院につなげるよう最大限努力をしても本人の同意が得られない場合に選択される非自発的入院については、精神障害者の人権や行動の自由等を擁護するために法律に沿った手続きを踏まなければならない。精神保健福祉法関係法令として、精神保健福祉法、精神保健福祉法施行令、精神保健福祉法施行規則（以下「施行規則」という。）があり、厚生労働省告示や通知がこれを補完している。精神科病院への入院は、他の診療科のような一般入院や自由入院で入院させることはできず、精神保健福祉法で規定される入院形態のいずれかで入院させなければならない。

これは精神科病院には入院中の患者の行動制限、例えば、通信、面会、外出、外泊、退院などの制限、自分の意思では出ることのできない閉鎖的な病棟への入院や隔離室への収容等、精神障害者の権利を守りつつ適正な医療と保護を提供するためには格段の配慮が必要となるためである。

精神保健福祉法上の精神障害者に該当しない者は精神科病院に入院することはできず、精神保健福祉法に決められた入院形態以外の入院はないと考えるべきである。

令和四年第二百十回国会において、障害者総合支援法等の一部改正法（令和四年法律第百四号）が成立し、令和四年十二月十六日に公布された。これにより、精神保健福祉法についても一部改正された。施行期日は令和六年四月一日であるが、精神保健福祉法の一部では公布日、令和五年四月一日、公布後三年以内の施行となっている。

この章では現在の精神科病院入院形態と、入院形態の変遷にふれる。

第二項　入院形態の変遷

昭和二十五年制定の精神衛生法では、自傷他害のおそれのある精神障害者の医療対策として「措置入院」、本人の同意を得ることなく保護義務者の同意で入院させる「同意入院」、診断のための「仮入院」の三つの入院形態があった。

しかし、精神衛生法の精神障害者の定義では神経症などは精神障害者に入らないという解釈もあり、精神衛生法によらない「一般入院」や患者の自由意思による「自由入院」という入院がかなり広く行われていた。当時の日本精神科病院協会（以下「日精協」という。）の会員病院では六～一〇％、このような入院患者があったと考えられている。

昭和三十九年のライシャワー事件を契機に精神衛生法が改正され、措置入院の通報制度が強化され、「緊急措置入院」制度が新設されたが、その他の入院形態についての変更はなかった。

昭和五十九年に起こった宇都宮病院の人権侵害事件などから精神衛生法を大幅に改正する必要が生じ、昭和六十二年、精神障害者の個人としての尊厳を尊重し、その人権を擁護しつつ、適正な医療及び保護を実施し、かつ、その社会復帰を図ることを理念とする精神保健法ができた。欧米における脱施設化運動、入院より地域におけるケアなどの流れの中、精神科医療における人権擁護の確保と社会復帰の促進を図るもので、法律名も「精神保健法」に改正され、「任意入院」と「応急入院」制度が創設された。

それとともに入院時の書面による「患者の権利の告知」など入院患者の権利規定が創設された。また、精神保健指定医（以下「指定医」という。）制度が創設されて、措置入院させるためには指定医二人の診察が要件とされた。そして、同意入院は「医療保護入院」と変更された。

平成五年の精神保健法改正では精神障害者の定義規定が見直され、「精神障害者」とは、従来の「精神病者（中毒性精神病者を含む。）、精神薄弱者及び精神病質者」から「精神分裂病、中毒性精神病、精神薄弱、精神病質その他の精神疾患を有する者」となり、保護義務者が「保護者」と名称変更された。同時に精神科病院その他法定施設以外の場所への精神障害者の入院を禁止する規定も削除された。

平成七年改正では法律名が「精神保健及び精神障害者福祉に関する法律」（精神保健福祉法）に改められた。

平成十一年改正では精神障害者の定義規定が再度見直され、ＩＣＤ－10（国際疾病分類第一〇版）との関連から「中毒性精神病」は「精神作用物質による急性中毒又はその依存症」に改正された。同時に、従来から批判のあった覚醒剤の慢性中毒者を精神障害者の範囲に含めて強制入院の対象とする第四十四条は廃止された。

また、保護者の自傷他害防止監督義務が廃止され、措置入院に関わる移送が明文化された。医療保護入院に関しては、要件に「本人の同意による入院ができない」ことを追加し、医療保護入院及び応急入院に関わる移送を法定化した。一方、適用例が少なく存在価値がなくなっていた「仮入院制度」が廃止された。

平成十七年改正では、「精神分裂病」は「統合失調症」へ呼称変更が行われ、入院患者の処遇の改善のために定期病状報告制度が見直された。

それに伴い措置入院患者の定期病状報告が従来の六か月後以降の報告に加えて、措置入院後最初の三か月目に病状報告を求められ、任意入院患者については入院後一年を経過した日及び以後二年ごとに同意の再確認を書面で行うことになった。また、隔離及び身体的拘束等の行動制限が必要最小限の範囲内で適正に行われていることを確認できるように病棟単位又は病院単位で月ごとに行動制限について一覧性のある台帳を整備することになった。

平成二十五年改正では、近年の家族の高齢化、単身生活者の増加など家族のあり方が変化してきて、精神障害者に対する生活支援を家族に依存することが厳しくなってきたことや保護者が必ずしも患者の利益保護を行えるとは限らないことなどの意見を受けて、保護者制度を廃止し、保護者に課せられていた義務規定のうち、退院等の請求のみを残して他のすべての義務を削除し、医療保護入院の要件を見直す改正が行われた。

しかし、保護者制度を廃止したものの医療保護入院を行う要件として同意者が必要となり、「家族等」という不確かな定義が出現した。家族等とは、当該精神障害者の配偶者、親権を行う者、扶養義務者及び後見人又は保佐人をいう。医療保護入院の同意はできるが、保護者としての義務は発生せず、キーパーソンではないという。

精神保健福祉法の一部改正法案（平成二十九年二月二十八日提出）は、参議院は通過したが衆議院での討議はなく平成二十九年九月に廃案となった。

令和四年改正で、医療保護入院時の家族等の同意が必要であることについての変更はなかったが、医療保護入院の期間について基本的には最長六か月と制限が設けられた。

第三項　任意入院

1　任意入院の法定化

任意入院制度は昭和六十二年、精神保健法の成立で初めて法定化された入院形態で、精神保健福祉法（以下「法」という。）第二十条及び第二十一条を法的根拠とし、精神障害者が入院について「自ら同意する」もので、精神科病院入院の原則的な入院形態である。

それ以前の精神衛生法では同意入院という制度があったが、この「同意」は患者本人の同意ではなく保護義務者（当時）の同意による入院で強制入院（非自発的入院）と解され、本人の意思による入院についての法律上の規定はなかった。自発的入院は精神衛生法の枠外で、いわゆる一般入院、自由入院という形態がとられていたが、当時の厚生省は本人が入院を希望する場合も念のために同意入院形態を採ることを勧めていた。いずれにしても、同意入院を強制入院の一形態と考えると日本の精神障害入院者の大部分が強制入院（非自発的入院）という状況となり、国際的な批判の的となった。

そこで、厚生省はできるだけ自発的入院の比率を増やし、非自発的入院を減らして精神障害者の人権を保障する姿勢を対外的に示す必要があり、患者本人の同意に基づいて入院が行われる任意性と適正な医療と保護に必要な人権の保障が議論され、任意入院制度が規定された。入院に際して本人の同意を得ることは患者と医療者とのよい治療関係をつくり、治療を円滑に進める上でも望ましいことで、任意入院の法定化はこうした面で意義があった。

2　任意入院の基準

法第二十条により「精神科病院の管理者は、精神障害者を入院させる場合においては、本人の同意に基づいて入院が行われるように努めなければならない」と、原則として入院は任意入院で行われるように努力義務が定められている。これは、精神障害者が入院について自ら同意する意思を尊重する入院形態として「任意入院」が法律上位置づけられたものである。患者の「同意」が任意入院の基本的要件であるが、民法上の法律行為としての同意と必ずしも一致するものではなく、患者が自らの入院について拒むことができるにもかかわらず、積極的に拒んでいない状態を含むとされている。これは、患者が医師の入院治療の必要性の説明を聞いて、「いいえ」と積極的に入院を拒むことのない状況であれば、患者が同意したとみなしてもよいとするものである。

しかし、入院に際して積極的に拒否しなければ、同意したとみなすことは「同意」を広くとりすぎるという批判もある。患者は病識（病気の自覚）を有しないことも多く、入院時に同意が得られても、入院してすぐに同意を撤回するような場合もある。無理な任意入院適用は意味がなく、患者の病状等に応じ最も適切な入院形態を精神科病院の管理者（以下「管理者」という。）は選択しなければならない。また、認知症患者の場合など、知的機能が障害され判断能力が低下している場合に、拒否しないからと任意入院とすることも問題がある。

平成二十五年改正では任意入院の制度改正はなかったが、保護者制度が廃止され、退院等の請求の権利を除き保護者に課せられていた各種の義務規定がすべて削除され、家族等の優先順位がなくなったことから、後述の医療保護入院等で入院後に入院の適否などでトラブルが生じるおそれが考えられるので、患者に入院治療の必要性を丁寧に説明し、できるだけ自らの意思で入院する任意入院が行われるように努めることが重要と考えられている。

3　任意入院者の権利保障

法第二十一条で、精神科病院の管理者に任意入院に際しての書面による告知と患者の同意を義務づけている。書面で知らせるとあるのは、告知が的確に行われ、実施したか否か事後にトラブルを招くことがないようにするものである。告知文書及び任意入院同意書の様式は、「精神科病院に入院する時の告知等に係る書面及び入退院の届出等について」（令和五年十一月二十七日障精発一一二七第五号）（付録四二五頁参照）の様式1及び様式2で示されている（断りのあるものを除き、以下「様式」とあるものはすべて同通知の様式を指す。）。これは、自ら同意して入院した精神障害者を任意入院者というが、管理者は入院に際して退院等の請求や厚生労働省令で定める事項「任意入院に際してのお知らせ」（様式2）を書面で知らせ、患者本人からは自ら入院する旨を記載した書面「任意入院同意書」（様式1）を受け取るとするもので、入院も退院も患者の自由意思により、患者の任意性を担保している。

入院に際して患者本人に知らせるべき事項は、法第三十八条の四の規定による退院等の請求に関することのほか、施行規則第五条により、任意入院に際しての告知事項として定められたものである。本人の意思による入院であるので、退院についても本人の意思が尊重される。入院中は原則開放処遇であるが、病状に応じては行動制限や退院制限を受ける。しかし、信書の発受や人権を守るための電話や面会の制限は原則なく、退院や処遇の改善請求もできるという主旨のものである。

任意入院は入院も退院も患者の自由意思によるものであるから、書面告知後、患者本人の入院同意書を受領すれば原則としては開放病棟に患者を入院させることがのぞましい。もし、任意入院者が閉鎖病棟に入らざるを得ない場合は、個別的に開放的な処遇（夜間を除いて病院の出入りが自由に可能な処遇）がなされなければならない。

任意入院者自らの意思により開放処遇が制限される環境（閉鎖病棟等）に入院する場合がある。この場合は開放処遇の制限には当たらないが、本人の意思である旨の書面を得なければならない。

平成十七年改正では、長期間にわたり任意入院が継続している患者について、入院が適切であるか症状を確認するとともに、入院目的の再確認や退院の可能性についての評価を得るために、入院後一年経過した日及び以降二年ごとに自筆による同意書（様式3）の再提出を求め、書面により入院にかかる同意の再確認を行うこととなった。その際の告知については、医師でなくとも精神保健福祉士や看護師等が行ってもかまわないとされた。

任意入院者の退院及び社会復帰を促進する観点から、法第三十八条の七による改善命令を受けた精神科病院に一年以上入院又は現に開放処遇の制限を受けている者については、処遇の妥当性を精神医療審査会で審査できるよう病状等報告（様式7）をさせることを都道府県知事は条例で定めることができることになった。

4　退院制限

任意入院者は本人の意思により退院できる。法第二十一条第二項によれば、精神科病院の管理者は、任意入院者から退院の申し出があれば、その者を退院させなければならない。

しかし、法第二十一条第三項では管理者は、指定医による診察の結果、医療及び保護のため入院を継続する必要があると認めたときは、七二時間を限度に退院を制限することができる。その際は当該措置を採る旨と法第三十八条の四の規定による退院等の請求に関すること、その他厚生労働省令で定められた事項を書面「入院継続に際してのお知らせ」（様式4）で本人に知らせなければならないとしている。

これは、患者から退院請求があった場合、任意入院者であるが直ちに退院させるには病状等で問題があり、入院を継続して、患者にとって治療中断による不利益を生まないと明確に判断される場合に適用されるものである。例えば、病識がなく、幻覚や妄想等の精神症状があり、入院の必要性が認められる場合などを想定したもので、多くの場合は医療保護入院に切り替えて入院が行われることになる。退院制限の七二時間は、家族等からの同意や市町村長同意などを準備するのに必要な時間として考えられたものである。

ここで問題となるのは退院制限開始の起点がいつになるかである。患者が書面や口頭で退院を申し出るのは精神科病院の管理者のほか、主治医、看護師、事務職員等の病院の職員であれば誰でもよく、主治医以外の職員が申し出を受けた場合は、速やかに主治医に伝えるなどして、管理者が退院又は退院制限の判断ができるようにしなければならない。そして、七二時間の起算点は、患者が現実に退院を希望する意思を明らかにした時点とされている。夜間や休日等であっても、当該時点から七二時間が起算される。夜間など指定医の診察が行えないときは、通常の診療開始前に退院についての指定医診察を行うことはやむを得ないが、起点はあくまでも申し出の時点からカウントされていると解されている。

指定医の診察の結果、退院制限を行った場合、指定医は診療録に次の事項を記載しなければならない。

① 退院制限の開始及び解除の年月日及び時刻

② 退院の制限を行ったときの症状

③ 診察した指定医の署名

また、管理者は患者に退院制限をする旨を書面（様式４）により告知しなければならない（法第二十一条第七項）。その内容は、指定医の判断による退院制限であること及び信書の自由、人権の擁護、行動制限、退院等の請求に関することが書かれている。違反した場合には、一〇万円以下の過料が科される。

法第二十一条第四項で厚生労働省令が定める基準に適合していると都道府県知事が認める精神科病院の管理者は、緊急その他やむを得ない理由があるときは、指定医に代えて指定医以外の医師（特定医師）に任意入院者の診察を行わせることができる。

診察の結果、医療及び保護のため入院を継続する必要があると認めたときは、一二時間に限り、退院制限することができると定められている。この措置を採った場合は、管理者は遅滞なく、厚生労働省令で定める記録を作成し、保存しなければならない（様式５）。

特定医師等については、「特定病院の認定等について」（平成十八年九月二十九日障精発第〇九二九〇〇一号）様式1～5で都道府県知事に申請を行うこととなっている。

5　任意入院と開放処遇

任意入院者の場合は自らの意思・同意による入院であることから、原則、開放病棟で処遇することが望ましい。開放的な環境での処遇とは、夜間を除いて病院の出入りが自由に可能な処遇であるが、どうしても病院の建築構造上の問題等で開放病棟に入れず、閉鎖病棟に入らざるを得ない場合は、患者個別に開放的な処遇がなされるようにしなければならない。

また、病棟内には、任意入院者は夜間を除いて病院の出入りが自由な処遇を受けられることを掲示しなければならない。

任意入院者の開放処遇については、無断離院やそれに伴う事故責任問題が任意入院新設当時から懸念され、それに配慮したのが退院制限条項と任意入院者にも行動制限を行うことができるという法第三十六条第一項の適用であった。

しかし、精神衛生法から精神保健法へ改正され十数年経過してもなお、任意入院者の半数近くが閉鎖処遇という現実があり、平成十一年改正で任意入院者の閉鎖処遇について見直しが行われた。その結果、平成十二年に「精神保健及び精神障害者福祉に関する法律第三十七条第一項の規定に基づき厚生労働大臣が定める基準」（昭和六十三年四月八日厚生省告示第百三十号）が改正され、「第五　任意入院者の開放処遇の制限について」が追加され、任意入院者は原則的に開放処遇（夜間を除いて病院の出入りが自由に可能な処遇）を受けることになった。

この任意入院者の開放処遇の制限については、先述の基準があり、任意入院者の開放処遇の制限は、その症状からみて、開放処遇を制限しなければ医療又は保護を図ることが著しく困難であると医師が判断する場合のみにできる。

開放処遇の制限範囲は医師であればその判断を行えるが、その後概ね七二時間以内に指定医が診察を行わなければならない。その際、患者本人に制限を行う理由を書面（様式6）で知らせるよう努め、診療録に制限を行ったこと、その理由並びに開始日時を記載しなければならない。

なお、本人の意思により閉鎖病棟など開放処遇が制限される環境に入院する場合は、開放処遇の制限には当たらないが、本人の意思による開放処遇制限である旨の書面を得なければならない。また、開放処遇の制限が漫然と行われないように、任意入院者の処遇状況及び処遇方針を病院内に周知するように努めなければならない。

開放処遇の制限の対象となる任意入院者は以下のとおりである。

① 他の患者との人間関係を著しく損なうおそれがある等、その言動が患者の病状の経過や予後に悪く影響する場合

② 自殺企図又は自傷行為のおそれがある場合

③ 病状からみて、開放処遇を継続することが困難な場合

診療録記載事項は以下のとおりである。

・開放処遇の制限を行った旨
・その理由
・制限を開始した日時

なお、法を実際に運用していくに当たって、日精協と厚生労働省との協議で左記のような回答を得ている。

○任意入院中の患者の外出制限について

患者が三～四時間の外出を希望するのに対して、医師が一時間という場合は外出制限になりますか。

（答）任意入院の患者を夜間を除き外出を制限することは、開放処遇の制限に当たります（昭和六十三年厚生省告示第百三十号第五）。ただし、食事などの病院の日課や精神療法や作業療法などの治療のために外出を制限することは

制限に当たりません（平成十二年十月）。

○任意入院者が外出する際、主治医の許可が必要か。それとも患者本人の届け出のみでよいのか。

（答）任意入院者は精神保健福祉法第三十七条第一項で開放的な環境での処遇（開放処遇）が原則になっている。このため、任意入院者の外出に当たって、治療上の特段の支障がない限り、原則としてそれを制限できないことになっている。

外出の手続きについては「外出届」や「外出願」、「外出許可」等の用語にかかわらず、実際に外出を制限することなく開放処遇が行われていることが必要である。

症状からみて医療又は保護を図ることが著しく困難であると医師が判断し、開放処遇を制限（外出制限）する場合には、患者への説明とともに文書告知を行い、診療録にその旨記載することは必要である（平成二十一年四月厚生労働省精神・障害保健課）。

第四項　医療保護入院

1　医療保護入院制度

医療保護入院は、指定医の診察と家族等の同意を要件として、本人の同意を得ることなく精神科病院に入院させる制度である。すなわち、指定医の診察により、本人が精神障害者であり、かつ、医療と保護のために入院の必要があるが、任意入院が行われる状態にないと判断される者で、家族等のうちのいずれかの者の同意がある場合に、患者本人の同意がなくとも入院を認める入院形態である（法第三十三条）。

これは本人の意思によらない非自発的な入院であり、精神障害者本人は入院の必要性について適切な判断ができず自己の利益を守ることができない場合があるので、指定医の判定と家族等の同意が必須の要件とされている。医療保護入院に際しての同意者は、平成二十五年改正前までは保護者であったが、改正後は保護者の同意を外し、家族等のうちのいずれかの者の同意があれば、医療保護入院をさせることができるようにした。保護者の義務規定等がなくなったので、同意者が退院等の請求権を除いて同意後に特別な義務や権利を持つことはなくなった。

従来は保護者になれる者の優先順位があったが、家族等のうちでの優先順位はなくなり、「家族等のうちいずれかの者」の同意があれば医療保護入院が可能となった。家族等とは配偶者、親権者、扶養義務者、後見人又は保佐人で該当者がいない場合、又は家族等の全員が意思を表明できない又は行わない場合の同意者は市町村長となる。

昭和六十二年の法改正まで現在の医療保護入院は「同意入院」と呼ばれ、精神科病院の管理者の診察と患者に代わって保護義務者が代諾（同意）することで行われる非自発的入院制度であったが、患者本人の同意のある入院と誤解されるきらいがあった。

昭和五十九年の宇都宮病院事件を契機に精神科病院における人権侵害の実態が明らかになっていくなか、入院患者の九〇％以上が非自発的入院であるとの指摘が海外からあり、制度の見直しが行われた。精神衛生法から精神保健法へと変わり、同意入院は「医療保護入院」と改名されたが、その同意できる者とは精神病者監護法（明治三十三年法律第三十八号）での、後見人、配偶者、親権を行う父又は母、戸主、民法旧規定による親族会で選任した四親等以内の親族を精神病者の監護義務者としたものであり、日本の家族制度を反映したものであった。

しかし、現在の核家族化や高齢化の進展は、患者の利益と福祉を守る保護者の能力を減少させ、精神障害者に治療を受けさせる義務等の負担が大きく、また、患者と家族の関係も様々（認知症患者の近親者等）であるなか、保護者が必ずしも患者の利益保護を行えるとは限らなくなったなどの意見が出て、保護者制度の廃止と医療保護入院の要件の見直しが行われることになったのである。同様の理由から、それまで保護者、保護義務者、家族等に義務づけられてきた、早期に退院させた後の療養生活についての体制整備を、精神科病院管理者にも義務づけた。

2　医療保護入院の基準

医療保護入院は患者本人の同意に基づかない非自発的入院の一形態であり、社会的な理由等による不適切な入院が行われないように平成十一年改正で「任意入院が行われる状態にないもの」と医学的な理由の要件が決められ、任意入院との区分が明確化された。

「第二十条の規定による入院（任意入院）が行われる状態にない」とは本人に病識がないなど入院の必要性について本人が適切な判断をすることができない状態である。

入院に当たっては指定医が診察し、患者が精神障害者であり、かつ、任意入院できる状況になく医療及び保護のため入院の必要があると認められ、家族等のうちのいずれかの者が同意しなければならない。

医療保護入院に際しては「医療保護入院に際してのお知らせ」（様式9）により①当該入院措置を採る旨、②退院請求に関すること、③入院中の処遇の基準、④入院の必要な理由を告知する義務があるが、患者の症状に照らして四週間に限り告知を延期することができる。その際には入院告知の延期時の診療録記載事項（①知らせなかった告知事項、②延期理由、③告知事項を知らせた年月日）を指定医は記載しなければならない（法第三十三条の三）。

3　家族等の同意

医療保護入院における家族等の同意に関する運用については、令和五年十一月二十七日障精発一一二七第六号で示されている。医療保護入院に際しての家族等の入院同意書の書式は、同意者と本人との関係は、同意書の記載により家族等の氏名、続柄等を確認するが、可能な範囲で運転免許証や各種医療保険の被保険者証等の提示による本人確認を行うことが望ましいとされた。

医療保護入院になるような場合は、診察に付き添う家族等が、精神障害者を身近で支える家族等であると考えられることから、家族等に対して入院医療の必要性等について十分な説明を行い、同意を得る。扶養義務者とは、民法第八百七十七条に規定する扶養義務者であり、直系血族（父母、祖父母等、子・孫等）、兄弟姉妹及び家庭裁判所に選任された三親等以内の親族（おじ・おば・甥・姪）を指し、従前は保護者の欠格事由に破産者が含まれていたが、破産者であっても適正な判断が可能であるとして、家族等の欠格事由には破産者は含まれなくなった。また、令和五年施行の法改正から精神障害者への虐待の加害者であることが分かれば同意者とは認められないこととなった。

医療保護入院の同意者が優先順位のついた保護者から、優先順位のない家族等となった。そのため、三親等以内のうちいずれかの者の同意で入院が成立し、入院の同意について家族等の間で判断の不一致が生じる可能性がある。トラブルを未然に回避する観点から、管理者が家族間の判断の不一致を把握した場合は、可能な限り家族等の間の意見調整を図ることが望ましい。後見人又は保佐人の存在があれば、これらの者が同意に反対しているときには、その意見は十分に配慮されるべきものと解される。親権を行う者の同意に関する判断は、民法第八百十八条（章末の注（八三頁）参照）第三項の規定にしたがって、特段の事情があると認める場合を除き、父母の判断が尊重され、原則として父母双方の同意を要するものと解されている。

また、入院の同意を行ったが入院後に反対することとなった家族等も含めて、入院に反対の意思を有する者がいる場合、入院医療の必要性や手続きの適法性等を説明した上で、依然として反対の意思を有するときは、管理者は都道府県知事（精神医療審査会）に対する退院請求を行うことができる旨を教示する。ただし、入院継続に対して不同意の意見を受け指定医が患者の症状や治療効果、リスク等を再評価しても、入院継続が必要であると判断した場合、市町村長同意の医療保護入院で継続することができる。

同意者が死亡した場合や市町村長同意で入院したが家族等が判明した場合など、従来は保護者の変更手続きをしていたが、令和四年改正で法律上は家族等の同意の撤回や同意の変更という概念はなくなり、同意は入院時だけの入院手続きの一つであり、その後に同意者の変更を行う必要はなくなった。

入院時の家族等同意が虚偽であると判明した場合で、引き続き入院が必要な場合は、応急入院やその他の家族等からの同意を得るか、市町村長同意を行う等の手続きを行う。これらの方法が採れないときや入院が必要な症状がない場合は、退院させることになる。なお、虚偽による同意は刑事罰の対象となる可能性のある行為であるとされている。

4 市町村長同意

法第三十三条第二項では、「精神科病院の管理者は、前項第一号に掲げる者（指定医診察の結果、精神科病院への入院の必要があるが任意入院が行われる状態にないと判定されたもの）について、その家族等がない場合又はその家族等の全員がその意思を表示することができず、若しくは同項の規定による同意若しくは不同意の意思表示を行わない場合において、その者の居住地（居住地がないか、又は明らかでないときは、その者の現在地。第四十五条第一項を除き、以下同じ。）を管轄する市町村長（特別区の長を含む。以下同じ。）の同意があるときは、本人の同意がなくても、六月以内で厚生労働省令で定める期間の範囲内の期間を定め、その者を入院させることができる。第三十四条第二項の規定により移送された者について、その者の居住地を管轄する市町村長の同意があるときも、同様とする」と規定が改正された。

市町村長同意は行政的な立場から同意者になるもので慎重な運用が図られなければならないが、患者発見から短時間のうちに医療保護を行うことの判断をしなければならないことも多く、医療機関や市町村とも調査が十分行われず運用され、市町村長同意制度が形式化・形骸化していると指摘されてきた。市町村長同意事務処理要領（昭和六十三年六月二十二日健医発第七四三号別添）は平成二十六年一月に一部改正され、市町村長が、病院が把握していない家族等の存在を把握し、連絡が取れる場合にはその同意の意思の有無を確認することと、入院の同意後、市町村長は退院請求権者として、市町村の担当者を速やかに本人に面会させ、その状態を把握するとともに市町村長が同意者であること及び市町村の担当者への連絡先、連絡方法を本人に伝えることとした。

また、平成二十五年改正での市町村長同意は、家族等がない場合又はその家族等の全員がその意思を表示することができないことが判明した場合のみで、「その意思を表示することができない」状況とは、意識障害など心神喪失の場合等と限定された。家族等のうちいずれかの者がいて、その同意が得られない場合に市町村長同意は行えず医療保護入院はできなくなっていたが、令和四年改正で、家族等が反対しないが同意もしない場合も、市町村長同意による医療保護入院が行えるようになった。新たに当該精神障害者について、家族等から虐待、ドメスティックバイオレンス等が行われている又は疑われる場合、当該家族等については、「家族等」に該当しない者として取り扱うことと、虐待についての言及がある。

市町村長同意の対象者は以下のすべての要件を満たす者でなければならない。

①　指定医の診察の結果、精神障害者であって、入院の必要があること。
②　措置入院の要件に該当しないこと。
③　入院について本人の同意が得られないこと。
④　病院側の調査の結果、以下のいずれかに該当すること。
　ア　当該精神障害者の家族等がいずれもいない。
　イ　家族等の全員がその意思を表示することができない。
　ウ　家族等の全員が同意又は不同意の意思表示を行わない。

5　医療保護入院に際しての手続き

医療保護入院は入院に際して指定医の診察と判断が必須で、家族等のうちいずれかの者から同意書を徴収しなければならない。同意者になる家族等の優先順位はないが、同意書の様式は、令和五年十一月二十七日障精発一一二七第五号「精神科病院に入院する時の告知等に係る書面及び入退院の届出等について」（様式8）で示されている。同意書の記載により家族等の氏名、続柄等を確認し、可能な範囲で運転免許証や各種医療保険の被保険者証等の提示による本人確認を行う。患者には令和五年十一月二十七日障精発一一二七第五号に基づき「医療保護入院に際してのお知らせ」（様式9）を告知する義務があり、指定医は医療保護入院時の症状と任意入院が適用できない理由を診療録に記載するか、医療保護入院者の入院届（様式10）を診療録に添付する。なお、患者の症状や保護を図る上で支障があると認め、入院告知を四週間を経過する日まで延期した場合は、①知らせなかった告知事項、②延期理由、③告知事項を知らせた年月日を診療録に記載しなければならない。

また、精神科病院へ入院措置を行う患者への告知について、患者本人だけでなくその家族等にも告知することを義務づけられた。従来からの「入院措置を採ること」や「退院請求に関すること」に加えて、「入院措置を採る理由」も告知することを義務づけている（平成二十五年改正）。

令和六年四月からの医療保護入院者の入院届（様式10）には、今回の医療保護入院の推定される期間と退院後生活環境相談員の氏名を記載する欄が追加された。記載する入院期間は、医療保護入院開始から六か月を経過するまでは三か月まで、入院期間が更新され入院開始から六か月を過ぎてなお入院期間の更新が必要な場合は六か月以内と決まった（法第三十三条第六項、令和五年十一月二十七日障発一一二七第一号）。

6　医療保護入院の期間の更新

医療保護入院の期間の更新が必要な際には、法第三十三条第六項第二号で定める医療保護入院者退院支援委員会（以下「委員会」という。）で審議を行い、家族等に対して期間更新の同意を求めることとなる。当該入院に同意をした家族等（二回目以降の更新の同意にあっては、当該更新の同意の直前の更新の同意をした家族等）に対し、ア〜エについて通知する。

ア　病状が任意入院を行える状況ではない旨及びその理由。
イ　委員会で審議を行い医療保護入院継続が必要であるとの審議結果となったこと。
ウ　更新後の入院期間。
エ　病院から通知して二週間を過ぎても家族等から不同意の意思表示を受けなかったときは、家族等の同意を得たものとみなすこと。

当該入院に同意した家族等が後述ア～オの場合は当該家族等以外の家族等に対し、更新の同意を求めることができる。

ア　家族等に該当しなくなったとき。
イ　死亡したとき。
ウ　その意思を表示することができないとき。
エ　更新の同意又は不同意の意思表示を行わないとき。
オ　更新の同意の求めに対し、不同意の意思表示を行ったとき。

ただし、オに該当することにより、当該家族等以外の家族等に対し更新の同意を求める場合は、不同意の意思表示を行った家族等の意向を踏まえつつもなお更新することを要すると判断した場合等に限ることと、慎重な対応が求められている。

市町村長同意の医療保護入院者の更新の手続きはこれまでと同様（昭和六十三年六月二十二日健医発第七四三号別添「市町村長同意事務処理要領」）である。

通知を発した日から二週間を経過した日までにその家族等のいずれの者からも更新について不同意の意思表示を受けなかったときは、家族等の同意を得たものとみなすことができることになった。ただし、次のアからエまでのいずれかに該当する場合には、家族等の同意を得たものとみなすことができない。

ア　精神科病院と家族等との連絡が定期的に行われていないとき。定期的とは、当該入院期間中（入院期間が更新された場合は、更新後の入院期間中）に二回以上、精神科病院のいずれかの職員と家族等とが、対面や電話等で連絡を取れている状態等を指す。

イ　精神科病院の管理者が、通知を発したときから更新するまでの間に、当該通知に係る家族等が同意者として機能しないと把握したとき。

ウ　当該入院の同意者以外の家族等に更新の通知がされたとき。

エ　通知を発した日から二週間を経過した日が当該医療保護入院者の入院期間満了日を経過するとき。

通知を発する日に遅れは許されない。なお、通知を発してから二週間が経過しても、家族等からは不同意の意見しか得ることができないときは、市町村長同意の対象とはならない。

医療保護入院期間の更新に関する家族等同意書（様式13）、医療保護入院者の入院期間更新届（様式15）は、入院後一〇日以内に最寄りの保健所を通じて都道府県知事に提出し、精神医療審査会の審査を受けなければならない。また、任意入院や措置入院から医療保護入院への入院形態の変更は、法令上は一度退院して改めて医療保護入院する取り扱いになるため、新たに指定医の判定と家族等のうちのいずれかの者の同意が必要である。医療保護入院で入院の更新がされる場合は、その都度、更新に係る届出を出すことになったため、医療保護入院者の定期病状報告書作成の必要はなくなった。

退院は、入院時と異なり、その判断については患者の人権の制限を伴うものではないこと等の理由から、指定医の診察は法律上は必要とされていないとされている。退院した場合は、一〇日以内に医療保護入院者の退院届（様式16）を最寄りの保健所に提出する。

7　退院後生活環境相談員の選任と役割

平成二十五年の法改正による保護者制度廃止に伴い、病院管理者に義務づけられた退院措置として退院後生活環境相談員の設置がある。精神科病院への入院を要する精神障害者本人も、その家族等も、精神障害のために社会生活を送ることが困難を生じている当事者と捉えることができる。この当事者でもある家族等に、退院後の療養生活をすべて任せることは、精神障害福祉施策が多岐にわたる現代においては荷が重いと言わざるを得ない。

精神科病院の管理者は、入院当初から医療保護入院者の退院後の生活環境に関する相談及び指導を行う者（退院後生活環境相談員（精神保健福祉士、公認心理師等）の設置、地域援助事業者（入院者本人や家族等からの相談に応じ必要な情報提供等を行う相談支援事業者等）との連携、退院促進のための体制整備を行うことが義務づけられている。なお、「措置入院者及び医療保護入院者の退院促進に関する措置について」（令和五年十一月二十七日障発一一二七第七号）で、措置入院者と医療保護入院者を同じ入院者と表し、同じ方法で退院促進するように求めている。

退院後生活環境相談員とは、

(1)　精神障害福祉サービスの専門家として、入院者の病状が改善した際に可能な限り早期に退院できるよう、個々の入院者の退院支援の取組において中心的役割を果たすことが求められる。

(2)　退院に向けた取組に当たっては、医師の指導を受けつつ、多職種連携のための調整を図ることに努めるとともに、入院中から障害福祉サービス等について提示し、相談することで円滑に地域生活に移行することができるよう、地域援助事業者、行政機関、その他地域生活支援に関わる機関との調整に努めること。

(3)　入院者の支援に当たっては、本人の意向に十分配慮するとともに、個人情報保護についても十分留意すること。

(4)　退院後生活環境相談員の資格は、

①　精神保健福祉士

② 保健師、看護師、准看護師、作業療法士、社会福祉士又は公認心理師として、精神障害者に関する業務に従事した経験を有する者

③ 三年以上精神障害者及びその家族等との退院後の生活環境についての相談及び指導に関する業務に従事した経験を有する者であって、かつ、厚生労働大臣が定める研修を修了した者

のいずれかに該当すること。

配置は、概ね五〇人以下の医療保護入院者を担当し、入院後七日以内に相談員を選任するとなっている。

(5) 退院後生活環境相談員の業務内容は、精神科病院内の多職種による支援チームの一員として、入院者が退院に向けた取組や入院に関することについて最初に相談することができる窓口の役割を担っており、その具体的な業務は以下のとおりとする。

① 入院時の業務

入院後七日以内に当該入院者及びその家族等に対して退院後生活環境相談員となったことを伝え、その役割を説明し、行動すること。

② 退院に向けた支援業務

入院者及びその家族等からの相談に応じ、主治医の指導を受け、チーム医療の中で退院に向けた中心的役割を果たすことが求められている。働きかけは入院早期から、退院後の環境調整に努めることが望ましい。

③ 医療保護入院者退院支援委員会に関する業務

委員会の開催に当たり中心的役割を果たすこと。医療保護入院者が家族等や地域援助事業者、市町村職員等の委員会への参加を希望した場合は、それらの者に対して積極的に出席を求める等の調整を図ること。入院期間が更新される医療保護入院者について、委員会の審議の結果、退院後の地域生活への移行の調整に課題があることが明らかとなった場合には、速やかに市町村又は地域援助事業者に連絡し、当該入院者に係る障害福祉サービス

等との連携について検討・調整を行うこと。その際、入院又は入院期間の更新に同意した家族等とも適切に連携すること等、積極的・主体的な行動が期待されている。

④　退院調整に関する業務

入院者の退院に向けて、本人が希望する退院後の地域生活について丁寧に聴取し希望を踏まえ、地域援助事業者等との連携により居住の場の確保等の退院後の環境に係る調整を行うとともに、地域生活の維持に必要な障害福祉サービス等の利用に向けて調整する等、円滑な地域生活への移行を図ること。

8　医療保護入院者退院支援委員会

❶　医療保護入院者退院支援委員会の趣旨・目的

平成二十五年の法改正による保護者制度廃止に伴い、病院管理者に義務づけられた退院措置としての医療保護入院者退院支援委員会の趣旨は、医療保護入院者が退院後に希望する地域生活が円滑にできるよう、❸に定める出席者が一堂に会し審議することにより、更新の必要性及び退院に向けた取組の方向性について、認識を共有し、退院後の生活環境を調整することである。

委員会においては、施行規則第十五条の十一の規定に基づき、医療保護入院者の入院期間の更新が必要と認められる場合には、更新後の入院期間及び退院に向けた取組の方針を定めなければならない。当該委員会の審議は、医療保護入院の期間の更新に際して必要な条件となり、これは、委員会の審議に基づき、退院に向けた取組を推進するための体制を整備することを目的とするものである。

したがって、委員会においては、本人の希望を丁寧に聴き、医療保護入院者の退院後の地域生活を支える、家族等や地域援助事業者をはじめとする関係者の調整を行うことが重要である。

❷ 対象者及び開催時期

入院時又は更新時に定める入院期間の更新が必要となる医療保護入院者を対象に開催される。当該入院期間満了日の一か月前から当日までの間に行うが、入院期間の更新の同意を求める家族等に対しては、一か月前から二週間前に入院期間の更新に係る同意に関する通知を行うこととされていることに加え、当該家族等の同意を得たものとみなす場合には、当該通知を発した日から二週間以上の期間が必要であるため、入院期間の更新が必要となる一か月前から二週間前の間に開く必要がある。

❸ 出席者

委員会の出席者は、主治医、看護職員、選任された退院後生活環境相談員、病院の管理者が出席を求める病院職員の参加は必須である。医療保護入院者は本人が希望すれば参加は可能、家族等や地域援助事業者その他の当該医療保護入院者の退院後の生活環境に関わる者については、本人が出席を求めれば参加可能である。本人には、参加希望の有無にかかわらず審議の結果を通知すること。入院期間の更新の手続きにおいては、引き続き入院が必要であり任意入院が行われる状態にないと判断するためには、別途、指定医の診察が必要であるため、病状及び退院促進措置等の現状に最も詳しい主治医に参加を求めるものであり、必ずしも指定医である必要はないものとする。ただし、その場合には、委員会開催前に審議事項について指定医とよく相談すること。また、退院後生活環境相談員が看護職員にも該当する場合は、その双方を兼ねることも可能であるが、その場合には、治療チームでの別のスタッフを出席させることが望ましい。

❹ 審議内容

委員会においては、以下の二点とその他必要な事項を審議すること。

① 医療保護入院者の入院期間の更新の必要性の有無及びその理由

② 入院期間の更新が必要な場合、更新後の入院期間及び当該期間における退院に向けた具体的な取組

❺ 審議結果

①　委員会における審議の結果については、別添様式２「医療保護入院者退院支援委員会審議記録」（以下「審議記録」という。）により作成すること。なお、③のとおり、当該審議記録は本人及び委員会出席者に通知することから、病院の業務従事者以外にも分かりやすい記載となるように配慮をすること。

②　病院の管理者は、委員会の審議状況を確認し、審議記録に署名し、審議状況に不十分な点がみられる場合には、適切な指導を行うこと。

③　審議終了後できる限り速やかに、審議の結果を本人並びに委員会に出席した者、家族等及び事業者等に対して審議記録の写しにより通知すること。

④　入院期間の更新の際には、当該更新に係る委員会の審議記録を更新届に添付し提出すること。

9　入院者訪問支援事業

令和四年改正で新設された法第三十五条の二では、都道府県は、精神科病院に入院している者のうち市町村長同意による医療保護入院者、措置入院患者等に対して、その者の求めに応じ、入院中の患者を訪問し、話を誠実かつ熱心に聞くほか、入院中の生活に関する相談、必要な情報の提供その他の厚生労働省令で定める支援を行う事業（第三項及び次条において「入院者訪問支援事業」という。）を行うことができる。あくまでも都道府県等の任意事業であり、今後、どのようなスピード感で進展があるのか、興味深いところである。まず市町村長同意による医療保護入院等に対し行われることになっている。

10　移送制度（法第三十四条）

平成十二年四月、医療保護入院及び応急入院のための移送制度が創設された。これは緊急に入院を必要とする状態であるが、精神障害のために患者自身が入院の必要性を理解できず、家族や主治医等が説得の努力を尽くしても病院に行くことに同意しないようなときに、都道府県知事が公的責任で患者を応急入院指定病院へ移送する制度である。

発端は、精神障害が疑われる者が家庭内で引きこもり、暴力等もあり、家族だけでは対応できず、病院受診もさせることができない状態が続き、最終的に、精神保健・医療の知識のない業者が、本人を拘束し、業者と関係のある病院に入院させる事態が発生したことにある。このことは、刑法上では不当逮捕や拉致に当たり違法行為であるため、これに対応するためにできた制度である。

しかし、現実的には移送制度が利用された例は限られている。これは、公的責任を伴うため（都道府県知事の公権力の行使に対しては抑制的であるため）、移送のための法律に則った諸手続きが複雑で、対象患者をめぐる状況確認に時間を要するなど、民間業者の行う搬送に比べて即応性に欠けるためと考えられる。それでも、法第一条に規定されている法の目的に基づいて、適切な運用が進むことを期待したい。

第五項　応急入院

応急入院制度は昭和六十二年の法改正で新設された入院形態で、法第三十三条の六に規定されている。これは、急速を要し、その家族等の同意を得ることができない場合に、本人の同意がなくとも、指定医の診察により、七二時間に限り、応急入院指定病院に入院させることができる制度である。

患者本人はもとより家族等の同意が得られないような精神科救急などの状況において、専ら医学的判断のみに基づいて入院が決められるので、人権擁護の観点から法律的に厳しい要件が規定されている。応急入院指定病院として都道府県知事（指定都市の市長）が指定する基準は、「精神保健及び精神障害者福祉に関する法律第三十三条の六第一項の規定に基づき厚生労働大臣の定める基準」（昭和六十三年四月八日厚生省告示第百二十七号）により定められている。また、その運用基準については、「応急入院指定病院の指定等について」（平成十二年三月三十日障精第二三号）で示されている。

「急速を要し、その家族等の同意を得ることができない場合」とは、患者を直ちに入院させる必要があるが、単身者や身元等が判明しない場合、自傷他害のおそれはないが、昏迷状態、恐慌状態、興奮状態、意識障害等の状態にある場合などが想定されている。応急入院が認められるのは七二時間に限られているので、これを経過しても入院が必要と認められる場合には、この期間内にあらかじめ市町村長を含む家族等の同意を得て医療保護入院を行うなどして入院を継続することになる。

家族等の存在を把握しているが連絡先を把握できず、連絡を取る手段がない等によりその同意を得ることができない場合で、入院が急速を要するときには応急入院させることができるが、旅行等で一時的に連絡ができない場合は、「行方の知れない者」には当たらず、市町村長同意が得られないので、七二時間以内に医療保護入院の同意を得ることが必要となる。七二時間経過後もなお連絡先を把握できず、連絡を取る手段がない等によりその同意が得られず、引き続き入院が必要なときには、当該家族等を「行方の知れない者」として扱い、市町村長同意による医療保護入院を行っても差し支えないとされている。しかし、市町村長同意事務処理要領の明確化で市町村長同意が得られにくくなることもあり、急速を要す場合に応急入院が増えるのではないかとも言われている。

入院時に「応急入院に際してのお知らせ」（様式17）で入院告知を行うとともに、応急入院届（様式18）を提出する。平成十八年十月から緊急時における入院等に関わる診察の特例措置として、緊急時に特定医師が診察し一二時間以内に限り入院ができる特定医師による応急入院の制度の導入がされているが、特定医師の場合は様式19による。

前項で移送制度について述べたが、法第三十四条の規定で移送される場合は応急入院指定病院が入院先となるが、法第三十四条第三項での移送の場合は既に居宅等において指定医の診察判定が行われているので、応急入院指定病院での指定医の入院要否判定は不要である。応急入院後に、応急入院の病状にないと判断し退院の手続きを行おうとする場合、指定医の診察が必要である。

第六項　措置入院と緊急措置入院

1　措置入院制度

自傷他害のおそれがある精神障害者を、都道府県知事（指定都市の市長）の権限により強制的に入院させる制度で、法第二十九条等で規定されている。昭和二十五年に制定された精神衛生法により制度として確立されたものであるが、その運用は社会状況に左右されたり、各都道府県で措置判定基準が一様でないなどの問題点がある。

厚生省は昭和二十八年に公衆衛生局長通知「精神障害者入院措置取扱い要領について」を出しているが、「自傷他害のおそれ」の判断基準については法規定上の基準はなかった。昭和六十二年の法改正により措置入院の必要があるか否かの判定を行う場合の基準が第二十八条の二で設けられ、措置入院制度の適正な運用を図るため「精神保健及び精神障害者福祉に関する法律第二十八条の二の規定に基づき厚生労働大臣の定める基準」（昭和六十三年四月八日厚生省告示第百二十五号）が明示された。「自身を傷つけ」とは、主として自己の生命、身体を害する行為を指し、浪費や自己の所有物の損壊等は含まない。「他人に害を及ぼす」とは、他人の生命、身体、自由、貞操、名誉、財産等に害を及ぼすことを指し、個人的法益を害するのみならず、社会的法益等を害する場合も含まれている。

「措置入院の運用に関するガイドライン」（平成三十年三月二十七日障発〇三二七第一五号別添）では、精神保健指定医の選定に当たっては、原則として同一の医療機関に所属する者を選定しないこととするとともに、措置決定後の入院先については当該精神保健指定医の所属病院を避けるよう配慮することとされた。

「措置入院者及び医療保護入院者の退院促進に関する措置について」（令和五年十一月二十七日障発一一二七第七号）では、措置入院者にも医療保護入院者と同様の退院促進措置を採るよう求めている。すなわち、「退院後生活環境相談員の選任」と「地域援助事業者の紹介及び地域援助事業者による相談援助」を行い、「医療保護入院者退院支援委員会の開催」については医療保護入院者のみを対象として講じる義務が課されているものであるが、その他の入院形態の入院患者の早期退院のためにも有効な措置であることから、同様の措置を講じることにより退院促進に努めることと通知された。

2　措置入院の基準

法第二十九条で都道府県知事は、二人以上の指定医の診察を経て、一致してその精神障害のために自身を傷つけ又は他人に害を及ぼすおそれがあると認めたときは、その者を国若しくは都道府県の設置する精神科病院又は指定病院（第十九条の八）に入院させることができると規定している。入院に際しては、「措置入院決定のお知らせ」（様式21）を書面で知らせなければならない。昭和六十二年度の措置入院者数は全国合計二万人を超していたが、減少傾向が続き、平成二十一年度を過ぎてからは全国合計が一五〇〇人前後の数で推移している。人口万対措置入院者数は〇・一三である（「令和三年度衛生行政報告例の概況」）。

措置入院のための要件は次のとおりである。①精神障害者であること、②都道府県職員の立ち会いのもとで診察が行われること、③知事の指定する指定医二人以上の診察であること、④措置入院の判定の基準に合致していること、⑤診察した二人以上の診察の結果が一致していること、⑥都道府県の設置する精神科病院又は指定病院に入院させること。

3　措置入院に際しての手続き

精神障害者又はその疑いのある者を発見した者（一般人、警察官、検察官、保護観察所長、矯正施設長、精神科病院管理者）は、都道府県知事（指定都市の市長）に対して適切な措置を採るように申請・通報・届出をすることができる（法第二十二条～法第二十六条の二）。そして、都道府県知事は調査の上必要であると認められるときは保健所等の職員を立ち会わせて指定する指定医に診察をさせ、二人以上の指定医が一致して措置入院が必要と判断した場合に国等の設置する精神科病院又は指定病院に入院させることができる（法第二十九条）。

措置入院に際しては患者の人権擁護のため、他の入院形態と同様に入院時告知規定が設けられ、入院に際して知事（市長）は、①当該措置入院を採る旨、②退院等の請求に関すること、③行動制限に関する事項を保健所等の職員が書面（様式21）で告知する。

令和四年改正で、入院決定書は精神医療審査会で審査することとなった。入院後、指定医による診察の結果、措置入院者が自身を傷つけ又は他人に害を及ぼすおそれがないと認められるときは、直ちにその者の症状など措置症状の消退届「措置入院者の症状消退届」（様式24）を最寄りの保健所長を経て都道府県知事に届け出なければならない。都道府県知事は措置症状がないと認められるときは退院（措置解除）をさせなければならない。すなわち、その時点で退院させるか、他の入院形態への移行が行われることになる。

措置入院患者については入院期間の短縮化などを踏まえて、平成十八年十月からは措置入院後三か月目とその後、入院六か月目とその後の六か月毎に「措置入院者の定期病状報告書」（様式23）を提出し精神医療審査会の審査を受けねばならない。なお、平成二十五年改正で保護者制度が廃止されたので保護者欄が削除された。

指定医が措置入院者の症状に照らし、一時退院させて経過を見ることが適当であると認めるとき、都道府県知事の許可を得て、六か月を超えない期間に限り仮に退院させることができる（法第四十条）。仮退院中の者は措置継続中であり、病状の悪化、自傷他害のおそれが顕在化したときは、直ちに病院に連れ戻さなければならない。

4　緊急措置入院

ライシャワー事件を受けた昭和四十年精神衛生法改正で緊急措置入院制度が第二十九条の二として設けられた。急速を要し、正規の手続きを省略して、指定医一人の診察で七二時間入院させることができるとするもので、精神障害者による突発的な事故や自殺を防ぐ緊急状態が想定されている。昭和四十年改正では入院期間は四八時間であったが、昭和六十二年改正で七二時間となっている。

緊急措置入院の要件は、自傷他害のおそれの著しい精神障害者で、急速を要するため、

① 二人以上の指定医診察（法第二十七条、法第二十九条）

② 都道府県の職員が立ち会い（法第二十七条）

③ 家族等への通知及び診察への立ち会わせ（法第二十八条）

といった手続きの全部又は一部を行うことができない場合、一人の指定医の診察で入院させることができるものである。急迫な病状又は状態像にある精神障害者に対する簡略な手続きでの措置入院制度で、緊急措置入院という言葉は法律上明文化されてはいない。

入院期間は七二時間に限られており、七二時間以内に正規の措置入院手続き（法第二十九条）を行うか、医療保護入院等による入院形態へ移行させるか、退院させなければならない。

（注）民法第八百十八条は、令和六年五月二十四日法律第三十三号により、次のように改正される（公布の日から起算して二年を超えない範囲内において政令で定める日施行）。

（親権）

第八百十八条　親権は、成年に達しない子について、その子の利益のために行使しなければならない。

2　父母の婚姻中はその双方を親権者とする。

3　子が養子であるときは、次に掲げる者を親権者とする。

一　養親（当該子を養子とする縁組が二以上あるときは、直近の縁組により養親となった者に限る。）

二　子の父母であって、前号に掲げる養親の配偶者であるもの

第五章　医療保護入院の問題点

第一項　保護者制度の歴史

精神障害者には保護者が必要であるとの見解は、長年にわたり日本の常識とされてきた。

明治時代初期の精神障害者に対する処遇には、入牢（にゅうろう）、檻入（かんにゅう）、溜預（ためあずけ）等のいくつかの制度があったが、地方により対象者の状態の程度や手続きに違いがあった。

相馬事件（注）をきっかけとし、明治三十三年に、精神障害者の身体と財産の保護を目的とした精神障害者を収監する手続きと方法を定めた精神病者監護法が制定された。この法律により、精神障害者には、家族や親類縁者、その中に適任者がいなければ隣組等から監護義務者を一人定め、その者に監督義務を課した。これが適切に行われず何らかの被害が出れば、監護義務者がその責務を負うことが明文化された。

大正八年には、市区町村長の監護すべき精神障害者などを精神病院へ入院させる精神病院法が施行されたが、監護義務者についての変更はない。監護義務者の名称から保護義務者に変更となるのは、昭和二十三年精神衛生法の叩き台となった青木案がはじめてである。

昭和二十二年には、大日本帝国憲法が日本国憲法に改正された。これに合わせ昭和二十五年には、精神病者監護法と精神病院法は廃止され、精神衛生法に改正された。精神病者監護法は、座敷牢の制度を特定の者について合法化したものであり、精神科病院を設置し犯罪傾向のある精神病者や身寄りのない精神病者を収容することを目的とする法律であった。精神衛生法では、対象者を従来の精神病者に精神薄弱者及び精神病質者を加えた精神障害者とした上で、長期に自由を拘束する必要のある精神障害者は、座敷牢ではなく精神科病院または精神病室に入院させることと、その内容は大きく変わったが、新たに設けられた保護義務者制度については従来の監護義務者制度から基本的な変更はなかった。

東京オリンピック開催を控えた昭和三十九年三月に起きたライシャワー事件（精神障害者が駐日アメリカ大使に刃物で傷害を負わせた）を受けて行われた昭和四十年改正では、精神障害者の起こす事件に対する通報制度と精神科病院入院制度の整備等が行われた。

宇都宮病院事件を受けた昭和六十二年改正では、精神衛生法から精神保健法に題名を改め、法の目的の「精神障害者の医療及び保護」に加え、「精神障害者の人権擁護と社会復帰促進」が盛り込まれた。精神衛生鑑定医に代わり、五年ごとに研修を受け更新する精神保健指定医（以下「指定医」という。）が創設された。これにより医師の判断と保護義務者の同意で強制的に入院加療を行うことができた同意入院から、指定医の診察と保護義務者の同意により本人の同意を得ずに入院加療を行う医療保護入院に、名称と手続きが改められた。保護義務者制度に大きな変更はなかった。

平成五年改正では、「保護義務者」が「保護者」と名称変更され、措置入院患者の引取義務について精神科病院や社会復帰施設の長などに社会復帰の相談をすることができるという規定を新設し、精神障害者引取義務の軽減を図った。

平成七年改正では、障害者基本法の成立を受けて「精神保健及び精神障害者福祉に関する法律」（精神保健福祉法）と名称が変わり、精神障害者保健福祉手帳制度創設や社会復帰施設について定められた。また平成八年には、優生保護法が母体保護法に改正されたのに伴い、優生保護法の優生手術（障害者本人の意思を伴わない不妊手術）について保護者として同意できる権限が消失した。

平成十一年改正では、精神障害者の自己決定権を尊重する趣旨から、自らの意思で医療を受けている者については保護の対象としないこととし、保護が必要であるとする対象者から、任意入院者及び通院患者を除外した。平成十一年改正以前の保護者は、常に精神障害者の生活全般にわたり監督・管理することとなっていたが、精神障害者が自らの意思で治療を受けることができれば保護者はその任を外れることになり、条件つきながら保護者にも任期があるとされた。同時に保護者の義務の中から、精神障害者が自身を傷つけ又は他人に害を及ぼさないように監督する自傷他害防止監督義務を削除し、治療を受けさせる義務に限定したことで、自ら治療を受けている精神障害者が自傷他害を起こしても保護者はその刑事責任を免れることとなったが、民法上の損害賠償請求権は残っている（判例がある）。

平成十七年改正に際しては、保護者についての論議は行われず、平成十八年四月より施行された障害者自立支援法に関わる箇所についての削除・変更が行われたのみであり、保護者制度についての改正はなかった。

江戸時代から明治、大正、昭和を経て平成十一年まで、精神障害者はその状態に拠らず常に一名の保護者を定められ、その者は精神障害者の自傷他害に備え監督する義務があった。平成十一年以降は任意入院者及び通院患者を除外したが、それ以外の精神障害者には引き続き保護者を定め監督する義務が残っていた。

平成に入り保護者の義務は少しずつ軽減されてきたが、精神障害者に必要な治療を受けさせる義務は、自傷他害のおそれはないが精神科病院入院による医療及び保護が必要な状態であると指定医が判断したものの患者本人が入院加療に同意できないとき、本人に代わり入院加療に同意し治療を受けさせる医療保護入院に同意することとして最後まで残されてきた。

注　相馬事件

明治時代の廃藩置県で福島県の一部となった相馬中村藩の家督相続者、相馬誠胤は、二五歳頃から幻覚・妄想を訴え、私宅監置の後、明治十七年には精神病院へ入院する。

自らを「忠臣」と名乗る家臣、錦織剛清は、お家乗っ取りを企む家令の志賀直道（志賀直哉の祖父）の陰謀であると考え、執拗な面会・退院要求を行い、応じない院長に脅迫状を出し、無断で病院から連れ出した。

明治期の「子爵」という貴族が、精神病院から夜陰に乗じて連れ去られた事件は、マスコミにとって、精神病院の不祥事を喧伝する絶好のスキャンダルであった。また、錦織も、精神病院（当時は瘋癲院）はいったい何をやっているのか、大切な家督相続人を、あろうことか精神病に仕立てて病院に閉じ込めるとは何事か、これでは都合の悪い人間は誰でも精神病院に監禁されてしまうではないか、と世論に訴え、新聞も「世紀の大暗黒界・瘋癲院」などという派手な見出しで大いに騒ぎたて、芝居でも演じられた。

その後、誠胤は退院するが、明治二十五年に原因不明の吐血により死亡した。錦織はこれを毒殺として告訴するが敗訴に終わり、最終判決では逆に、誣告罪で懲役四年、罰金四〇円が言い渡された。

この相馬事件は、明治維新以来、日本には精神病院に関する法律が全く存在していないことを、国の内外に露呈することとなった。マスコミの騒ぎは、外国人ジャーナリストを介して欧米各国にも報道され、ちょうど不平等条約の改正を目指して活動中の時の政府を動かすきっかけとなった。欧米では、すでに十九世紀前半には、多くの国で精神病院・精神科医療に関する法律ができていたのである。

こうして明治三十三年、わが国最初の精神病院に関する法律「精神病者監護法」が公布・施行され、日本はこの法律をもって、少なくとも体裁のうえでは、はじめて先進国の仲間入りが可能とされた。

（参考文献　小俣和一郎『精神病院の起源 近代編』太田出版、四四頁、平成十二年）

第二項　保護者制度の廃止

平成二十五年改正では、これまで残されてきた保護者の義務と権利について以下の六つの点に整理し、保護者制度自体を廃止するに至った。

①　精神障害者（任意入院及び通院中の者を除く）に治療を受けさせること。

この項目に謳われている、「治療を受けさせる」とは、精神病者監護法による私宅に監置するのではなく、精神障害者に対して適切に医療機関で治療を受けさせることを意味しており、現代社会では制定当初の意味を失っているため削除となった。

②　精神障害者の診断が正しく行われるよう医師に協力すること。

この項目にある「医師に協力する」こととは、精神疾患以外の疾病罹患時に家族が行う協力とは異なる何かしらの特別な義務が発生することはないと考えられ、その具体的内容が明確ではないため削除となった。

③　精神障害者に医療を受けさせるに当たって医師の指示に従うこと。

この項目の廃止が、平成二十五年改正による保護者制度改革で最大の問題であった。すなわち、保護者の中には高齢となりその責務が果たせなくなった者、保護者であっても精神疾患罹患者から被害を受けている者、保護者であっても本人とともに支援や保護が必要な者もいる等、本人と保護者の関係は様々であり、保護者のみに義務を負わせる規定は存置が困難であるとして削除となった。

本来の意味がなくなり削除された項目や別の法律で規定することが適当と考えることができるため削除された項目と異なり、この項目は務めを果たすと期待できる人が必ずしも存在しないために削除されたのであり、この項目で求める機能を果たす仕組みの創設が必要となった。

④　精神障害者の財産上の利益を保護すること。

この項目は、精神障害者やその他の障害者のみならずすべての国民の財産や利益は不当な搾取からの保護が必要であり、強いて精神保健福祉に関する法律内で規定することはないと考えられること、対象範囲や保護義務濫用防止の規定が明確でないために利益保護規定として不十分となることも懸念されることから、必ずしも精神保健福祉法の中で規定する必要もないため削除となった。

⑤　措置解除又は仮退院等により退院する者を引き取り、また仮退院した者の保護に当たった病院管理者の指示に従うこと。

この規定は、措置入院後の責任が、行政から保護者へ移ることを入念的に規定しただけのものであり、保護者が措置入院の退院を拒否することはできず、何らかの変更ができるものではないため削除となった。

⑥　退院及び処遇改善請求を行うこと。

この項目は、義務ではなく権利である。精神障害者の非自発的入院処遇に対し、医師と患者以外の第三者の意見を反映できる権利は、無制限に存在するものではなく、身近な者に限り存置したものである。

以上のように、保護者の義務についてはすべてが削除となり、退院及び処遇改善請求を行う権利のみが存置した。明治から存続した、ただ一人の保護（義務）者が精神障害者の全責任を負う保護者制度は廃止となった。

発展的に削除となった内容はいいが、効果が不十分であるとして削除になった項目「精神障害者に医療を受けさせるに当たって医師の指示に従うこと」については、何らかの手立てを考える必要がある。精神障害者に対する適切なサービスを、保護者が（居る／居ない）、十分に（機能する／機能しない）にかかわらず、受けることができる体制を構築することが必要となった。

平成二十五年改正時には、衆・参両議院から附帯決議が出ている。

・障害者の権利に関する条約の理念に基づき、これを具現化すること。

・「家族等いずれかの同意」による医療保護入院では、同意を得る優先順位等をガイドラインに明示し、厳正な運用を促すこと。
・非自発的入院者の意思決定及び意思表明については、代弁を含む実効性のある支援の在り方について早急に検討を行うこと。
・非自発的入院の減少を図るために検討を加えること。
・非自発的入院で、経済面も含めて、家族等の負担が過大にならぬよう検討すること。

これについては、ある程度の配慮はあるものの完全な決着には至っていない。

精神科医療の現場で、保護者制度が廃止となった場合の影響について考えると、残すべきか議論となったのは、精神科治療に同意しない精神障害者に対し適切な医療を受けさせる義務である。病識が不十分であるため精神科医療へつなげにくいこと（入口）、本来であれば本人の同意を得て行いたいリスクのある治療（電気痙攣療法やクロザピン治療等）を実施及び継続すること、退院する場合の病院外の支援体制がないこと（出口）、等が考えられる。

これまでは適切な精神科医療の受療に至らなくとも、それは本人と保護者の責任であるとされていたが、これからは一人暮らしや、そうでなくても、適切な精神科医療を受けることができる新たな社会の仕組みを構築していくことが必要である。そのような仕組みは、精神障害者本人の利益だけでなく、家族等の負担軽減及び支援者へのサポートも期待できる。

入院中の治療の中で本人の同意が得られない治療法については、医療観察法で同様な場合に行われる倫理会議等の手続きと同様の考え方を導入することで解決できる可能性がある。

精神科病院退院時の支援体制構築を、平成二十五年改正では保護者から病院管理者に変更した後、「精神障害にも対応した地域包括ケアシステムの構築に係る検討会報告書」（令和三年三月十八日）や「地域で安心して暮らせる精神保健医療福祉体制の実現に向けた検討会報告書」（令和四年六月九日）では、精神障害者の地域生活については、地域社会が受け入れることとなったがいまだ実効性には乏しく、精神障害者の地域生活での支えは、相変わらず家族等と精神科病院が中心である。地域での生活を支援する体制が整うまでの間のつなぎであると考えれば納得できるが、体制を整備することは、最終的には住民の理解が不可欠であり、精神障害を理解するための啓発等、長期的な視点が必要となる。

第三項　改正医療保護入院の家族等同意

平成二十六年から医療保護入院の際には、（保護者や保護義務者規定をなくして）指定医の診察と家族等の同意により行われてきた。この変更は、患者家族の負担軽減にはあまり効果がなかったようである。以前は、家庭裁判所での保護者選任なので、精神医療の現場ではその者の同意で良かったものが、この改正で入院時に同意者が適格であるのかを医療現場で確認することが必要になった。また、同意者が見つかるまで探し続ける必要も出てきた。入院の際に同意することだけが必要とされ、同意を取り消すという概念がないため、家族等が一旦帰宅した後は、退院請求の手続きが必要となる等、本質的とは言えない変更で、令和四年改正では、若干の改善をみているが整理はできていないように思われる。

令和四年改正では、医療保護入院が開始され治療を行ったが、当初の期間を超して入院治療継続が必要となった場合、入院期間の更新のための手続きが必要であると変更された。入院期間の更新手続きは、①退院支援委員会を開催し、そこで入院期間延長が必要とされることと、②家族等の同意を取ることの二点である。家族等の負担を減らすために「みなし同意」が導入された。みなし同意ができる者は、その入院に同意した者あるいは前回の入院期間更新に同意した者であり、入院期間中に複数回、治療者と連絡を取り合っていることと規定されている。みなし同意やそれ以外の家族等で入院期間の更新に同意できる者がいない場合は退院させることになる。一度退院させた後に医療保護入院が必要と判断された場合、家族等の同意を取り直すか、市町村長同意が必要となる。平成二十五年改正で、保護者制度を廃止するに至った理由の「②（保護者は）精神障害者の診断が正しく行われるよう医師に協力すること」が復活した印象がある。見方を変えれば、適切な援助者が見つからない場合は速やかに市町村長同意に移行することとも考えられるが、市町村長同意の入院が行われることが、その市町村が精神障害者の退院に向けた取り組みを積極的に行うのか、退院促進に向けて働くのかが今度の課題になると思われる。

適切な支援者が不在の場合に、適切に医療とつなげるための方法論としては法第三十四条（医療保護入院等のための移送）に定められているが、有効に機能していない状態が続いている。精神障害者が地域で安心して暮らすためには、悪化時に効果的に医療につながるための仕組みは必須である。家族等が近くにいない場合にも適切な精神医療につながるために、今ある移送制度を使いやすくするなどして機能させるか、新たに別の方法を開発することが必要である。このような単身の精神障害者の地域生活とは別に、適切に支援を得られていない家族（引きこもり問題、支援が必要な超高齢者と精神障害者家族）支援の対策も必要である。

第四項　医療保護入院同意者としての市町村長同意と成年後見制度

1　市町村長同意の現状

近年の市町村長同意による医療保護入院は、入院時に家族等の同意者が見つからず、後日、同意者の同意を得るまでの時間的空白のために起こる不法状態を回避するためのもので、暫定的なものであると解されていた。平成二十五年改正後は、家族等の存在が把握されるが単に連絡が取れない者について、市町村長同意による医療保護入院は適用できなくなった。家族等が存在するが連絡が取れないときは、応急入院の適用となる。市町村長同意による医療保護入院は、行旅病人及行旅死亡人取扱法（明治三十二年法律第九十三号）で定められる単身者で身寄りがなく救護が必要な者か、家族等全員がその意思を表示することができないときに限定されていたが、令和四年改正では、家族等が反対しないが同意もしない場合も、市町村長同意による入院ができることとなった。

市町村長同意事務処理要領（昭和六十三年六月二十二日健医発第七四三号別添）の「五　同意後の事務」では、「市町村の担当者は、入院の同意後、速やかに本人に面会し、その状態を把握するとともに市町村長が同意者であること及び市町村の担当者の連絡先、連絡方法を本人に伝えること。市町村長同意による入院が継続している間は、継続して面会等を行い、本人の状態、動向の把握等に努めること。退院後生活環境相談員と連携の上、医療保護入院者退院支援委員会に積極的に参加するほか、法第四十七条の規定に基づき、必要な情報の提供、助言その他の援助を行い、本人の意思を尊重した上で、退院に向けた相談支援につなげること。前記の業務を担当する者は、精神保健福祉に関する研修や精神保健福祉相談員講習会等を受講した者が望ましい。入院者訪問支援事業を実施している場合には当該事業について紹介すること」とされている。

現状の市町村長同意による医療保護入院の多くは、医療保護入院に至る経過を調査することもなく、退院に向けた個別的な相談支援を行う部署もなく、単に届出を受理するだけの場合が多い。連絡の取れない家族等に代わり、その家族等の意向を確認することもなく、精神障害者本人は入院加療を拒否しているにもかかわらず市町村長が入院に同意することで非同意的入院を成立させることは、精神障害者の人権を守る観点からは危険性を孕んでいる。

将来的に家族等不在の単身精神障害者が増加すると考えられ、この単身者の非同意的入院の同意について市町村長同意による医療保護入院が適用されるが、適切なサポートがなければ社会的弱者の長期入院を再び増やすおそれがある。自傷他害がそれほど切迫していない状態で、本人の同意を得ることが困難で非同意的な医療提供の可否について必要な情報収集、入院外療養の選択肢の体制構築やその他、これまでの保護者が行うものとされてきた義務規定を精神科病院のみに押し付けるのではなく、公的な機関が代行する仕組みが必要となっている。

2　成年後見制度の限界

成年後見制度がその任を果たすことができるのであろうか。以前に比べると、成年後見人の同意による医療行為は増えているように感じる。しかし、本来、成年後見制度は、認知症、知的障害、精神障害などの理由で財産について判断能力が不十分な者の権利擁護制度である。高齢社会への対応及び知的障害者・精神障害者等の福祉の充実の観点から、禁治産制度及び準禁治産制度と自己決定の尊重、残存能力の活用、ノーマライゼーション等の新しい理念を融合させることを目的に改正されたものである。成年後見人等の職務は本人の身上監護に限られている。成年後見人がつくのは「精神障害・知的障害により判断能力が欠けているのが通常の状態にある者」と定義されるが、成年後見人等の第三者が医療に係る意思決定・同意ができるとする規定はなく、成年被後見人等に提供される医療に係る決定・同意を行うことは後見人等の業務に含まれていない。ましてや、食事の世話や実際の介護などは、一般に成年後見人等の職務ではないとされている。

平成二十二年の成年後見制度研究会報告書では、その職務は法律行為に限られてはいるが、成年後見利用者は医療行為の内容を理解して自己の意思決定の表明が困難である者であり、福祉サービスの提供が、行政上の措置から福祉サービスを提供する者と提供を受ける者との間の契約という方法に移行したため、成年後見制度には馴染まないものの、実際には成年後見人が福祉サービスの選択や決定についても代理の意思決定を果たしていると言及している。「身寄りがない人の入院及び医療に係る意思決定が困難な人への支援に関するガイドライン（平成三十年度厚生労働行政推進調査事業費補助金研究事業）」にも、重大な医療行為について判断する能力は有しておらず、今後の検討が必要であるとされ、いまだに決着はついていない。

以上のように、病識の不十分な精神障害者に適切な医療を受けさせる方法を成年後見制度に求めても、実効性がなく十分な対応はできない。

3　今後の課題

保護者の高齢化が目立ち、精神障害者の保護監督義務が過重な負担であるとの論議が、幾度となく表面化しては立ち消えることを繰り返してきた。少子高齢化による人口構成の変化、社会制度の変化等から、これ以上の先送りはできないと保護者制度を廃止したが、次善の策はできておらず、その中継ぎとして家族等という実態のない言葉だけで代用したように思える。「保護者」から「家族等」に受け継がれた義務を引き受けることができる社会的な仕組みの制定が必要である。さもなければ、責任の所在のないままに、病識のない精神障害者は、医療や科学、福祉の恩恵を受けることなく放置され、精神疾患に罹患した者を社会的弱者に仕立ててしまうことになる。

保護者制度が廃止され新たに病院管理者に対し義務づけられた項目（退院促進措置）として、

1　医療保護入院者の退院後の生活環境に関する相談及び指導を行う者として退院後生活環境相談員（精神保健福祉士等）を設けること。

2　地域援助事業者（医療保護入院者本人や家族からの相談に応じ必要な情報提供等を行う相談支援事業者等）と連携すること。

3　退院促進のための体制を整備すること。

この三点が、精神保健福祉法の中に規定された。

これは、保護者が担っていた、精神障害者に適切な医療を受けさせる義務の中の、精神科病院で入院治療が必要となった人への対応である。入院中の人の精神症状を適切に把握し、退院先を探し、退院後のリハビリテーションの準備をすることを、精神保健医療福祉の専門家でない保護者に求めていたわけだが、この保護者に対する要求は過大であり過酷なものであったことが法律の上で明らかになった。

退院に向けて利用できる資源として地域生活を支援する事業者のネットワーク構築を進めることで、安心して入退院ができる仕組みに育つものと期待できる。精神科病院が精神保健医療福祉の様々な専門職集団として機能することで、精神障害者の生活を入院から地域生活まで支えることが期待されている。

現場での懸念は、診療報酬による裏付けがないことである。多職種による会議や病院外の事業所等との連携等、これまでになかった業務が出てきているが、精神科病院では施設基準等でがんじがらめになり、自由に会議などは行えない。退院促進が進み病床減が明らかになる中、新しい体制へと変革していくための財政的なモチベーションがない。精神保健医療福祉の新たな枠組みへの変革を進めるためにも、診療報酬からの裏付けが欲しいところである。

第五項　保護者制度廃止により損害賠償はどうなったのか

明治三十三年に施行された精神病者監護法は民法での財産上の保護を行い、身上監護を規定したものであるが、そこには患者の監護の責任を家族に負わせ「患害」を防ぐとともに、家族による監禁の濫用を防ぐという目的があった。保護者制度廃止により、精神障害者の財産上の保護については成年後見制度で行われると思われる。

身上監護としては「自分を傷つけ又は他人に害を及ぼさないよう、保護・監督する」義務があった。しかし、自傷他害の防止監督義務については予測が困難であり、従来から負担が大きいと言われてきた。平成十一年の精神保健福祉法の改正により、同法の「保護者」の負うべき一般的義務から自傷他害防止監督義務が削除されたが、民法での賠償責任は免れていないようである。

平成十年仙台地裁では統合失調症患者の殺人事件について明確に保護者の監督義務違反を認めた次のような判決を

下した。

仙台地裁判決：平成十年十一月三十日

加害者Aは幻覚妄想に基づく異様な行動のため、昭和六十年から働いていた会社を平成四年一月に退職。平成五年十一月には社長Bを訪れ、面談中に社長を殴打。その後も問題行動が続いたため、Aは平成六年八月一日から十月一日まで医療保護入院となった。同年八月十六日父親が保護者に選任された。退院後二か月で治療中断。平成八年四月頃から、水道に毒を入れられているなど被害妄想が強くなり、同年七月二日、妄想対象者の社長Bを刺殺。社長の妻子が民法第七百十四条の法定監督義務違反としてAの父親に損害賠償を求めた。保護者である父親側は、事件の予測は不可能であったこと、したがって結果回避は不可能であったと主張した。判決では、現実が保護者に厳しいことを認めているが、保護者は精神障害者の治療経過をよく観察し、治療を援助し、自傷他害の危険を防止するためできる限りの措置をとる義務を負っているとして保護者に損害賠償を命じた。

平成十一年の改正後も、民法第七百十四条の法定監督義務者等に準ずる法的責任は以下の論点から免れていないとされている。

すなわち、

① 監督者とされる者が精神障害者との関係で家族の統率者たるべき立場及び続柄であること。
② 監督者とされる者が現実に行使し得る権威と勢力を持ち、保護監督を行える可能性があること。
③ 精神障害者の病状が他人に害を与える危険性があるものであるため、保護監督すべき具体的必要性があり、かつ、その必要性を認識し得たこと。

以上の事柄に対し、適切な対処をせずに他人に対し損害を与えた場合には、事実上の保護者の監督義務の履行を怠ったとして、損害賠償請求を命ずる判例が繰り返し出されている。

福岡高裁平成十八年十月十九日判決では、心神喪失者が起こした殺人事件で父親の監督義務の不履行を認定し合計七三七四万円余の支払いを命じた。

平成十九年十二月七日愛知県大府市で徘徊症状がある認知症の男性（九一歳）が電車にはねられ死亡した事故をめぐり、JR東海が遺族に振り替え輸送代など損害賠償を求めた訴訟では、名古屋地裁は平成二十五年八月に、妻（九一歳）と長男（六三歳）に「事実上の監督者」と認定し請求通り七二〇万円の賠償を命じた。名古屋高裁は平成二十六年四月に、妻だけの責任を認定し三五九万円の支払いを命じた。

平成二十五年改正で、保護者制度は廃止となり、精神保健福祉法上では監督者とされる者はいないことになる。精神障害者の地域移行を推進する方向性では、ある程度のリスクは考えられるため公的な賠償保険制度の整備が必要である。

第六章　精神医療審査会と人権擁護

第一項　入院患者の人権擁護制度

精神科病院に入院する患者の人権擁護制度としては、行政上の擁護制度と不服申し立て制度が挙げられる。行政上の擁護制度には、報告徴収制度及び定期の報告による審査制度があり、不服申し立て制度には、退院の請求及び処遇改善請求がある。

報告徴収制度は、厚生労働大臣又は都道府県知事が必要ありと認めたとき、精神科病院の管理者に対し、当該精神科病院に入院中の者の症状若しくは処遇に関し、報告を求め、若しくは診療録その他の帳簿書類の提出を命じること等ができる制度である（精神保健福祉法（以下「法」という。）第三十八条の六）。定期の報告による審査制度は、精神科病院の管理者から都道府県知事に対し、措置入院者の病状等を定期に報告させ、精神医療審査会の審査に付する制度である（法第三十八条の二）。これらの制度は、人権擁護の観点から、精神科病院に対する監督の強化と、入院中の精神障害者に対する人権侵害について、行政上の対応から救済を図ることを目的としている。

退院の請求及び処遇改善請求（法第三十八条の四）は、入院中の患者個人の権利を保護するとともに、利害関係人の申し立てに基づき、不当な行為の取り消し、その他の是正を行うことを目的としている。

第二項　精神医療審査会の創設

精神医療審査会は、続発する精神科病院における不祥事の防止と、入院患者の人権擁護策の一つとして、昭和六十二年の精神衛生法から精神保健法への法改正において創設された。

主に非自発的入院や処遇の妥当性等を判断する審査機関として位置付けられ、精神医療審査会については、法第十二条から法第十五条に規定されている。

精神医療審査会の委員構成や業務等の詳細については、次項以降で述べる。

昭和六十二年改正前の精神衛生法については、第三十七条（知事の審査）第一項に「都道府県知事は、前条の届出があった場合において調査の上必要があると認めるときは、第三十三条（保護義務者の同意による入院）又は第三十四条（仮入院）の規定により入院又は仮入院をした者について二人以上の精神衛生鑑定医に診察をさせ各精神衛生鑑定医の診察の結果が入院を継続する必要があることに一致しない場合には、当該精神病院の長に対し、その者を退院させることを命ずることができる」とあり、都道府県知事の審査権が認められていたが、十分に活用されてはいなかった。

また、同意なく精神科病院に入院している患者の退院請求や行動制限を含む処遇に対する法的救済は、措置入院者については、都道府県知事への行政不服審査や行政事件訴訟と人身保護法（昭和二十三年法律第百九十九号）による救済手続き等があったが、すべての入院患者に対する人権保障としては不十分と国内外から指摘されていた。

さらに、昭和五十九年三月に報道された宇都宮病院事件を契機に、精神障害者の人権擁護に関連して、患者の病状や処遇等の調査と審査の問題が社会的に大きな関心を集めることになった。特に、我が国が昭和五十四年に批准した国際人権B規約第九条第四項、つまり「逮捕又は抑留によって自由を奪われた者は、裁判所がその抑留が合法的であるかどうかを遅滞なく決定すること及びその抑留が合法的でない場合にはその釈放を命ずることができるように、裁判所において手続きをとる権利を有する」としている規定を満たしていない、との問題点が指摘されていた。

こうした事態を背景に精神医療審査会は、精神障害者の人権に配慮しつつ、適正な医療及び保護を確保する観点から新たに設けられたものである。

その後、平成七年の精神保健福祉法への改正を経て、平成十一年の法改正以降も、精神医療審査会の独立性と専門性を担保するため、審査会事務局が都道府県の精神保健福祉担当課から精神保健福祉センター内に移管され（平成十一年改正）、改善命令等を受けた精神科病院に入院する任意入院患者の病状報告を求めることができるようになり、当該患者の処遇の妥当性について、精神医療審査会への諮問が可能となった。さらに、合議体の委員構成の見直し（平成十七年改正）、委員の属性の一部見直し及び精神医療審査会に対して退院請求ができる者として、入院患者本人に加えて、家族等が規定される（平成二十五年改正）、といった、精神医療審査会の役割及び機能強化に係る改正が逐次行われている。

今般の令和四年改正においては、法律の目的を規定する法第一条の条文で、旧法の「精神障害者の医療及び保護を行い」の部分が、「障害者基本法（昭和四十五年法律第八十四号）の基本的な理念にのっとり、精神障害者の権利の擁護を図りつつ、その医療及び保護を行い」と改正され、医療及び保護を行うに当たり、共生社会の実現に向けて、精神障害者の人権擁護に対する更なる配慮が必要であることが明記された。

精神医療審査会に関わる者は、こうした、今般の改正精神保健福祉法の新たな目的を十分に認識した上で、それぞれの立場で精神医療審査会の適正な運営に向けた役割を果たすよう努める必要がある。

第三項　精神医療審査会の設置及び構成

前項で解説した通り、精神医療審査会は、都道府県（指定都市）に設置され、その事務局は、措置入院等に関与する都道府県の精神保健福祉担当課からの独立性と専門性を担保するため、都道府県の精神保健福祉センター内に置かれている。

精神医療審査会の委員は、

① 精神障害者の医療に関し学識経験を有する者（法第十八条第一項に規定する精神保健指定医である者に限る。）

② 法律に関し学識経験を有する者及びその他の学識経験を有する者

のうちから、都道府県知事が任命する。

人権擁護の徹底を図る見地から、「精神障害者の医療に関し学識経験を有する者」（医療委員）については、精神保健指定医に限るとされている。

精神医療審査会においては、精神科医療の観点を中心としつつも、適正な医療及び保護を確保するためには患者本人の意思によらない入院や行動の制限等を行わなければならない場合があるという精神科医療の特性を踏まえ、総合的な観点から入院継続の適否等の審査を行う必要があることに鑑み、「法律に関し学識経験を有する者」（法律家委員）が委員とされている。法律家委員は、裁判官の職にある者、検察官の職にある者、弁護士、五年以上大学（学校教育法による大学であって大学院の付置されているものに限る。）の法律学の教授又は助教授である者のうちから任命される。

精神医療審査会での入院の必要性等の審査に当たっては、医療的・法律的な観点とともに、精神障害者の保健福祉の観点も不可欠なことから、平成二十五年改正において、精神医療審査会の委員のうち、「その他の学識経験を有する者」に替えて「精神障害者の保健又は福祉に関し学識経験を有する者」（保健福祉委員）が明示的に規定されることとなった。どのような者を「精神障害者の保健又は福祉に関し学識経験を有する者」として任命するかは、都道府県知事の裁量に委ねられるが、具体的には、精神保健福祉士や保健師、看護師及び公認心理師等が想定される。

委員の任期については二年とされているが、平成二十七年に、地方公共団体からの提案を踏まえた「地域の自主性及び自立性を高めるための改革の推進を図るための関係法律の整備に関する法律」（第五次地方分権一括法）により、都道府県の判断によって三年を上限として条例で定める期間とすることが可能となった。

合議体を構成する委員は、次に掲げる者とされ、その員数は、それぞれに定められる員数以上とされる。

①　精神障害者の医療に関し学識経験を有する者　二

②　法律に関し学識経験を有する者　一

③　その他の学識経験を有する者　一

③の「その他の学識経験を有する者」については、平成二十五年改正において「精神障害者の保健又は福祉に関し学識経験を有する者」に具体化された。

また従前は、①精神障害者の医療に関し学識経験を有する者三名、②法律に関し学識経験を有する者一名、③その他の学識経験を有する者一名とされていた合議体の委員構成が、平成十七年改正において、都道府県の裁量拡大の観点から、①二名以上、②一名以上、③一名以上とし、五人目の委員は①、②及び③の区分のいずれからも任命が可能とされた。

精神医療審査会によって、合議体を構成する委員が指名され、合議体は、個別の審査案件のすべてを取り扱い、合議体において決定された審査結果が精神医療審査会の審査結果となる。合議体については、各都道府県（指定都市）の審査事務量に応じて複数設置することが可能である。

具体的な審査に当たっては、医療委員、法律家委員、有識者委員がそれぞれ一名出席すれば議事を開き議決が可能だが、できる限り合議体を構成する五名の委員によって審査を行うことが望ましいとされている。合議体の議決は、合議体の長を含む出席委員の過半数で決するものとされているが、可否同数の場合は、次回の会議で引き続き審査を行うか、他の合議体において審査を行う。

委員が、審査対象の患者が入院する精神科医療機関の管理者又は非常勤医師を含む勤務医である場合、直近の定期病状報告に関する診察を行った精神保健指定医である場合、当該患者の代理人、後見人又は保佐人である場合、当該患者の配偶者若しくは三親等内の親族又はこれらの者の代理人である場合のいずれかに該当するときは、当該審査に係る議事には加われない。

合議体を構成する委員を指名するに当たっては、臨時に合議体を構成する予備委員を、合議体を構成しない委員を含む他の合議体の委員のうちから、あらかじめ定めておくものとされている。

第四項　精神医療審査会の業務

精神医療審査会の業務は、

① 精神科病院の管理者から医療保護入院の届出又は入院期間の更新の届出（法第三十三条第九項）及び措置入院者の定期病状報告（法第三十八条の二第一項）があったときに、当該入院中の者についてその入院の必要があるかどうかに関し審査を行うこと（法第三十八条の三第一項）

② 精神科病院の管理者から任意入院者の定期病状報告（法第三十八条の二第二項）があったときに、都道府県知事からの求めに応じて、当該入院中の者についてその入院の必要があるかどうかに関し審査を行うこと（法第三十八条の三第五項）

③　精神科病院に入院中の者又はその家族等から、退院請求又は処遇改善請求（法第三十八条の四）があったときに、当該請求に係る入院中の者について、その入院の必要があるかどうか、又はその処遇が適当であるかどうかについて審査を行うこと（法第三十八条の五第二項）

とされている。

精神医療審査会の基本理念、審査会や合議体の所掌、次項以降で解説する定期の報告等の審査や退院等の請求の処理について、これらの事務手続きについて及び都道府県の実施する実地指導との連携について等、精神障害者の人権擁護のために精神医療審査会が業務を遂行するに当たり、遵守すべき事項が記された「精神医療審査会運営マニュアル」が厚生省大臣官房障害保健福祉部長通知（平成十二年三月二十八日障第二〇九号）の別添として発出され、平成十二年四月一日より適用されている。精神医療審査会は、精神障害者の人権擁護の礎として、その実務に当たっては、このマニュアルに基づき審査会運営規則を定め、適切な運営の確保に努める必要がある。

次項以降で、精神医療審査会における「入院の届出及び定期病状報告に関する実務」、「退院請求又は処遇改善請求に関する実務」について概説するが、これらの実務に関する詳細については、『五訂　精神保健福祉法詳解』（中央法規出版）に掲載されている「精神医療審査会運営マニュアル」を参照されたい。

第五項　入院に関する実務

医療保護入院（法第三十三条第一項、第二項若しくは第三項後段）の措置を採った精神科病院の管理者は、一〇日以内に、入院患者の症状及びその他厚生労働省令で定める事項を、当該入院に同意した者の同意書を添えて、最寄りの保健所長を経て都道府県知事に届け出なければならない。届出を受けた都道府県知事は精神医療審査会に通知し、入院措置の妥当性や適否についての審査を請求しなければならない。そして、都道府県知事は審査結果に基づき、当該入院措置が必要ないと認めた者を退院させ、又は精神科病院の管理者に退院させることを命じなければならない。

なお、令和四年改正において、令和六年四月から、医療保護入院の届出の審査に加えて、措置入院の決定についても精神医療審査会において審査を行うことになった。都道府県等から精神医療審査会へ「措置入院決定報告書」と「措置入院に関する診断書」が提出され、措置入院時における入院必要性に係る審査が、精神医療審査会で実施されることになった。入院措置の届出についての審査は、直近の合議体で行う等、迅速かつ適切な処理に留意し、精神医療審査会は審査終了後、速やかに都道府県知事に審査結果を通知する。

現在の入院形態での入院が適当と認められる場合は、精神科病院の管理者等に対して、その旨を通知するには及ばないが、それ以外の場合は、都道府県知事は必要な措置を採るとともに、当該入院患者、家族等及び精神科病院の管理者に対して、審査結果及びそれらに基づき採った措置について通知する。

措置入院者の定期病状報告書の審査については、精神科病院に同意なく入院中の患者に対する人権擁護の観点から、精神保健指定医の診察に基づく定期の報告を受け、精神医療審査会において、その入院継続の判断の妥当性について多角的かつ公正中立に審査するために行われていたものである。

平成二十五年改正により、医療保護入院者退院支援委員会の審議記録についても、定期病状報告書とともに提出され、精神医療審査会において審査することになった。

精神科病院の管理者は、精神保健指定医の診察に基づき、医療保護入院者及び措置入院者の症状、その他厚生労働省令で定める事項を定期に都道府県知事に報告しなければならず、医療保護入院者については一二ヶ月間ごとに、措置入院者については措置入院三ヶ月目と入院後六ヶ月ごとに定期病状報告書を提出することとされていたが、令和四年改正で、医療保護入院については、入院の上限期間が法定化され、入院中の医療保護入院者については、一定期間ごとに入院要件の確認が必要になった。

医療保護入院の入院期間は、医療保護入院から六ヶ月を経過するまでは三ヶ月以内とし、六ヶ月を経過した後は六ヶ月以内となった。これに伴い、医療保護入院の定期病状報告書に代わり、新たに更新の届出の制度が創設された。

精神科病院の管理者は、医療保護入院者の入院期間を更新した場合（法第三十三条第六項）は、一〇日以内に、入院患者の症状及びその他厚生労働省令で定める事項を、当該入院の期間の更新について同意した者の同意書を添えて、最寄りの保健所長を経て都道府県知事に届け出なければならない。

こうした医療保護入院の期間の法定化と更新手続きの改正の施行に伴い、入院中の医療保護入院者については、更新届の内容を基に、一定期間ごとに入院要件の確認を行い、医療保護入院の期間更新の妥当性や適否について精神医療審査会において審査を行うことになった。これら医療保護入院の期間の法定化と更新手続きの改正については、令和六年四月から施行された。

任意入院者に対する定期病状報告制度は、平成十七年改正において導入された。改善命令等を受けた精神科病院に入院する任意入院者の適切な処遇を確保するため、都道府県知事は条例に基づき、一定の要件に該当する精神科病院の管理者に対し、一定の要件に該当する任意入院患者について、当該患者の病状等に関する報告を求め、当該患者の処遇の妥当性について精神医療審査会に諮問することができるようになった。

都道府県知事が報告を求めることができる、それぞれの一定の要件とは、精神科病院の管理者については、改善命令等を受けた精神科病院の管理者であって、当該命令を受けた日から五年を経過しない者及びこれに準ずる者（五年を経過してもなお改善されないと認められる者）、任意入院者については、現に任意入院中の者であって、入院後一年以上経過している又は入院時より六ヶ月の間に、隔離・拘束を含む開放処遇の制限を受けている者（夜間以外の時間帯に病院からの自由な出入りを制限されている者）とされている。

任意入院者の定期病状報告書での報告については、入院後一年以上経過している者は入院時から一二ヶ月間ごと、開放処遇の制限を受けている者は入院時から六ヶ月経過時を目途としている。報告された者の処遇の妥当性について、都道府県知事は精神医療審査会に諮問することができ、その審査等については、精神医療審査会において医療保護入院と同様に取り扱うことになる。

第六項　退院請求又は処遇改善請求に関する実務

昭和六十二年改正で追加された精神保健福祉法の目的の第一に、入院患者の人権保障が挙げられる。その一環として、退院請求又は処遇改善請求（以下「退院等の請求」という。）は、精神衛生法から精神保健法への法改正において創設された制度である。精神科病院に入院中の者又はその家族等（市町村長同意の場合は、市町村長）、その他、その代理人である弁護士が退院と処遇改善を求めることができる規定である。弁護士については、精神科病院入院中の者で弁護士を代理人に選任することが困難な場合は、弁護士でない者を代理人とすることができる。

請求は都道府県知事に対して書面で行うことが原則だが、入院中の者が請求する場合は口頭（電話を含む）による請求も認められている。都道府県知事は、退院等の請求を受理した場合は速やかに、請求者、当該患者、家族等及び病院管理者に対して書面又は口頭で連絡し、当該患者に関する請求受理直近一年以内の資料を合議体に提出できるよう準備する。

合議体は事前手続きとして、退院等請求者及び患者が入院している精神科病院の管理者の意見を聴かなければならない。意見聴取の時期は、迅速に審査を行う観点から、審査に先立ち行うことが望ましく、二名以上の委員により意見聴取に当たり、少なくとも一名は医療委員とする。意見聴取は面接の上で行うことが望ましく、面接を行う委員は意見聴取を受ける者に対して、実際の合議体審査において意見陳述の機会があること、患者に対して弁護士による人権擁護を受ける権利があることを知らせなくてはならない。また、患者に代理人がいる場合で、患者の面接に立ち会うことの申し出があるときは、立ち会うことを認めなくてはならない。

なお、平成十一年法改正に伴う精神医療審査会運営マニュアルの改正により、精神医療審査会が審査を行うに当たっての精神科病院に対する報告徴収権限等の機能強化が図られ、審査における精神医療審査会の権限が強化された。

合議体における資料は原則開示しないが、請求者が患者本人であって弁護士がいる場合に、弁護士が意見を述べる上で必要とするときは資料を開示する。審査会は、審査終了後速やかに都道府県知事に対して、次に示す内容の結果を通知する。

1　退院請求の場合

①　引き続き現在の入院形態での入院が適当と認められること
②　他の入院形態への移行が適当と認められること
③　合議体が定める期間内に、他の入院形態へ移行することが適当と認められること
④　入院の継続は適当でないこと
⑤　合議体が退院の請求を認めない場合であっても、当該請求の処遇に関し適当でない事項があるときは、その処遇内容が適当でないこと

これらの通知には理由の要旨を付す。

なお、別途、審査会は審査結果について、都道府県知事、当該患者が入院する精神科病院の管理者及び当該患者の治療を担当する指定医に対する参考意見を述べることができる。

2　処遇改善請求の場合

①　処遇は適当と認めること

②　処遇は適当でないこと、及び合議体が求める処遇を行うべきこと

なお、別途、審査結果に付して、都道府県知事に対して参考意見を述べることができる。都道府県知事は、請求者、病院管理者、当該患者、家族等に対して、速やかに審査結果と、それに基づき採った措置を通知する。請求者に対しては、理由の要旨を付す。都道府県知事は、請求受理から概ね一ヶ月、やむを得ない事情がある場合においても概ね三ヶ月以内に審査結果及び理由の要旨を通知するよう努め、審査資料及び議事内容記録は、少なくとも五年間保存する。

その他、退院等の請求の審査関連事項としては、審査中に取り下げの申し出がなされた場合、又は患者が退院した場合は審査終了となる。ただし、審査会が、取り下げ前又は退院前の入院等の適否について審査を行う必要があると認めた場合は、この限りではない。患者の入院形態が、他の入院形態に変更された場合も、退院等の請求は有効と見なして審査手続きを進める。

なお、当該請求受理以前六ヶ月以内に意見聴取を行っている場合、及び同一案件で複数の者から請求があった場合等において、重ねて意見聴取を行う必要が乏しいと認められるときは、意見聴取をせずに審査を行える。また審査会は、患者への適切な医療提供のために必要な患者処遇や社会復帰への指導方法等の措置がある場合は、その旨を都道府県知事に通知し、必要に応じて、病院管理者、担当指定医、家族等と協議できる。

第七項　精神医療審査会の現状と課題

第二項で述べた通り、精神医療審査会は、入院患者の人権擁護の強化、適正な医療及び保護の確保を目的に、昭和六十二年改正時に新設された審査機関である。

法の改正を経るごとに、逐次、その機能強化策が導入されてきたことも既述の通りであるが、精神医療審査会の創設以降も、全国各地の精神科医療機関における不祥事及び人権侵害事件等に関する報道が後を絶たず、近年もK病院（令和二年、兵庫県）、Fホスピタル（令和四年、静岡県）、T病院（令和五年、東京都）等において、入院患者に対する病院職員による集団暴行虐待事案が続発しており、現状の精神医療審査会の在り方には見直すべき点が多い。

第二項で解説した、国際人権B規約のいう裁判所は、必ずしも司法裁判所を意味しておらず、独立した第三者機関であれば足りると国際的に解されており、精神医療審査会も、医療委員の他に法律家及び精神障害者の保健又は福祉に関し学識経験を有する者を委員に加えていること、措置入院及び医療保護入院の全例を、また退院等の請求についても全件を審査すること、都道府県知事は審査結果に基づき、退院命令等の措置を採らなくてはならないことから、精神医療審査会の第三者性についても概ね保たれていると解釈されている。しかし、委員は都道府県知事に任命され、都道府県の精神保健福祉担当課からは離れたとはいえ、事務局は都道府県知事の監督下にある、同じく行政機関のひとつである精神保健福祉センター内に置かれており、制度上、精神医療審査会の第三者性についても不備や限界が指摘されている。

また、入院届や定期病状報告書について、入院を受け入れる医療機関側の関係者のみにより作成される文書であることに加えて、その大多数で入院措置及び継続は適正との判断で審査を通過していること、退院等の請求についても漸増傾向にはあるものの、制度を利用した者は非自発的入院者全体の二%前後に過ぎず、うち入院形態の変更や退院及び処遇改善に至る例も全審査件数の五％前後であること等から、退院等の請求制度についての周知不足、あるいは現在の書面審査に偏った精神医療審査会の形骸化を批判する声も根強い。

こうした状況の下、令和四年改正に先立ち令和四年六月に公表された「地域で安心して暮らせる精神保健医療福祉体制の実現に向けた検討会報告書」において、精神医療審査会について、行政機関との関係性が必ずしも明確ではない中で、委員の確保や委員間の日程調整が整わず、退院等請求の審査期間が長期化する等、専門的機関としての機能が十分に果たせていない、との現状の課題が指摘され、精神医療審査会の機能向上に向けて、審査会の実態を把握した上で、実効的な方策を検討し、分析を深め、精神医療審査会運営マニュアルの改正を目指すべきこと、精神医療審査会における保健福祉委員について、都道府県知事等の判断により、当事者や家族も含めることができることを示すべきこと、措置入院者についても入院を行った時点で速やかに精神医療審査会の審査を実施できるようにすることが望ましいこと、といった今後の対応についての方向性が示された。

今後、この報告書の内容に沿って、関係機関による精神医療審査会の在り方に関する検証を進め、精神医療審査会運営マニュアル改正を含む、精神医療審査会の機能向上及び第三者性強化等に向けた方策の具現化を急ぐ必要がある。

具体的には、「精神医療審査会直属の事務局設置（事務局の独立・強化）」、「審査会委員の委員構成の見直し（医療委員から非医療委員へのシフト）」、「医療委員に診療所勤務医師を登用」、「審査会委員の保健福祉委員への当事者・家族の参画」、「書面審査から実地審査への転換の試行」、「精神医療審査会の審査権限や転院勧告を含む勧告機能の拡充」、「請求者側の権利拡充」等の幅広い事項が検討対象と考えられるが、実現に向けては、それぞれに課題が多い。

既述の通り、令和四年改正により精神医療審査会の審査事項として、従来からの医療保護入院届の審査に加えて、措置入院の決定（届出）の審査も追加され、医療保護入院の妥当性や適否が六ヶ月内に審査されることになった。医療保護入院の更新制度導入により、現状より医療保護入院者の減少が見込まれる一方で、令和六年四月以降、精神医療審査会における書面審査の業務量は大幅に増加するものと推計されている。

このように、明らかに業務量の増加が見込まれる中で、精神医療審査会の審査機能を低下させることなく、機能の維持・向上を図るには、「合議体の増加（委員の増員若しくは審査会開催頻度の増加）」、「事務局の増員増強、書面審査の様式の見直し（精神医療審査会の開催方法の一部見直し）」、「合議体での審査時・実地での意見聴取時等のＩＣＴ（情報通信技術）活用」等についての検討が不可欠と思われるが、これらについても現状において、多くの自治体で審査会委員の確保、退院等の請求に対する審査日程の調整及び事務局の人員・予算確保が困難であること、またＩＣＴ活用についても、日程調整や様々なコスト削減の面でのメリットがある一方、個人情報の管理やセキュリティの観点から、あるいは、ネット上では対象者の状況・状態の判断やカルテ等の紙媒体の確認が困難等の理由から、懐疑的な見解が多数との調査結果が得られており（令和五年二月全国精神保健福祉センター長会調査）、実現は容易ではない。それぞれ予算措置が必要な内容でもあり、国や自治体も一体となった対応が求められる。

一方で、入院者訪問支援事業という新たな事業が法に位置付けられることになり、令和六年四月から事業が開始された。制度内容の解説についてはこの項では割愛するが、こうした精神科病院から独立した第三者による入院患者に対する支援制度と精神医療審査会が連携・補完し合う体制を構築することにより、入院患者の意思が尊重され、人権擁護がより進むことが期待される。

また、精神科病院における適正な医療と保護の確保には、現在の精神医療審査会運営マニュアルにも記載されている、都道府県の実施する実地指導との連携に加えて、社会保険部局や生活保護所轄部署との連携や情報共有の強化等、行政機関の関与と役割について、その実効性を高めることも必要である。

以上のように、精神医療審査会制度の現状には多くの課題があり、その課題の解決にも多くの難題が存在している。精神障害者の中には、病識や現実検討能力が不十分なために、自らに必要な医療と保護への意思能力を発動できない人が少なからず含まれている。人権擁護に最大限配慮し、そうした人々に適正な医療と保護を提供することが精神科医療の要諦である。

精神医療審査会制度の改革の結果が、単に精神科医療の否定や制限、精神科医療の役割の矮小化につながるものになってはならない。精神医療審査会制度の改革に向けては、幾多の課題に対する現実的な解決策を間断なく模索し、関係機関で合意形成を図るプロセスの中で、実効性のある方策を着実に具体化することが何より重要であり、精神医療審査会に携わる者に課せられた責務と考える。

第七章　医療観察法の概要と精神科医療

第一項　わが国における司法精神医療の歴史

1　医療観察法成立前の歴史

精神障害者が心神喪失及び心神耗弱の状態で犯罪を起こした場合には、刑法（明治四十年法律第四十五号）第三十九条で「心神喪失者の行為は、罰しない。心神耗弱者の行為は、その刑を減軽する」と規定されている。さらに、その内容については、昭和六年の大審院判決で「心神喪失と心神耗弱とは、何れも精神障碍の態様に属するものなりと雖(いえど)も、其の程度を異なるものにして即ち前者は精神の障碍に因り事物の理非善悪を弁識する能力なく、又はこの弁識に従って行動する能力なき状態を指称し、後者は精神の障碍未だ上叙の能力を欠如する程度に達せざるも、その能力著しく減退する状態を指称するものなりとす」とある。

精神障害者が責任能力のなき状態で犯罪を行った場合には、国がその治療に関して責任をもつべきであるが、わが国には、当初からこのような規定はなく、呉秀三（大正七年）は、『精神病者私宅監置ノ実況及ビ其統計的観察』の中で、「犯罪的精神病者ニツイテソノ後ノ処置ニ関シ法律上ニモ何等ノ規定ナク行政上ニ於テモ何等ノ処置ヲ講ゼザルハ奇怪ニ耐エザルコトナリ」と述べている。戦後になり、精神衛生法（現在の精神保健福祉法）が成立すると、検察官による不起訴、あるいは、裁判によって無罪が言い渡された精神障害者は、措置入院制度によって強制入院による治療が行われるようになった。しかし、措置入院制度に該当する者については、「医療及び保護のために入院させなければその精神障害のために自身を傷つけ又は他人に害を及ぼすおそれがあると認めたとき」と規定されているだけであり、犯罪を行った精神障害者の治療を前提とするものではない。

イギリスでは一八〇〇年に国王暗殺を謀ったハドフィールド事件から精神障害による免訴が主張されるようになり、さらに、マクノートン事件が問題となったのを契機に、マクノートン・ルール（McNaughton Rule）に則って強制治療が行われるようになった。専用治療施設として、ベスレム病院やブロードモア病院が利用されてきている。しかし、わが国には、責任能力なき状態で犯罪を行った精神障害者に対して、国が責任をもって強制的な治療を行う規定やその施設がないという状態が続いていた。

昭和二十五年に精神衛生法が公布され、昭和三十年に精神科病院の整備の必要性が図られるようになると、措置入院による入院患者数は次第に増加し、特に昭和三十九年にライシャワー事件が起こった後からは急速に増加していった。

措置入院患者数は昭和四十五年には七万七〇〇〇人のピークに達し、その後、徐々に減少している。しかしながら、措置診察を受けた者の数は逆に増加を示している。例えば、平成五年に措置診察を受けた者の数は年間三九〇〇人であったが、平成二十年ごろからは約二・五倍の九〇〇〇人から一万人弱の数で推移している。一方で、在院している措置患者数は平成五年度では六七九三人であったが、平成二十一年度からは一五〇〇人程度と四分の一以下に減少している（令和四年度衛生行政報告例の概況）。このことは、措置入院患者の治療在院期間の短縮化を意味している。措置入院患者の退院曲線（残留率）は、一般の入院患者とはほとんど差異はないと考えられる。

平成二十五年から令和五年までの『犯罪白書』でみると、一般刑法犯検挙人数に占める精神障害者等（精神障害及びその疑いのある者）の割合は、平成二十四年度から平成三十年度の間は一％以上、特に平成二十八年度は一・八％であった。令和に入り、新型コロナ感染症蔓延のためか〇・七〜一・〇％程度が続いている。罪名別で精神障害者等が占める割合は、殺人、放火の割合が高く、検挙数が一番多い窃盗に精神障害者等が占める割合は少なかった。入所受刑者のうち、精神障害を有する者は一六・八％（令和四年）であり、令和三年の二〇歳以上の人口に占める二〇歳以上の精神障害者割合が約五・五％であることと比較すると、入所受刑者のうち精神障害者が占める割合は明らかに高いと言える。

同じく『犯罪白書』によると、平成八年から平成十二年までの五年間に心神喪失・心神耗弱と判定された精神障害者は三五四〇人であり、年間約七〇〇名に相当する。治療状況をみると、措置入院が五九％と圧倒的に多く、犯行後の処遇として極めて重要な役割を担わされていた。

平成十三年に津久江らが行った日本精神科病院協会会員病院調査では、重大な犯罪を行った者で既に退院した者九一五人（措置解除を含む）については、六か月以内の退院は五三％にも及んでいた。重大な犯罪を行った者の措置入院の治療期間は短縮化しており、殺人を含む犯罪を行った精神障害者においても、一般の措置入院とほとんど変わらない状況で治療・退院が行われていることを示していた。「自傷他害のおそれ」という一般の措置入院の枠組みの中で重大な犯罪を行った者の治療を行うことは、質的には似通っていても、その治療の深さや再燃を予防する点では高い質が要求される。

2　医療観察法の成立

昭和四十九年に改正刑法草案が提示された。保安処分に反対する運動の中で作業は頓挫したが、平成十三年に法務省・厚生労働省の合同検討委員会が法務大臣を中心に開催された。同年六月八日に大阪池田小学校事件が起こると、与党による「心神喪失者等の触法及び精神医療に関するプロジェクトチーム」が立ち上げられ、法案が検討された。

法案は「心神喪失等の状態で重大な他害行為を行った者の医療及び観察等に関する法律」（医療観察法）とされ、平成十四年三月に閣議決定、国会に上程をされ、平成十五年七月十六日に法律第百十号として公布されたものである。二年以内の施行が求められ、平成十七年七月十五日から施行された。

法律は百二十一条からなり、「総則」、「審判」、「医療」、「地域社会における処遇」、「雑則」、「罰則」、「附則」に大別できる。附則には、精神医療等の水準の向上に努め、精神医療全般の水準の向上を図る旨や、施行五年後の検討などが加えられた。法律のほかに、法律施行令（政令）、法律施行規則（法務省・厚生労働省令）、名簿に関する省令、さらには、最高裁判所規則等も定められている。

国会における審議の中で、以下の二点について修正が加えられた。

① 第一条の目的等の部分に、第二項が加えられた。

「この法律による処遇に携わる者は、前項に規定する目的を踏まえ、心神喪失等の状態で重大な他害行為を行った者が円滑に社会復帰できるように努めなければならない」。この項を加えることで、この法律の目的が、対象者の社会復帰であることがより明確になった。

② 第四十二条等数か所において、再犯のおそれに関連した部分について修正が加えられた。

（原案条文）「入院をさせて医療を行わなければ心神喪失又は心神耗弱の状態の原因となった精神障害のために再び対象行為を行うおそれがあると認める場合　医療を受けさせる旨の決定」

（修正条文）「対象行為を行った際の精神障害を改善し、これに伴って同様の行為を行うことなく、社会に復帰することを促進するため、入院をさせてこの法律による医療を受けさせる必要があると認める場合　医療を受けさせるために入院をさせる旨の決定」

原案では「再び対象行為を行うおそれがあると認める場合」とあるが、果たして「再犯の予測」が可能かどうかについて議論があった。これを避けるために、修正案では「この法律による医療を受けさせる必要があると認める場合」と限定されている。このことは、「社会復帰をさせることが目的である本法の趣旨に合致した、社会復帰が可能な例」に限定することを意味していると解釈されている。

第二項　医療観察法のポイント

1　総則

この法律の目的は、心神喪失又は心神耗弱の状態（精神障害のために善悪の区別がつかないなど、刑事責任を問えない状態）で、重大な他害行為（殺人、放火、強盗、不同意性交等、不同意わいせつ、傷害）を行った人に対して、適切な医療を提供し、社会復帰を促進することである。そして「継続的な医療の確保」と「適切な医療の確保」によって「同様の行為の再発防止」と「社会復帰を促進」することが明確に述べられている。

この法律における「対象者」は、①検察の段階で、心神喪失又は心神耗弱のために公訴しない決定を受けた者、②裁判の結果、心神喪失のために無罪、又は、心神耗弱のために刑が減軽され、執行猶予となった者、と定義されている。これまでの犯罪統計からは、平成二十年から令和五年までの間、年間三五〇人前後の人が入院処遇か通院処遇を受けている。

2　審判

❶ 合議体

第三十三条では、検察官は、被疑者が心神喪失又は心神耗弱の状態に該当した場合には、「この法律による医療を受けさせる必要が明らかにないと認める場合を除き、地方裁判所に対し（中略）申し立てなければならない」と、検察官の義務事項として記載がある。しかし傷害罪の場合には、その程度が不明確である。また、検察段階で処分保留のまま措置入院となった例では、本来、病状が明らかになった時点で申し立てられるべきであるが、措置入院による入院治療が既に終了し、在宅等で社会復帰段階にある対象者について、改めて申し立てが行われる例がある。このような例を、「明らかにこの法による医療を受けさせる必要のない例」とするべきか検討の余地はある。

❷ 合議制

審判は裁判官と精神保健審判員の合議によって行われ（第十一条）、そして、裁判は両者の意見の一致したところによる（第十四条）。裁判官は評議を開催・整理し（第十二条）、「法律に関する学識経験に基づき」意見を述べる。精神保健審判員は「精神障害者の医療に関する学識経験に基づき」意見を述べる（第十三条）。さらに、審判のために鑑定人が選任され、同時に社会復帰調整官による「生活環境の調査」が実施される。

❸ 審判

審判においては、対象者及び保護者の弁護士である付添人が選任され（第三十条）、審判の場には、保護者と同様に出席することができる（第三十一条）。さらに、審判には、検察官、精神保健参与員、保護観察所の長、社会復帰調整官、指定医療機関の管理者、その指定する医師に出席を求めることができる（第三十一条、第三十六条）。

実際には、審判が開始されると、まず、裁判官と精神保健審判員との間で打ち合わせが行われ、鑑定人と鑑定事項が決定される。さらに、社会復帰調整官に対して指示される調査事項についても決定される。また、鑑定書がほぼ作成された段階で、関係者が集まって事前のカンファレンス（検討会）が開催される。この中で、鑑定書の不明な点に対する質問や、さらに新たに調査すべき事項が指摘されたり、あるいは、付添人から疑問点が出されたりする。このカンファレンスは非常に有効であり、事前の検討が行われることで、不明確な点が明らかになり、より正確な審判を可能とするものである。

「入院等の決定」（第四十二条）では、①医療を受けさせるために入院、②入院によらない医療、③この法律による医療を行わない、の三種類から選ばれる。

❹ 鑑定

裁判所は、この法律による医療を受けさせる必要があるか否かについて、精神保健判定医又はそれと同等の学識経験を有する医師に対して鑑定を命ずる（第三十七条）とあるが、その鑑定すべき内容についても「精神障害の類型、過去の病歴、現在及び対象行為を行った当時の病状、治療状況、病状及び治療状況から予測される将来の症状、対象行為の内容、過去の他害行為の有無及び内容並びに当該対象者の性格」を考慮して行うものと規定されている。

実際には、①疾病の診断（診断分類はＩＣＤ－10による）、②治療反応性、③社会復帰要因（共通評価項目に基づく）、の三つの評価軸に、④治療歴、過去からの病状と他害行為の状況から推定される将来の病状（すなわち時間軸に基づく判定）を組み合わせて、医療観察法における医療必要性の判断をすることになる。

❺ 鑑定入院

鑑定とその医療的観察のために、対象者に対して鑑定入院を命ずる（第三十四条）が、鑑定入院医療機関については特に規定されていない。鑑定の期間は二か月を超えることはできないが、裁判所が必要と認めた場合には一か月間までの延長ができる。そして、鑑定が終了しても第四十条又は第四十二条に示されている決定がなされるまでは鑑定入院医療機関に在院しなければならない。

鑑定入院中においては、通常の急性期に準ずる医療が行われる。必要に応じて同意のない治療を行い得るものと考えられており、その処遇の基準は精神保健福祉法に準じて行われるべきものとして、通知されている（厚生労働省、最高裁）。このために、鑑定入院の二か月間には多くの例において幻覚妄想が消退し、通院による医療が可能となるまでに回復する。精神症状は改善することが多いが、入院処遇では、対象行為に関する内省や、同様な行為が再発しないための教育、地域生活を送る上での支援体制の整備などが行われる。

3 医療観察法における医療

❶ 入院による医療

指定入院医療機関は令和五年四月一日時点では、三五医療機関（国一六、地方自治体一九）、八五六床と当初の計画を上回る病床が確保されている。指定入院医療機関では、三〇床が基本であるが、病床数がより少ない（一五床以下）ものも開設されている。

入院による医療については、一八か月間を標準の治療期間としており、「急性期（最初の三か月間）」、「回復期（九か月間）」、そして、「社会復帰期（六か月間）」であるが、これらのステージに準じて入院医療施設も三区画に分けられている。医療観察精神科専門療法の施設基準が定められているが、具体的にはスタッフの数は、患者三〇名に対して医師四名（常勤二名）、看護師四三名程度、病棟作業療法士二名、臨床心理技術者二～三名、精神保健福祉士二名、事務員一～二名という配置が多くの施設でなされているのが現状である。このスタッフ数によってはじめて多職種から構成されるチーム医療が実現するものであり、わが国の司法精神医療が、ようやく世界的なレベルにまで到達したものと考えられる。

指定入院医療機関に示された入院処遇ガイドラインでは、治療目標は対象者の社会復帰であることは当然であるが、以下のような項目が設定されている。

① 病状の改善と継続的かつ適切な医療の確保。
② 様々な問題を前向きに解決する意欲や社会で安定して生活する能力を高める。
③ 他害行為の問題を認識し自ら防止できる力を高める。
④ 被害者に対する共感性を養う。

これらの治療目標は急性期、回復期、社会復帰期のそれぞれで異なるものとなっているが、入院医療の終了時には以下の項目が満足される状態とされている。

① 病状が安定している（社会復帰期において、一定期間病状の再燃がみられない）。

② 必要な医療を自律的に求めることが可能である（退院後、継続的な治療が安定して実施できる。服薬管理や金銭管理等の社会生活能力が確保されている）。

③ 適切な援助体制が整えられている（安定した治療が継続できるための環境整備・支援体制、緊急時の介入方法についても支援体制が確立している）。

このような状態が確認された場合には、指定入院医療機関の管理者は、地方裁判所に対して退院の申し立てを行い、それを受けて合議体が審査を行う。

入院中においては、薬物療法は新規抗精神病薬を中心に投与し、さらに、臨床心理技術者が関わった「心理教育」、「ＳＳＴ（社会生活技能訓練）」、「認知行動療法」、「怒りをコントロールする力を身につけさせるアンガーマネジメント」、「薬物・アルコール依存治療プログラム」などが加えられている。

❷ 通院による医療

指定通院医療機関の指定は、都道府県に最低二か所、人口一〇〇万に対して三～四か所が目安であるが、令和五年四月一日現在で、全国で四〇六九か所（病院六〇三か所、診療所九四か所、薬局二六七七か所、訪問看護六九五か所）が指定を受けている。指定条件は、精神保健指定医の常勤とともに、看護職員基準が三対一以上であり、これによって通院途中での病状の悪化に対して、精神保健福祉法に基づく一時的な入院が可能となる。他方、診療所についても入院医療機関と連携することで指定を受けることが可能となってきている。

指定通院医療機関における医療は、入院医療と同様に医師、看護師（訪問担当）、精神保健福祉士、臨床心理技術者、作業療法士などが多職種のチームを形成して、対象者の医療と生活支援を円滑に行うことにある。指定入院医療機関とは異なって、これらのスタッフが専属でチームを形成することはなく、兼任の状態で必要に応じてチームを形成することになる。

対象者を受け入れる際には、多職種チームによる「個別の治療計画」が立てられるが、これについては、後に述べる「処遇の実施計画」に基づいて策定されるものである。いずれの計画についても、対象者本人が出席した上で、その同意を得ながら進めることが望ましい。

チームは共通評価項目を用いながら、対象者の精神症状や日常生活について定期的にアセスメントし、これに基づいて治療計画を立てることが義務づけられている。計画は三年以内での一般医療への移行を目標として、前期（六か月まで）、中期（七～一二四か月）、後期（二五～三六か月）の三ステージに分けられる。三年間の通院による医療が標準であるが、二年間を上限として延長することができる（第四十四条）としている。

4　地域社会における処遇

通院による医療では、前述のように多職種チームが対象者の通院医療を継続し、さらに本人が社会生活に適応できるように支援を行う。また、通院が継続するように精神保健観察が保護観察所の責任の下で行われる。

精神保健観察の基本となるのは、第百七条に示されている、対象者の「守るべき事項」である。第百七条では、①一定の住居に居住すること、②住居の移転、長期の旅行は届け出る、③保護観察所の長から出頭・面接を求められた場合には応ずることが定められている。

保護観察所が果たすべき最も大きな役割は、「生活環境の調整」である（第百一条）。社会復帰調整官が中心となって、住居や障害者総合支援法などのサービスを組み合わせることで、対象者の生活が円滑に進むように調整を行う。医療保険以外のサービスとしては、ホームヘルプサービスやショートステイ、さらには、障害者総合支援法に基づく、自立訓練（生活訓練）や就労支援サービスがある。

これら精神保健観察や生活環境の調整が、指定医療機関による医療と有効に連携して行われるためには、対象者の医療と生活支援サービス全体をマネジメントする必要がある。この役割では、保護観察所が主催する「ケア会議」が重要な役割を果たす。指定通院医療機関、保健所、主管部局、社会復帰施設関係者等が集まり「処遇の実施計画」を策定する（第百四条）。「処遇の実施計画」の策定においては、関係機関だけでなく、対象者本人の同意を得る努力もなされるべきである。

対象者の地域における生活は指定通院医療機関による医療と、保護観察所が行う精神保健観察と生活環境の調整という二つの流れのもとで行われるが、いずれもスタッフが不足していたり、地域の精神障害者サービスそのものが貧困な状況であったりするために、通院による処遇では困難をきたす場合が少なくない。今後これらの点の改善が求められる。

第三項　医療観察法の施行状況（通院を含む）

1　入院処遇の状況

平成十七年七月十五日から施行された医療観察法の運用状況は、重度精神疾患標準的治療法確立事業運営委員会から「医療観察法統計資料　二〇二〇年版」が出されており詳しい。そこからの転載となるが、いくつかの項目について本稿でも示すことにする。

一般刑法犯検挙人数の中で精神障害者等の占める割合は、令和四年でみると、殺人（六・二%）、放火（一二・六%）、強盗（一・二%）、傷害（一・一%）となるが、医療観察法の対象者の人数でみると、令和四年までの累計では傷害（一五〇六名）、殺人（一三〇三名）、放火（九九一名）となっている（『令和五年版犯罪白書』より）。施行から一〇年間は殺人と傷害は同じ程度の件数であった。入院処遇者での、重複障害統計では、精神科主診断とは別にF7、F1、F8の順に多かった。

入院期間についてみると、施行された当初の数年間は一年半を待たずに多くの例が退院して通院処遇に移行していたが、施行後一七年が過ぎた令和二年の報告をみると、平成二十九年、平成三十年の統計では一年半で退院する者は半数を切る状況である。入院処遇となる者の数はおおよそ毎年同数であり、長期在院者への対応を考える必要がある。また、長期在院者がいる状況でも利用病床数の増減が少ないことには何らかの理由があるのかもしれない。

2 通院処遇の状況

令和二年十二月三十一日時点で、およそ六〇〇名の対象者が通院処遇を受けているものと推定されている。通院処遇期間中の精神保健福祉法入院経験の有無では、約半数に入院経験があり、通院処遇期間中の精神保健福祉法に基づく非自発的入院経験の有無では、約二五%に非自発的入院経験があった（出典「通院処遇統計レポート 二〇二〇年版（国立精神・神経医療研究センター病院司法精神診療部、国立精神・神経医療研究センター精神保健研究所地域精神保健・法制度研究部）」）。その半数は任意入院であるが、残りの半数は非自発的入院である。医療観察法の通院処遇では、対象者との治療関係が重要であり、特に病状悪化時の相談を十分に行って、見守りを行いながら早めの対応を行うことが重要である。

通院当初は病識が欠如している場合が多く、この点から対象者の医療にとって、「医療を受ける義務」が精神保健観察の下で決められていることが効果的である。治療チームによる手厚い生活支援等を行い続けると、通院開始から一～二年で、自ら医療を受けることを了解して、安心できる状況になることが少なくない。このことから、通院処遇は「強制的な通院医療」と「手厚いチーム医療」の双方の要素が重要であることがわかる。

第八章　精神保健福祉法改正とその背景
――戦後精神科医療の歩み

第一項　精神衛生法の成立と精神科病院

わが国における精神障害者に関する法制度は、戦前の精神病者監護法（明治三十三年法律第三十八号）にまで遡ることができる。しかし、この法律は精神障害者の処遇について、①監護義務者を定め、監置の手続きを規定した点、②精神病室管理を警察署の管轄とした点において、社会治安を目的としたものであった。その後、大正八年には、精神病院法が制定され、私宅監置中心を脱し病院における医療を中心とするために、道府県立の精神科病院の設置を義務づけた。しかし、その後の次第に戦争へと傾斜していく時代の流れの中で、その意図は十分には達成されなかった。

戦後に至り、精神病者監護法、精神病院法を廃止し、昭和二十五年に精神衛生法が制定された。この前年、昭和二十四年には、日本精神病院協会（当時）が設立され、植松七九郎、金子準二によって精神衛生法私案がまとめられたのであった。

当時、長い戦争遂行の中で、日本の精神科病院は壊滅的な打撃を受け、昭和初期には二万床以上あった精神科病床は、終戦時には四〇〇〇床にまで激減していた。また入院患者の栄養状態は、太平洋戦争開戦の前年、昭和十五年頃から低下し始め、終戦前後には多くの入院患者が栄養失調で死亡していた。精神科病床が戦前の水準にまで回復したのは、昭和二十八年のことであり、病院数二〇〇、病床数二万八〇〇〇床となったが、なお一〇万人以上の精神障害者が放置されていると推定された。

精神衛生法の素案は青木義治が昭和二十三年頃につくり、前述のように日本精神病院協会の設立と並行して、精神衛生法案としてまとめられ、議員立法として昭和二十五年に成立した。

精神衛生法の大部分は金子私案によるものであるが、その骨格は、①精神科病院の設置を都道府県に義務づけること、②私宅監置を廃止すること、③精神衛生鑑定医を設けること、などであった。これによって、精神障害者は精神科病院等の施設以外には収容してはならないこととなり、また入院制度に関して、措置入院において、通報制度や精神衛生鑑定医の診察制度が拡充する一方、保護義務者の制度と保護義務者の同意による同意入院の制度も設けられた。これら精神衛生法の指向するところは、当時としては画期的といえたが、措置入院制度、指定病院制度には、以前の精神病院法の考え方が残ったことも事実であった。

金子は「都道府県は、いずこも赤字財政苦で精神病床の増加の社会的要請に応じがたく、社会的要請に応ずるのは私立病院より外ない」と考えた。このような時代的背景があったため、精神衛生法の制定と日本精神病院協会の設立とが同時進行したのである。

精神衛生法が成立しても、しばらくは措置入院費が健康保険と別建てであったこともあって、措置入院率はあまり増加しなかった。昭和三十六年、措置入院医療は健康保険に準ずることとなり、同時に措置入院費に対する国の補助費が引き上げられ、措置入院へのなだれ現象が政策的につくられていった。いわゆる「経済措置」とよばれるものであり、措置率は昭和三十九年にピークに達し、全国平均で全入院患者の三七・五%になった。この年代から「精神科病院の建設ブーム」とともにさまざまな歪みが現れるようになった。強制入院のシステムと病院収入が結びつくことによって、精神科病床は急速に増加し、昭和三十年代前半から四十年代前半を通じて、それは年間二万~三万床にのぼった。またその陰で、精神科病院にまつわる不祥事が問題視されるようになったのである。もちろん精神衛生法の立法の精神が、わが国の民主主義国家としての再出発となった現行憲法の精神に沿った精神障害者の医療と保護にあったことは間違いない。すなわち、私宅監置やその対極にある社会的放置から多くの人たちを救わなければならないという精神障害者救済法としての性格である。その主な役割を担うこととなったのが、経営基盤の弱い民間病院であり、この分野における政府の社会保障支出は、現在に至るまで長らく低いままで留め置かれた。こうした中で、一部の民間病院が病院経営の経済的側面を追求するあまり、規模の拡大を優先した結果、問題を引き起こしたのであった。この原因を精神衛生法の不備に帰結することは、一方的に過ぎる議論である。

昭和三十年代に始まった精神科薬物療法は、四十年代には広く普及して標準的な治療法となったが、電気けいれん療法やインスリン・ショック療法もなお広く行われており、精神外科手術として行われたロボトミー（前頭葉白質切截術）も稀ではなかった。病床数が飛躍的に増加するのに比べて、その治療の内容は、心理社会的療法を取り入れた現在のものと比べて隔世の感は否めないものである。「精神科病院は、ただ患者を収容しておくのみで、退院に向けての働きかけはない」との趣旨で、時の日本医師会長による精神科病院批判が行われたことは、有名な逸話として伝えられている。

一方、昭和三十年代前半から後半にかけて、小林八郎らが提唱する生活療法や行動科学を基礎とする江熊要一らの生活臨床という治療理論が次第に体系づけられていき、精神科治療のあり方に少なからずインパクトを与えた。生活療法と生活臨床は、病院とフィールドという違いはあっても、多くの共通点を有している。生活療法は、病院内から病院外へと適応能力を高めるための患者―治療者間力動を中心とした治療論であり、生活臨床は、患者―地域社会間力動をいかに安定させるか、という治療論である。これらの力動的治療論の立場からは、当然のことながら、「精神障害者野放し論」に代表される社会からの要請としての収容主義や「統合失調症はいずれにしても治らないもの」とした治療的悲観論の上に安住しているかに見える当時の精神科病院は批判の対象となる。これらの立場は、精神科病院批判と古い体質の大学医局講座制を批判しながら、それぞれ病院精神医学会（昭和三十三年）、地域精神医学会（昭和四十二年）と発展を遂げていった。このような動きが、やがて昭和四十年代前半の大学紛争という大きなうねりとともに、精神科病院での不祥事の告発と、日本精神神経学会を中心としたいわゆる学会紛争につながっていく。

第二項　昭和四十年改正の概要

昭和二十五年の精神衛生法制定以来、数次にわたる改正が行われた。昭和二十八年には、日本精神病院協会（当時）と日本精神衛生会が合同して改正私案を厚生省に提出した。これは、国庫補助の範囲と比率を引き上げること、措置入院費の健康保険への準拠、仮措置入院などを含む内容であった。この案に沿った改正は具体化しなかったが、国庫補助の引上げ（施設設備費や運営費に対する公費補助）と措置入院費の健康保険準拠は、後になって法改正によらず実現されている。また昭和二十九年の精神衛生法改正では、覚せい剤、麻薬などの慢性中毒者を法の対象に組み入れている（昭和三十八年の改正で、麻薬もしくは阿片の慢性中毒患者が法の対象から除外された）。

精神衛生法は、時代の要請だったとはいえ、措置入院制度を中心とした精神科病院への収容主義を引き起こし、「治安的精神障害者収容法」であるとの評価さえあり、早くから抜本的改正の必要性が唱えられていた。こうした中、昭和三十一年には、長年会っていない弟を保護者として長期の同意入院を強いられ、その後措置入院となったという措置入院制度による人権侵害事件が契機となって、衆議院法務委員会において、保護義務者制度、措置入院にかかわる診察、行動制限の基準の明確化、通信面会の基準等、多岐にわたる精神衛生法改正を求める決議が行われた。しかし、政府の具体的対応は見られず、この決議に沿った改革はなされなかった。そうこうするうちに、有名なライシャワー事件が起こってしまったのである。

この事件そのものは、昭和三十九年三月二十四日、統合失調症の少年が要人を刺傷したというものであったが、被害に遭ったのが、日本研究で高名な学者でもあった知日派の駐日アメリカ大使であったため、事件の反響は大きく、国務大臣（国家公安委員長）が辞任させられる事態に至った。

ライシャワー事件によって、在宅精神障害者の状況把握と対応をめぐって、治安対策を急ぐ警察庁と医療対策の充実こそ急務であるとする精神科医側とのせめぎ合いが起こった。警察庁は、他害のおそれのある精神障害者に関する警察への通報義務の規定を主とする、精神障害者の収容体制の強化と在宅障害者の早期発見や管理を骨子とする法改正を厚生省に申し入れた。特に一般医に精神障害者の届出義務を課すべきであるとした項目は特異であった。こうした治安対策的色彩の強い内容を含む法改正の申し入れは、警察庁の精神衛生行政に対する介入ともいえたが、マスコミによるセンセーショナルなキャンペーンとも相俟って、精神衛生法改正の気運が高まった。

こうして行われた精神衛生法改正（昭和四十年改正）の主な改正点は、①都道府県立精神衛生相談所を精神衛生センターとして業務の充実を図る、②地方精神衛生審議会を新設する、③通院医療費公費負担制度を導入する、④保健所の精神衛生業務を確立する、といった地域医療の推進や障害者の外来通院を促進する方向の改正が行われる一方、⑤保護観察所の長、矯正施設の長、精神科病院管理者などの通報による措置入院を可能にする、⑥緊急措置入院を新設する、⑦措置入院患者が無断離院した場合の警察への通報を義務化する、⑧措置解除の手続きを厳密にするなどの、措置入院制度の強化も併せて行われた。

第三項　昭和四十年改正以降の動き

1　反精神医学と脱施設化

一九六〇年代、「反精神医学」と呼ばれる既成の精神医学に対する抵抗思想が生まれた。「そもそも精神病など存在しないのだ。特定の人々に社会の側が貼ったレッテルにすぎない」というその主張は、イギリスを中心に欧米で広がりを見せ、一九七〇年代には、日本に紹介された。

彼らの主張は、従来の精神医学が問題にしてきた統合失調症患者個人の身体因や心理因といった個人に起因する問題としてだけではなく、精神科病院や社会との関係性といった患者を取り巻く環境としての社会全体の改革を唱えている。

反精神医学思想が欧米で広がりを見せていた一九六〇年代末、日本は全共闘運動・東大医学部紛争の激化といった社会情勢が出現していた。これらを背景としつつ、日本の精神医学界はライシャワー事件以降の精神衛生法改正や刑法改正によるいわゆる保安処分の新設、さらには認定医制度などの多くの問題に直面していた。そのような中、一九六九年（昭和四十四年）五月、日本精神神経学会金沢大会は、学会認定医制度設置をめぐって紛糾するという事態に至った。この学会認定医制度問題に端を発した日本精神神経学会の改革運動は、単に医局講座制といった限局された問題としてではなく、精神科医療全体の歪みを正す問題として展開していった。

一九七〇年（昭和四十五年）一月から、朝日新聞記者がアルコール依存症を装って精神科病院に潜入した「ルポ・精神病棟」が連載され、この頃、各地で精神科病院における不祥事件が次々に報道された。

わが国においての反精神医学ブームともいえる熱狂は、精神医療改革運動と相俟って、精神科医療の現場に混乱をもたらした反面、治療的悲観論に傾きがちであった精神科医の意識を覚醒させ、精神科医療の開放化を進めたという意味では、少なからぬインパクトを与えた。日本においては、反精神医学思想そのものの発展というより、その思想から必要な要素を取り入れながら、精神医療改革運動を進める原動力としていったといえる。

当時、精神科病院解体論を唱えた精神科医たちは、多くの影響をアメリカやイタリアの脱施設化運動から受けている。

アメリカでは、カリフォルニア州などで経済的な誘導による地域医療の推進が、一九五七年のショート・ドイル法によって行われてきた。脱施設化の動きは、必ずしも反精神医学によるものではないが、人権運動家と精神科病院の医療費削減をねらう保守派の政治家の利害が奇妙に一致したのである。一九六三年のケネディ教書をきっかけとした大規模な脱施設化は、一九五五年には五六万人であった入院患者が一九八四年には一四万六〇〇〇人にまで激減するという状況に至った。特に一九七五年、連邦最高裁が精神病という事実認定だけでは州が患者の意思に反してまで拘束する理由とはならない、というい わゆるドナルドソン判決によって、パターナリズムあるいはメディカルモデルを否定してから、脱施設化は加速されたのである。

イタリアでは、文字通り反精神医学の強い影響を受けて、一九七八年にバザーリア法を可決した。新入院に対しては精神科病院に入院させず、地域社会を基盤とする外来活動によって精神障害者を支えるシステムをとり、他方強制入院についての法的手続きを整備するというリーガルモデルに基づく改革を推進したのである。しかし、ほぼ二〇年後の調査では、民間入院施設が増え、地域医療の推進は単に精神科病院を閉鎖することでは達成しないことが指摘されている。

現在では脱施設化は必ずしも良いこととは言い切れないと考えられるようになったが、精神科病院の不祥事が多発していた当時は、精神医療改革運動を進めるうえでは、有力な理論的根拠となったのである。精神科医療が入院中心主義から地域中心主義へとスタンスを変えつつあることは、現在では世界的な潮流である。一九六八年のクラーク勧告で、将来的に高齢化する長期入院患者に対する対策の必要性を指摘された日本の精神科医療であるが、多くの民間病院では、熱心な社会復帰活動が続けられ、入院期間は短縮されてきている。また精神科病床数は、微減の傾向となっているが、諸外国に比べてなお多いとの指摘がなされている。その主たる原因は、社会復帰施設をはじめとする地域の受け皿が貧弱なところにあるが、民間病院主体というわが国の精神科医療の特徴が原因となっているとの批判も絶えず繰り返されている。

2　リーガルモデルとメディカルモデル

一九七〇年代から一九八〇年代にかけての著しい傾向として、メディカルモデル（医学モデル）に対するリーガルモデル（法律モデル）の台頭がある。つまり、患者自身の意思に反しても治療を行う医師の裁量権を認めるという、いわば国親（パレンス・パトリエ）的な考え方、パターナリズムに対する異議申し立てである。

すでに述べたアメリカのドナルドソン判決は、その代表的なものであり、しかも最小自由制限原則を求めた。これによって、社会防衛のための警察権能・ポリスパワーのみが、非自発的入院の唯一の方法となり、入院を自由の拘束や刑務所への拘禁と同等と見立てて、厳格な法的手続き（デュープロセス）が要求されることとなったのである。インフォームド・コンセントの原則が医学において確立されたのもほぼ同じ時期であった。

精神障害者を精神医療サービスの消費者と考えて、消費者の権利擁護という側面からも特に入院医療における適切な法的手続きとその保障が必要であるという考え方が世界的に強くなったのである。

国際的には、国連のダエス草案、のちのパリー草案、ＩＣＪ草案が出され、これらはリーガルモデルの精神保健法草案として知られている。わが国でも、一九八一年（昭和五十六年）に提出された、日本弁護士連合会の「精神医療の抜本的改善について」が、その代表的なものであろう。

リーガルモデルが行きすぎると、入院手続きが刑法手続きのようになって、自発的入院以外は、治療アクセスの確保が困難となる。一九七〇年代、一九八〇年代のアメリカでは、精神障害者を精神科病院に入院させる代わりに、刑務所に収監するか、放置してホームレスとなるかといった事態が出現した。一九八二年アメリカ精神医学会（ＡＰＡ）は、民事的収容のモデル州法をつくったが、このような状況を打破する試みとして注目された。しかし、リーガルモデル優先の潮流を変えるまでには至っていない。

前述したダエス草案が、精神医学不信に基づいているとして、アメリカ精神医学会をはじめ精神科医側から強い反発を招いた。これを受けて、パリー草案、スチール草案と検討が進められ、ようやく一九九一年一二月「精神疾患を有する者の保護およびメンタルヘルスケアの改善のための原則」（国連人権原則）が国連総会で採択された。以降は、各国の精神保健に関する法律が国連人権原則に沿っているかどうかが問われることとなった。

日本では、欧米諸国に数年遅れてリーガルモデルが唱えられ始めた。このようなタイミングで宇都宮病院事件が発覚したのである。

第四項　宇都宮病院事件

昭和五十九年三月十四日、中日、読売、朝日新聞各紙の報道によって、いわゆる宇都宮病院事件が明るみに出た。直接的には入院患者二名に対する傷害致死の容疑で、看護職員が取調べを受け、その容疑事実を認めたというものである。報道によれば、宇都宮病院の医療のあり方には非常に問題があり、他の病院が持て余す、いわゆる処遇困難例、アルコール、鎮痛剤、シンナーなどの中毒者、刑事事件の既往があるような暴力的なケースも受け取ってくれる病院として急速に病院規模を拡大したことが、広く知られていたという。民間精神科病院よりはるかに充実したマンパワーを持つ公立病院、近隣の警察、福祉事務所等の中には、この病院の実情を知りながら、処遇の難しいケースを送り続けていたところも少なくなかった。加えて、この病院では病棟秩序を維持するためとして、看護職員の暴力行為が日常化していたり、無資格の入院患者に診療の補助行為をさせていたとの事実もあったという。宇都宮病院事件では、精神科医療におけるマンパワーの乏しさ、公私病院間の役割分担の拙劣さといった精神科医療行政における問題点と同時に、入院患者の人権侵害に対するチェック機能の貧弱さといった精神衛生法施行当時より指摘されてきた問題点が、一気に噴出したものともいえる。またマスコミ的には、人事や研究費の問題が絡んだ、大学医局と民間精神科病院との関係といった旧弊の中で明らかになったスキャンダルとの捉え方もあった。

宇都宮病院事件を契機として、行政をはじめ、精神科関連団体が法改正に向けて積極的に動き始めた。また、マスコミの報道や人権団体の運動は、国際法律家委員会（ＩＣＪ）をはじめとする国際的な団体の興味をわが国の精神科医療に引きつけるという効果を発揮した。こうした国際的反響の大きさが、わが国の政府を早急な法改正へと向かわせたという側面も指摘できる。この点は、昭和四十年改正とはまったく異なった経過をたどる結果となった。つまり、宇都宮病院事件の背景には日本の精神科医療システムの構造的欠陥があり、それを変えなければならないこと、この問題は日本国内の問題にとどまらず、国際的問題であるということである。結果として、法改正の動きは国内的なものと同時に、いわゆる外圧とされる国連人権小委員会に関係する非政府機関・ＮＧＯの動きに発展していったのであった。そして、これが昭和六十二年改正で障害者の人権保障の法的な整備が最優先課題となっていった背景である。

日本精神科病院協会では、事件を受けてただちに調査団を宇都宮病院に派遣し、事実の確認を急いだ。また、事件の重要性に鑑み、「今回の事件がわが国の精神科医療に重大な衝撃を与えたことと、特に民間精神科病院全体に計り知れない偏見と疑念をもたらしたことを深く陳謝するとともに、病院の運営方針並びに体制をあらゆる困難を排しても速やかに改善することが責務であると痛感し、国民の期待に応えるため、日本精神科病院協会として、総力をあげて一層の医の倫理の確立と精神科医療の向上に努める」とした声明文を同年四月二日に発表した。

1　厚生省ガイドライン

昭和五十九年六月二十二日、厚生省は入院患者の処遇に関する三局長通知を出し、これに対応した。それに基づき同年九月十三日、処遇に関する「ガイドライン作成検討委員会」を設けて、①通信、面会、②閉鎖病棟、保護室、③作業療法の三部門の検討作業に入った。

この経過においては議論がかなりあり、結局①の通信、面会のみがまとまり、昭和六十年十月十九日厚生省保健医療局長通知として「精神科病院入院患者の通信、面会に関するガイドライン」が発出され、昭和六十二年改正において精神保健法第三十六条第二項並びに第三十七条第一項として法定化された。

当時、多くの精神科病院では発信は葉書で行われることが多く、手紙も封をしないで治療スタッフに手渡し、内容のチェックを受けることが行われており、閉鎖病棟に公衆電話を置くなど想像もできなかったことであった。これら厚生省のガイドラインは、実際の医療現場では、革命的な内容として、衝撃をもって受け止められた。

2　対外関係

昭和六十年四月には障害者インターナショナル（ＤＰＩ）の、五月には国際法律家委員会（ＩＣＪ）の調査団が来日し、日本の精神科医療の状況について調査を行った。国連のＮＧＯは、国連との諮問取り決めにより、調査団の受け入れを当該国政府関係者に求めることができるようになっており、これらのＮＧＯ調査団の訪日調査は、日本国政府としても断ることはできない。すでに国連では、その前年の昭和五十九年八月十五日、国連ＮＧＯの一つ「国際人権連盟」が、日本の自由人権協会の戸塚悦郎弁護士の全面的協力を得て、第三七回国連人権小委員会の事務局に宇都宮病院事件をはじめ、日本の精神科医療告発のアピール文書を提出していた。翌日、ただちにこのアピールはトップニュースとして、日本のテレビ・ラジオで報道され、世界各国の有力紙に一斉に取り上げられた。同月十七日、国際人権連盟のニーナ・シェイ弁護士が人権小委員会で発言、これをサポートする形でDPIが日本の精神科医療の分析と改善要請を行った。

国際人権連盟は、国際人権B規約の義務不履行を指摘し、「日本国政府は精神障害による被拘禁者に対して憲法上の保障を与えていない」とわが国政府を非難、これに対して政府は「日本の精神科病院でいくつかの虐待事件があったと報告されているが、これらのケースは極めて例外的であり、日本の精神科病院のすべてが同じ状態にあるとは到底考えられない。また精神衛生法の運営には欠陥があったが、法は市民的及び政治的権利に関する国際規約に違反していない」と反論した。

この政府答弁に満足しなかったDPI等のNGOは、翌昭和六十年四月、DPI、翌五月、ICJ並びに国際保健専門職委員会（ICHP）の合同調査団を派遣することになった。また昭和五十九年五月、すでに国際人権連盟とICJは、当時の中曽根康弘首相宛書簡を出し、日本の国会において質疑・答弁を引き出していた。また、ICJ調査団派遣は、戸塚弁護士のかかわっていた日本精神医療人権基金（委員長柏木博、元日弁連会長）の要請によるものである。日本の精神科医療関係者は、この時国連におけるNGOの活動を初めて知ったのである。

このような背景があって、昭和六十年六月頃から、野党社会党の国会議員のみならず、与党である自民党からも法改正の必要性が議論されるに至った。昭和六十年八月、厚生省は正式に精神衛生法改正の方針を固め、同年八月十二日公表した。しかし、時を同じくして国内の重大航空機事故が発生したため、この記事が多くの人の目に留まることはなかった。

ジュネーブで開催された第三八回国連差別防止・少数者保護小委員会（いわゆる国連人権小委員会）において、前記の三NGOが日本の精神科医療制度を批判したのに対し、昭和六十年八月二十一日、当時の小林秀資厚生省精神保健課長は、①宇都宮病院事件は遺憾であり、すでに三局長通知で精神科病院の監督を強化した、②日本の精神衛生法は国際規約にもとっているとは考えていない、しかし、入院患者の人権擁護のための現行制度は、関連法律条項が多数の法律にまたがっているため複雑になっているのは、政府としても認めざるを得ない、③したがって、精神病患者の人権擁護推進を目的として、厚生省は最近、精神衛生法改正に着手することを決定した、と世界に向かって表明した。

これに対してＤＰＩは、①日本政府の「現行法は国際人権Ｂ規約に違反していない、病院のほとんどが適正医療を行っている」との見解とＤＰＩの調査報告はまったく正反対であり、現在の入院制度は適正な手続きが保障されているとはいえない、②日本は国際法に見合った変革を行わなければならない、と反論した。

ともかく、日本政府は、「現行法は国際人権Ｂ規約に違反するものではないが、法改正を決定した」と発表したが、その具体的内容や時期については言及しなかった。

このような国連ＮＧＯの動きに対して、なぜ日本の国内問題、ましてや法律の内容にまで口出しをするのかと疑問を抱く人も、当時は少なくなかった。このような日本人の感覚と、人権問題は世界各国の普遍的問題であり、国内法にだけ任せてはおけないという、世界大戦の悲惨な状況から学んだ国連の基本的認識との間には乖離がみられた。また、一九七〇年代からの国際的リーガルモデルの台頭、精神障害者に対する人権保障運動に対して、わが国の精神科医療関係者の認識は薄かった。さらに、国際的相互監視体制とでもいうべく、このような国際的な人権活動がいかなる国においても、その人権問題の解決に不可欠となりつつある状況が醸成されていた。また、わが国が急速な経済発展を遂げ、世界第二位の経済大国の位置を占めるに至って、社会システムの面においても国際的水準を満たすことを求められるようになったのである。

第五項　昭和六十二年改正

1　法改正の経過

前述のような国内外の動きを受け、厚生省は昭和六十年八月、精神衛生法改正の方針を公表し、ただちにその準備に入った。そして昭和六十年十一月には、参議院予算委員会で、「懇談会を設け、精神保健制度につき、関係者の意見を広く伺い、関係審議会にも諮ったうえ、六十二年春の通常国会に改正法案を提出することを目途に最大限の努力をする」旨、厚生大臣が答弁を行ったのである。さらに同年十二月には、厚生省精神保健課長から精神衛生法改正に関する関係諸団体の意見を聴取すべく文書が発せられ、翌昭和六十一年五月には二七団体、七個人の意見書をまとめて公刊された。この中で、医師の団体である自治体病院協議会と、法律家の団体である日本弁護士連合会の改正意見には多くの一致点が指摘された。例えば、①自由入院の制度化（病状に応じて退院制限や同意入院との相互転換を可能とする）、②措置入院の要件を厳格化する、③保護義務者の行動監督義務規定を削除し、患者の権利擁護等を義務とする、④入院患者の権利保護規定を新設して、患者や家族の不服申し立ての権利を明確にする、⑤患者や家族からの不服申し立てを審査する第三者機関を設置する、⑥社会復帰施策の推進と社会復帰事業の拡充、といった点である。これらは、昭和六十二年改正をはじめ、その後の数次にわたる法改正のポイントとなった。この点においては、わが国では極端なリーガリズムとメディカルパターナリズムの深刻な対立は出現しなかったといってよい。

また入院患者の処遇及び法改正の二本柱の一つである社会復帰問題に関しては、別途チームが組織され報告された。

日本精神科病院協会では、昭和二十五年の精神衛生法制定時の金子準二理事長をはじめ、昭和四十年改正においても元吉功ら多くの会員がかかわりを持ち、すでに述べたように、昭和四十六年頃からも、この精神衛生法改正問題に常時取り組んでいた。これらの積み重ねがあったので、厚生省の動きと連動する形で、いち早く精神衛生法改正問題検討委員会を発足させ検討に入り、民間病院の立場からの意見をまとめて、厚生省に提言している。

その他では、自治体病院協議会精神科病院部会、日本精神神経学会、地域・病院精神医学会、日本医師会、全国精神障害者家族会連合会、全国精神衛生センター長会議、全国精神科診療所医会等その他多くの団体や個人が意見を提出している。昭和六十一年四月には、精神保健の基本問題に関する第一回懇談会が開かれた。

昭和六十一年七月、公衆衛生審議会は、「精神障害者の社会復帰に関する意見」を具申した。

昭和六十一年九月、国際法律家委員会（ＩＣＪ）訪日報告「日本における精神障害者の人権と治療」が発表された。ＩＣＪは報告を通じて、精神衛生法の改正に関して、①強制入院のすべてのケースについて、独立した審査がなされること、②自治体レベルで機能し得る、医師、法律家、非専門職からなる独立した審理機関システムを置くこと、③スタッフ及び治療の基準をチェックし、個別的な不服申し立てを聴取するための定期的病院訪問を可能にすること、④第三者的専門家から助言を得られるシステムをつくること、⑤精神科病院で起こったすべての傷害事件をファイルし、必要があれば独立した調査機関に報告すること、精神科病院内での死亡については、定期的に調査することを勧告した。

昭和六十一年十二月二十三日、公衆衛生審議会精神衛生部会は、「精神衛生法改正の基本的な方向について（中間メモ）」を公表した。このメモは法改正の方向を規定することとなった。

昭和六十二年二月には、改正法案要綱案ができ、公衆衛生審議会及び社会保障審議会に諮問（二月二十四日及び二十五日）、答申（二月二十七日及び三月九日）が行われた。

2　精神保健法の成立と政省令

昭和六十二年九月二十六日、精神保健法が公布された。

附帯決議は法の整備のみならず、真に精神科医療を改善するためには、精神科医療を取り巻く環境整備をしなければならないとして、政府が今後考慮すべき事項が決議されたのである。また、附則第九条においては、五年後の法見直しについて規定された。

新しい精神保健法は約三〇にわたる政省令等があり、厚生省は公衆衛生審議会精神衛生部会に、第一専門委員会（指定医の実務関係）、第二専門委員会（措置入院の判定基準）、第三専門委員会（行動制限関係）の三つの専門委員会を設置した。

改正に伴って新設される第三者機関としての精神医療審査会については、運営マニュアルの委員会がつくられた。市町村長同意についての検討委員会もつくられた。これらの結果を受けて、昭和六十二年十二月、精神保健法の政省令及び告示に関する事項を公衆衛生審議会に答申した。

社会復帰に関しては、昭和六十三年二月十七日、「精神障害者社会復帰施設の設置及び運営について」厚生省保健医療局長通知及び同年五月十三日、その留意事項が精神保健課長通知として発出されている。

こうして、昭和六十三年四月八日、精神保健法関係の政省令がすべて公布され、昭和六十三年七月一日、精神保健法が施行された。

精神保健法の主な内容は、第一に入院患者の人権保障であり、精神医療審査会、入院時の告知義務、退院請求、処遇改善請求、処遇の基準、定期病状報告の審査などの制度が設けられた。

第二に社会復帰の促進であり、精神障害者社会復帰施設の制度が創設された。また、法の目的に社会復帰と国民の健康の保持増進が加えられ、名称も「精神衛生法」から「精神保健法」に改められたのである。

それまでの精神衛生法は、措置入院を中心とする収容法であるとして批判されていたところであり、精神障害者の人権擁護に関する適正法手続きに欠けていた。宇都宮病院事件を端緒として、国際的にも通用する法改正に踏み切らざるをえない状況に至ったわけであるが、人権に関する法整備としては、根本的に発想を転換したものである。また、昭和六十年八月から昭和六十三年七月施行まで約三年間という短期間に改正を行ったことは評価される。

この昭和六十二年の大改正ののち、平成五年、平成七年、平成十一年、平成十七年、平成二十五年、そして令和四年と六度にわたって法改正が行われた。

第六項　平成五年改正と精神障害者の定義

平成五年改正は、昭和六十二年改正時（「精神保健法」と改称）の附則第九条の、「五年を目途として、必要であると認める時は、新法の規定について検討を加え、必要の措置を講ずる」という、いわゆる見直し条項による改正である。この平成五年改正は、国連人権原則との整合性の検討と、いわゆる積み残し課題への対応が主たる目的であった。積み残し課題とは、精神障害者の定義、大都市特例、保護義務者制度である。

精神障害者の定義は、精神衛生法の制定以来、「精神病者（中毒性精神病者を含む。）、精神薄弱者及び精神病質者」とされてきた。この定義については、昭和六十二年改正でも多くの意見が出された。意見の中には、法の定義を広くとるべきだという考え方と狭くとるべきだという二つの考え方があった。広くとるという主張としては、てんかん、痴呆（認知症）、脳器質疾患、神経症、依存症を含めるべきだという意見であった。狭くとるとすれば、曖昧な概念である精神薄弱、精神病質を削除すべきとする意見である。精神障害者の定義を狭くとれば、定義から外れる神経症やアルコール依存症は、法定外入院、いわゆる一般入院ということになり、精神保健法で定められた人権のセーフガードが効かないという問題が起こる。

平成二年度から三年間、厚生科学研究として、「精神障害者の定義に関する研究」（分担研究者：松下正明班長）が行われた。そのアンケート調査によれば、約二五％の精神科医は、定義はそのままでよいとし、約四〇％が改正を希望、そのうち状態像で定義するという意見が七〇％で圧倒的多数であった。しかし、どのような状態像を使うかについては、絞り切れていなかった。研究班の内部でも、意見の一致をみることができず、松下分担研究者は自らの責任で、「精神障害者とは、精神疾患に罹患し、治療及び保護を必要とする者」と定義した。このような経緯があって、国際的な疾病分類からも曖昧だった用語の範囲を精神疾患で括ることとなり、平成五年改正では、精神障害者の定義を、「精神分裂病、中毒性精神病、精神薄弱、精神病質その他の精神疾患を有する者」と改めた。

なお、平成十一年改正で、中毒性精神病は国際疾病分類を受けて、「精神作用物質による急性中毒又はその依存症」に改められ、「精神薄弱」は平成十年の法律用語の見直しを受けて、「知的障害」と変更された。さらに、平成十七年改正で「精神分裂病」が「統合失調症」と変更された。

大都市特例については、第五十一条の十二として新設された。指定都市では精神保健法の業務を直接行うことができるようになった。

保護義務者制度については、名称を保護義務者から「保護者」に変更したのみで、ほとんど手つかずに再び課題として積み残された。

精神障害者を精神科病院、救護施設、特別養護老人ホームなど、法で定められた施設以外に収容することを禁じた第四十八条は廃止された。これは、精神障害者の定義が結果的に広くなったため、すべての精神障害者について、一般病棟への入院を禁ずることが不合理となったこと、精神保健法上の施設外収容禁止規定を廃止しても、医療法施行規則第十条に同様の規定が残っていることによる。

平成五年改正では、このほか、精神障害者地域生活援助事業（グループホーム）の法定化と精神障害者社会復帰センター（全国一か所）の設置が行われた。また、第三十四条の仮入院制度については、期間が三週間から一週間に短縮された。

なお、昭和六十二年改正と同様に附則第二条で五年後の見直しが、規定された。

第七項　精神障害福祉と平成七年改正

障害者福祉の観点からみると、身体障害者に関しては、昭和二十四年に身体障害者福祉法が、精神薄弱者（現・知的障害者）に関しては、昭和三十五年に精神薄弱者福祉法（現・知的障害者福祉法）が制定されている。しかし、精神障害者に対しては、長らく精神衛生法という保健医療対策の枠組みの中で施策が行われてきた。昭和四十五年制定の心身障害者対策基本法においても、医療を必要とする精神障害者は、心身障害者に含まれないとの解釈がされていた。

障害者の人権に対する国際的な取り組みとしては、昭和五十六年（一九八一年）が国際障害者年に定められ、国際的な行動計画が決議された。「完全参加と平等」が主題とされ、国連は、昭和五十七年（一九八二年）障害者に関する世界行動計画を採択し、各国が採るべき障害者施策のモデルが提示された。さらに昭和五十八年（一九八三年）から平成四年（一九九二年）までを「国連・障害者の十年」として、この間に行動を具体化することを各国に要請した。

精神障害者福祉に関しては、国際障害者年の影響というよりも、前述の宇都宮病院事件の与えた衝撃の方が大きかった。この事件を契機に、精神衛生法が精神保健法へと改正された。精神保健法において、人権に配慮した適切な医療及び保護の確保と並んで、精神障害者の社会復帰施設が法定化され、精神障害者の社会復帰の促進が掲げられたのは、前項まで述べてきた通りである。

平成五年、心身障害者対策基本法の改正としてなされた、障害者基本法の成立は、初めて精神障害者を障害者と位置づけ、精神障害者に対する福祉サービスの根拠法となった。さらに、この法律においては、都道府県や市町村の障害者計画策定の必要性を強調し、これを地方自治体の努力義務とした。

また、平成六年に成立した地域保健法は、保健所法が改正されたものであるが、公衆衛生行政のスタンスが社会防衛から生活者重視へと変わり、これに伴う保健所機能の見直しが行われた。精神障害者の社会復帰対策は、母子保健などとともに、市町村が実施主体となることとなり、精神保健、難病、エイズ対策など専門的技術的分野を保健所が担当することとなった。

平成七年改正は、これら障害者基本法や地域保健法を踏まえた改正である。この改正では、障害者基本法の理念を受けて法律名が、「精神保健及び精神障害者福祉に関する法律」（精神保健福祉法）に変更された。法律の目的には、「自立と社会経済活動への参加の促進のための必要な援助」を行うとの文言が加わった。新たに精神障害者保健福祉手帳制度が創設され、障害者基本法の理念に沿って、都道府県、市町村、精神保健福祉センター、保健所の役割が規定された。その他、指定医不在にもかかわらず強制入院をさせた平成六年のＫ病院（神奈川県）の不祥事件を受け、医療保護入院、措置入院を扱う精神科病院に精神保健指定医を必置義務とする第十九条の五が新設された。

地域医療、在宅医療は時代の要請であり、ノーマライゼーションの理念からも社会復帰とその支援対策を推進するのは、言うまでもないことである。しかし、平成七年改正では、精神保健福祉法と名称が変更され、目的に新たな文言が加わったにもかかわらず、精神障害者の社会復帰が促進されたとの印象は薄い。それは、この改正の真の目的が公費優先から保険優先への医療費負担原則の変更にあったからに他ならない。

従来、措置入院では七五％、通院による公費負担では五〇％が国の負担であった。これを、措置要件や通院医療の要件については、まったく変更がないまま、費用負担についてのみ、被保険者である患者の加入している各種の医療保険に優先的に医療費負担をさせることとして、国の負担率を削減したのである。

措置入院については、知事の命令による行政処分であることから、その公益性に鑑みて治療費を公費負担するとの建前が、昭和二十五年の精神衛生法制定以来採られていた。平成七年当時、全入院患者の一・八％、六〇〇〇人ほどの措置入院に対する公費負担について、論理的整合性を欠いたまま削減を急いだのである。措置権の行使は、都道府県知事の責任であって、患者の移送も入院もまた知事の責任である。また、「都道府県立精神科病院に代わる施設」、いわばみなし公的病院としての指定病院の存立理由は、その前提として措置入院患者に対する公的（換言すれば、国の）責任がある。こうした問題提起に対する明確な回答が示されないまま、厚生省の方針はそのまま法案となった。

その結果、国庫予算額の減少が一一三億円、保険財政の国庫負担増が四二億円、差し引き七一億円の国庫負担の減少となった。これに対して、精神保健関連として新たに四〇億円の財源を獲得したわけである。こうして措置入院制度に対する国の責任を放棄するような無理を重ねて捻出した四〇億円の財源は、ともあれ社会復帰施設の整備、地域精神保健対策、グループホームその他の社会復帰対策、救急システムの整備に振り向けられた。

第八項　平成十一年改正

精神保健及び精神障害者福祉に関する法律（精神保健福祉法）の平成十一年改正は、平成五年改正法の附則第二条に規定された五年後の見直しによるものである。

平成七年改正は、前述のように障害者基本法と地域保健法の成立を受けた改正であり、精神保健法から精神保健福祉法へと名称が変更された割には大きな改正とはならなかった。このため、平成十一年改正では、精神保健福祉法全般にわたる見直しが行われた。

厚生省は、平成九年十月に関係団体に精神保健福祉法改正に関する意見の提出を求め、三八団体から寄せられた意見を平成十年二月にまとめて整理し公表した。また、同年三月から公衆衛生審議会精神保健福祉部会に、「精神保健福祉法に関する専門委員会」を設置し、集中的な検討を開始した。この討議を経てまとめられた専門委員会の報告書に基づき、公衆衛生審議会で検討を重ねた結果、平成十一年一月十四日、「今後の精神保健福祉施策について」意見答申が厚生大臣宛に行われた。さらに改正案要綱の諮問を経て、改正法案は国会に提出され、平成十一年五月二十八日に可決成立した。

改正の主なポイントは以下の通りである。

① 精神医療審査会の独立性と権限の強化が図られた。

審査会の独立性を確保するため、審査会事務を行政当局から離して、精神保健福祉センターに置くことができるようにし、できるだけ第三者機関に近づける努力がなされた。また、委員数の上限を撤廃し大都市での人員不足という状況を緩和し、併せて審査に関する権限を強化した。

② 精神保健指定医の役割等が強化された。

医療保護入院の必要性の判断をした場合の診療録記載義務、処遇違反があった場合の報告義務が新たに加わった。不作為責任を問われることとなったわけである。また、指定医の罰則規定に職務の一時停止が加わった。従来、指定医に対する罰則には指定医の取り消し処分しかなく、かえって処分が行いにくくなっているとの考え方に基づいたものである。

③ 医療保護入院の要件を明確化した。

医療保護入院は、従来、他の入院形態に当てはまるか否かに関係なく適用されることになっていたが、その要件について、入院の必要性が理解できない等、任意入院が行われる状態にない状態の者と明確にされた。これはまた、保護者の任期とも関連する。

事例の少なくなった仮入院は廃止された。

④　精神科病院に対する指導監督が強化された。
基準違反についての厚生大臣及び都道府県知事の権限が強化され、悪質な場合には、病院閉鎖を命ずることができるようになった。

⑤　緊急に入院が必要な精神障害者の移送制度が創設された。
全国精神障害者家族会連合会（全家連）からの強い要望を受け、医療を確保する必要があった場合の緊急対応の仕組みとして、移送制度が新設された。精神科救急医療のための指定病院と移送制度の応急入院指定病院が並立することとなった。

⑥　保護者の義務規定の見直しが行われ、自傷他害防止監督義務規定の削除等が行われた。
保護者制度は、昭和六十二年改正以来最後まで残った課題であった。保護者制度の廃止を含めて、多くの団体から保護義務の軽減の要望が出された。専門委員会では、自傷他害防止監督義務の削除には慎重論があったが、監督義務を尽くすとしても、実質的には医療を受けさせることしかできないとの現状認識から、厚生省は保護者の自傷他害防止監督義務の削除と移送制度の新設に踏み切った。

従来、精神障害者にはすべて保護者がつくという解釈になっていたが、精神障害者の自己決定権を尊重する観点と、医療保護入院の要件が明確化されたことを受けて、任意入院及び通院患者では、保護者の義務として残った、精神障害者に治療を受けさせ、財産上の利益を保護する義務も存置しないこととなった。

また、新しい成年後見制度の後見人及び保佐人が保護者となれるようになった。

⑦　市町村と保健所、都道府県の役割分担が明記された。
地域保健法との関連で、福祉サービスの利用相談、公費負担の事務等都道府県業務の一部が市町村へ移行することになった。

⑧　新しい社会復帰施設及び在宅福祉事業が加わり、知事の監督権が新設された。

精神障害者地域生活支援センターが社会復帰施設として追加された。従来の精神障害者地域生活援助事業（グループホーム）に、精神障害者居宅介護等事業（ホームヘルプサービス）、精神障害者短期入所事業（ショートステイ）が加わって、精神障害者居宅生活支援事業が法定化された。また、設備、運営規定について知事の監督権限が新設された。

このほか、定義について国際疾病分類第一〇版（ＩＣＤ－10）や精神薄弱の用語変更に関する法律の制定を受けて、若干の見直しが行われ、精神障害者とは、「精神分裂病、精神作用物質による急性中毒又はその依存症、知的障害、精神病質その他の精神疾患を有する者」となった。また、覚せい剤の慢性中毒者についての読み替え規定（第四十四条）は、精神症状を呈さない覚せい剤依存者を指すこととなるので、これは別途の対策に委ねることとなり、廃止された。

また、専門委員会においては、触法精神障害者問題、保護者制度、緊急時の移送に関しての議論が活発であった。これらの決着は、その後に残されることになった。

第九項　障害者自立支援法の成立と平成十七年改正

平成五年の障害者基本法の成立によって、初めて精神障害者が障害者と位置づけられて以降、平成十六年九月には「精神保健医療福祉の改革ビジョン」が発表された。この中で精神保健医療福祉改革の基本的考え方として、「入院医療中心から地域生活中心へ」との方策を進めていくため、国民各層の意識の変革や、立ち遅れた精神保健医療福祉体系の再編と基盤強化を今後一〇年間で進めることが示された。これに先立って平成十五年には、支援費制度が施行された。しかし、この制度では、利用者によるサービスの選択のもと、利用者とサービス提供事業者の契約によってサービス提供が行われることとなり、サービス利用者の増加や一人当たりの利用量の増加等により必要量が急増したため、財政破綻を生じる結果となった。また、精神障害をそもそも対象としなかったことや、支給決定にかかる基準、尺度、支給決定のプロセスが不透明であることなどの問題点が指摘された。こうした問題点に対処するため、政府は「障害者自立支援法案」を国会に上程し、平成十七年十月三十一日に成立した。

このようにして平成十八年に施行された障害者自立支援法は、①身体障害、知的障害、精神障害の三分野の障害施策が一元化されたこと、②これまでの在宅系、施設系といったサービス体系を再編成し、新体系として介護給付、訓練等給付、地域生活支援事業といった給付内容による群分けに移行したこと、③従来の福祉的就労に代わって、一般就労を中心的な取り組みに据え、就労支援施策の強化を図ったこと、④市町村によるサービス支給決定において、障害程度区分の一次判定の決定を勘案することによって、その明確化を図ったこと、⑤いわゆる応益負担である定率の利用者負担の原則を確立したことにおいて、これまでの障害者福祉制度にない特徴を有している。さらに介護給付と訓練等給付については、義務的負担として国が二分の一を負担することとし、国の財政的責任を明確にすることとなった。このことは、都道府県及び市町村において、障害福祉サービスに関する計画（障害福祉計画）策定が法的に義務化されたことと並んで、障害者自立支援法の意義と評価される。

平成十七年の精神保健福祉法の一部改正は、「心の健康問題の正しい理解のための普及・啓発検討会」、「精神病床等に関する検討会」、「精神障害者の地域生活支援の在り方に関する検討会」の三検討会の報告書や、それらの検討を踏まえて公表された「精神保健医療福祉の改革ビジョン」や障害者自立支援法のベースとなった「改革のグランドデザイン案」に基づいて行われた。

改正の内容としては、「1　障害者自立支援法の施行に伴って削除となった項目」と、「2　精神保健医療福祉の改革ビジョン等に基づいて改正された項目」に大きく区分される。

1　障害者自立支援法の施行に伴って削除された項目

障害者自立支援法の施行に伴い、平成十八年四月には通院医療費公費負担制度が自立支援医療費に、精神障害者居宅生活支援事業が障害福祉サービスに、また平成十八年十月には精神障害者社会復帰施設が障害福祉サービスに移行した。

2　精神保健医療福祉の改革ビジョン等に基づいて改正された項目

精神保健医療福祉の改革ビジョンでは、①患者への情報提供と精神科医療の透明性の向上、②入院形態ごとの入院期間短縮と適切な処遇の確保、③精神病床の機能分化と地域医療体制の整備、④市町村を中心とした地域生活支援体制への円滑な移行などの方向性が示された。これらの内容に基づき、精神科病院等に対する指導監督体制の見直しや精神障害者の適切な地域医療等の確保を目的に、入院患者の処遇の改善や精神科救急医療体制の確立、退院の促進が図られた。

主な改正点としては、

一　精神科病院等に対する指導監督体制の見直しが行われ、改善命令に従わない病院名称、住所などが公表されることとなった。また、精神医療審査会の合議体の構成が見直され、医療側委員が三名から二名になった。

二　定期病状報告制度が見直され、①改善命令等を受けた精神科病院に入院する任意入院患者の病状報告を求めることができることとなり、その患者の処遇の妥当性について、精神医療審査会に諮ることができるようになった。②医療保護入院の定期病状報告の様式が「任意入院に移行できない理由」や「病識獲得の取組み」等の欄が追加されたものに変更された。③措置入院患者の定期病状報告が初回入院三か月後とされた。

三　その他、入院患者の処遇の改善に関して、①長期入院患者に同意の再確認を求める仕組みが導入された。②隔離及び身体的拘束について、一覧性のある台帳の整備が求められた。③その他、精神障害者の適切な処遇の確保が謳われた。
四　精神科救急医療体制の整備に関して、①緊急時における入院等にかかわる特定医師制度が設けられ、医療保護入院・応急入院の指定医業務が一二時間以下に限り、特定医師も可能となった。②措置入院、応急入院の指定病院の看護職員配置基準の改正が行われた。
五　精神保健指定医関係の改正が行われ、①精神保健指定医要件のケースレポート対象症例の見直しが行われた。②研修受講延期のための書類の規定が行われた。
六　精神障害者保健福祉手帳の見直しが行われ、①新規の申請から写真を貼付することとなった。②申請添付資料の対象が追加された。
七　市町村の行う相談体制など、精神保健福祉における市町村の役割が強化された。
八「精神分裂病」から「統合失調症」へと呼称の変更が行われた。

第十項　平成二十五年改正と精神障害者へ医療の提供を確保するための指針の策定

平成二十年四月から開催された厚生労働省の「今後の精神保健医療福祉のあり方等に関する検討会」では、精神保健医療福祉の改革ビジョン（平成十六年）の前期五年の取り組みの状況やその成果についての検討が加えられた。平成二十一年九月に取りまとめられた報告書では、「入院医療中心から地域生活中心へ」という基本理念を推進することを踏まえ、精神保健医療福祉の改革をさらに加速することとし、精神保健医療福祉体系の再構築、精神医療の質の向上、地域生活支援体制の強化、そして普及啓発の重点的実施についての提言がなされた。また、①アウトリーチ（訪問支援）など地域生活の支援体制、②認知症患者への取り組み、③保護者制度・入院制度のあり方等については、引き続き検討課題とした。

平成二十一年夏の衆議院総選挙の結果誕生した民主党を中心とする政権は、マニフェストに掲げた、国連における、障害者の権利に関する条約の批准を目指し、国内法の整備をはじめとする障害者制度の集中的改革に着手した。平成二十一年十二月、障がい者制度改革推進本部を設置し、その下に障害者施策の推進に関する事項について意見を求めるため、障がい者制度改革推進会議が置かれた。障がい者制度改革推進会議は、「障がい者制度改革の推進のための基本的な方向（第一次意見）」をまとめ、「障害の有無にかかわらず、それぞれの個性の差異と多様性が尊重され、それぞれの人格を認め合う共生社会を実現することを目的とする」ことが謳われた。

この第一次意見を踏まえて策定された「障害者制度改革の推進のための基本的な方向について」（平成二十二年六月二十九日閣議決定）においては、①「社会的入院」を解消するため、精神障害者に対する退院支援や地域生活における医療・生活面の支援にかかる体制の整備について、平成二十三年内に結論を得ること、②精神障害者に対する強制入院、強制医療介入等について、「保護者制度」の見直し等も含め、そのあり方を検討し、平成二十四年内を目途に結論を得ること、③精神科医療現場における医師や看護師等の人員体制の充実のための具体的方策について、平成二十四年内を目途に結論を得ること、に着手することを決めた。

①の退院支援・地域生活支援については、アウトリーチの充実、精神科救急医療体制の充実、医療計画への精神疾患の追加等について、平成二十三年内に検討が終了した。②の強制入院・保護者制度については、平成二十二年五月「新たな地域精神保健医療体制の構築に向けた検討チーム」が立ち上がり、検討が始まった。③の人員体制の充実に関しては、平成二十四年三月「精神科医療の機能分化と質の向上等に関する検討会」が発足した。②と③については平成二十四年六月二十八日にそれぞれ報告が行われた。

新政権のマニフェストに掲げられた、障害者自立支援法の見直しについては、「障がい者制度改革推進会議総合福祉部会」の意見書（骨格提言）が、平成二十三年八月に提出された。これを踏まえて、「地域社会における共生の実現に向けて新たな障害保健福祉施策を講ずるための関係法律の整備に関する法律」が平成二十四年六月に成立し、平成二十五年四月一日より施行された。これにより障害者自立支援法は、障害者の日常生活及び社会生活を総合的に支援するための法律（障害者総合支援法）に改称・改正された。新法の対象者には、身体障害者、知的障害者、精神障害者（発達障害者を含む）に、難病等が加えられた。

また、新たな地域精神保健医療体制の構築に向けた検討チームの議論を踏まえ、平成二十五年六月に精神保健福祉法の改正法が成立し、平成二十六年四月一日より施行された。精神障害者の地域生活への移行を促進するために、以下の改正が行われた。

一　精神障害者の医療の提供を確保するための指針の策定

厚生労働大臣が、精神障害者の医療の提供を確保するための指針を定めることとする。

二　保護者制度の廃止

主に家族がなる保護者には、精神障害者に治療を受けさせる義務等が課せられているが、家族の高齢化等に伴い、負担が大きくなっている等の理由から、保護者に関する規定を削除する。

三　医療保護入院の見直し

①　医療保護入院における保護者の同意要件を外し、家族等のうちのいずれかの者の同意を要件とする。

②　精神科病院の管理者に、

・医療保護入院者の退院後の生活環境に関する相談及び指導を行う者（退院後生活環境相談員）の設置

・地域援助事業者（入院者本人や家族からの相談に応じ必要な情報提供を行う相談支援事業者等）との連携

・退院促進のための体制整備（医療保護入院者退院支援委員会の設置）

を義務づける。

四　精神医療審査会に関する見直し

①　精神医療審査会の委員として、「精神障害者の保健又は福祉に関し学識経験を有する者」を規定する（平成二十八年四月一日施行）。

②　精神医療審査会に対し、退院等の請求をできる者として、入院者本人とともに、家族等を規定する。

平成二十五年改正においては、保護者制度についてが最大の改正点となった。議論は、平成二十二年六月に閣議決定された「障害者制度改革の推進のための基本的な方向について」を踏まえ、その義務規定については、原則として存置しないことを出発点として行われた。

保護者制度は、精神病者監護法での監護義務者にまで遡ることができ、監禁罪との関係で、その違法性を阻却するために制度化されたものである。数次にわたる精神保健関係法令の改正のたびに議論され、漸進的に責務規定の削除が行われてきたが、保護者制度そのものは存置されてきた。平成二十五年改正では、家族の高齢化等に伴い、負担が大きくなっている等の理由から、保護者に関する規定が削除されることとなった。

医療保護入院についても、保護者規定の削除に伴って、要件の見直しが行われることとなった。「新たな地域精神保健医療体制の構築に向けた検討チーム」での検討においては、「医療保護入院時に保護者の同意に替わって、誰かの同意を必要とするか」との論点について、精神保健指定医一名の診断のほかに、同時に別の精神保健指定医の診断が必要とする意見、入院後一定期間内に別の精神保健指定医又は別の医師（病院の管理者等）による診断が必要とする意見、地域支援関係者の同意又は関与が必要とする意見、さらには裁判所による承認が必要とする意見が出された。しかし、医療へのアクセスを確保するとの観点や、「医療に関しては医師が全責任を負っており、その法的責任を免れることはできず、医師以外の誰かの同意がなければ入院させられないということはない」、さらには「入院の必要性がある場合でも、誰かの同意がなければ適切な医療に結びつかないとの医療保護入院の制度的課題を解決できない」との意見があり、「医療保護入院について、保護者の同意によらず、精神保健指定医一名の判断での入院とする」との報告がなされた。一方で、①早期退院を目指した手続きとする、②入院した人は自分の気持ちを代弁する人を選べることとする、等入院後の手続きを強化することにより、権利擁護を図ることとした。

これらを踏まえ、改正法においては、医療保護入院における保護者の同意要件を外し、家族等のうちいずれかの者の同意と、精神保健指定医一名の判断を要件とするとした。また、精神科病院の管理者に、退院促進のための体制整備（退院後生活環境相談員の選任、地域援助事業者との連携、医療保護入院者退院支援委員会の設置）を義務づけた。「家族等」の同意に関しては、配偶者、親権者、扶養義務者（直系血族と兄弟姉妹）、後見人又は保佐人をその範囲とし、該当者がいない場合等は、市町村長が同意の判断を行うとした。また、家族等のいずれかの者の同意があれば、医療保護入院は可能とし、優先順位はないとした。また同意を行った者が同意後に特別な義務や権利を持つことはないとされた。

平成二十五年改正では、これら「保護者制度の廃止」や「医療保護入院の見直し」を前面に押し出した形になったが、実際は「指針の策定」こそが改正の本当の目的であったのではないか。

改革ビジョン以来の「精神医療の改革」については、「精神科医療の機能分化と質の向上等に関する検討会」の報告（平成二十四年六月二十八日）を経て、法改正後に明らかにされた「良質かつ適切な精神障害者に対する医療の提供を確保するための指針」（平成二十六年三月七日厚生労働省告示第六十五号）において、「病床転換を含む地域の受け皿づくりの検討」、「急性期での医師、看護職員の一般病床と同等の配置」、「在院期間が一年を超えないうちに退院できるための多職種による質の高いチーム医療の提供」、「一年以上の長期在院者の地域移行を推進するための多職種による取り組み」等が列挙されている。

また、いわゆる「重度かつ慢性」の基準が厚生労働科学研究の成果として明らかにされた。この「重度かつ慢性」の基準を、「治療困難な者」として精神科医療から排除するのではなく、「標準的な治療を行っても容易に寛解に至らない者」として、新たな診療方針の策定を目指すとするその意図を強調したい。

第十一項　令和四年改正と今後の精神保健医療福祉の課題

平成二十五年改正では、その大きな柱として保護者制度の廃止が行われた。従来から保護者となる家族に対しては、その負担が過重なものとなることが指摘されており、その役割の適切性なども議論された結果、保護者制度は廃止されることとなった。しかし、改正後においても入院時の同意行為が規定されたのみで、家族等のなかでの優先順位はなく、成年後見制度や民法上の親権者との間の整理ができていない点や、家族等が治療に対するかかわりを一切拒否した場合に本人の治療へのアクセスが保障されていない点など、行政機関の第三者機関としてのかかわり等も含めて、早期の改善が必要であるとの指摘が多くなされた。

こうした指摘に対して、市町村長同意の範囲の見直しを図るべく、精神保健福祉法の一部改正案が、平成二十九年二月、国会に上程された。同改正案は、当初第七次医療計画等の策定に向けた、精神保健福祉法施行後三年の見直し規定の検討事項として、「これからの精神保健医療福祉のあり方に関する検討会」に付託されたものである。同検討会では、新たな地域精神保健医療福祉体制のあり方について、「精神障害にも対応した地域包括ケアシステムの構築」や「多様な精神疾患等に対応できる医療連携体制の構築」、さらに「精神病床のさらなる機能分化」を提言した。医療保護入院制度については、家族等からの意思表示が示されない場合について、市町村長同意を行えるよう検討することが適当であると結論した。また、その後、津久井やまゆり園事件や、精神保健指定医の不正指定問題等の出来により、追加的に検討事項となった措置入院制度と精神保健指定医の指定に関する見直しについて、①措置入院時に精神医療審査会が措置入院の必要性について審査すること、②すべての措置入院患者について、入院中から「退院後支援計画」を都道府県等が作成すること、③退院後は、保健所設置自治体が退院後支援計画に沿って関係者間の調整を行い、必要な支援を継続的に確保すること等が提言された。

精神保健指定医の指定に関しては、ケースレポートの記載内容を実践的に確認するために、口頭試問を導入することの検討が提言された。これらの内容は、平成二十九年二月八日に報告書としてまとめられた。これを受けて報告書の内容の実現を図るべく、国会では精神保健福祉法の一部改正案の審議が始まった。しかし、措置入院の見直しについては、当初、津久井やまゆり園事件の再発防止のための法整備との立法趣旨が述べられたことから、「措置入院患者への支援強化」を謳った内容が、一部野党や当事者団体からは「（精神障害者への）監視強化につながる」との強い反発を受けた。その後、政府はこうした立法趣旨を撤回し、津久井やまゆり園事件との関連性を否定したが、たびたび法案審議の停滞を招き、同年五月に先議されていた参議院で法案は修正・可決されたものの、衆議院では審議入りもできず継続審議となった。結局、九月二十八日の衆議院解散によって廃案となったのである。

その後、改正法案は一度も国会に上程されることもなく、無為に月日が流れていった。こうした局面が変化したのは、令和三年になってからである。同年十月から「地域で安心して暮らせる精神保健医療福祉体制の実現に向けた検討会」の議論が始まったのである。折から、国連による障害者権利条約の初回対日審査が、令和四年夏に予定されており、「措置入院、医療保護入院等を規定する精神保健福祉法等の撤廃のための措置」や「隔離・身体的拘束等を廃止するためにとった法律上・実践上の措置」に関する事前の情報提供が求められていることが明らかになって、厚生労働省が精神保健福祉法改正案の早期の国会提出を企図しているとの情報が駆け巡った。そして、にわかに入院中の患者の権利擁護に関する検討項目がクローズアップされることとなった。つまり、①医療保護入院の見直し、②入院者訪問支援事業の創設、③虐待防止の取り組みについて、である。令和四年改正に盛り込まれたこれらの項目の詳細については、各章の記述に譲ることとするが、ともあれ、精神保健福祉法改正案は障害者総合支援法、障害者雇用促進法、難病法、児童福祉法等の改正案とともに、「障害者の日常生活及び社会生活を総合的に支援するための法律等の一部を改正する法律案」として国会に提出され、令和四年十二月、衆・参両議院において可決・成立し、一部を除き令和五年四月一日より、他は令和六年四月一日より施行された。

法律には、本則とは別に追加的規定として附則が定められることがある。附則は本文と異なる法的な効果を持つことがあるとされる。令和四年改正の精神保健福祉法においても、附則が定められている。一部改正法（令和四年十二月十六日法律第百四号）の附則第三条には、「政府は、精神保健福祉法の規定による本人の同意がない場合の入院制度の在り方等に関し、精神疾患の特性及び精神障害者の実情等を勘案するとともに、障害者の権利に関する条約の実施について精神障害者等の意見を聴きつつ、必要な措置を講ずることについて検討するものとする」と規定された。

障害者権利条約では、その第十四条（身体の自由及び安全）に以下の記述がある。「1　締約国は、障害者に対し、他の者との平等を基礎として、次のことを確保する。(a)身体の自由及び安全についての権利を享有すること。(b)不法に又は恣意的に自由を奪われないこと、いかなる自由の剝奪も法律に従って行われること及びいかなる場合においても自由の剝奪が障害の存在によって正当化されないこと」。この条文を根拠に、「精神科病院の強制入院（非自発的入院）は障害に基づく差別である。自由を奪っている法令（精神保健福祉法や医療観察法）は廃止すべきである」との主張がある。しかし、障害者権利条約を批准している諸外国においても、何らかの形で非自発的入院が行われているのも事実である。

「これからの精神保健医療福祉のあり方に関する検討会」報告書（平成二十九年二月）では、①精神障害者に対する医療の提供については、できる限り入院治療に頼らない治療的介入を行うことが原則であり、そのうえで、入院治療が必要な場合についても、できる限り本人の意思を尊重する形で任意入院を行うことが極めて重要である。②ただし、病気の自覚を持てない場合があり、病状の悪化により判断能力そのものが低下するという特性を持つ精神疾患については、自傷他害のおそれがある場合以外にも、入院治療へのアクセスを確保する仕組みが必要と考えられる。③そのうえで、医療保護入院は、指定医の判断により入院治療が必要とされる場合であって、任意入院につなげる最大限の努力をしても、本人の同意が得られない場合に選択される手段であるということを再度明確にするべきである、と結論している。「障害者の権利擁護の視点」と「必要な医療へのアクセス確保の視点」とのバランスをどう取っていくか、今後の議論の行方を注視したい。

第九章　障害者権利条約

第一項　障害者権利条約とは

障害者の権利に関する条約（障害者権利条約、以下ＣＲＰＤ：Convention on the Rights of Persons with Disabilitiesという。）は、国際連合（以下「国連」という。）における九つの中核的人権条約のひとつとされる。その目的は、すべての障害者があらゆる人権と基本的自由を完全かつ平等に享受すること、そして障害者の固有の尊厳の尊重を促進することである。この条約は二〇〇六年に国連総会本会議において採択され、わが国は二〇一四年（平成二十六年）に批准した。批准国には、人としての尊厳と平等、差別からの自由、資源や支援への公正なアクセス、社会への完全な参加と包摂といった中心的価値を、自国の法律に反映させることが求められる。このためわが国では、批准に当たって障害者基本法の改正が行われるとともに、三つの国内法が整備された。すなわち、二〇一二年（平成二十四年）の「障害者の日常生活及び社会生活を総合的に支援するための法律（障害者総合支援法）」の制定と、二〇一三年（平成二十五年）の「障害を理由とする差別の解消の推進に関する法律（障害者差別解消法）」の制定、「障害者の雇用の促進等に関する法律（障害者雇用促進法）」の改正である。

ＣＲＰＤの理念に則れば、これからの精神科臨床においては、本人の意思を尊重しつつ、必要に応じて、精神症状のみならず生活課題等への対応を含む包括的アプローチを提供することがますます重要視されていると言える。実際、近年の障害者支援の理念は、障害者を「保護すべき対象」と捉えたかつての考え方から、いかにして障害者を個人として尊重し、共生社会を実現していくかという考え方に大きくシフトしている。精神科臨床においても、精神障害があっても地域でその人らしい暮らしができるよう、パーソナル・リカバリーを実現するための支援を提供することが求められる時代となっているのである。パーソナル・リカバリーとは、疾患や障害をもちながらも、それらを超えて主体性を回復し、人生の新しい意味や目的を発展させるプロセスを意味する。医療の枠組みにおけるＣＲＰＤの意義を考える際には、パーソナル・リカバリーの回復支援という文脈で捉えることも有用であると思われる。

第二項　障害の社会モデル

1　障害者権利条約における「障害」の考え方

ＣＲＰＤ第一条では、障害（ディスアビリティ）とは、長期的な身体的、精神的、知的又は感覚的な機能障害（インペアメント）が、さまざまな障壁との相互作用により、社会への完全かつ効果的な参加を妨げる状態とされている。この考え方は、一般に「障害の社会モデル」と呼ばれている。社会モデルではインペアメントとディスアビリティが区別される。前者は個人の身心の機能に何らかの不具合が生じている状態であり、個人にアプローチしてこの状態を改善・治療しようとするのは医学モデルの考え方とされる。他方、後者は、インペアメントと環境（社会）との相互作用によって社会参加が妨げられている状態であり、社会モデルは、社会の障壁を取り除くことによって、インペアメントがあっても社会参加が可能となるという考え方である。ごく単純な例で説明すると、例えば歩行障害をもつ人が公共交通機関を利用しづらいといったディスアビリティがある場合、下肢にインペアメントがあることを問題とするのではなく、段差がある、エレベーターがないといった状況（社会的障壁）が問題であると考えるのが社会モデルである。

ＣＲＰＤでは、この社会モデルに加えて「障害の人権モデル」の考え方も同様に重視されている。人権モデルでは、可能な限り社会的障壁を取り除いてもなおディスアビリティを解消できない場合であっても、「機能障害が重いから人権が制限されるのは仕方がない」といった言い逃れは認められない。障害がある人も他のすべての人々と同様に人として尊重され、健康権、教育権、勤労権、参政権などの権利を享受できるよう、あらゆる面で平等な扱いを受けるための措置を求めるのが人権モデルである。言い換えれば人権モデルでは、社会的障壁が完全に取り除けない場合でも、あらゆる個人が基本的人権を享受できるような法的及び政策的なフレームワークの構築を目指しているのである。社会モデルと人権モデルは相補的な関係性であり、障害者が権利を完全に享受できる社会を実現するためには、両方のモデルが必要とされている。

2　精神障害の位置づけ

精神保健及び精神障害者福祉に関する法律（以下「精神保健福祉法」という。）第五条は、精神障害者を「統合失調症、精神作用物質による急性中毒又はその依存症、知的障害その他の精神疾患を有する者」と定義している。日本語の「精神障害」は通常メンタルディスオーダーの訳語として用いられるが、メンタルディスオーダーは必ずしも長期的なインペアメントあるいはディスアビリティを伴うものではなく、自然回復する場合や、医学的な治療によりインペアメントあるいはディスアビリティから回復することも多い。前述の通り、ＣＲＰＤ第一条によれば、ディスアビリティとは「長期的な」機能障害と社会のさまざまな障壁との相互作用により生じたものとされているのであるから、一部のメンタルディスオーダーにはＣＲＰＤが適用されないようにも思えるが、そうではない。精神的不調が生じている場合、その性質が短期的・可逆的であっても、その人が社会的な障壁や差別等に直面していればＣＲＰＤの理念に基づく保護や支援が適用されると解されている。

なお、国連から発出されるCRPDに関連する文書においては、メンタルディスオーダーとほぼ同義の用語として、サイコソーシャルディスアビリティ（心理社会的障害）が使用されることも多く、これには精神疾患の急性期も含まれていると考えられる。

3 医学モデルの位置づけ

CRPDは障害の社会モデルと人権モデルを基本としているが、治療によりインペアメントからの回復を目指す医学モデルが排除されているわけではない。実際に、CRPDの第二十五条及び第二十六条においては、障害者が適切な保健医療サービスやハビリテーション、リハビリテーションなどにアクセスできる権利に言及されている。さらには、障害のために保健医療サービスが必要とされる状態を早期に発見し、介入すること、障害を最小限に抑え、予防するためのサービスの提供が求められている。つまりは、CRPDでは、障害のある人々のニーズに対して、医学的なアプローチと社会的な障壁の除去といった社会的なアプローチの両方を統合した包括的な視点が採用されているのである。

この考え方は、臨床医学におけるバイオ・サイコ・ソーシャルモデル（BPSモデル）に通じるところがある。BPSモデルでは、患者の置かれている困難な状況を把握するうえでは、バイオ（生物）、サイコ（心理）、ソーシャル（社会）という三つの側面から本人の状況を把握する必要があるとされている。BPSモデルについては折衷主義として批判する向きもあるものの、精神科臨床においては、疾病性やインペアメントのみならず、心理的側面や社会的側面、環境に対するアプローチも重要であることについては、広くコンセンサスが得られているものと思われる。一方、何らかのインペアメントをもつ人に対し、社会・環境へのアプローチのみでその人の抱える困難に対応することには無理がある場合も多々ある。精神障害のケアにおいて継続的な服薬が必要となる場合が多いことも、その例のひとつである。

医療においては、ＢＰＳモデルの重要性が知られるようになった今日においても、ともすれば要素還元主義的なバイオメディカルモデルに偏りすぎてしまうという課題が指摘されている。ＣＲＰＤは、バイオメディカルモデル偏重の医療に対し人権擁護の観点から警鐘を鳴らしているとも言える。社会モデルの考え方はよりよい医療を提供するうえでも重要であるが、治療可能なインペアメントへの医学的アプローチを軽視してはならないことは言うまでもない。

第三項　医療同意と「法律の前にひとしく認められる権利」

１　インフォームド・コンセント

ＣＲＰＤ第二十五条では、医療の提供は情報を知らされたうえでの自由意思に基づいて行われること、すなわちインフォームド・コンセント（ＩＣ）の必要性が明記されている。

わが国においては、昭和六十年代頃よりＩＣの考え方が急速に広まっていった。患者の自己決定権やＩＣを基軸とした患者の権利運動の高まりも相まって、平成四年の医療法改正における参議院附帯決議では、ＩＣのあり方について多面的な検討を加えることが求められた。その後厚生省（当時）に設置されたＩＣに関する検討会では、ＩＣを権利の主張と医療従事者の責任回避という対立的側面で捉えるべきではなく、よりよい医療環境を築くための理念として理解すべきであるとされた。報告書の中では、患者と医療従事者が相互の立場を尊重し相互の理解を深める努力が必要であるという、今日で言うところの共同意思決定の考え方に近い理念が示されている。精神医療に関しても、「良質かつ適切な精神障害者に対する医療の提供を確保するための指針」(平成二十六年厚生労働省告示第六十五号)においてＩＣの理念に基づき精神障害者本位の医療を実現していくことが重要である旨が明記された。

ここでＩＣの成立要件について考えてみたい。一般に、ＩＣが成立するためには、①患者に意思決定能力があること、②患者へ十分な説明がなされること、③患者がその説明を理解すること、④患者が提案された医療に同意すること、の四つがすべて満たされていなければならないとされる。例えば、患者が提案された医療を受けることに同意していても、説明が不十分であったり、患者が説明を理解できていなかったりすれば、そのＩＣは無効となる。意識障害など、さまざまな理由により意思決定能力が欠如している場合も同様である。いかにしてＩＣのプロセスを適切な形で実施するかという課題は、ＣＲＰＤの観点のみならず、医療の質の観点からも重要であることは論をまたない。

2 「法律の前にひとしく認められる権利」とは

ＣＲＰＤ第十二条は「法律の前にひとしく認められる権利」に関する項目であり、その第二項において、「障害者が生活のあらゆる側面において他の者との平等を基礎として法的能力を享有することを認める」とされている。ここで言う法的能力には、権利能力と行為能力の双方が含まれると考えるのが妥当とされる。権利能力とは、法律上の主体として権利を主張し、義務を負うことができる能力であり、行為能力とは、自分の判断で行った法律行為が有効であると認められる能力のことである。

相続権を例に挙げてみる。例えば、乳児でも相続に関する権利能力(相続の主体となる権利)をもっているが、乳児は相続に関する法的手続きを行う能力(相続に関する行為能力)はもっていない。このため、親権者や法定代理人が本人に代わって行為能力を行使することが考えられる。診療契約に関しても同様で、乳児は診療契約に関する権利能力をもっている(診療契約を結ぶ権利主体になること、すなわち診療を受けることができる)が、診療契約に関する行為能力はもっていない(本人のみで診療契約は結べない)ため、親権者等の同意や了解が必要となる。

ＣＲＰＤ第十二条では、インペアメントがある場合も、インペアメントがない場合と同等の権利能力及び行為能力を認めるよう定めている。わが国がＣＲＰＤを批准した後に国連障害者権利委員会から発出された「一般的意見」（国連障害者権利委員会が条約の特定の条項やテーマに関して詳細な解釈やガイダンスを提供する公式文書）においては、意思決定能力の欠損などのインペアメントがある場合も、それを理由に医療同意権、選挙権、結婚して家族を形成する権利、生殖の権利、自由権等、多くの基本的権利に関する法的能力（権利能力及び法的能力）を否定してはならないとされている。同条第三項では「障害者がその法的能力の行使に当たって必要とする支援を利用する機会を提供するための適当な措置をとる」こと、すなわち適切な意思決定支援の提供が求められている。

3　ＣＲＰＤ解釈への懸念

ここで悩ましいのは、ＣＲＰＤ第十二条においては、本人の意思決定能力が欠如しているという状況についての直接的な言及がないことである。前述の「一般的意見」においては、意思決定能力は社会的・政治的文脈に左右されるものであること、人間の心の内面を正確に評価できることを前提としていることなどを理由として、意思決定能力評価自体を受け入れ難いものとされている。意思決定能力の不足を理由とした法的能力の否定は、本人の決定が自傷他害などの深刻な結果をもたらすと考えられる場合においても認められず、精神科において強制的な処遇を認める法律は廃止されなければならないというのが同委員会の見解である。

同委員会が締約国に求めているのは、本人に代わる誰かが代理意思決定を行うことではなく、本人が法的能力を発揮できるような支援、すなわち意思決定支援である。同委員会の見解に従えば、精神症状のため意思決定能力が著しく低下し、治療によりその状態から回復できる可能性が高い場合においても、本人が治療を拒否すれば非自発的な治療の提供は不可とされる。同趣旨の記載は、ＣＲＰＤ第十四条（身体の自由及び安全）ガイドラインにも認められる。

国連障害者権利委員会による、前述のようなＣＲＰＤの解釈に対しては、特にヨーロッパ諸国から少なからず反対意見が出されている。精神科医療の文脈では、『ランセット・サイキアトリ』（*Lancet Psychiatry*）をはじめとする国際誌において、前述の同委員会の解釈は治療可能な疾病の回復、司法へのアクセス、自由権、生命権など、精神障害者にとって重要な多くの権利を損なうおそれがあるとして、この解釈に警鐘を鳴らしている。ＣＲＰＤのもつこのような潜在的な問題を予見して、ＣＲＰＤを批准する際に、委員会が後に提示する解釈をあらかじめ拒否するという留保をつけた国もある。

筆者個人としても、代理意思決定に関する同委員会の主張には首肯しかねる。あらゆる意思決定支援を行っても、精神症状等の影響により本人と意思疎通自体ができない状態もあることは直視すべき事実であり、代理意思決定の禁止により障害者のさまざまな権利が損なわれるおそれがあるばかりでなく、家族や一般の人たちの権利が脅かされ、その結果、精神疾患に対するスティグマが強まる懸念すらある。医療現場のみならず、あらゆる場面において「権利」はしばしば対立するものであり、どの権利を重視すべきかという問いに、絶対的な正解は存在しない。同委員会の解釈は、障害者の自己決定権のみを不可侵の権利と位置づけ、例外を認めていないかのようにも見える。本人にすべての意思決定を委ねるということは、その決定により生じる不利益がいかに深刻なものであっても、その責任を本人のみに帰することになりかねない。

医療においては、自律尊重、無危害、善行、正義という医療倫理の四原則の中でも自己決定権が重視されている。しかしながら、これらの四原則はしばしば対立し、さまざまな比較衡量、状況判断により、自律尊重原則よりも善行原則など、他の原則が優先されることがある。本人に意思決定能力がある場合は、当然本人の意向が最大限に尊重されるべきである（ただし、「尊重する」ことは、本人の意向に「従う」ことと同義ではない。ただ本人の意向に従うだけであれば、それは医療従事者としての責務の放棄との誹りを免れない）。しかしそうでない場合には、可能な限り本人の意思や選好を推定しつつ、適切な代理意思決定者（個人の場合もあれば、倫理委員会のような組織の場合もあると思われる）が本人にとって最も望ましい選択となるよう努めるのが、現在医療現場でできる最善であろう。また、国内外の研究により、非自発的入院を経験した当事者患者の多くが非自発的入院の必要性を認めているとの結果が繰り返し示されてきたことも、軽視すべきではない。

ＣＲＰＤの理念は、障害者の権利を守るうえでも、よりよい医療を提供するという観点からも極めて重要であり、その理念が普及し、ＣＲＰＤの理念に沿った実践が行われることが強く望まれる。だからこそ、例外が認められないという解釈によってその部分にのみ注目が集まり、ＣＲＰＤの本来の理念が軽視されることが懸念される。

4　精神障害者のみを対象とした非自発的処遇の是非

冒頭で述べた通り、本来ＣＲＰＤが目指しているのは、障害者が人としての尊厳と平等を享受すること、差別からの自由、資源や支援への公正なアクセスと社会包摂である。非自発的入院や治療を全面的に不可とすることは現実的ではなく、かえって本人の自己決定権以外の権利を損ねることにもなりかねないが、ＣＲＰＤの理念に照らせば、非自発的処遇を行わざるを得ない場合の適正手続きを保障することや、可能な限り本人の意思を尊重するための措置を講じることの必要性は明らかである。

現在わが国において、非自発的／強制入院に関連する規定を有する法律は、精神保健福祉法と「心神喪失等の状態で重大な他害行為を行った者の医療及び観察等に関する法律（医療観察法）」、「感染症の予防及び感染症の患者に対する医療に関する法律（感染症法）」である。前二者についての非自発的／強制入院の規定は、精神障害者のみを対象としており、感染症法では、都道府県知事が感染まん延防止の必要があると認めた感染症の患者が対象である。感染症法における強制入院については、精神科領域の非自発的／強制入院と比較して規定の内容や手続きに曖昧な点が多いことが指摘されている。また精神科以外の診療科においては、非自発的入院や治療についての法的規定がなく、本人による意思決定が不可能な場合は、慣例として家族の同意により治療を行うという運用がされることが多い。近年では、身寄りがいない人が増えていることもあり、その場合の対応のあり方も課題となっている。

身体科領域の非自発的入院・治療の曖昧な運用に対し、精神科領域においては、課題は多々あるものの、比較的厳密な運用が行われているという見方もある。一方でCRPDの理念を踏まえると、「精神障害があるかないかで扱いが違う」という点が問題とされる。わが国では、精神障害者であることのみを理由として非自発的入院が行われているわけではない。しかし、非自発的入院・治療の手続きが、主診断が精神疾患であるか否かで異なるという状況そのものが、精神障害者に対する差別であるとの指摘もある。

この状況は多くの先進諸国も同様であり、各国ともその対応に苦慮している。北アイルランドでは二〇一六年に法改正が行われ（Mental Capacity Act 2016）、精神障害の有無ではなく、本人の意思決定能力の有無を基準として非自発的入院等の処遇を検討するという手続きがとられることとなった。すなわち、非自発的処遇の手続きにおいて、精神疾患を身体疾患と区別しないという建付けである。わが国においても、令和四年改正時の衆・参両議院による附帯決議において、「精神科医療と他科の医療との政策体系の関係性を整理し」、精神医療に関する法制度の見直しについて必要な措置を講ずることが求められており、精神疾患の扱いを身体疾患と区別することの合理性について議論していく必要がある。

とは言うものの、身体科における医療同意の課題は、成年後見人が代理意思決定を行うことの是非も含め、関係者間のコンセンサスが得られているとは言い難い。そのうえさらに精神科の非自発的処遇を含めた議論となると、現実的にはかなりの困難が予想される。身体疾患と精神疾患の最も大きな違いのひとつは、現時点で生物学的診断が確立されているか否かという点である。このため精神疾患の診断が乱用されるおそれがあることは否定できず、全体主義国家においては時に政治利用がされてきたという歴史も踏まえると、精神疾患の非自発的処遇に関してはより慎重な対応が求められそうである。さらには、精神症状の影響による自傷他害のおそれがあり、意思決定能力が保たれている場合の対応についても検討しなくてはならない。

このように、非自発的処遇の手続きを精神疾患と身体疾患の区別なく行うために越えなければならない障壁は、非常に高いと言わざるを得ないが、諸外国の対応も参照しつつ、議論を尽くしていくべきであろう。一方、医療法施行規則の規定など、精神科医療と身体科医療の格差については従前から課題とされてきたところであり、精神障害を別扱いとしている現行制度の改善策を検討することは、CRPDの観点からも望ましいと思われる。なお、前述の北アイルランドにおける新法は、段階的に施行されているため、二〇二四年現在でも完全な施行には至っておらず、今後の動向を注視する必要がある。

5　意思決定支援

本人の意思決定能力が著しく障害されている場合には、代理意思決定を行わざるを得ない状況があることは前に述べた通りであるが、安易に「意思決定能力が欠如している」と判断することは厳に慎まなければならない。一見すると意思決定能力が欠如しているように見える場合においても、本人が意思決定能力を最大限に発揮できるように可能な限りの支援をすることが重要である。

意思決定能力が不十分であることを理由とした代理意思決定は、本人が決定に関して責任を負うことが不利益になると考えられる場合にのみ、極めて限定的に行われるべきとされる。こうした意思決定支援と代理意思決定における原則については、英国のMental Capacity Act 2005（二〇〇五年意思能力法：MCA）がしばしば参照される。MCAでは、意思決定について①すべての人は、能力を欠いていると立証されない限り、能力があると推定されなくてはならない、②本人が意思決定するための、あらゆる実際的な支援が成功しなかった場合にのみ、その人は意思決定ができないとして扱われる、③単に賢明でない決定を行ったからといって、意思決定ができないと見なされてはならない、④本法の下で、能力を欠く者のために行動、あるいは決定がなされるときは、本人の「最善の利益」に基づいていなくてはならない、⑤行動や決定がなされる前に、本人の権利や行動の自由の制限がより小さい方法で、目的を効果的に成し遂げられないか、考慮しなくてはならない、の五原則を示している。

この五原則は、わが国において意思決定支援を行う際にも有用であると考えられるが、わが国にはMCAに類する法制度はない。意思決定能力が減弱していると判断される者を法的に保護するための制度として、民法に基づく成年後見制度があるが、医療行為に関することも含め、財産管理以外の意思決定については規定されていない。法律ではないが現場の実践に資するものとして、「身寄りがない人の入院及び医療に係る意思決定が困難な人への支援に関するガイドライン」、「認知症の人の日常生活・社会生活における意思決定支援ガイドライン」や「障害福祉サービス等の提供に係る意思決定支援ガイドライン」等が作成されており、基本的にはMCAの理念を踏襲したものとなっている。意思決定支援の具体的方法については、各ガイドラインを参照されたい。

障害者のみならず、あらゆる人の自己決定権がより尊重されることが求められる時代において、意思決定能力が低下した人への意思決定支援と代理意思決定に関する課題に直面する機会はこれまで以上に多くなることが予想される。今後は精神科医療や障害福祉といった限られた枠組みではなく、よりユニバーサルな課題として意思決定支援のあり方を検討することが望ましいと思われる。

第四項　自立支援とインクルージョン

二〇二二年八月、国連障害者権利委員会は、第一回日本政府報告に関する審査を行い、同年一〇月にその総括所見を発出した。政府報告とは、CRPD第三十五条で締約国に求められている国連への定期報告である。この報告では、その国が障害者の権利の保護と促進に関してどのような措置をとっているか、そして条約の各規定がどのように実施されているかについて詳細に説明される。わが国への総括所見では、精神科医療に関連するさまざまな懸念が示され、それに対する是正勧告がなされたが、紙面の都合上、ここでは第十九条（自立した生活及び地域社会への包容）

に関連する指摘事項に着目する。

ＣＲＰＤ第十九条における「自立」とは、単に「他の援助を受けずに自分の力で生活すること」を指すのではなく、「自己決定に基づく主体的な生活を営むこと」と捉えられよう。すなわち、ディスアビリティをもつ人が、地域でその人らしい生活を送ることができ、地域社会に包摂されるよう、障害の社会モデルに基づく合理的配慮や適切な支援の提供が求められているのである。第十九条においては、居住地の選択の自由や、ニーズに対応した必要なサービスへのアクセスの確保などについても言及されている。本章の冒頭で触れた「パーソナル・リカバリー」は、この条文の理念に関連すると考えられる。パーソナル・リカバリーの考え方は、一九六〇〜七〇年代の脱施設化や当事者活動を通じて発展し、現在では精神的不調や精神疾患、精神障害をもつ人々の支援における中核的な理念とされている。精神科医療においても、症状の消失や機能の改善といった客観的な回復だけでなく、個々の意思や価値観に基づく主観的な回復や、その人々の主体性を尊重することが求められている。個人の抱える困難や支援ニーズに対する適切な支援を過不足なく提供すると同時に、個人がもつ特性を生かせるようなサポートも重要とされる。

総括所見では、第十九条に関連して、精神障害や認知症をもつ人が精神科病院に数多く入院していること、特に期限の定めのない入院についての懸念が示されている。また、ディスアビリティをもつ人が地域社会で自立して生活するための支援の強化も求められた。改正精神保健福祉法において、医療保護入院の入院期間に上限が設けられたことや、医療保護入院者及び措置入院者に対して、退院後生活環境相談員を選任することや、必要に応じた地域援助事業者の紹介が義務化されたことなどは、この是正勧告への対応という側面があると考えられる。

精神障害者の自立支援とインクルージョンに関連して、現在わが国は「精神障害にも対応した地域包括ケアシステム（にも包括）」の構築を推し進めている。その根拠となるのは、改正後の精神保健福祉法第四十六条（精神障害者等に対する包括的支援の確保）である。「にも包括」では狭義の精神障害者にとどまらず、メンタルヘルス不調のある人にも、必要に応じて包括的な支援を行うよう求めている。「にも包括」の構築は自治体の役割とされているが、現実的には精神科医療機関の協力が強く期待されているところである。精神科医をはじめとする精神科医療従事者には、障害の社会モデルやパーソナル・リカバリーの理念を理解したうえでの多職種、多機関連携、地域づくりへの一層の参画が望まれていると言えるだろう。

精神科医療においてCRPDの理念を踏まえた実践が求められており、医療の質の面からもそのような実践が重要であることは、繰り返し述べてきた通りである。しかしながら、そのための合理的配慮や支援の提供に当たっては、多くの時間とマンパワーを要することも多く、その他さまざまな困難に直面することは避けられない。まさに言うは易く行うは難し、である。とは言え近年、本人の意思を尊重し、医療の提供のみならず、地域生活を支える視点をも重視する方向に精神科医療がシフトしつつあるのは確かであろう。限られた時間と資源の中、いかにして本人の主体性を尊重した医療やケアを提供するか、臨床現場での模索が続いている。

最後に、CRPDの理念に近づくためには、当然のことながら、医療機関の努力だけでは十分ではない。地域住民の理解を含む、社会全体の変革が不可欠である。

第一〇章　障害者総合支援法

第一項　「障害者総合支援法」制定までの経緯とこれまでの流れ

1　障害者総合支援法の制定までの経緯

わが国の障害者福祉政策は、措置制度から支援費制度へ、そして支援費制度の問題点克服のために、障害者総合支援法の基になった障害者自立支援法が平成十七年法律第百二十三号として制定され、一部を除き平成十八年四月から施行された。この法律のポイントは、①障害者施策を三障害一元化、②利用者本位のサービス体系に再編、③就労支援の抜本的強化、④支給決定の透明化・明確化、⑤安定的な財源の確保とされた。しかしながら、実際には支援費制度を支える財源が破綻したことや、「三位一体」改革など地方分権化の動向などの中で障害福祉の財源問題を契機として立案された経緯がある。障害福祉の理念および自立を支援する制度的仕組みなどに関する検討が十分に行われることなく、成立が急がれた結果であり、福祉サービスの給付は「三障害共通の枠組み」を行うとされる中で、精神障害者の特性やそれを踏まえた精神障害者福祉施策の在り方に関する検討が不十分なままであった。ゆえにこの法律は制定当初からいくつもの問題点が挙がり、施行後間もなく改正の必要性が指摘された。

平成二十年八月には、障害者自立支援法訴訟全国弁護団が結成され、全国各地で一斉に裁判所に訴えが提起された

（障害者自立支援法の規定が個人の尊重、生命・自由・幸福追求の権利の尊重を定めた憲法第十三条、法の下の平等を定めた第十四条、生存権・国の生存確保保障義務を定めた第二十五条に反するものだとして提訴）。この訴訟は平成二十二年一月に障害者自立支援法違憲訴訟原告団・弁護団と国（厚生労働省）の間で和解が成立し、基本合意書が交わされた。基本合意の概略は「①国は速やかに応益負担制度を廃止する。②国は、遅くとも平成二十五年八月までに、障害者自立支援法を廃止し、新たな総合的な福祉法制を実施する。③国は、障害者及びその家族に反省の意を表明するとともに、反省を踏まえて今後の施策の立案・実施に当たる。④国は、障害者自立支援法廃止までの間、応益負担（定率負担）制度の速やかな廃止のため、平成二十二年四月から、低所得者（市長村民税非課税）の障害者及び障害児の保護者につき、障害者自立支援法及び児童福祉法による障害福祉サービス及び補装具に係る利用者負担を無料とする措置を講じる。⑤新たな総合的福祉制度を制定するに当たって、国（厚生労働省）は、今後推進本部において、前記の反省に立ち、原告団・弁護団提出の要望書を考慮の上、障害者の参画の下に十分な議論を行う」である。

平成二十一年の政権交代後、障害者制度の集中的な改革を行うために、同年十二月には内閣総理大臣を本部長とする「障がい者制度改革推進本部」が内閣に設置された。またその下では、障害者施策の推進に関する事項について意見を求めるために、障害当事者や障害者福祉に関する事業に従事する者及び学識経験者等で構成される「障がい者制度改革推進会議」が開催され、障害者制度の見直しに向けた検討が始められた。その意見として「障害者制度改革の推進のための基本的な方向（第一次意見）」が取りまとめられた。そして、この意見を踏まえ、政府は「障害者制度改革の推進のための基本的な方向について」を、平成二十二年六月二十九日に閣議決定した。

この閣議決定では、「応益負担を原則とする現行の障害者自立支援法を廃止し、制度の谷間のない支援の提供、個人のニーズに基づいた地域生活支援体系の整備等を内容とする『障害者総合福祉法』（仮称）の制定に向け、第一次意見に沿って必要な検討を行い、平成二十四年の通常国会への法案提出と、平成二十五年八月までの施行を目指す」こととされた。この障害者総合福祉法（仮称）については、平成二十二年四月に障がい者制度改革推進会議の下に設置された「障がい者制度改革推進会議総合福祉部会」（以下「総合福祉部会」という。）において、新法制定への検討が始められた。

総合福祉部会では平成二十三年八月までに一八回の議論が行われ、同月三十日に「障害者総合福祉法の骨格に関する総合福祉部会の提言―新法の制定を目指して―」が取りまとめられた。また、この議論が行われている間に、障がい者制度改革推進会議での議論等を踏まえ、障害の有無にかかわらず全ての国民が共生する社会を実現するため、個々の障害者等に対する支援に加えて、地域社会での共生や社会的障壁の除去を始めとした基本原則を定めること等を盛り込んだ、「障害者基本法の一部を改正する法律」が平成二十三年七月に成立した。

改正障害者基本法を踏まえ、厚生労働省において新たな法律の検討が進められ、与党での議論を経て、平成二十四年三月に「地域社会における共生の実現に向けて新たな障害保健福祉施策を講ずるための関係法律の整備に関する法律案」（障害者総合支援法への改称）が国会へと提出された。この法律案は、衆議院において政府案に一部修正が加えられたのち、同年四月十八日に衆議院厚生労働委員会で、同二十六日に衆議院本会議でそれぞれ可決された。なお、衆議院での修正のポイントは、①障害程度区分を障害支援区分に見直すこと、②障害者の意思決定支援を明確化すること、③地域生活支援事業に関し都道府県と市町村の役割分担を明確にすること等であった。

その後、同年六月十九日に参議院厚生労働委員会で、翌二十日に参議院本会議でそれぞれ可決され、同法が成立し、同二十七日に公布された。

2　障害者総合支援法のポイント

平成二十四年六月二十七日に公布された「地域社会における共生の実現に向けて新たな障害保健福祉施策を講ずるための関係法律の整備に関する法律」（平成二十四年法律第五十一号）により、従来の障害者自立支援法は、「障害者の日常生活及び社会生活を総合的に支援するための法律」（通称：障害者総合支援法。平成二十五年四月一日から施行、一部は平成二十六年四月一日から施行）へと改正された。その主な内容は次のとおりである。

❶ 目的・基本理念

障害者自立支援法を廃止するという民主党の政権公約から、新たな法律名となったが、内容面では、障害者自立支援法を完全に廃止した新たな法律にはなっていないと批判されている。また、障がい者制度改革推進会議が提唱していた「障害者総合福祉法」という法律名ではなく、「障害者総合支援法」という名称となった。

総合福祉部会が提唱した障害者総合福祉法の六つのポイントは、①障害のない市民との平等と公平、②谷間や空白の解消、③格差の是正、④放置できない社会問題の解決、⑤本人のニーズにあった支援サービス、⑥安定した予算の確保、であった。障害者総合支援法が、これらのポイントを踏まえた施策の計画的な整備とともに、段階的な実施を目指しており、最終的に提言に沿った施策に到達することができるかどうかが問われる。

第一条の目的規定については、「障害者及び障害児が自立した日常生活又は社会生活を営むことができるよう」が「障害者及び障害児が基本的人権を享有する個人としての尊厳にふさわしい日常生活又は社会生活を営むことができるよう」と改正された。法律の目的規定の中に、国民が等しく享有している「基本的人権」を強調することによって、障害者総合支援法は障害者又は障害児の権利擁護の理念を根底に持ちつつ障害者施策を推進することを意味していると思われる。また、「必要な障害福祉サービスに係る給付その他の支援を行い」が「必要な障害福祉サービスに係る給付、地域生活支援事業その他の支援を総合的に行い」と改正された。つまり、障害者及び障害児に対する都道府県および市町村による地域に密着した支援として地域生活支援事業を法の目的に規定しており、国はこの事業に対して責任をもって推進しなければならないことが明記されたことになる。この事業が財源的には総量的経費で実施されていることを考えると、予算の確保を強固なものにしなければならなくなったと思われる。

障害者総合支援法は第一条の目的規定に加え、新しく法の基本理念を第一条の二として規定した。この条文の内容は、改正障害者基本法第一条の目的規定を踏襲している。その上で、「全ての国民が、障害の有無によって分け隔てられることなく、相互に人格と個性を尊重し合いながら共生する社会を実現するため、全ての障害者及び障害児が可能な限りその身近な場所において必要な日常生活又は社会生活を営むための支援を受けられることにより社会参加の機会が確保されること及びどこで誰と生活するかについての選択の機会が確保され、地域社会において他の人々と共生することを妨げられないこと並びに障害者及び障害児にとって日常生活又は社会生活を営む上で障壁となるような社会における事物、制度、慣行、観念その他一切のものの除去に資することを旨として」と、さらに具体的な規定となった。

❷ 障害者の範囲の見直し

障害者自立支援法では、支援の対象が身体障害者、知的障害者、精神障害者（発達障害を含む）に限定されていたが、障害者総合支援法では一定の難病の患者が対象として加えられた。何度かの改正を経て令和六年四月一日からの対象疾病は三六九疾病となった。

❸ 障害支援区分への名称・定義の改正

従来の「障害程度区分」が知的障害、発達障害、精神障害の状態を適切に反映していないとの指摘を踏まえ、障害の多様な特性その他の心身の状態に応じて必要とされる標準的な支援の度合いを総合的に示すものとして「障害支援区分」へと改正された。特に知的障害及び精神障害については、コンピュータ判定（一次判定）で低く判定される傾向があり、そのため新法では区分の判定に当たり適切な配慮その他の必要な措置を講ずるものとした。

❹ 障害者に対する支援の見直し

障害者の高齢化・重度化に対応するとともに、住み慣れた地域における住まいの場の確保の観点から、「共同生活介護（ケアホーム）」は「共同生活援助（グループホーム）」に一元化された。また、グループホームにおける新たな支援形態として、外部サービスの利用によるサービス提供も検討された。「重度訪問介護」及び「地域移行支援」は、それぞれ利用対象が拡大された。重度訪問介護は、これまでは重度肢体不自由者が対象のサービスだったが、新たに重度の知的障害者及び精神障害者も利用可能となった。地域移行支援については、これまでは施設に入所している障害者及び精神科病院に入院している精神障害者が対象のサービスだったが、保護施設や矯正施設を退所する障害者などの「地域における生活に移行するために重点的な支援を必要とする者」も対象に追加された。

❺ 地域生活支援事業の見直し

法律の目的に、地域生活支援事業による支援を行うことが明記されたことを受けて、市町村及び都道府県が行う地域生活支援事業の必須事業に新たな事業が追加された。

市町村が実施する地域生活支援事業の必須事業としては、

・障害者に対する理解を深めるための研修・啓発
・障害者やその家族、地域住民等が自発的に行う活動に対する支援
・市民後見人等の人材の育成・活用を図るための研修
・意思疎通支援を行う者の養成（手話奉仕員の養成を想定）

が追加された。

都道府県が実施する地域生活支援事業の必須事業としては、

・意思疎通支援を行う者のうち、特に専門性の高い者を養成し、又は派遣する事業（手話通訳者、要約筆記者、触手話及び指点字を行う者の養成又は派遣を想定）
・意思疎通支援を行う者の派遣に係る市区町村相互間の連絡調整等広域的な対応が必要な事業

が追加された。

❻ サービス基盤の計画的整備

障害福祉計画に必ず定める事項に「サービス提供体制の確保に係る目標に関する事項」と「地域生活支援事業の種類ごとの実施に関する事項」を加えるほか、いわゆるＰＤＣＡ（Plan-Do-Check-Action）サイクルに沿って障害福祉

計画を見直すことを規定する等、サービス提供体制を計画的に整備するための規定が設けられた。また、自立支援協議会の名称についても、地域の実情に応じて定められるようにするとともに、当事者や家族の参画が法律上に明記された。

❼ 検討規定

障害福祉サービスの在り方や支給決定の在り方等幅広い内容について、法律の施行後三年を目途に検討を行い、その結果に基づいて所要の措置を講ずることが規定された。具体的には、

・常時介護を要する障害者等に対する支援、障害者等の移動の支援、障害者の就労の支援その他の障害福祉サービスの在り方
・障害支援区分の認定を含めた支給決定の在り方
・障害者の意思決定支援の在り方
・障害福祉サービスの利用の観点からの成年後見制度の利用促進の在り方
・手話通訳等を行う者の派遣その他の聴覚、言語機能、音声機能その他の障害のため意思疎通を図ることに支障がある障害者等に対する支援の在り方
・精神障害者及び高齢の障害者に対する支援の在り方

等について検討が行われた。また、検討に当たっては、障害者等及びその家族その他の関係者の意見を反映させるために必要な措置を講ずることとされた。

なお、この障害者総合支援法への改正は平成二十五年四月一日より施行、❹については平成二十六年四月一日より施行された。

第二項　障害者総合支援法の平成二十八年改正（平成二十八年五月二十五日成立・同年六月三日公布）

平成二十八年度法改正は障害者総合支援法附則の三年後の見直し規定による改正である。趣旨としては、障害者が自ら望む地域生活を営むことができるよう、「生活」と「就労」に対する支援の一層の充実や高齢障害者による介護保険サービスの円滑な利用を促進するための見直しを行うとともに、障害児支援のニーズの多様化にきめ細かく対応するための支援の充実を図るほか、サービスの質の確保・向上を図るため、以下のような環境整備等を行うものであった。

1　地域生活を支援する新たなサービス（自立生活援助）の創設

障害者の望む地域生活の支援について、障害者が安心して地域で生活できるよう、グループホーム等地域生活を支援する仕組みの見直しが求められているが、集団生活ではなく賃貸住宅等で一人暮らしを希望する障害者の中には、知的障害や精神障害により理解力や生活力が十分ではないために一人暮らしを選択できない者がいる。このため、障害者支援施設やグループホーム等から一人暮らしへの移行を希望する知的障害者や精神障害者などについて、本人の意思を尊重した地域生活を支援するため、一定の期間にわたり、定期的な巡回訪問や随時の対応により、障害者の理解力、生活力等を補う観点から、適時のタイミングで適切な支援を行うサービスを新たに創設する（自立生活援助）。支援内容は定期的に利用者の居宅を訪問し、食事、洗濯、掃除などに課題はないか、公共料金や家賃に滞納はないか、体調に変化はないか、通院しているか、地域住民との関係は良好か、などについて確認を行い、必要な助言や医療機関等との連絡調整を行う。定期的な訪問だけでなく、利用者からの相談や要請があった際は、訪問、電話、メール等による随時の対応も行う。

2　就労定着に向けた支援を行うサービス（就労定着支援）の創設

就労移行支援等を利用し、一般就労に移行する障害者が増加している中で、今後、在職障害者の労働に伴う生活上の支援ニーズは、より一層多様化かつ増大するものと考えられる。このため、就労に伴う生活面の課題に対応できるよう、事業所・家族との連絡調整等の支援を一定の期間にわたり行うサービスを新たに創設する（就労定着支援）。

就労移行支援等の利用を経て一般就労へ移行した障害者で、就労に伴う環境変化により生活面の課題が生じている者に対して、相談を通じて生活面の課題を把握するとともに、企業や関係機関等との連絡調整やそれに伴う課題解決に向けて必要となる支援を実施する。具体的には、企業・自宅等への訪問や障害者の来所により、生活リズム、家計や体調の管理などに関する課題解決に向けて、必要な連絡調整や指導・助言等の支援を実施する。

3　重度訪問介護の訪問先の拡大

四肢の麻痺及び寝たきりの状態にある者等の最重度の障害者が医療機関に入院した時には、重度訪問介護の支援が受けられなくなることから以下のような事例が起き得る。

・体位交換などについて介護が必要な者に特殊な方法が採られにくくなることにより苦痛が生じてしまう。
・行動上著しい困難を有する者について、本人の障害特性に応じた支援が行われないことにより、強い不安や恐怖等による混乱（パニック）を起こし、自傷行為等に至ってしまう。

このため、最重度の障害者であって重度訪問介護を利用している者に対し、入院中の医療機関においても、利用者の状態などを熟知しているヘルパーを引き続き利用し、そのニーズを的確に医療従事者に伝達する等の支援を行うことができることとする。

そこで、日常的に重度訪問介護を利用している最重度の障害者であって、医療機関に入院した者に対して、利用者ごとに異なる特殊な介護方法（例：体位変換）について、医療従事者などに的確に伝達し、適切な対応につなげる。また、強い不安や恐怖等による混乱（パニック）を防ぐための本人に合った環境や生活習慣を伝達し、病室等の環境調整や対応の改善につなげる。

4　高齢障害者の介護保険サービスの円滑な利用

障害福祉サービスに相当するサービスが介護保険法にある場合は、介護保険サービスの利用が優先されることになっている。高齢障害者が介護保険サービスを利用する場合、障害福祉制度と介護保険制度の利用者負担上限が異なるために利用者負担（一割）が新たに生じることや、これまで利用していた障害福祉サービス事業所とは別の介護保険事業所を利用することになる場合があるといった課題が指摘されている。

このため、六五歳に至るまで相当の長期間にわたり障害福祉サービスを利用していた一定の高齢障害者に対し、介護保険サービスの利用者負担を軽減（償還）する仕組みを設け、障害福祉サービス事業所が介護保険事業所になりやすくする等の見直しを行い、介護保険サービスの円滑な利用を促進する。

具体的には、一定の高齢障害者に対し、一般高齢者との公平性を踏まえ、介護保険サービスの利用者負担を軽減（償還）できる仕組みを設ける。

【対象者】

- ・六五歳に至るまでの相当の長期間にわたり障害福祉サービスを受けていた障害者
- ・障害福祉サービスに相当する介護保険サービスを利用する場合
- ・一定程度以上の障害支援区分
- ・低所得者

第三項　障害者総合支援法の施行状況

障害者総合支援法は平成二十八年に改正され、平成三十年に全面施行された。三年後の見直し規定により社会保障審議会障害者部会ではその後も検討を続け、令和三年十二月に「障害者総合支援法施行後三年の見直しについて」の中間整理を行い、「障害者の日常生活及び社会生活を総合的に支援するための法律等の一部を改正する法律の概要」を発表した。それに基づき、令和六年度障害福祉サービス等報酬改定関係通知が出された。

その中で特に重要と考えられることについて、社会保障審議会障害者部会中間整理に沿って述べる。

1　グループホームについての現状と課題

①　障害者の地域生活を支えるグループホームについては、入所施設や精神科病院等からの地域移行を推進するために整備を推進してきた。

②　障害者が重度化・高齢化する中、グループホームにおける重度障害者の受入体制の整備が課題であり、平成三十年度報酬改定において新たに重度障害者に対応する日中サービス支援型グループホームを創設するとともに、令和三年度報酬改定において重度障害者支援加算の拡充を図った。

③　一方、グループホームの利用者の中には一人暮らしや家族、パートナー等との同居を希望する者が存在している。平成三十年度に障害者総合支援法のサービスとして、入所施設やグループホーム等から退居した一人暮らしの障害者等の地域生活を支援する自立生活援助を創設したが、サービスが十分に行き渡っていない。また、障害者の親亡き後を見据え障害者の地域生活を支える地域生活支援拠点等の整備を進めているが、約五割の市町村における整備に留まっている。

④　グループホームについては、近年、障害福祉サービスの実績や経験が少ない事業者の参入が多く見受けられ、障害特性や障害程度を踏まえた支援が適切に提供されないといった支援の質の低下が懸念される。

2　地域生活支援拠点等の整備の推進についての現状と課題

①　地域生活支援拠点等（地域生活支援拠点又は居住支援のための機能を備えた複数の事業所・機関による面的な体制）については、障害者の重度化・高齢化や「親亡き後」を見据え、

・緊急時における相談や短期入所等の活用を可能とすることにより、地域生活の安心感を担保する機能

・体験の機会や場の提供を通じて、入所施設や病院、親元からグループホームや一人暮らし等の地域生活への移行をしやすくする機能

等を地域の実情に応じて整備することにより、障害者が地域で安心して暮らせる支援体制を構築することを目的としたものである。

②　市町村における地域生活支援拠点等の整備を推進するため、市町村における地域生活支援拠点等の整備の努力義務化なども含め、法令上の位置付けの明確化を検討する必要がある。

3　障害者の相談支援等についての現状と課題

①　相談支援は、障害者等が希望する暮らしを送るために重要であり、障害者自立支援法により法定化され、以降も基幹相談支援センター及び地域相談支援、自立生活援助の創設や計画相談支援の対象の全利用者への拡大、自立支援協議会の法定化等の充実強化を行っており、利用者数、事業所数、相談支援専門員数ともに増加傾向にある。

②　一方で、相談支援専門員について、その人員の不足やさらなる資質の向上を求める声があるほか、地域生活の

支援を推進するためには各相談支援事業のなお一層の充実強化を求める声がある。

市町村が行う市町村障害者相談支援事業は必須事業として全ての自治体で実施されているが、その内容や規模は多様であり、地域による特性や差がみられる。

基幹相談支援センターの設置は増加傾向にあるものの、設置市町村は半数以下（令和二年四月時点：約四五％）にとどまっているほか、設置済みの場合であっても地域の中核的な役割を担う機関としての機能が十分果たせていないセンターが存在する。未設置自治体においては、人材育成や支援者をサポートするための取組が地域内で実施されていないことがある。

自立生活援助は、事業所数や利用者数が想定より少ない状況がある。また、主な担い手の一つと想定した相談支援事業者が自立生活援助事業を実施しづらい仕組みとなっているとの声がある。

自立支援協議会はほぼ全ての市町村及び全ての都道府県に設置されているが、具体的な課題を検討する部会の設置状況や開催頻度等は多様であり、形骸化を指摘する声がある。

4　障害者の就労支援について

❶　就労アセスメントの手法を活用した支援の制度化等の現状と課題

これまで障害者雇用施設と障害福祉施策に基づき就労支援を進めている（※民間企業に約六〇万人、就労系障害福祉サービス事業所に約四〇万人が就労）。

①　障害者の就労能力や適性等については、現在も就労系障害福祉サービスの利用を開始する段階で把握しているが、それらを踏まえた働き方や就労先の選択には結びついていない面や、必ずしも質が担保されていない面がある。

②　就労を希望する障害者のニーズや社会経済状況が多様化している中で、障害者が働きやすい社会を実現するた

め、一人一人の障害者の希望や能力に沿った、よりきめ細かい支援を提供することが求められている。

❷ 障害者雇用調整金等の見直しと助成配置の強化の現状と課題

① 全ての事業主は、社会連帯の理念に基づき、障害者に雇用の場を提供する共同の責任を有しており、障害者の雇用に伴う経済的負担を調整するとともに、障害者を雇用する事業主に対する助成を行うため、事業主の共同搬出による納付金制度を整備している。

② 事業主の取組の進展（実雇用率上昇）の結果、雇用する障害者の数で評価する調整金や報酬金が支出のほとんどを占め、雇用の質の向上のための支出が限られている。

5 精神障害者等に対する支援についての現状と課題

・精神障害の有無や程度にかかわらず誰もが安心して自分らしく暮らすことができるよう、令和三年三月の「精神障害にも対応した地域包括ケアシステムの構築に係る検討会報告書」では、必要な諸制度の見直し、以下の具体的な取組についての検討の必要性について指摘されている。

① 支援体制について、精神障害を有する者等の日常生活圏域を基本として、市町村などの基礎自治体を基盤として進める必要がある。精神保健に関わる業務の市町村の位置付けを見直し、市町村が精神保健に関する相談支援等について積極的に担えるよう、必要な環境整備を行うべきである。

また、長期在院者への支援について、市町村が精神科病院との連携を前提に、病院を訪問し、利用可能な制度の説明等を行う取組を、制度上位置付ける必要がある。

② 本人の困りごと等に関する多職種・多機関の情報共有について、個別支援の場においては精神障害を有する者等の意向を確認した上で情報共有を図ること、協議の場といった地域の基盤整備に係る議論をする場においては守秘義務の担保を前提とする等の観点が重要である。

また、個別支援に共通する課題から地域課題を抽出し、その解決を図るには、協議の場で行政職員、医療機関の職員、地域援助事業者、当事者、ピアサポーター、家族、居住支援関係者等の様々の者が協働して議論していくことが基本となる。このような保健・医療・福祉関係者等による協議の場を市町村で開催するに当たっては、精神科病院協会や医師会等の関係団体、精神科医療機関、保健関係者の参加を積極的に求めていく必要がある。

③　精神障害を有する者等がかかりつけとしている精神科医療機関が、精神科医療機関の多職種及び地域援助事業者、地域包括支援センター等や行政機関の職員等と連携しながらチームを総括し、ケースマネジメントを行うことや、精神科以外の診療科との連携を図り身体合併症に対応すること等、いわゆる「かかりつけ精神科医」機能を果たすことが求められる。また、他科のかかりつけ医との連携の強化が有効である。

④　精神科医療機関には、入院中の精神障害を有する者等が地域で安心して生活することができるよう退院後支援を推進する役割もある。精神障害を有する者等への分かりやすい説明や意思決定の支援等を含めた権利擁護のための取組のさらなる充実を図ることが求められる。

⑤　精神障害を有する者等の地域生活を支えるための重要な基盤の一つとして、精神科救急医療体制を整備することは、誰もが必要な時に適切な精神医療を受けることができる体制を構築する観点から特に求められており、整備に必要な諸制度による手当てを行う必要がある。

⑥　ピアサポーターには多職種との協働により、専門職等の当事者理解の促進及び意識の変化や支援の質の向上、普及啓発や教育、精神保健相談、意思決定支援等に寄与することが期待される。身近に経験を共有できる仲間やロールモデルの存在があることにより、エンパワーメントを主眼としながら、内面的にも社会的にもリカバリーしていくことができるよう、ピアサポートの活用を更に進める必要がある。

⑦　精神障害を有する者等の家族にとっても、必要な時に適切な支援を受けられる体制が重要であり、市町村等は協議の場に家族の参画を推進し、家族のニーズを踏まえた家族支援の体制について話し合い、これを踏まえ、分

かりやすい相談窓口の設置等の取組の推進が求められる。

6 調査・研究の強化（障害者ＤＢ（データベース）・障害児ＤＢ・難病ＤＢ・小慢ＤＢの充実）についての現状と課題

① 医療・介護分野においては、平成二十年度にＮＤＢ（レセプト情報・特定健診等情報データベース）、平成三十年度に介護ＤＢなど法的根拠の整備・施行が進んできており、障害福祉・難病対策の分野においても、ＤＢの法的根拠の整備を進めていく必要がある（図参照）。

② 他の公的ＤＢとの連結解析を可能とするためのルール等が整備されていない。

③ 難病ＤＢについて、医療費助成の申請時に提出する指定医の診断書報告を登録しているため、医療費助成に至らない軽症者等のデータ収集が進んでいない。

図　各ＤＢのイメージ

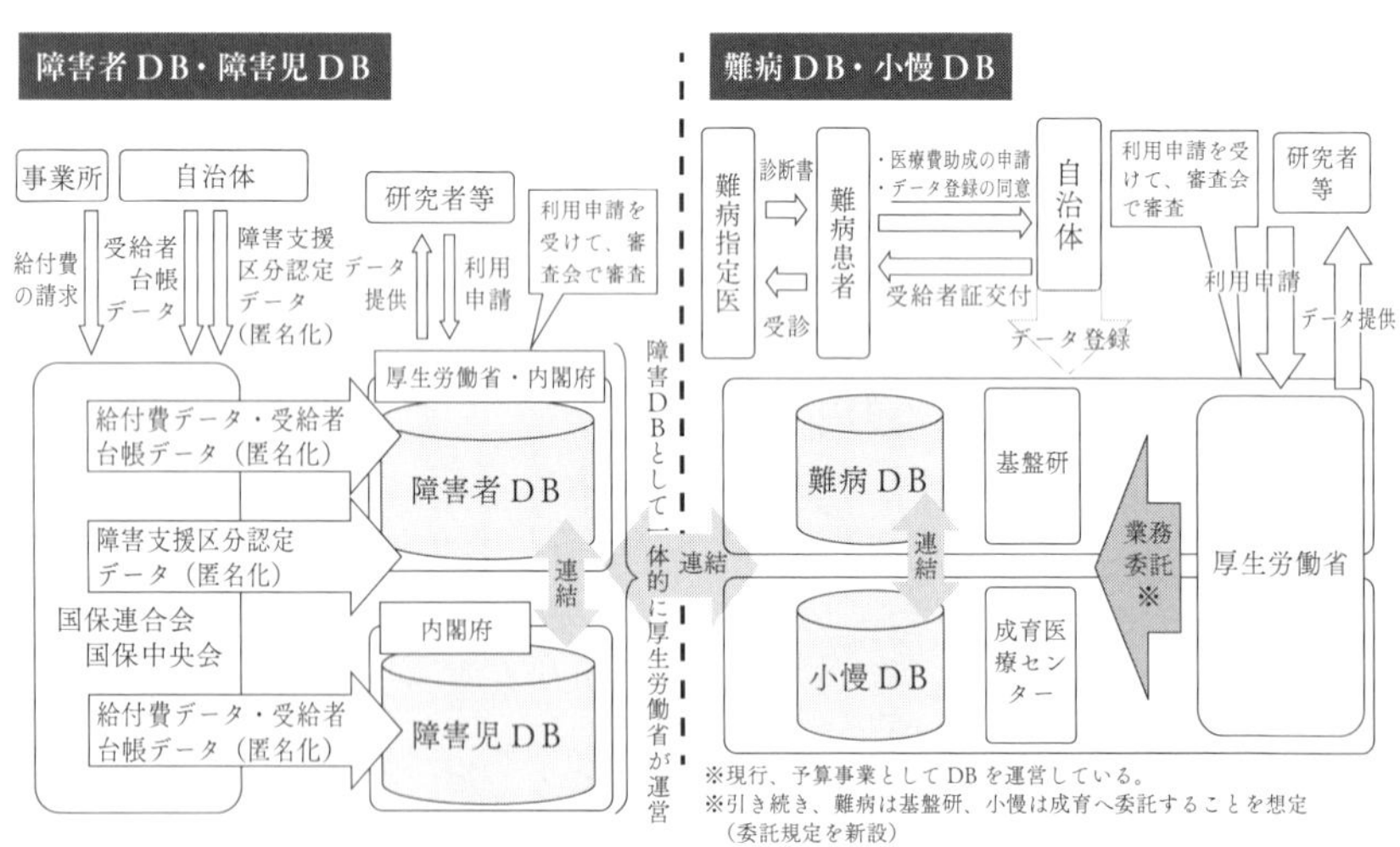

第四項　障害福祉サービスの現況と令和六年度報酬改定

厚生労働省は令和六年二月、障害福祉サービス等報酬改定検討チームによる「令和六年度障害福祉サービス等報酬改定の概要」を公表した。ここには障害者総合支援法の運用による障害福祉サービスの現況と課題が述べられている。この分野での深刻な人材不足とサービスの持続可能性が大きな課題となっている。特に精神科医療と関連するところを中心に抜粋して述べることとする。

1　令和六年度障害福祉サービス等報酬改定に係る基本的な考え方

❶　これまでの経緯

・障害者自立支援法（現・障害者総合支援法）の施行から一七年が経過し、現在、障害福祉サービス等の利用者は約一五〇万人、国の予算額は約二兆円となっており、施行時と比較すると、それぞれ約三倍以上となっている。

・また、令和三年十二月に「障害者総合支援法改正法施行後三年の見直しについて～中間整理～」が取りまとめられ、同報告書に基づき児童福祉法等の一部改正が行われ、さらに令和四年六月に「障害者総合支援法改正法施行後三年の見直しについて～社会保障審議会障害者部会報告書～」が取りまとめられた。同報告書に基づき、障害者総合支援法・精神保健福祉法等の一部改正が行われたところであるが、障害福祉サービス等報酬の改定により対応すべき事項についても、同報告書において指摘されている。

・またこの間、「障害児通所支援に関する検討会」や「地域で安心して暮らせる精神保健医療福祉体制の実現に向けた検討会」、「強度行動障害を有する者の地域支援体制に関する検討会」等の各種検討会における報告書等が取りまとめられ、これを踏まえた対応が求められている。さらに、令和五年五月には、令和六年度から令和八年度までの第七期障害福祉計画及び第三期障害児支援計画を作成するための基本方針が示された。

・このような状況の中、障害福祉分野における賃上げをはじめとする人材確保への対応は喫緊かつ重要な課題であり、物価高騰・賃金上昇、経営の状況、支え手が減少する中での人材確保の必要性等を踏まえ、利用者が必要なサービスを受けられるよう、必要な処遇改善の水準の検討を含め、必要な対応を行うことが重要な課題である。

・障害福祉サービス等報酬改定検討チームにおいては、令和五年五月から一八回にわたって議論を行い、この間四九の関係団体からヒアリングを実施した上で、個々のサービスの現状と論点を整理しながら検討を積み重ねてきた。十一月には令和五年障害福祉サービス等経営実態調査結果が公表され、十二月六日には、「令和六年度障害福祉サービス等報酬改定の基本的な方向性について」が取りまとめられたところで、この「令和六年度障害福祉サービス等報酬改定の概要」は、前記の経緯等も踏まえつつ、これまでの検討内容を整理し、取りまとめられたものである。

❷ 令和六年度障害福祉サービス等報酬改定の基本的な考え方

・令和六年度障害福祉サービス等報酬改定の改定率は全体でプラス一・一二％とし、障害福祉分野の人材確保のため、介護並みの処遇改善を行う。

・また、既存の加算の一本化による新たな処遇改善加算の創設に当たっては、配分方法の工夫を行うこととし、今回の改定が、福祉・介護職員の処遇改善に与える効果について、実態を把握することとされた。今回の報酬改定では、処遇改善分について二年分を措置し、三年目の対応については、令和八年度予算編成過程で検討することとされた。

・これを踏まえ、喫緊かつ重要な課題である人材確保対策について必要な処遇改善を行うとともに、障害者が希望する地域生活の実現、アウトカムに基づく評価等について、取り組んでいく必要がある。このため、以下の基本的な考え方に基づき、各サービスの報酬・基準についての見直しを行う。

(1) 障害者が希望する地域生活を実現する地域づくり

① 障害者が希望する地域生活を実現・継続するための支援の充実

・障害者の入所施設や病院からの地域移行を進め、障害者がどの地域においても安心して地域生活を送れるよう、障害の重度化や障害者の高齢化などの地域ニーズへの対応等を行う。

・相談支援について質の向上や提供体制の整備を図るとともに、障害者本人の意思を尊重し、意思決定支援を推進する。

・強度行動障害を有する障害者等への支援体制の充実を図る。

② 医療と福祉の連携の推進

・診療報酬、介護報酬と同時改定である機会をとらえ、医療機関と相談支援の連携について、多様なニーズに対応しつつ、さらなる促進を図る。

・医療的ケア児の成人期への移行にも対応した医療的ケアの体制の充実や重度障害者が入院した際の特別なコミュニケーション支援の充実を図る。

③ 精神障害者の地域生活の包括的な支援

・精神保健福祉法改正に伴い、精神障害者等が安心して自分らしい暮らしをすることができるよう、「精神障害にも対応した地域包括ケアシステム」の構築を一層推進する観点から、入院から退院後の地域生活まで医療と福祉等による切れ目のない支援を行えるよう、医療と障害福祉サービス等との連携を一層進めるための仕組みに対する評価を行う。

(2) 社会の変化等に伴う障害児・障害者のニーズへのきめ細かな対応

① 障害児に対する専門的で質の高い支援体制の構築

② 障害者の多様なニーズに応じた就労の促進

・障害者の一般就労への移行や就労支援施策は着実に進展している中で、さらに事業の安定的、効率的な実施、生産活動収支や工賃の改善を図る。
・本人の就労ニーズや能力・適性とともに、就労に必要な支援や配慮を整理し、新しい障害福祉サービスである就労選択支援の円滑な実施に向けて対象者等の要件について整備する。

(3) 持続可能で質の高い障害福祉サービス等の実現のための報酬等の見直し

・サービス提供事業者や自治体の事務・手続き等の負担軽減の観点から、事務簡素化等に取り組む。
・障害者虐待の防止・権利擁護のため、身体拘束適正化の徹底や同性介助の推進を図る。
・長期化した経過措置への対応の検討なども含め、メリハリのきいた報酬体系とするとともに、サービスの内容・質に応じた評価や、透明性の向上を図る。

❸ 令和六年度障害福祉サービス等報酬改定の施行時期

令和六年度障害福祉サービス等報酬改定については、令和六年四月一日施行（就労選択支援に関する改定事項については、令和七年十月一日施行）とする。ただし、今般新たに追加措置する福祉・介護職員の処遇改善分及び処遇改善加算等の一本化については、令和六年六月一日施行とする。

2 各サービスの報酬・基準に係る見直しの内容

❶ 障害福祉サービス等における横断的な改定事項

(1) 経営実態等を踏まえた基本報酬の見直し【全サービス】

(2) 福祉・介護職員等の処遇改善【基本報酬の見直しについては、全サービス】

・就労定着支援の就労定着支援員、自立生活援助の地域生活支援員、就労選択支援の就労選択支援員を、処遇改善加算等の対象に加える。

・令和七年度に、職場環境等要件の見直しを行う。
・福祉・介護職員以外の職員の処遇改善にもつながるよう、基本報酬を見直す。

(3)　地域生活支援拠点等の機能の充実
障害者の重度化・高齢化や親亡き後を見据え、緊急時の対応や施設や病院等からの地域移行の推進を担う地域生活支援拠点等について、障害者総合支援法の改正により市町村に対する努力義務を設け、その整備を推進するとともに、機能の充実を図る。

(4)　強度行動障害を有する障害者への支援体制の充実
①強度行動障害を有する障害者の受入体制の強化
②状態が悪化した強度行動障害を有する児者への集中的支援

(5)　視覚・聴覚言語障害者支援体制加算の拡充

(6)　意思決定支援の推進

(7)　本人の意向を踏まえたサービス提供（同性介助）

(8)　障害者虐待防止の推進【全サービス】

(9)　身体拘束等の適正化の推進【計画相談支援、障害児相談支援、地域相談支援、自立生活援助、就労定着支援を除く全サービス】
①　施設・居住系サービスについて、身体拘束等の適正化の徹底を図る観点から、減算額を引き上げる。
②　訪問・通所系サービスについて、減算額を見直す。

(10)　個別支援計画の共有

(11)　高次脳機能障害を有する者に対する報酬上の評価

(12)　人員基準における両立支援への配慮等【全サービス】

障害福祉の現場において、治療と仕事の両立を進め、職員の定着促進を図る観点から、各サービスの人員配置基準や報酬算定における「常勤」要件及び「常勤換算」要件について、以下の見直しを行う。

・「常勤」の計算に当たり、職員が育児・介護休業法等による育児・介護等の短時間勤務制度を利用する場合に加えて、「治療と仕事の両立ガイドライン」に沿って事業者が設ける短時間勤務制度等を利用する場合にも、週三〇時間以上の勤務で「常勤」として扱うことを認める。

・「常勤換算方法」の計算に当たり、職員が「治療と仕事の両立ガイドライン」に沿って事業者が設ける短時間勤務制度等を利用する場合、週三〇時間以上の勤務で常勤換算での計算上も一（常勤）と扱うことを認める。

(13) 障害福祉現場の業務効率化等を図るためのＩＣＴの活用等【全サービス】

(14) 業務継続に向けた感染症や災害への対応力の取組の強化【全サービス】

(15) 障害者支援施設等における医療機関との連携強化・感染症対応力の向上【施設入所支援、共同生活援助、福祉型障害児入所施設】

(16) 情報公表未報告の事業所への対応【全サービス】

(17) 地域区分の見直し【全サービス】

(18) 補足給付の基準費用額の見直し【施設入所支援、障害児入所支援】

(19) 食事提供体制加算の経過措置の取扱い【生活介護、短期入所、自立訓練（機能訓練・生活訓練）、就労選択支援、就労移行支援、就労継続支援Ａ型、就労継続支援Ｂ型】

令和九年三月三十一日まで経過措置を延長する。

(20) 施設入所者の送迎加算の取扱い【生活介護、自立訓練（機能訓練・生活訓練）、就労選択支援、就労移行支援、就労継続支援Ａ型、就労継続支援Ｂ型】

送迎加算を算定可能とする。

❷ 訪問系サービス

(1) 居宅介護

① 居宅介護の特定事業所加算の加算要件の見直し

② 居宅介護職員初任者研修課程修了者をサービス提供責任者とする暫定措置の廃止

③ 通院等介助等の対象要件の見直し

(2) 重度訪問介護

① 入院中の重度訪問介護利用の対象拡大

② 入院中の重度訪問介護利用における入院前の医療と障害福祉の連携した支援への評価

③ 熟練従業者による同行支援の見直し

(3) 同行援護

・同行援護の特定事業所加算の加算要件の見直し

(4) 行動援護

① 短時間の支援の評価

② 行動援護の特定事業所加算の加算要件の見直し

③ 行動援護のサービス提供責任者等の要件に係る経過措置の延長

令和九年三月三十一日まで延長し、その後廃止する。

(5) 重度障害者等包括支援

・強度行動障害を有する児者などに対する支援

(6) 訪問系サービスの国庫負担基準の見直し

① 居宅介護の国庫負担基準について、介護保険対象者の区分を追加する。

② 重度訪問介護の国庫負担基準について、重度障害者の単位の見直しや介護保険対象者の区分の細分化を行う。

❸ 日中活動系サービス

(1) 生活介護

① サービス提供時間ごとの基本報酬の設定
② 利用定員規模ごとの基本報酬の設定
③ 延長支援加算の見直し
④ 常勤看護職員等配置加算の拡充
⑤ 人員配置体制加算の拡充
⑥ 入浴支援加算の創設
⑦ 喀痰吸引等実施加算の創設
⑧ リハビリテーション職の配置基準（言語聴覚士を加える）
⑨ リハビリテーション加算におけるリハビリテーション実施計画の作成期間の見直し（六か月ごと）
⑩ 栄養状態のスクリーニング及び栄養改善の取組の充実
⑪ 福祉専門職員配置等加算の算定方法の見直し

(2) 短期入所

① 緊急時の重度障害者の受入機能の充実
② 福祉型強化短期入所サービス費における日中支援サービス類型の創設
③ 医療的ケア児者の受入体制の拡充
④ 医療型短期入所における受入支援の強化
⑤ 医療型短期入所サービスの指定申請事務の負担軽減

❹ 施設系・居住支援系サービス

(1) 施設入所支援

① 基本報酬の定員区分の見直し

・利用定員の変更を行いやすくし、施設から地域への移行を推進するため、利用定員ごとの基本報酬を一〇人ごとに設定する。

② 地域移行を推進するための取組の推進

・全ての入所者に対して、地域移行及び施設外の日中サービス利用の意向を確認し、希望に応じたサービス利用にするため、地域移行等意向確認担当者を選任しなければならないことを運営基準に規定する（令和六年度から努力義務、令和八年度から義務化）。

③ 地域移行の実績の評価

④ 夜間看護体制加算の拡充

⑤ 通院支援に対する評価の創設

・通院に係る支援を評価するための加算を創設する。

⑥ 見守り支援機器導入による夜勤職員配置体制加算の要件の緩和

・夜間職員配置体制加算の要件を緩和する。

(2) 共同生活援助

① グループホームから希望する一人暮らし等に向けた支援の充実（介護サービス包括型、外部サービス利用型）

・グループホームの退居後の在宅の支援チームへの引き継ぎ等の支援を評価する。

② 支援の実態に応じた報酬の見直し

・障害支援区分ごとの基本報酬について、経営の実態等を踏まえて見直す。

・世話人の配置基準に応じた基本報酬区分を改め、サービス提供時間の実態に応じて加算する報酬体系へと見直す。

③ 支援の質の確保

・運営基準において、各事業所に地域連携推進会議を設置して、地域の関係者を含む外部の目（又は第三者による評価）を定期的に入れる取組を義務付ける（令和六年度まで努力義務）。

(3) 自立生活援助

① 対象者の明確化

・手厚い支援が必要となる場合に、サービスが利用できる対象者を明確化する（地域定着支援も同様）。

② 集中的に支援が必要な対象者に支援を行った場合の評価

・月に六回以上訪問による支援を集中的に実施した事業所に対する集中支援加算を新設する。

・テレビ電話等サービス提供の方法を弾力化し、基本報酬区分を新設する。

③ 人員配置基準の弾力化

・相談支援専門員を配置することで、自立生活援助事業所のサービス管理責任者と見なすことができるよう、人員基準を見直す。

・サービス管理責任者を常勤専従で配置する場合には、配置基準を六〇：一とする。

④ 実施主体の拡充

・一定の要件を満たす障害福祉サービス事業者等に限定されている実施主体に係る要件を廃止する。

❺ 訓練系サービス

(1) 自立訓練（機能訓練）

① 社会生活の自立度評価指標（ＳＩＭ）の活用と報酬上の評価

・標準化された支援プログラムの実施と効果測定を行い、効果を公表している事業所を評価する。

② ピアサポートの専門性の評価

・ピアサポートの専門性を評価する。

③ 支給決定の更新の弾力化

④ 提供主体の拡充

・医療保険のリハビリテーションを提供する病院及び診療所並びに介護保険の通所リハビリテーション事業所において、共生型サービス又は基準該当サービスの提供を可能とする。

(2) 自立訓練（生活訓練）

① 社会生活の自立度評価指標（SIM）の活用と報酬上の評価（宿泊型自立訓練を除く。）

・自立訓練（機能訓練）と同様に、標準化された支援プログラムの実施と客観的な指標に基づく効果測定を行い、公表している事業所を評価する。

② 支援の実態に応じた報酬の見直し（宿泊型自立訓練）

・日中支援加算について、支援を提供した初日から評価を行う。

❻ 就労系サービス

(1) 就労移行支援

① 就労移行支援事業所の利用定員規模の見直し（一〇名以上から）

② 支援計画会議実施加算の見直し（地域連携会議実施加算に名称変更）

(2) 就労継続支援A型

経営状況の改善や一般就労への移行等を促すため、スコア方式による評価項目について見直すとともに、情報公表制度におけるスコアの公表の仕組みを設ける。

・「生産活動」のスコア項目の点数配分を高くするなど、各評価項目の得点配分の見直しを行う。
・平均労働時間が長い事業所の点数を高く設定する。
・生産活動収支が賃金総額を上回った場合には加点、下回った場合には減点する。
・利用者のための支援の取組を行った場合について新たな評価項目を設ける。
・運営基準を満たすことができていない事業所への対応として、自治体による指導を行うとともに、経営改善計画に基づく取組を行っていない場合新たにスコア方式に減点項目を設ける。

(3) 就労継続支援B型

① 平均工賃の水準に応じた報酬体系の見直し
・平均工賃月額に応じた報酬体系について、平均工賃月額が高い区分の基本報酬の単価を引き上げ、低い区分の基本報酬の単価を引き下げる。
・「利用者の就労や生産活動等への参加等」をもって一律に評価する報酬体系について、基本報酬を見直し、短時間の利用者が多い場合の減算を設ける。
・新たに人員配置六：一の報酬体系を創設する。
・六：一の基本報酬の創設に伴い、目標工賃達成指導員配置加算の要件を見直すとともに、事業所が、工賃向上計画に基づき、工賃を実際に向上させた場合に加算で評価する。

② 平均工賃月額の算定方法の見直し
・事業所の中には、利用日数が少ない者を多く受け入れる場合があることを踏まえ、通知を改正し、基本報酬を算定する際の平均工賃月額の算定方法について、平均利用者数を用いた新しい算定式を導入する。

(4) 就労定着支援

① 就労定着率のみを用いた報酬設定

・基本報酬について、利用者数に応じた報酬体系ではなく、就労定着率のみに応じた報酬体系とする。

② 定着支援連携促進加算の見直し

③ 支援終了の際の事業所の対応

・適切な引き継ぎのための体制を構築していない場合について減算を設ける。

④ 実施主体の追加

・障害者就業・生活支援センター事業を行う者を就労定着支援事業の実施主体に追加する。

⑤ 就労移行支援事業所等との一体的な実施

・本体施設のサービス提供に支障がない場合、就労移行支援事業所の職業指導員等の直接処遇職員が就労定着支援に従事した勤務時間を、就労定着支援員の常勤換算上の勤務時間に含める。

(5) 就労系障害福祉サービスにおける横断的な改定事項

① 就労系障害福祉サービスを一時的に利用する際の評価（就労継続支援A型・就労継続支援B型）

② 休職期間中に就労系障害福祉サービス等を利用する際の対応（就労移行支援・就労継続支援A型・就労継続支援B型・生活介護・自立訓練）

③ 就労系障害福祉サービスにおける施設外就労に関する実績報告書の提出義務の廃止等の見直し（就労移行支援・就労継続支援A型・就労継続支援B型）

④ 基礎的研修開始に伴う対応（就労移行支援及び就労定着支援）

⑤ 施設外支援に関する事務処理の簡素化（就労移行支援及び就労継続支援A型・就労継続支援B型）

(6) 就労選択支援

① サービスの対象者

・令和七年十月以降、就労継続支援B型の利用前に、原則として就労選択支援を利用することとする。また、新たに就労継続支援A型を利用する意向がある者及び就労移行支援における標準利用期間を超えて利用する意向のある者は、支援体制の整備状況を踏まえつつ、令和九年四月以降、原則として就労選択支援を利用することとする。

② 実施主体の要件

・就労移行支援事業所、就労継続支援事業所、障害者就業・生活支援センター事業の受託法人、自治体設置の就労支援センター、人材開発支援助成金（障害者職業能力開発コース）による障害者職業能力開発訓練事業を行う機関等

③ 従事者の人員配置・要件

・就労選択支援員は、就労選択支援員養成研修の修了を要件とする（経過措置あり）。

④ 就労選択支援の基本プロセス

・事業者は、短期間の生産活動その他の活動の機会を通じて、就労に関する適性、知識及び能力の評価並びに就労に関する意向等整理（以下「アセスメント」という。）を行うものとする。

・事業者は、アセスメントの結果の作成に当たり、利用者及び市町村、指定特定相談支援事業者等、公共職業安定所等の関係機関の担当者等を招集して多機関連携会議を開催し、利用者の就労に関する意向を改めて確認するとともに、担当者等に意見を求めるものとする。

⑤ 支給決定期間

・支給決定期間は一か月を原則とし、自己理解等の改善に向け、一か月以上の時間をかけた継続的な作業体験を行う必要がある場合は、二か月の支給決定を行う。

・また、就労選択支援の内容のうち、アセスメントの期間は、二週間以内を基本とする。

⑥ 特別支援学校における取扱い

⑦ 他機関が実施した同様のアセスメントの取扱い

⑧　中立性の確保
⑨　計画相談支援事業との連携・役割分担
⑩　基本報酬・加算の設定
・基本報酬の設定
・その他の加算と減算の設定
　ア　加算
　視覚・聴覚言語障害者支援体制加算、高次脳機能障害者支援体制加算、利用者負担上限額管理加算、食事提供体制加算、福祉専門職員配置等加算、欠席時対応加算、医療連携体制加算、送迎加算、在宅時生活支援サービス加算、福祉・介護職員等処遇改善加算
　イ　減算
　虐待防止措置未実施減算、身体拘束廃止未実施減算、業務継続計画未策定減算、情報公表未報告減算

❼ 相談系サービス

・計画相談支援・障害児相談支援
※以下の見直し内容①～⑨は計画相談支援について記載。障害児相談支援についても同様。
①　基本報酬の見直し
②　質の高い相談支援を提供するための各種加算の見直し
③　適切な相談支援の実施
④　医療等の多機関連携のための加算の見直し
⑤　医療との連携のための仕組み
⑥　高い専門性が求められる者の支援体制

⑦ 相談支援に従事する人材の確保
⑧ ＩＣＴの活用等
⑨ 離島や過疎地などにおける取扱い
⑩ 障害児相談支援におけるこどもの最善の利益の保障、インクルージョンの推進

第一章　卒後教育——臨床研修制度と専門医制度

現在の卒後教育は、卒後から二年間の総合診療方式（スーパーローテイト）による初期臨床研修とその後の三年間以上の専門医研修（いわゆる「後期臨床研修」）を経て、様々な生涯教育研修を行うというのが一般的なコースとして根付きつつある。ここでは、初期臨床研修としての臨床研修制度と、後期臨床研修としての専門医制度について、その成り立ちから問題点までを記述する。

第一項　新しい臨床研修制度の発足の経緯

平成十六年度から始まった新しい臨床研修制度は、三六年ぶりの臨床研修制度の抜本的な改革である。昭和二十一年に創設された医師実地修練制度（インターン制度）は、様々な問題で頓挫し、それを一つの契機として大学紛争にまで発展するなど社会問題化した。その結果、医師実地修練制度は昭和四十三年で廃止となった。それ以降は、卒後臨床教育としての二年以上の臨床研修が努力規定とされ、三六年が経過していた。

この間、地域医療を学ぶ機会が少なく専門の診療科に偏った研修のみが行われていることや、研修医の処遇が不十分であること、そして研修内容や研修成果の評価が十分に行われていないこと等が、たびたび指摘されていた。平成八年頃になると、多発する医療事故が契機となって、これらの問題点が大きく取り上げられるようになり、研修制度の整備が急務の課題となっていった。

平成十二年十一月、第百五十回国会参議院国民福祉委員会附帯決議において、「医師及び歯科医師の臨床研修については、インフォームドコンセントなどの取り組みや人権教育を通じて医療倫理の確立を図るとともに、精神障害や感染症への理解を進め、さらにプライマリ・ケアやへき地医療への理解を深めることなど全人的、総合的な制度へと充実すること。その際、臨床研修を効果的に進めるために指導体制の充実、研修医の身分の安定及び労働条件の向上に努めること」と表記された。

幅広い診療能力が身に付けられる総合診療方式（スーパーローテイト）による研修が卒後教育に必要であるという認識は、平成七年頃より各大学医学部に広がっていた。しかし、実際にスーパーローテイトによる研修を受けていた研修医は少なく、平成十五年、新しい臨床研修制度が始まる前年の統計でも、研修医の四割近くが出身大学関連の単一診療科によるストレート方式の研修しか受けていなかった。

平成十六年度から始まった新しい臨床研修制度への変更に当たっては、厚生労働省からの公開文書に以下のような記載がみられる。「我が国の医師数は人口一〇万対二〇〇人を超え（中略）医療機関における事故が絶えないことなどから、国民の医療安全に対する信頼が揺らいでいる。医療は専門分化が著しく（中略）医師と患者のコミュニケーションを大切にした全人的な幅広い診療能力の欠如を生じる結果にもなっている。医師の臨床研修の場は大学病院に大きく依存しており、研修内容が、臨床研修病院も含めて大病院で行われる高度専門医療に関することを中心としたものになりがちであることも、その原因のひとつと考えられる」。

このように新しい臨床研修制度では、適切な指導体制のもとでプライマリ・ケアを中心に幅広く診療能力を有した医師を育成すること、特に医師としての人格を涵養するための研修であることが示された。そして、それまでの卒後の臨床研修に対しては、「専門に特化した臨床研修が行われることで『人を診ずに病気を診る』と評されるようになり、必ずしも医療ニーズの変化に対応した臨床研修が行われていなかった」と厳しく評価した。

新しい臨床研修制度は、様々な改善策が講じられており評価すべき点が多い。例えば、教育プログラムが一定のガイドラインに沿った形式で公開されたことや、研修医自身に幅広い選択権が与えられたこと、さらに研修病院と研修医は相互に評価し合えること等々である。また、研修医に予算がついたことによって給与を支払うことが可能になり、研修医に対して労働基準法等に基づく労働者としての枠組みも提示された。

このような抜本的な臨床研修制度改革の取り組みの結果、初年度の集計では、医学部卒業生のうち半数近い約四四％が大学病院の研修ではなく市中病院の研修を選択し、さらに次年度以降の集計では、その関係は逆転し大学病院での研修は五〇％を切っていった。大規模な市中病院の中には、この二年間の臨床研修が終わった後も専門研修のプログラム（後で述べる専門医制度のプログラム）を準備し、大学からの人事に頼らない医師確保に乗り出すところも出現する等、教育の場のみならず人材確保の上でも大きな変化が訪れた。

この新しい臨床研修制度が発足して二年が経過した頃、「新医師臨床研修評価に関する研究会」が設立されている。これは、研修病院の臨床研修の理念や基本目標に適した研修プログラムになっているかどうか、そして、それによる研修がきちんと行われているかどうかを評価する研究会であった。その後、「NPO法人卒後臨床研修評価機構（JCEP）」として、臨床研修病院の研修プログラムについて、訪問調査を通して教育的評価を行い、その結果を病院長はじめプログラム責任者、指導医、指導者、研修医等に直接フィードバック（形成的評価）を行う機構に発展した。この卒後臨床研修評価機構は、アメリカの研修評価プログラム機構ACGME（Accreditation Council for Graduate Medical Education）（注1）のような役割を視野に入れ、将来は受審の義務化を目指して活動している。

注1　ACGME
卒後臨床研修の一〇〇を超える分野の基準を定め、基準を満たす八〇〇〇近くのレジデントプログ

ラムを認証し、かつ定期的にそれらのプログラムを検証している民間の組織。

第二項　精神科は必修から選択必修、再び必修へ

新しい臨床研修（初期臨床研修）における精神科の必修化については、精神科の主な七つの団体が集まる精神科七者懇談会（以下「精神科七者懇」という。）を中心に早い時期から検討され、精神科の必修化実現のための様々な働きかけを行っている。平成十一年十一月には、精神科七者懇に「精神科卒後研修問題委員会」が設置され、受け入れのための仕組みや研修プログラム及び指導医の養成研修等について検討を重ね、この委員会はその後も継続して重要な役割を担っていった。

平成十四年五月、厚生労働省の「医道審議会医師分科会医師臨床研修部会」は中間取りまとめを行い、内科、外科、救急部門（麻酔科を含む）、小児科、産婦人科、精神科、地域保健・医療の七診療科を基本研修と位置付けた。そして、その後の「新医師臨床研修制度検討ワーキンググループ合同会議」において研修内容の詳細が決まり、精神科は必修科目として二年目の一か月以上の研修が義務付けられたのである。

このように研修期間は短いが、すべての研修医が精神科臨床を学ぶことは、精神科疾患や精神障害者に対する偏見や誤解を取り除き、精神科疾患を見逃すことのないような素養をつけることには、極めて有効であろうと期待された。また、精神科に興味を持ってもらい不足している精神科医を増やすことや、リエゾン精神医学への理解を深めてもらうこと、及び適切に精神科医へ紹介できるようにすることにも役に立つであろうと期待された。

新しい臨床研修における精神科は、大学病院等による単独型あるいは管理型プラス協力病院（総合病院プラス単科精神科病院等）という組み合わせ、さらに協力施設をこれらに加えたものなど、様々なバリエーションができた。精

神科の研修期間は一か月以上三か月未満とされていたが、ほとんどの場合一か月のプログラムとなっていた。

精神科の標準的なプログラムは、先の精神科七者懇の精神科卒後研修問題委員会において検討されると同時に、精神科七者懇のメンバーでもある日本精神科病院協会にも、別途「新医師臨床研修専門対応チーム」が立ち上げられ検討された。また、精神科七者懇の精神科卒後研修問題委員会と日本精神科病院協会の新医師臨床研修専門対応チームは相互に協力し、「精神科七者懇臨床研修指導医講習会運営委員会」を主催とする「精神科指導医養成講習会」を平成十五年から開始した。

以上のような経過を経て、平成十六年から始まった新しい臨床研修（初期臨床研修）には精神科が必修とされたが、その五年後の見直しで、「専門医等のキャリアパスへの円滑な接続が妨げられている」等の指摘があったことから、急転直下、平成二十二年度のプログラムに「弾力化された研修プログラム」が追加されることとなった。すなわち、従来の内科、外科、救急部門（麻酔科を含む）、小児科、産婦人科、精神科、地域保健・医療の七診療科が必修の「継続プログラム」に加えて、「弾力プログラム」として内科（六か月以上）、救急部門（三か月以上）、地域医療（一か月以上）の三診療科が「必修科目」、外科、麻酔科、小児科、産婦人科、精神科が「選択必修科目」とされ、必修科目のすべて及び五つの選択必修科目のうち二つの診療科について臨床研修を行うというプログラムが可能となった。また、二年目からは、将来のキャリアに応じた（言い換えれば一年繰り上げて）専門領域の研修も開始可能となった。この議論の過程では、それまで必修であった精神科臨床研修の不要論までも流布されるといった不測の事態が発生したが、精神科七者懇の諸団体が一丸となって精神科臨床研修が必要であることを要望し、様々な働きかけによって選択必修にとどまった。

このような経験から、精神科臨床研修の必修化の問題については、五年ごとの見直しに向けて、初期臨床研修における精神科医療を学ぶことの必要性を示すための一層の努力が必要となった。そして令和二年度の改定直前には、与党自民党内にこの問題を議論する議員連盟が立ち上がり、各診療科のヒアリングが行われ、精神科を代表して日本精神科病院協会が招集された。その結果、議員連盟は従来の内科、外科、救急部門（麻酔科を含む）、小児科、産婦人科、精神科、地域保健・医療の七診療科を必修とする方式に戻すべきであると結論を出し、厚生労働省の「医道審議会医師分科会医師臨床研修部会」は、令和二年度から再び必修化することに同意した。

第三項　新しい臨床研修制度の問題点

新しい臨床研修制度（初期臨床研修）は、先に述べたように評価されるべき点が多々あるが、いくつかの問題点も明らかになっているので、ここでまとめておく。

1　マッチングによる影響

研修先を自由に選べるマッチング制度の導入の結果、研修医は大都市圏、特に一部の大病院へ集中するようになり、地方の医師数の不足を招いた。研修医の立場から言えば、十分な指導体制の整った医療機関を選択することは当然のことであり、都市部以外の研修病院の指導医不足も大きな問題になっている。また、大学病院への選択が減少したことで、人手確保のために関連病院等へ派遣していた医師を大学の医局へ戻す必要が生じ、そのことによって一部の地域医療に甚大な影響を与えた。地域によっては、大学の医局員の確保ができないため、県立病院や市町村立の病院・診療所への派遣人事にも影響が出た。新しい臨床研修制度は、研修医教育のすべてを大学病院に依存していた旧来のシステムより教育の幅が広がったという点では高く評価できるが、悪く言えば強制的とも言えた医師派遣という大学の医局人事が一部で機能しなくなったことは、現状の地域医療に暗い影を落とす結果となった。

これらに対応するため、地域医療に影響する診療科については、特別なコースに基づいた研修プログラムを実施できるようにしたり、都道府県別の募集定員の上限設定を見直し、定員割れしている都道府県に対しては新たな調整枠を設けたり、募集定員数の総枠を研修希望者の一・二倍とし、徐々に一・一倍に近づける等様々な対策が実行されている。

2　研修医の処遇による影響

夜間・休日の当直を行う医師の確保を研修医に頼っていた地域では、研修医のアルバイトが禁じられたことで夜間・休日の医師不足を招いた。そのため、院長自ら夜間・休日に毎日のように出勤せざるを得ない中小病院も出現した。また、研修医の労働条件を良好にするために、指導する立場の常勤医の労働条件が犠牲になってしまうという問題も表面化するようになり、全体的に医師が不足している地域では常勤医師が疲弊状態となる医療機関も少なくない。

新しい臨床研修制度では、薄給で身分保障もなく過重な労働を強いられた昔の研修医から比較すれば、明らかに労働条件が改善されたが、「権利意識が過剰となっている」研修医も出てきている。中には、「権利や条件ばかりを主張する」研修医や、「給与が高く、仕事が楽で、訴えられる危険が少なく、休みが保障される診療科に進みたい」と公言する研修医まで出現した。また、国が十分な財源の確保をしていなかったことから、様々な給与格差も生まれている。

3　研修による質をどう確保するか

総合診療方式（スーパーローテイト）により、多くの診療科を経験することで、名目的には幅広い診療能力の習得が可能となったが、それぞれの診療科の研修の質を評価することは極めて難しい。短期間でローテーションする臨床教育で適切かという根本的な問題は、常につきまとっている。

第三者機関による質の担保については、令和五年の時点で審査を受けた医療機関は四〇％にとどまっている。この第三者機関は、前述した卒後臨床研修評価機構が担っている。このような評価機関の導入を義務化すべきとの議論もあるが、研修病院に新たな負担を強いることや研修医を集めるための単なるラベル貼りになってしまう危険性があり、注意深く検討すべきである。

4　都道府県への権限移譲に関わる問題

医療法及び医師法の一部を改正する法律（平成三十年法律第七十九号）の成立に伴い、令和二年四月より、国から各都道府県に臨床研修病院の指定権限及び研修医定員の設定権限の移譲がなされている。この権限移譲により、各都道府県は、「地域医療対策協議会」の審議のもと、臨床研修病院の指定や医師少数区域に配慮した定員の設定など、地域の実情に応じた医師偏在対策が可能になり、都道府県が目指す医療提供体制の構築が可能になった。しかしその一方で、臨床研修を行う都道府県ごとに質のバラつきが生じてくる可能性があり、地域の有力な医療機関の意向が強く反映されて特定の医療機関等を優遇することのないように国の指導は不可欠である。

第四項　日本の専門医制度——日本専門医機構の設立

現在の医師は医師臨床研修を終えた後、大多数が専門医研修の門を叩く。ここでは、専門医制度がどのように整備されてきたか解説する。

わが国では、昭和三十七年の日本麻酔科学会による最初の制度発足以来、日本医学放射線学会、日本脳神経外科学会、さらに、日本内科学会の学会認定医制度が発足した。そして、昭和五十年代に入ると学会主導の認定医が次々と生まれていった。昭和五十六年十一月、日本医学会に加盟している二二学会で組織する「学会認定医制協議会」が設置された。しかしながら、学会認定医ごとの質の差は歴然としており、「学会員の増員や学会維持のための学会認定医制度も少なくない」と、しばしば批判された。

平成五年十一月、日本医師会、日本医学会及び学会認定医制協議会（三者懇談会）は、認定医制度を持つ基本診療領域一三学会に対して、日本医師会長・日本医学会長・学会認定医制協議会議長の三者による承認作業（承認シールと承認通知書の発行）を行うこととし、承認した認定医は医療施設内で表示することができるとした。この基本的合意をするに当たっては、

・医療法に基づく標榜診療科目と表示とは切り離す
・基本領域診療科の認定医を重複して表示することを禁止する
・認定の更新がされない認定医の表示は撤去する
・診療報酬とは関連しない

といった点が確認事項となっている。

学会認定医の質の保証という重要な問題については、各学会に任せるといった状況に変化はなかった。そのため、医師の知識と技術に対する評価基準とされた学会認定医は、患者・医師関係という視点を欠くという重大な欠陥を残したまま時間だけが過ぎた。

平成八年頃からは、前述した「新しい研修制度の発足に向けての動き」が始まり、規制改革や情報公開の視点からも大きな変化が訪れた。それに伴い、認定医制度も、国民にとって分かりやすい制度改革が求められ、新たに発足したのが専門医制度である。

「学会認定医制協議会」は、平成十三年に「学会専門医制協議会」と自らの呼称を専門医に変更し、それまでの認定医の呼称をすべて専門医に統一した。そして、研修カリキュラムの明確化や一定の研修期間を持つこと、その評価や試験の実施、更新の整備等といった基本的な考え方を明示した。

しかし、平成十四年四月一日に医政発第〇四〇一〇一二号として通知された「医業若しくは歯科医業又は病院若しくは診療所に関して広告し得る事項等について」という、広告の規制緩和が、学会の認定する専門医（学会認定医）を追認する形で進められたため、実際には学会認定医を専門医と単に読み替えただけの診療科が多かった。専門医と呼び名は変更されたが、その基準に学会ごとで歴然とした差があることに変わりはなく、国民や受け手にとっては、分かりやすい制度変更に至らなかった。

平成十四年に「学会専門医制協議会」は「日本専門医認定制機構」と再び呼称変更され、平成二十年三月には、「日本専門医制評価・認定機構」（基本領域の学会は一八となり、精神科の基本領域の学会は日本精神神経学会である）として法人化した。

平成二十年七月、厚生労働省は「我が国の専門医制度に関する提言」の中で、専門医制度の「問題点」を明確に把握している。この提言では、学会が独自に認定していること（質の担保、評価認定のばらつき等）、専門医のイメージが多様であること（標準的医療なのか高度に専門化した医療なのか明確でない等）、そして専門医取得のインセンティブがないことを指摘し、新たな第三者機関の必要性を示唆した。

平成二十五年三月、厚生労働省に設置されて議論を展開してきた「専門医の在り方に関する検討会」は、各学会が独自に認定している専門医を、学会から独立した中立的な第三者機関が認定するという仕組みに変えていくと報告した。この報告書によれば、平成二十九年に新しい専門医研修を開始し、令和二年に新専門医の誕生を目指すとした。これを受けて、日本専門医制評価・認定機構は、機構に登録している各学会からサーベイヤーを集めて専門医の研修施設の訪問調査を始め、認定基準や研修プログラムの標準化の準備を開始した。

その後、平成二十六年五月七日に新たな機関として「日本専門医機構」が法人格を持って設置された。設立時の社員は、「日本医師会」、「日本医学会連合」、「全国医学部長病院長会議」の三団体で、さらに、「四病院団体協議会」及び、一八（一九の基本領域から機構が担当する総合診療科を除く）の基本領域学会の代表者等が社員として加わった。

このように、専門医制度に関わっている医師たちが自主的に制度設計に加わるプロフェッショナル・オートノミーを取り入れた形となり、当初の中立的な第三者機関とは若干異なる形で収束した。この形式は、アメリカの専門医評価機構ＡＢＭＳ（American Board of Medical Specialties）（注2）の方式である二四の基本領域（Primary Board）がそれぞれ必要なボード組織を作り、「ボードメンバー」としてＡＢＭＳ全体のことを議論する制度設計に近いと言えるかもしれない。

この新しい機構である「日本専門医機構」の設立時の社員となった「日本医学会連合」について簡単に触れる。日本の医学会の多くを束ね一〇〇を超える分科会から成る「日本医学会」は、戦後、「日本医師会」の定款の中に存在する一組織として活動した。しかし日本医学会は、平成二十五年二月の定例評議員会で平成二十六年四月を目途に法人化することを目指した。これに対して、日本医師会は、日本医学会を内部組織とする定款のまま一般社団法人から公益社団法人に移行し、日本医学会に法人化延期を要請した。その結果、日本医学会は、「日本医学会の名称を使わなくても違った名前で法人格を取得し、公的な対社会的活動ができる組織」にするため、平成二十六年四月、法人格を持つ「日本医学会連合」を誕生させた。その誕生を待って、日本専門医機構設立時の社員に日本医師会と日本医学会連合がそれぞれ独立した法人として加わった。

注2　ＡＢＭＳ

ＡＢＭＳは、先に述べたＡＣＧＭＥと相互協力関係にあり、ＡＣＧＭＥ認定のプログラムで研修するレジデントに対しては公的資金も拠出されている。

第五項　日本専門医機構の変遷

日本専門医機構が発足すると、すぐに専門医の認定などを行う委員会や、研修プログラム及び施設の認定などを行う委員会等を設置し、平成二十九年からの新しい専門医研修に間に合わせる準備に入った。そして、新専門医制度の根幹となる「整備指針」が発表された。この整備指針に基づいて、各基本領域学会は専門医制度をもう一度整備し直す必要があった。この整備指針は、極めて厳格なものであった。多くの基本領域学会や関連する団体は、これらの点に異議を唱えた。

平成二十八年二月十八日、厚生労働省の「社会保障審議会医療部会」において、「日本専門医機構の行う新専門医制度をこのまま進めることで地域医療が崩壊する」との指摘があり、これを受けて厚生労働省は社会保障審議会の下に専門委員会を新たに設置し、日本専門医機構との議論を始め、修正を図った。しかし、この専門委員会でも問題点の改善はみられず、六月には塩崎恭久厚生労働大臣（当時）が二度にわたって談話を発表するという異例の事態に発展した。厚生労働大臣が談話を発表したことにより、厚生労働省は動きを活発化した。

同月の二十七日、日本専門医機構は初めての理事の改選を迎え、一期目の理事二五名のうち再任されたのは四名だけと総入れ替えの布陣となった。第二期理事会では、新専門医制度の開始の一年延期を決め、それまでの整備指針を廃棄し「新整備指針」を作る作業が始まった。この作業には、厚生労働省も積極的に関わっており、地域医療への配慮をはじめ、妊娠の問題、出産の問題、育児の問題、研修カリキュラムの問題等がその時点で加筆された。

新整備指針が完成し、新制度がスタートする準備が整ってきた一方で、国会の場では、「新専門医制度が地域偏在を助長する制度ではないか」という意見が与野党から提示され、再び、塩崎厚生労働大臣が「今後の医師養成の在り方と地域医療に関する検討会」という新しい検討会を設置して議論することになった。この検討会は、平成二十九年四月二十四日に行われ、冒頭に厚生労働大臣が自ら挨拶に立った。そして、日本専門医機構は、この委員会の意見を組み入れた新整備指針の改定（第二版）作業を行った。

このような紆余曲折の末、当初の予定より一年遅れた平成三十年四月から新制度は開始された。しかし、同年の七月には、再び通常国会において医療法・医師法の一部改正案が可決され、「日本専門医機構に対して、地域医療に影響を与えることについては、厚生労働大臣が意見できる」趣旨（医師法第十六条の十）の改正法が成立した。そして、その法律に関連する部会として「医道審議会医師分科会医師専門研修部会」が新たに誕生した。この結果、新専門医制度は、「医道審議会医師分科会医師専門研修部会」で地域医療への影響がないかどうかを検討し、厚生労働大臣からの要望が日本専門医機構、及び専門医に関係する各基本領域学会に出され、その回答を踏まえて制度が動くという手続きとなった。

第六項　日本専門医機構のかかえる課題

アメリカにおける専門医資格の取得及び更新は、生涯教育研修活動プログラムへの参加が義務付けられ、一〇年ごとに認定試験を受験しなければならない。臨床医にとって専門医資格の取得は、医師免許と同等の価値を持ち、専門医資格を持たないで臨床に携わることは極めて困難である。日本の専門医制度の改革の際にも、国際化や標準化と称してアメリカ流の厳しい専門医制度が必要であるとする考え方があった。

その一方、日本の医療が低医療費のまま行われているという現状では、アメリカ並みの厳しい専門医制度を目指すことに異論を唱えることも的外れではない。日本の現状では、ほとんどの医療機関が日常の診療に追われ、研修医を指導する仕事まで追加されて疲弊している。日本が高齢化社会の到来と労働者人口の減少から、医療費の伸びを抑制する必要があると仮定すれば、日本専門医機構は現状及び今後の日本の医療情勢を常に考慮する必要がある。

医師の卒前教育は大幅な見直しが行われており、卒後教育についても医学部の教育改革から時系列で考え、効率の良い臨床教育システムになるよう配慮し、欧米の専門医制度と安易に比較することは避けて、専門医制度を適切に制度設計することが肝要である。

1　厚生労働省との関係

厚生労働省は専門医制度について、初期臨床研修医制度が始まる時点では、「医師の自律性に関わるもので関連を持たない」としてきた。しかし、地域の医師偏在を危惧する一部の議員らの声を受ける形で間接的関与の度合いは次第に増え、平成三十年七月の医療法・医師法の一部改正によって、地域医療に関わる諸問題については、厚生労働大臣からの意見が提出されることになった。日本専門医機構は、法に規定されたもの以外は本来自由度は高いが、専門医募集一つをとっても「医道審議会医師分科会医師専門研修部会」の了解を得る必要がある。

第三者機関を一つに決めることで、そこに権限が集中すれば利点は多い。しかし、使い方を誤れば深刻な事態に早変わりする。専門医の質の担保や診療報酬のインセンティブを希求するがために、専門医制度が一元管理されて、本来の目的から離れ、医師の管理目的に利用される可能性も否定できない。厚生労働省とは、適切な距離をとって互いに協力できる関係性が望まれる。

2　医師の地域偏在対応（シーリング）

平成二十八年以降に問題になっている重要なテーマの一つは、医師の専門医制度が地域医療に及ぼす影響についてである。日本専門医機構によるシーリングは、平成三十年度の専攻医募集から行われている。

当初は五都府県（東京都、神奈川県、愛知県、大阪府、福岡県）で過去五年間の採用数の平均値がシーリング数として用いられ、翌平成三十一年度（令和元年度）には、東京都の一極集中を避けるため東京都のシーリング数をさらに前年比五％削減した。令和二年度になると、平成三十年に厚生労働省の「医師需給分科会」が都道府県別の診療科必要医師数及び養成数等を発表しており、その数値をベースにしたシーリング数が提案された。この年からは、連携プログラムの設置や基本ルール、上限下限のルール等も決められている。その後は、激変緩和措置などが追加されて毎年同様のシーリングが行われてきたが、想定された医師不足地域への医師派遣の効果は十分とは言えず、関東圏で言えば東京都周辺には専攻医が若干増加したものの、本来必要とされた医師不足地域への専攻医は増加していない。このため、日本専門医機構は、シーリングに代わる新たな方法の検討に入っている。

3　専門医制度と広告規制緩和

医療は人の生命・身体に関わるサービスと考えることができ、利用者保護の観点より、限定的に認められた事項以外は原則として広告が禁止されている。そして、広告規制に違反した場合には、医療法（昭和二十三年法律第二百五号）第八十七条の規定により、六か月以下の懲役又は三〇万円以下の罰金となる。

小泉政権以降は規制緩和と情報開示の風が吹く中、国民への情報公開の一環として医療事故調査のシステムと並行して議論され、平成十四年四月一日の医政発第〇四〇一〇一二号において「医業若しくは歯科医業又は病院若しくは診療所に関して広告し得る事項等について」の通知が出され、広告規制緩和が行われた。

しかし日本専門医機構の設立によって誕生した機構認定の専門医が、これまでの「一定の基準（会員数一〇〇〇人以上で、八割以上医療従事者である）などを満たす学会の認定したものに限って広告可能」とされた基準告示（平成十九年三月三十日厚生労働省告示第百八号）に該当しないため、令和三年九月二十七日厚生労働省告示第三百四十七号において、専門医機構専門医認定を受けた旨については広告することができる事項に追加するとともに、医師又は歯科医師については、一定の基準に適合するものとして厚生労働大臣に届け出た団体が行う医療従事者の専門性に関する認定を受けた旨を、広告することができる事項から除くこととされた。そして、日本専門医機構が認定する一九の基本領域（注3）については、機構認定の専門医が広告可能となり、国民の混乱を避けるため同一領域の学会専門医は広告できないことになった。なお、これまでの広告可能な専門医は五六（団体の数五八）であるが、基本領域以外のサブスペシャルティ領域の専門医については、日本専門医機構のサブスペシャルティ領域の基本的な考え方は概ねまとまったものの、問題点が山積みであり、当分の間現状の広告が可能とされている。

注3　基本領域

日本専門医機構の言う基本領域とは、⑴内科、⑵外科、⑶小児科、⑷産婦人科、⑸精神科、⑹皮膚科、⑺眼科、⑻耳鼻咽喉科、⑼泌尿器科、⑽整形外科、⑾脳神経外科、⑿形成外科、⒀救急科、⒁麻酔科、⒂放射線科、⒃リハビリテーション科、⒄病理、⒅臨床検査、⒆総合診療、の一九領域を指している。

第七項　サブスペシャルティボードの設立

サブスペシャルティ領域の専門医は、診療科によって色合いが全く異なる。また、日本専門医機構が、国民に分かりやすい制度としてすべての診療領域のサブスペシャルティ専門医を一元的に管理することは、現時点では不可能である。そこで、精神科領域では、精神科領域の主たる七団体（七者懇談会：精神医学講座担当者会議、国立精神医療施設長協議会、全国自治体病院協議会、日本精神科病院協会、日本精神神経科診療所協会、日本総合病院精神医学会、日本精神神経学会）の合意を得て、「精神科領域」にとって必要なサブスペシャルティ専門医を認定する精神科サブスペシャルティボード（PSSB）を発足させている。

この設立には、日本専門医機構のサブスペシャルティ領域についての議論がまとまらず、「サブスペシャルティ領域の在り方に関するワーキンググループ報告書」（厚生労働省）の基本的な考え方に準じた議論も十分でないことが関係している。

このPSSBでは、内容によって三群に分かれて認定する。

・A群（精神科一般領域）

① 精神科基本領域専門医取得後、さらに高い専門性を取得するもの。

② 国民に分かりやすく、必要性が高く、受診の益になるものであること。

③ 複数の基本領域専門医にまたがる場合、それぞれの専門性の出自を国民にどう理解してもらうか配慮すること。

④ 専門医の名称は、国民にその専門性、受診の際の便益が分かるようなものとすること。

・B群（精神科特殊領域）

① 精神医学・医療において特殊な医療技術・知識等を有し、その能力を臨床に還元することを目指すものであること。

② 精神科専門医の教育や精神医学研究のために、精神科基本領域と密接な関連をとることを求めるものであること。

③ サブスペシャルティ専門医であることを標榜しようとするときは、国民に分かりやすく、受診の手がかりになる名称とすること。

・C群（精神科関連領域）

① 精神医学とその関連領域に関する研究、教育を主たる目的とするもの。

② 精神科専門医の教育や精神医学研究のために精神科基本領域と密接な関連をとることを希望するもの。
そして、A群の「国民に分かりやすく、必要性が高く、受診の益になる」と認定された専門医の中から日本専門医機構の認定や承認を希望する専門医については、日本精神神経学会に設置された「連絡協議会」に提示・推薦して、該当するサブスペシャルティ領域の学会と調整し、日本専門医機構の認定や承認のための申請を行うこととした。ただし、PSSBとしては、日本専門医機構の認定や承認を受けた専門医とPSSB認定（精神科領域認定）の専門医とは、「上下関係はない」という立場をとっている。

審査は七団体（約二〇名）の委員によって行われ、利益相反関係にある委員は審査に参加できない。審査は書面審査と面接審査が行われ、書面審査はPSSBが提示した整備指針に基づいた整備基準を提出し審査を受ける。ただし、この整備指針はそれぞれの専門医制度の特徴を鑑みて最大公約数的な内容にとどめているため、面接審査は必須となっている。

認定は、利益相反関係にある委員を除くすべての委員の合意によって決定される。したがって、PSSBの認定は、厚生労働省のワーキンググループが示した「サブスペシャルティ領域の基本的な考え方」（注４）に準拠した精神科領域認定ということになる。さらに、次年度までの課題をクリアする（類似の専門医制度との調整など）努力をすることや、毎年の実施報告と承認審査、五年後の更新再審査も義務付けられている。この点が、整備基準や更新基準などの審査のみで判断せざるを得ない、日本専門医機構の認定より厳しいものとなっている。

注４　サブスペシャルティ領域のあり方に関するワーキンググループ報告書

日本専門医機構が「基本領域との連動研修を行うサブスペシャルティ領域として内科・外科・放射線科の二三領域を認定したこと」に対して、医道審議会医師分科会医師専門研修部会は、地域医療提供体制への影響に対する強い懸念等があることから、令和元年四月から開始予定の連動研修をすべて見送るよう指示した。そして、この二三領域の問題を集中的に議論するため、同審議会の委員と共にアカデミアや若手医師を交えワーキンググループを非公開で設置し、令和二年三月に報告書が提出された。

この報告書では、サブスペシャルティ領域専門医の「基本的な考え方」が示された。

① 個別学会単位で認定する仕組みではなく、診療領域単位の認定を原則とすること
② プロフェッショナルであることを保証する制度と、専門的な知識や技術を修得している、いわゆるスペシャリストであることを証明する制度を区別すること
③ プロフェッショナルが担う領域では、基本的に広い範囲を対象とした総合的な診療を行えるプロフェッショナルが国民に求められていること
④ 基盤となる専門医一つとサブスペシャルティ領域一つ程度の取得により、地域医療の中で十分に幅広い診療が行えるような領域設定とすること
⑤ 名称については、広告の観点を含め別の場において再度議論すること
⑥ 政策医療等の国として進めていくべき領域については、現行の指定医や標榜医のように、日本専門医機構が設定する専門医とは別の位置付けの検討となること
⑦ 基本領域との連動研修を行う際は、基本領域の研修が疎かにならないよう症例数や研修体制に一定の要件を設けること

さらに、今後の認定についても、

① 二三領域以外の領域についても、個別学会単位ではなく診療領域単位の認定を行うこと
② 連動研修を行い得る領域の認定については、地域医療提供体制の観点から必要に応じて、医道審議会から意見・要請がなされるべきであること

等が記載された。

第八項　精神科専門医制度

日本精神神経学会では、昭和三十年代より精神科認定医制度について、様々な形で議論されてきた。しかし、医師実地修練制度（インターン制度）の頓挫といった社会情勢の変化と呼応するように精神科認定医制度にも慎重論が多くなっていった。そして、様々な精神科医療を取り巻く当時の状況から、精神科認定医制度の議論は、関連する精神科医療そのものの問題点ともリンクするようになり棚上げされていった。

昭和五十年代に入り、学会主導の認定医が次々と生まれ、昭和五十六年十一月、日本医学会加盟学会参加の二二学会で組織する「学会認定医制協議会」が設置されたが、認定医制度を持たない日本精神神経学会は、オブザーバーとして参加する形をとった。このような状況を背景に、精神科認定制度についての議論が再開されたが、昭和六十三年の時点では、基本診療領域とされた一四学会のうちで日本精神神経学会のみが認定医制度をとっておらず、他学会に後れをとった形となった。

平成三年十月、日本精神神経学会は、精神医学教育委員会の下に「卒後教育（研修）と学会認定医制度検討小委員会」を設置し、同委員会は平成五年「学会認定医制に関する中間報告」を学会理事会に提出。そして、その翌年の平成六年三月、「学会認定医制に関する答申」いわゆる「山内答申」が提出された。その後も、議論はするものの結論が出ないという状況は続いたが、平成十二年以降になると、「平成十六年から始まる新医師臨床研修制度（いわゆる「初期臨床研修」）に続く後期研修として、精神科専門医研修が必要である」との認識が会員に広まり、精神科七者懇の総会でも精神科専門医が必要であるということで一致し、精神科七者懇の構成メンバーである日本精神神経学会から「本来第三者機関が設置するべきもの」として、前向きな議論を行うよう意見が出された。

その後、平成十三年の学会認定医から学会専門医への変更や、先に述べた平成十四年の「広告規制緩和」といった行政の方針に歩調を合わせて、日本精神神経学会においても議論は進み、平成十四年八月「精神科専門医制に関する基本方針」が日本精神神経学会総会において承認された。

「精神科専門医制に関する基本方針」とは以下の六点である。

①　「精神科専門医制」を設ける。

②　「山内答申」を踏襲し、現在の状況を踏まえ現実的に制度を考えていく。

③　受験資格に関しては、初期研修二年に加え、精神科臨床研修三年を修了し、かつ学会員であることとする。

④　五年間の過渡的措置を設け、かつ何らかの形で試験を行う。

⑤　日本精神神経学会が中心となり取り組んでいく。

⑥　専門医認定機関の詳細、研修施設、その他の問題は今後検討していく。

この「日本精神神経学会が中心となり取り組んでいく」という一見不思議な文章は、学会専門医ではあるが、「公の制度を第三者に代わって日本精神神経学会が中心となって取り組むことになった」ということを表現している。このことは、精神科七者懇総会の意向を汲んだものであり、すべての精神科医が理解すべき経緯である。

日本精神神経学会は、この「精神科専門医制に関する基本方針」を受けて、平成十五年一月にそれまでの「学会認定医制準備委員会」を解散し、「精神科専門医特別委員会」を設置した。この委員会には、卒後研修プログラムと研修施設、評価に関する第一部会と、地方部会、試験、更新制度、生涯教育、講習会等に関する第二部会、及び要綱、財務、事務局に関する第三部会という作業部会が設けられ具体的な作業に入った。そして、平成十八年一月からの過渡的措置及び平成二十一年からの新規試験（平成十八年度から最初の専門医研修開始）の準備へと駒を進めた。

平成十六年十一月、おおよその準備が整い、精神科専門医特別委員会は解散し、日本精神神経学会精神科専門医制度規則第四条に規定された「専門医制度委員会」が発足した。常任委員会、資格・研修施設認定委員会、試験委員会、卒後研修委員会、生涯教育委員会等も設置され、精神科専門医の研修は、学会認定施設で認定された指導医のもとで行われ、研修内容は、学会が作成した研修ガイドラインに基づいて多角的に評価される仕組みとなった。

平成二十六年、日本専門医機構の発足とともに機構の整備指針が発表されたため、日本精神神経学会はその整備指針に基づく整備基準を作成していった。平成二十八年には、それまで役割とされていた指導医が資格化され、前述した日本専門医機構の混乱の際にも精神科の基本領域学会として交渉を重ね、実行可能な整備基準が出来上がり、平成三十年度の新専門医制度のスタートに間に合わせることができた。なお、認定期限が令和四年三月三十一日以降の専門医より、新しくなった更新基準に基づいて更新時に「日本専門医機構認定専門医」として更新することになった。

第九項　日本精神科病院協会の職種認定制度

日本精神科病院協会は、独自の認定制度を持っている。同協会では、「日本精神科医学会」が組織化されており、この学会内に医師部門及びコメディカル部門の職種認定を行う「職種認定制度」が設置されている。この職種認定は、同協会員以外にも広く門戸が開かれており、学会に入会したすべての医療従事者が対象となっている。そして、医師部門として「精神科領域上級医」と「認知症臨床専門医」を認定し、コメディカル部門としては「認定看護師」、「認知症認定看護師」、「認定栄養士」及び「認定精神科医療安全士」等の認定を行っている。指導内容や試験内容等は、部門間の連携を図る工夫がなされており、職種認定の際の受験資格及び審査はハードルが低いものではなく、これまでの諸学会による認定に比しても同等の基準で制度設計されている。

この職種認定制度では、医師はもちろん医師以外の資格認定を整備することで精神科医療に従事するすべての医療職の資質向上とそれらの連携強化を目指している。これは、精神科医療においては、「他職種とのチーム医療」が治療の主体となるからである。専門性の切り口から言えば、「精神科医療の働く現場に役立つ専門性」である。そのような意味からは、いわゆる「二階建て」というサブスペシャルティの考え方を無理に当てはめるのではなく、生涯教育の一環としての「新たな位置付けの専門性」と言えるだろう。

第一二章　精神保健指定医のケースレポート

第一項　ケースレポートの意義

指定医制度は精神保健福祉法の骨格の一つであり、精神科臨床の実務は主に指定医が担っているといっても過言ではない。かつては患者の行動制限は医師の裁量権に含まれると考えられていたが、世界的に人権の制限にあたるという考えが強くなった。人権制限を行うには適正法手続（デュープロセス）が必要であり、そのために特別な資格を持つ精神保健指定医と、その実務の適否を判断する精神医療審査会が設けられた。

指定医は患者の人権擁護に大きな責任を持つ。そのために精神科実務とともに、精神保健福祉法に関する知識が求められる。これらのことがケースレポートと口頭試問によって審査される。

「精神保健指定医申請時のケースレポート記述上の配慮について」（平成二十六年二月十八日、厚生労働省社会・援護局障害保健福祉部精神・障害保健課事務連絡）によると、「ケースレポートには患者本人の意思にかかわらない入院措置等に関わる指定医の職務上必要とされる知識及び技能並びに精神科実務経験が反映されていなければならない。特に、患者の人権に配慮しながら適切な医療が提供されたことが読み取れるものでなければならない」とされる。そこに不可欠な要素を挙げるならば、臨床医として診断の過程や治療の流れを適切な医学用語を用いて合理的に記載すること、指定医に職務上求められる精神保健福祉法の適切な運用手順並びに関連する法制度を正しく理解していること、そして、このレポートは行政機関への資格申請のための書類であり、そこには正確さが求められることであろう。

平成二十七年に起きた指定医資格不正取得事件が社会問題となり、令和元年、指定医資格の不正取得の再発防止や、指定医としての資質の確保を目的とした新制度に移行し、指定に関する要件が大きく見直された。具体的には、提出するケースレポートに係る症例分野・症例数の見直し、ケースレポートの様式の見直し、口頭試問の導入などが行われた。過渡期は、表紙の不備や様式全体での不整合など、書類審査で不合格となる割合が増加し、令和元年度後期申請者のうちレポート審査合格率は六八%、令和二年度前期申請者で七五%、後期申請者で六九%と落ち込んだ。以後、後述の「精神保健指定医研修会（新規）」での徹底した注意喚起、表紙を含めた各様式や規定・注釈の明確化などの様々な工夫が実施され、不合格からの学習効果も広まり、レポート審査合格率は着実に上昇しており、令和五年度前期申請者においては、申請者四二八人中三七九人、八九%がレポート審査で合格し、口頭試問に進んでいる。

第二項　具体的なレポート作成上の注意

ケースレポートは学会や研究会での症例発表とは異なり、それが行政機関への申請書類である点を踏まえると、そこには正確さと丁寧さが求められる。法制度の理解が重要なテーマである点も、求められる正確さの要求水準を引き上げる。申請手続は、他ならぬ申請者が行うものであるため、申請者自身が、厚生労働省社会・援護局障害保健福祉部精神・障害保健課からの関連通知等を理解して、正確に行う必要がある。官庁から発出される難解な文書をとかく嫌う医師がいるが、精神保健福祉法という法律に基づいた医療を行うべき指定医には、避けて通れない道である。

特に、「精神保健指定医の新規申請等に係る事務取扱要領の制定について」（平成三十年十二月六日障発一二〇六第三号）は、重要かつ根本的な通知であると同時に、度々一部改正を繰り返しており、それと連なる「ケースレポートの対象となる診療期間の条件」（別紙1）、「ケースレポート及び口頭試問の評価基準」（別紙2）と併せて、申請者は最新の同通知の別紙「精神保健指定医の新規申請等に係る事務取扱要領」（以下「事務取扱要領」という。）（執筆時点での最終改正は、令和六年三月二十六日障発〇三二六第三号。四九一頁参照）を熟読する必要がある（注1）。それらの中でも、令和四年十二月に改正された精神保健福祉法が令和五年四月、令和六年四月と二段階で施行されていることに伴う変更点には留意が求められる。また、提出書類に該当する様式1－1、1－2（申請書）、様式2－1、2－2（実務経験証明書）、様式3－1（表紙、【関係法規に定める手続への対応】、本文の三部構成）、様式3－2（ケースレポート一覧）、様式4（常時勤務証明書）までは、レポート本体部分である様式3－1を中核として、十分な理解を要する。「精神保健指定医申請時のケースレポート記述上の配慮について」（令和六年三月二十六日最終改正、厚生労働省社会・援護局障害保健福祉部精神・障害保健課事務連絡。五四〇頁参照）（以下「記述上の配慮」という。）も、平成二十六年二月十八日に発出されて以来、何回か改正されてきた重要な事務連絡であり、以上を十分に理解した上でレポート作成に取りかかる必要がある（注2）。以下、先述の関連通知に沿って、テーマごとの具体・詳細を述べる。

なお、医学は一通り学んだものの、法律の専門家でもない医師が独りで法制度を十分に理解することは茨の道にも思えるが、それを適切に支援するために、毎年度「精神保健指定医研修会（新規）」が開催されている（日本精神科病院協会、全国自治体病院協議会、日本総合病院精神医学会の各団体が一回ずつ）。

注1　令和六年七月八日障発〇七〇八第一号により本通知は改正され、令和七年一月一日以後の申請に適用されることとなっている。五三四頁［参考］を参照。

注2　令和六年七月末現在、注1の改正に対応する「記述上の配慮」の改正は未発出である。

1　ケースレポートの様式・書式

❶ ケースレポートの構成

新制度では、ケースレポートの書式は、様式3－1に示す通り、表紙、【関係法規に定める手続への対応】、及び本文の三部で構成されることになり、入退院日、行動制限開始・解除の日時など、詳細での不整合が容易に目に付くようになったので、注意されたい。

執筆時点で最新の様式は、表紙の左上に「令和六年四月版」と銘打ってあり、続く【関係法規に定める手続への対応】には、法改正に沿った多くの改訂がなされている。

❷ 表紙

以前より、表紙不備の多さは度々指摘されてきたが、新制度では、一症例でも「表紙不備」の評価があるとレポート審査は不合格となり、その合格率への影響が大きくなった。先述の過渡期に頻出したのも表紙不備であった。特に、改正前の様式では、外来移行症例を意識した「⑩退院後の外来支援」の項目が紛らわしく、申請者自身による退院後の外来診療にはつながらなかった場合でも入院中に実施した様々な支援を含むとも読み取れる文言であったため、混乱を招いた。その項目が書式から消えた現行の表紙では、「※」での注釈を丁寧に読めば、誤記載の可能性は相当に最小化されている。

それでも、「⑤患者情報」の生年月日と「⑦主治医又は担当医になった期間」から算出される年齢が⑤に記載されている担当開始時年齢から大きくかけ離れており、一部には誤って現在の年齢を記載した可能性があるレポートもある。あるいは、「※」を読めば一目瞭然のはずだが、「⑩指導を行った精神保健指定医」の指導期間が⑦の担当期間と一致しておらず、一部には申請者による退院後の外来診療期間が指導期間に含まれていないものもあるなど、申請者と指導医との情報共有や意思疎通に疑問を感じさせるレポートがある。これらは、表紙だけを読んでも判る齟齬であり、「表紙不備」と評価されることでレポート審査が即不合格となるのは避けたい。全てが一律に表紙不備とされるわけではないが、表紙の「⑥当該症例の入院形態に係る入退院年月日」に記載されている入退院年月日と本文のそれとが異なっている、本文中では行われているはずの行動制限が表紙の「⑧行動制限の有無」ではチェック漏れである、などの表紙と本文記載内容との不整合は今もなお多い。「たかが表紙不備」で不合格となることへの批判の声もあるが、表紙がレポート全体の重要な柱であり、そこでの誤記載や直筆署名を含めた記入漏れ、あるいは続く【関係法規に定める手続への対応】及び本文の記載との齟齬などあってはならないものと細心の注意を払っていただきたい。

❸ 【関係法規に定める手続への対応】における齟齬や本文との不整合

【関係法規に定める手続への対応】は、それに記入することで多くの法制度への理解を確認できる仕組みとなっているはずだが、不注意なのか怠慢か、該当項目であるにもかかわらず求められるチェックや記載を省いたものが散見される。最新の「令和六年四月版」は、令和四年の精神保健福祉法の改正を反映して従来より詳細化されたチェックリストとなっており、正確な本文記載への手引きにも役立つ点を強調しておきたい。【関係法規に定める手続への対応】及びレポート本文の相互対比で見つかる不整合として、医療保護入院届／退院届の提出日、あるいは措置症状消退届提出日が本文記載と異なるなど、相互の記載に矛盾がないようにしてほしい。

❹ 告知の内容と方法の記載について

各種の入院形態の開始時や行動制限の実施時の告知の内容について記載する場合は、法令上告知が必要な事項を踏まえ、具体的に記載する必要がある。【関係法規に定める手続への対応】では、「6．医療保護入院時に、医療保護入院者に対して、必要事項について書面による告知を行ったか」が問われており、「入院時に行った（二〇二三年（令和五年）三月三一日以前に入院が行われた者の場合）」、「入院時に患者本人及び同意を行った家族等に対して告知を行った（二〇二三年（令和五年）四月一日以後に入院が行われた者の場合）」、「延期して（四週間以内）告知を行った」

の三択チェック後に、「(告知の具体的な内容)」を記載する欄がある。ここで「法令に基づき必要な事項を告知した」、「関連通知の様式8を用いて告知した」等の具体性に欠ける記載は不適切であり、簡潔でよいが、具体的な記載が求められる。指定医の判断と家族等の同意で実施される精神保健福祉法（以下「法」という。）第三十三条第一項による医療保護入院である、あるいは市町村長の同意で行われる第三十三条第二項による医療保護入院である旨、通信の自由が守られている旨、病状に応じて行動制限を行う場合がある旨、不服があれば人権擁護の観点で都道府県の精神保健福祉センター、代理人となる弁護士など人権擁護団体との連絡が確保されている旨、退院請求可能な旨等、実臨床で告知に使用している「入院に際してのお知らせ」に基づいて箇条書きすればよい。

なお、令和四年の法改正によって、令和五年四月一日以降の入院患者には、医療保護入院を要する状態像と入院理由を含めて、患者のみならず、同意を行った家族等に対しても告知することが義務付けられている点も、レポートに反映されなければいけない。

医療保護入院の告知の延期については、主に第二症例における離脱せん妄中の対応をめぐって議論されてきたが、この数年で理解の仕方や原則が変遷した。そして、医療保護入院の告知の延期に関する改正（令和三年六月三十日障発〇六三〇第一号）の結果、様式3－1の本文注釈（斜体字）の該当部分を抜粋すると、「人権保護の観点から、告知の延期の規定の運用は厳格であるべきであり、医学的判断から支障を認める場合であっても、慎重な判断が必要であるとともに、延期後も症状が落ち着いて支障がなくなれば、直ちに告知を行わなければならない。この点に十分留意し、告知の延期を行った場合は、個々の患者の症状（特に意識障害の場合はその原因、程度、回復の見込み、変動等）に応じ、延期が必要と判断した理由と延期後の対応を、具体的に記載すること（「再告知」という用語は法令上存在しない。）」とされた。すなわち、告知の延期はできるだけ避けるのが原則であり、旧制度の審査方針が是正されたといえる。

精神科医療に多い意識障害は、脳神経科的昏睡ではなく、せん妄やもうろう状態など、軽度～中等度の意識混濁の動揺を伴う意識変容であるため、診察中に機会をとらえて告知をすれば伝わり、何らかの反応を確認できるレベルであることが多く、人権擁護の観点からは、その告知を遅らせることは避けるべきとの考えが浸透した。どうしても、重度の意識障害で告知する機会を得られず告知の延期を行った場合は、個々の患者の症状に応じ、延期が必要と判断した理由と延期後の対応を、本文に具体的に記載することが求められる。今もなお疑心暗鬼もあってか、入院時にいったん告知後、せん妄消失後に再告知をしたとの記載も散見されるが、再告知の発想は捨ててよいであろう。

❺ 本文の記載（様式の注釈（斜体字）及び「記述上の配慮」に基づいて）

「記述上の配慮」によると、「論旨を簡潔かつ明瞭に記載するよう心掛け、〈入院時の状況〉及び〈入院後経過〉並びに【考察】を合わせて指定字数（一二〇〇～二五〇〇字）以内とし、誤字（特に専門用語）のないよう十分な注意を払うこと」とあるが、【考察】は必須ではない。

年の表記に関しては、「西暦を原則とし、『X年』などとせずに実際の年を記載すること」とされている。申請者にとって症例がいつ経験されたものかは、後述する新制度における症例選択要件に大きく関わり、かつレポートの内容の真偽が検証可能なように、年月日を明確化することが求められている。

【関係法規に定める手続への対応】におけるチェックや記入によらず、法制度に係る遵守事項の中でも、各種入院・行動制限が法令の要件を満たす旨の事実は、本文様式の注釈（斜体字）において、特に本文（【現病歴】の〈入院時の状況〉、〈入院後経過〉）において記述が必要な事項として示されている。

以下の記載漏れがないか、特に留意すべきである。

・医療保護入院時の指定医（または特定医師）による診察・判定（診断）の内容
・医療保護入院の告知（または告知の延期）を行ったこと
・任意入院者の退院制限の指定医による診察・判断（診断）の内容
・行動制限の種類、開始・解除の日時及び開始・解除の判断理由

・一二時間以内の隔離の医師による診察・判断（診断）の内容
・一二時間超の隔離等の指定医による診察・判断（診断）の内容
・任意入院者の開放処遇の制限の医師等による診察・判断（診断）の内容

繰り返しになるが、令和五年四月一日以降の医療保護入院においては、患者のみならず、同意を行った家族等に対しても告知することが義務付けられている点に留意されたい。

2　症例選択

❶ ケースレポートの対象となる診療期間について

事務取扱要領に連なる「ケースレポートの対象となる診療期間の条件」（別紙1）に図示されている通り、原則として、当該患者の措置／医療保護入院（当日）から退院までの期間、継続して診療に従事した症例を提出することが求められている。その際、入院形態（例えば、措置入院から医療保護入院へ、あるいは措置・医療保護入院から任意入院へ）の変更は、前の入院形態からの退院と見なすのが基本的な考え方である。入院又は退院のどちらかを含み、三か月以上担当している場合も可とされている。

同一入院形態での他病院への転院は、「退院まで担当した」と見なさないため、入院時から三か月以上担当していなければ、症例としては不適と見なされる。ただし、老年期認知症を除く第一症例（症状性を含む器質性精神障害）と第二症例（精神作用物質使用による精神及び行動の障害（依存症に係るものに限る。））においては、入院期間によらず、入院日から転院日まで担当していればレポートとして提出可能とされている（逆に、明らかな老年期認知症では、この例外規定の恩恵は受けられない）。

なお、措置あるいは医療保護入院の途中から担当し、三か月未満で入院形態を変更した症例の場合についても、いわば例外規定として、以下の場合が容認されている。

・措置一か月以上、医療保護と合計で三か月以上担当→措置の症例として提出可能
・医療保護一か月以上、任意と合計で三か月以上担当→医療保護の症例として提出可能
・措置一か月以上、任意と合計で三か月以上担当→措置の症例として提出可能

❷ ケースレポートの申請日と担当期間の関係について

新制度での申請においては、症例数こそ五症例に減ったが、事務取扱要領によれば、ケースレポートの対象について申請日と担当期間との関係において、次のような規定を遵守しなければならない。
・全例とも、申請前七年以内の症例に限る。
・五症例のうち一例以上は、申請前一年以内に診療を開始した症例とする。
・五症例のうち二例以上は、申請日の一年前の日より前に診療を開始した症例とする。

❸ ケースレポートにおける必須症例と提出が望ましい症例について

事務取扱要領によれば、必須症例（措置入院、医療保護入院、入院時立ち会い）に関しては、五症例とも、措置入院又は医療保護入院の症例に限り、一例以上は医療保護入院、さらに一例以上は措置入院の症例とされている。加えて、医療保護入院の症例について一例以上は、申請者が、入院時の指定医の診察に立ち会ったものである必要がある。細かくなるが、措置入院から医療保護入院に切り替えた症例を、措置症例として提出する場合は、仮に措置解除に伴い医療保護入院とする際の指定医診察に立ち会っていても、入院時立ち会い要件を満たせない。

必須ではないが、提出が望ましい症例（任意入院、外来移行、一八歳未満）として、以下が規定されている。
・一例以上は、申請者が、医療保護入院等から任意入院に入院形態を変更後、申請者が、当該患者に対して任意入院による治療を行ったものが望ましい。
・一例以上は、申請者が、措置入院者又は医療保護入院者の退院後に、通院による治療（おおむね一か月以上）を行ったもの（外来移行症例）であることが望ましい。

・一八歳未満（一八歳に達する日以後の最初の三月三一日までの間にある者）の症例が第一～第五症例のいずれにおいても提出可能であり、含まれていることが望ましい。

前記の症例の提出がない場合には、それぞれのテーマごとに一般的な留意点について、後述の口頭試問で確認することとされている。

❹ケースレポートに係る症例分野・症例数（五分野五症例）の選択

事務取扱要領において、第一症例から第五症例までの症例分野は以下の通り規定されている。

・第一症例　F0　症状性を含む器質性精神障害
・第二症例　F1　精神作用物質使用による精神及び行動の障害（依存症に係るものに限る）
・第三症例　F2　統合失調症、統合失調症型障害及び妄想性障害
・第四症例　F3　気分（感情）障害
・第五症例　F4～F8、F90－98　次の各号に掲げる精神障害のうちいずれか

一　神経症性障害、ストレス関連障害及び身体表現性障害（F4）
二　生理的障害及び身体的要因に関連した行動症候群（F5）
三　成人の人格及び行動の障害（F6）
四　知的障害（精神遅滞）（F7）
五　心理的発達の障害（F8）
六　小児（児童）期及び青年期に通常発症する行動及び情緒の障害（F90－98）

五つのケースレポートの症例番号とその内容（記載するFコード）が、前記の分類と合致しているか、確認が必要である。診断名とコードは、疾病及び関連保健問題の国際統計分類第一〇回改訂版（ICD－10）における「精神および行動の障害」の規定に基づく。

「記述上の配慮」によると、第一症例「F0　症状性を含む器質性精神障害」においては、身体疾患治療薬による精神症状（せん妄を含む）について、身体疾患治療薬（例えば、膠原病に対するステロイド、パーキンソン病に対する抗パーキンソン病薬等）により精神症状を発症したものは含まれるとされているが、他方、ベンゾジアゼピン系薬物によるせん妄など、向精神薬で引き起こされた精神症状は除外されることを再確認しておきたい。

治療経過の正確な把握、十分な検査所見での裏付け、そして指導医によるお墨付きなど、揺るぎない自信があれば別だが、苦しい鑑別診断を強いられるような症例は避け、それぞれの症例分野における一般的な典型例を選択することが、本来の精神保健福祉法の手続・運用やその精神疾患の治療におけるあるべき治療の姿を簡潔に記述しやすく、望ましい。当然、用いたい症例の主診断がこの五つの症例分野のどれに該当するかで決められることになるが、レポート内容を読むと、入院治療の主な対象疾患がその主診断とは異なっており、レポートとして症例不適と判断される場合もある。近年、第五症例の対象疾患に適応障害（F4）を主病名とするレポートが増えつつあるが、治療内容や経過からは内因性のうつ病（F3）との差異が不明瞭な症例や、精神発達遅滞などの既存障害を持つ患者で、主診断とされる併存疾患の記載が特異性に乏しい症例、発達の問題が前景化しているため鑑別診断に難渋している症例も見受けられる。主診断が揺らぐと症例不適になる場合も想定されるため、症例の選択には、指導医との緊密な打ち合わせなど、相応の事前準備を要すると認識してほしい。

3　症例内容（主に臨床記録上の評価）

❶　共通事項

「記述上の配慮」によると、「現病歴中の〈入院前経過〉、〈入院時の状況〉、〈入院後経過〉の所見及び状態像については十分に記載すること」とある。これは、一見当たり前のことのようだが、入院時の主病像や主症状が明瞭に記述されており、治療経過においてどのように改善されていったか、その治療の流れが明記されているかどうかを問われており、そこが曖昧なままに治療者としての実績が不明なまま退院時期を迎えるレポートは少なくない。事務取扱要領の別紙2「ケースレポート及び口頭試問の評価基準」中にある「1．基礎的事項」の①「自ら担当として診断又は治療に十分関わりを持った症例であるか」にも関わる問題である。

様式3－1の注釈（斜体字）は、インフォームド・コンセントについての記載の重要性にも触れている。修正型電気けいれん療法、多量・多剤大量の薬物療法、クロザピンなど慎重を要する治療手段が用いられた場合、やむを得ず適応症以外での薬物使用を行う場合には特に留意しての記載が必要とされ、適応外の薬物使用として、アルコール離脱せん妄に対しジアゼパム（内服）、双極性障害（うつ状態）に対しバルプロ酸ナトリウムの事例が挙げられているが、臨床上も適応外であるとの認識をうっかりしやすい薬剤でもあり、留意されたい。精神保健福祉法に記載されていない事項についても、人権に配慮した適切な医療が必要とされるとの発想が根底にある。

❷ 症例分野ごとの（臨床記録上の）評価

(1) 第一症例「症状性を含む器質性精神障害」（F0）

「2　症例選択」の❹で前述した通り、症状性又は器質性要因が明らかに認められるてんかんの精神症状による入院症例、身体疾患治療薬（例えば膠原病に対するステロイド、パーキンソン病に対する抗パーキンソン病薬等）により精神症状（せん妄を含む）を発症した入院症例は対象症例に認められることが明記されている。精神症状を伴わないてんかんや精神疾患に投与された向精神薬により発現したせん妄等の精神症状による入院症例は不適である。旧制度では別個の症例分野に区分されていた認知症は、初老期・老年期を問わず第一症例の対象疾患となる。

この分野での一つの鍵は鑑別診断であり、基礎となる身体疾患の診断名、その疾患と精神症状の関連についての考察が必須である。診断根拠となる検査結果、例えば甲状腺機能障害では少なくともT3、T4、TSH値、膠原病では免疫学的検査結果、ステロイドの投与量や投与時期と精神症状の関係などは重要である。他科の身体疾患の治療過程で出現する精神症状は、その治療薬によるステロイド精神障害なのか、原疾患の全身性エリテマトーデス（SL

E）から来る神経ループスなのか、他科での確固たる所見、判断、及び情報提供が診断を支持してくれる場合が多い。当然のことだが、他科医との連携が濃密であればあるほど説得力を持つ記載につながる。

器質性精神障害では、頭部CTやMRI等画像所見、脳波所見及び神経症状の記載が必要である。脳炎であれば、脳脊髄液検査所見が、てんかんと言えば発作型と脳波所見が診断上は必須である。また、高次脳機能障害であれば、検査による病巣の局在性と、必要に応じて神経心理学的検査なども加えることが望まれる。

認知症の場合、その原因疾患について、変性疾患（アルツハイマー型、レビー小体型、前頭側頭型認知症など）、血管性認知症、混合型などをある程度の画像所見と特徴的な横断面の症状と縦断的経過から鑑別することは浸透している。検査実施可能な段階であれば、長谷川式認知症スケール（HDS-R）かMMSE（Mini-Mental State Examination）の検査結果は必要である。長期経過で認知機能低下が進行した症例では、介護保険サービスの利用を含めた退院に向けた支援の記載を要する症例が必然的に多くなる。

(2) 第二症例「精神作用物質使用による精神及び行動の障害」（F1）

「記述上の配慮」によると、精神作用物質の依存症を含むものに限るとされているが、過去の薬物使用歴の情報が曖昧で乏しいままに現在の覚醒剤精神病入院治療だけを記述した症例など、依存性の視点で記載されていない症例が散見される。圧倒的に頻出するアルコール依存症における離脱せん妄症例であっても、依存形成過程、及び必要な検査所見並びに身体所見は記載するべきであるし、薬物依存を形成する精神依存、身体依存、耐性についても考察が及ぶことが望ましい。

(3) 第三症例「統合失調症、統合失調症型障害及び妄想性障害」（F2）

ほとんどの申請者は日常的に多くの症例を経験・担当しているためか、もしくは他医療機関での診断・治療が先行している病歴が多いせいか、レポートの文面上は、その診断根拠が曖昧なものも見られる。具体的な精神症状を精神病理学的に記載することは当然であるが、初発例や当該病院初診例では、血液検査、画像検査、精神作用物質の乱用などの除外診断は必要であり、発症から短期間であれば考えられる鑑別診断なども記載すべきである。

多量・多剤大量の薬物療法、クロザピンなど慎重を要する治療手段が用いられた場合にはインフォームド・コンセントを含めた記載が必要とされる。服薬中断による症状再燃も多いことから、入院中の患者や家族への心理疾病教育やストレス対処技能向上の取り組み、デポ剤の使用の適否、退院後の外来での治療方針、障害福祉サービス等の社会資源の利用など再発・再燃防止への配慮についての記述が必要であろう。

(4) 第四症例「気分(感情)障害」(F3)

躁状態、うつ状態の具体的な精神症状を精神病理学的に記載すると同時に、入院加療が不可欠である理由を明らかにすることは当然である。その横断的病像と治療反応性を含めた縦断的経過から、第五症例に多い適応障害との鑑別は行う必要がある。診断根拠においては、画像検査、甲状腺ホルモン値、インターフェロンやステロイドのように気分障害を引きおこす可能性のある薬物等々に関する記述も望まれる。また、気分と一致しない妄想を伴う症例では統合失調症圏との鑑別も必要であろう。措置入院症例を中心に、修正型電気けいれん療法を実施する症例が増えているが、抗うつ薬主体の薬物療法を選択しなかった合理的理由の記載と、慎重に検討された結果、インフォームド・コンセントに基づいて行われた旨の記載が必要である。周期的に病相を繰り返すことが多い再発性疾患であるので、再発の予防への考察が必要である。さらに高齢でのうつ状態の症例では、認知症の初期症状としてのうつについての検討も望まれる。

(5) 第五症例(F4~F8、F90-98)「神経症性障害・ストレス関連障害及び身体表現性障害」(F4)、「生理的障害及び身体的要因に関連した行動症候群」(F5)、「成人の人格及び行動の障害」(F6)、「知的障害(精神遅滞)」(F7)、「心理的発達の障害」(F8)、「小児(児童)期及び青年期に通常発症する行動及び情緒の障害」(F90-98)のいずれか

第五症例の対象となる主診断として、強迫性障害(F42)、適応障害(F43)、解離性障害(F44)、身体表現性障害（F45）、摂食障害（F50）、パーソナリティ障害（F6）、軽度知的障害（F70）、広汎性発達障害（F84）、多動性障害（F90）などが選択され得る。

なお、様式3－2（ケースレポート一覧）④の一八歳未満（児童・思春期）は「望ましい症例」のカテゴリーに入るが、どの症例分野を選択しても構わない。しかし通常、第五症例で選択されることが多いため、以下に児童・思春期症例における留意点を述べる。

一八歳未満（児童・思春期）症例は「一八歳に達する日以後の最初の三月三一日までの間にある者に係る症例」と規定されている。思春期心性の記述や考察が不可欠とされ、発達歴、教育歴、家族歴、家族内力動、就学状況についての記載が求められる。診断名が小児（児童）期及び青年期に通常発症する行動及び情緒の障害でない統合失調症圏や躁うつ病圏等の症例においても、児童・思春期の心性を踏まえ、心理的発達の観点に立ちつつ症状経過について記載することが求められる。また、児童・思春期症例では短期入院も多いが、一、二週間程度の極めて短期間の入院で、申請者との治療関係も読み取れず、入院の前後にも関わりの乏しい症例はレポートとして避けるべきであろう。

本来は法制度の理解に関わる問題だが、医療保護入院の同意において、誰に親権があるかを明確にしておくべきである。

4　ケースレポートでの法制度の理解

法制度の理解は指定医レポート審査の中心であるが、網羅的に述べれば際限がなく、そこは本書の当該他章に譲り、レポート作成と審査の観点で特に留意すべき点に絞る。

令和四年改正の精神保健福祉法の二段階実施に係る留意点として、「二〇二三年（令和五年）四月一日以後に入院が行われた者の場合、同意を行った家族等に対し告知したこと及び入院措置を採る理由を含めて必要事項を本文に記載すること」と【関係法規に定める手続への対応】の6の※にも明記されている。そして、措置入院においても同様の告知が求められるようになったことも確認されたい。「ケースレポート及び口頭試問の評価基準」（以下「評価基準」という。）では、医療保護入院⑭と、措置入院⑤が該当する評価基準である。

【関係法規に定める手続への対応】12－1では二〇二四年（令和六年）四月一日以後に入院が行われた者の場合、入院時に三か月を超えない範囲で入院期間を定めたか（法第三十三条第一項、第二項）、12－2では施行日時点入院者又は二〇二四年（令和六年）四月一日以後に入院が行われた者の場合、入院期間の更新については、指定医によって入院継続の必要があると判断され、かつ、「医療保護入院者退院支援委員会」にて審議が行われた場合に限り、家族等の同意がされているのか等の要件を確認した上で、法定の範囲内で期間を定めて入院期間の更新を行ったか（法第三十三条第六項、第八項、第三十三条の三）、「評価基準」では、医療保護入院の⑮⑯が該当する評価基準である。

❶ 法制度の理解：措置入院に関する記載

法第二十九条第一項の措置入院患者でなければならない。緊急措置入院の場合、七二時間以内に実施される措置診察において、不要措置と判断された症例は使用できない。

「評価基準」によると、措置入院の①～⑥に基づいて、適性が審査される。

① 患者の症状及び措置入院の対象となる者の要件を踏まえ、措置入院を行う必要性が記載され、その内容に妥当性が認められるか。

② 患者が精神保健福祉法第五条第一項に規定する精神障害者であるか（国際疾病分類（ＩＣＤ）に該当する精神障害を有しているか）。

③ 患者が、医療及び保護のために入院させなければ、その精神障害のために、自傷（※1）又は他害（※2）のおそれがあると認められるか。

※1：自殺企図等、自己の生命、身体を害する行為。浪費や自己の所有物の損壊等のように単に自己の財産に損害を及ぼすにとどまるような行為は含まれない。

※2：殺人、傷害、暴行、性的問題行動、侮辱、器物破損、強盗、恐喝、窃盗、詐欺、放火、弄火等他の者の生命、身体、貞操、名誉、財産等又は社会的法益等に害を及ぼす行為（原則として刑罰法令に触れる程度の行為をいう）。

④　退院まで担当した症例である場合、患者の症状及び措置入院が解除となる者の要件を踏まえ、措置入院の継続が不要と判断された理由が記載され、その内容に妥当性が認められるか。

⑤　二〇二三年（令和五年）四月一日以後に入院が行われた者の場合、入院措置を採る旨の告知は、患者本人及びその家族等のうち診察の通知を受けた者又は診察の立会いを行った者に対して行われており、かつ、告知内容に当該入院措置を採る旨及びその理由が含まれているか。

⑥　二〇二四年（令和六年）三月三一日以前に入院が行われ同年四月一日以後も引き続き入院している者又は同日以後に入院が行われた者の場合、

・退院後生活環境相談員が選任されているか。

・病院において、措置入院者又はその家族等からの求めがあった場合その他必要があると認められる場合には、これらの者に対して、地域援助事業者の紹介が行われているか。

このうち、⑤と⑥が法改正に沿った改訂部分であり、措置入院の際に、行政職員から行われる告知は、その状態像や理由を含めて患者のみならず、家族等にも広げられたことを反映している。

また、従来より、措置入院が成立する要件や措置症状消退に関して、具体的には以下の内容が記載されている必要がある。

・指定医診察に至る経緯が記載されていること：一般人の申請（法第二十二条）、警察官通報（法第二十三条）、検察官通報（法第二十四条）などの区分

・措置入院に必要な指定医二人の診察結果が一致していること

・令和六年四月以降、改正法施行で退院後生活環境相談員の選任は義務化されていること
・都道府県知事や指定都市市長の代理としての保健所職員等による措置入院の告知（法第二十九条第三項）
・措置症状の消退経過、措置症状の消退に係る判断をした指定医の診察、及びその判断の妥当性
・措置解除に係る手続とその主体の理解

精神科病院又は指定病院の管理者は、最寄りの保健所長を経て、都道府県知事（指定都市市長）に症状消退届を提出し（法第二十九条の五）、知事（市長）が解除を決定する。

この措置症状の消退の判断、消退届の提出、措置解除といった手続を誰がいつ行ったか、正しく認識して記載する。

❷ 法制度の理解：医療保護入院に関する記載

法第三十三条の第一項、もしくは第三項による医療保護入院患者でなければならない。

「評価基準」では、以下の「医療保護入院」の⑦～⑯で適性が審査される。

⑦ 患者の症状及び医療保護入院の対象となる者の要件を踏まえて医療保護入院を行う必要性が記載され、その内容に妥当性が認められるか。

⑧ 患者が、精神保健福祉法第五条に規定する精神障害者であるか（国際疾病分類、ＩＣＤ）に該当する精神障害を有しているか）。

⑨ 患者が、医療及び保護のために入院の必要があるか。

⑩ 患者が、その精神障害のために任意入院が行われる状態にないか（本人に病識がない等、入院の必要性についてその精神障害のために本人が適切な判断をすることができない状態にあるか）。

⑪ 本人に対して入院医療の必要性等について十分な説明を行い、その同意を得て、任意入院となるよう努めているか。

⑫ 退院まで担当した症例である場合、患者の症状及び医療保護入院の対象となる者の要件を踏まえ、医療保護入

院の継続が不要と判断された理由が記載され、かつその内容に妥当性が認められるか。

⑬ 二〇一四年（平成二十六年）四月一日以後に入院が行われた者の場合、入院措置が行われた者に対して、退院後生活環境相談員が選任されているか。

⑭ 二〇二三年（令和五年）四月一日以後に入院が行われた者の場合、入院措置を採る旨の告知は、患者本人及び同意を行った家族等に対して行われており、かつ、告知内容に当該入院措置を採る旨及びその理由が含まれているか。

⑮ 二〇二四年（令和六年）四月一日以後に入院が行われた者の場合、入院時に三か月を超えない範囲で入院期間を定めているか。

⑯ 二〇二四年（令和六年）三月三一日以前に入院が行われ同年四月一日以後も引き続き入院している者又は同日以後に入院が行われた者の場合、

・病院において、医療保護入院者又はその家族等からの求めがあった場合その他必要があると認められる場合には、これらの者に対して、地域援助事業者の紹介が行われているか。

・入院期間の更新については、指定医によって入院継続の必要があると判断され、かつ、医療保護入院者退院支援委員会にて審議が行われた場合に限り、家族等の同意がされているのか等の要件を確認した上で、法定の範囲内で期間を定めて入院期間の更新が行われているか。

このうち、⑭⑮⑯が法改正に沿った改訂部分であり、医療保護入院に関わる法制度の見直しと二段階での施行が反映されている。すなわち、二〇二三年（令和五年）四月一日以後に入院が行われた者の場合、医療保護入院の際の告知は、その状態像や理由を含めて患者のみならず、家族等にも行われるように拡大されたこと、そして二〇二四年（令和六年）四月一日以後に入院が行われた者の場合、入院時に三か月を超えない範囲で入院期間を定め、入院期間が計六か月に至るまでは、最長で三か月間の入院期間で更新し、六か月経過以後は最長六か月の入院期間で更新するとの見直しである。

また、従来より、医療保護入院に関して、具体的には以下の内容が記載されている必要がある。

・指定医診察の結果、医療保護入院が必要と判断された経緯

・家族等のうちいずれかの者の同意（法第三十三条第一項）によるか（※一八歳未満の症例では、医療保護入院の同意にて、誰に親権があるか明確にする必要がある）

・市町村長同意（法第三十三条第二項）の場合、その理由

市町村長同意を行うことができるのは、精神障害者の家族等がいない場合又はその家族等の全員がその意思を表示することができない場合に限定されていたが、法改正の施行により、令和六年四月以降、家族全員が同意又は不同意の意思表示をしない場合にも広げられた。

・地域生活への移行を促進するための措置を講じていること：医療保護入院者の退院後生活環境相談員の選任（法第三十三条の四）、地域援助事業者の紹介（法第三十三条の五）、医療保護入院者退院支援委員会（法第三十三条第六項）

❸ 法制度の理解：任意入院に関する記載

「評価基準」では、以下の「任意入院」の⑲⑳で適性が審査される。

⑲ 措置入院者又は医療保護入院者が、措置入院又は医療保護入院の要件はなくなったが、入院継続の必要性がある場合、本人に対して入院医療の必要性等について十分な説明を行い、その同意を得たうえで、可能な限り早期に任意入院に移行できるよう努めているか。

⑳ 退院制限を行った場合、患者の症状及び退院制限の要件（※）を踏まえ、退院制限の理由、期間及びその後に採った措置が記載され、その内容に妥当性が認められるか。

※指定医（特定医師）による診察の結果、医療及び保護のため入院を継続する必要があると認めた時に七二時間

（特定医師の場合は一二時間）に限り実施可能。

なお、任意入院患者の意思により開放処遇が制限される環境に入院させた場合、その旨の同意書面を得れば、後述する行動制限としての開放処遇の制限には当たらず、ケースレポート表紙における行動制限にも該当しないことは正しく理解しておく必要がある。

❹ 法制度の理解：行動制限に関する記載

「評価基準」では、以下の行動制限に関する事項①～⑫で適性が審査される。

(1) 共通事項

① 行動制限を行った場合に、患者の症状を踏まえ、行動制限の種類、開始・解除の日時及び開始・解除の判断理由が記載され、その内容に妥当性が認められるか。

※電話・面会の制限については、日時の記載は求めない。

② 行動制限は、医療又は保護に欠くことができない限度において行われているか（患者の症状に応じて最も制限の少ない方法により行われているか）。

本文記載上の要点は、実臨床で診療録に記載していること以上でもなければ以下でもないが、留意点は以下の通りである。

・行動制限の種類と開始及び解除についての記述（例えば、隔離と身体的拘束では対象も、要件も異なるため、それぞれ分けて記載すること）
・指定医の診察及びその理由・必要性（患者の症状に即して具体的に）
・行動制限を開始及び解除した日時（具体的な日付と時間を記載する必要があるが、電話・面会制限については不要）
・告知を行った旨（行動制限の告知は、医療保護入院のように告知の延期の定めはないので混同しないこと）

・行動制限が長期に及んだ場合にはその理由を特に明確に記載すること

(2) 電話・面会の制限

③ 制限を行わなければ病状の悪化を招き、あるいは治療効果を妨げる等、医療又は保護の上で合理的な理由がある場合に行われているか。

行政機関の職員、代理人である（となろうとする）弁護士との電話・面会制限はできない。

④ 合理的な方法及び範囲における制限であるか。

病状が改善して、非自発的入院から任意入院への形態変更が行われていたり、試験外出・試験外泊が行われる状況でも電話・面会制限が不合理に継続されている症例が散見される。

(3) 行動制限（隔離）

⑤ 患者の症状からみて、

・本人又は周囲の者に危険が及ぶ可能性が著しく高く、

・隔離以外の方法ではその危険を回避することが著しく困難であると判断される場合に、

・その危険を最小限に減らし、患者本人の医療又は保護を図ることを目的として、行われているか。

⑥ 隔離以外によい代替方法がない場合において行われているか。

⑦ 隔離の対象となる患者が、次のような場合に該当すると認められるか。

ア　他の患者との人間関係を著しく損なうおそれがある等、その言動が患者の病状の経過や予後に著しく悪く影響する場合

イ　自殺企図又は自傷行為が切迫している場合

ウ　他の患者に対する暴力行為や著しい迷惑行為、器物破損行為が認められ、他の方法ではこれを防ぎきれない

場合

エ　急性期精神運動興奮等のため、不穏、多動、爆発性などが目立ち、一般の精神病室では医療又は保護を図ることが著しく困難な場合

オ　身体的合併症を有する患者について、検査及び処置等のため、隔離が必要な場合

(4)　行動制限（身体的拘束）

⑧　身体的拘束以外によい代替方法がない場合において行われているか。

⑨　身体的拘束の対象となる患者が、次のような場合に該当すると認められる患者であるか。

ア　自殺企図又は自傷行為が著しく切迫している場合

イ　多動又は不穏が顕著である場合

ウ　ア又はイのほか精神障害のため、そのまま放置すれば患者の生命にまで危険が及ぶおそれがある場合

⑩　できる限り早期に他の方法に切り替えるよう努めているか。

隔離、身体的拘束を行った場合は、前記の法的記載はもちろんであるが、やむを得ず行動制限が必要となった精神症状や状態について明確に記載し、告知や実際の制限を行った時の患者の反応や理解の程度などについても記載することが望ましい。また、行動制限が必要最小限となるよう努力した経緯が読み取れるものであることが求められる。行動制限が長期にわたる場合はその理由、あるいは処遇のあり方について考察するべきである。隔離では「毎日一回の診察」、身体的拘束においては「頻回の診察」が「精神保健及び精神障害者福祉に関する法律第三十七条第一項の規定に基づき厚生労働大臣が定める基準」（昭和六十三年四月八日厚生省告示第百三十号）で定められているので、忘れずに記載する。

(5)　任意入院者の開放処遇の制限

⑪　任意入院者の症状からみて、その開放処遇を制限しなければその医療又は保護を図ることが著しく困難である

と医師が判断する場合にのみ行われているか。

⑫ 開放処遇の制限の対象となる任意入院者が、次のような場合に該当すると認められる患者であるか。

ア 他の患者との人間関係を著しく損なうおそれがある等、その言動が患者の病状の経過や予後に悪く影響する場合

イ 自殺企図又は自傷行為のおそれがある場合

ウ 当該任意入院の病状からみて、開放処遇を継続することが困難な場合

先述した通り、任意入院患者の意思により開放処遇が制限される環境に入院させた場合、その旨の同意書面を得ていれば、ここでの行動制限としての開放処遇制限にはならない。

第三項 精神保健指定医不正取得事件（平成二十七年）からの学び

1 精神保健指定医不正取得事件とは

平成二十七年一月、精神保健指定医の新規申請に関して某大学病院医師三人のケースレポートが、過去に精神保健指定医の指定申請を行った精神保健指定医のケースレポートの内容と酷似していたことから、同一の症例を用いてケースレポートを作成している可能性が非常に高いことが判明し、調査後、二三人の指定医（申請者一一人、指導医一二人）の指定取り消しが行われた。これを契機とし、遡ること約五年間（平成二十一年一月から平成二十七年七月の間）に申請を行った三三七四人について再調査され、その結果、八九人の指定医（申請者四九人、指導医四〇人）の指定取り消し、並びに四人の医師の新規指定申請の却下が行われた。平成二十八年十月、厚生労働省は、指定医

四九人とその指導医四〇人を資格取り消し処分にしたと発表した。

同省医道審議会は、処分が出る前に、指定医の辞退届を出した六人と、指定医資格申請中の四人を合わせた九九人を、不正取得と認定した。

・行政処分（医道審議会医道分科会）

①　医業停止二か月　二人（新規申請者一人、指導医一人）

②　医業停止一か月　四八人（新規申請者二六人、指導医二二人）

③　戒告　四九人（新規申請者三〇人、指導医一九人）

2　事務取扱要領等の見直し

精神障害者の人権擁護に関わる精神保健指定医、及びその指定制度に対する信頼が大きく揺らぐ先述の事態を経て、レポートでの担当医期間の条件に、以下の条件が事務取扱要領等に明文化されることになった。

・（指導期間中、常時勤務している）指導医の指導のもと、自ら担当として診断又は治療等に十分な関わりを持った症例であること。

・ケースレポートは法第十八条第一項第三号に定める「診断又は治療に従事した経験」を確認するものであることから、「診断又は治療」自体に該当しない、「診断又は治療」に付随する行為（カンファレンスへの参加、他医師の診療への単なる同席等）を行っていただけでは、「自ら担当として診断又は治療等に十分な関わりを持った症例」とは認められない。

・同一症例について、入院期間のうちの同一の期間に関して複数の医師がケースレポートを作成すること（申請時期が異なる場合も含む。）は認められない。

第四項　口頭試問について

レポート審査で合格と見なされた申請者が、口頭試問を受ける資格を得る。口頭試問は審査員二人で実施される。口頭試問には、申請者はレポートを含む一切の資料を持ち込むことが認められていない。一方で、審査員からレポートについての質問が行われる場合がある。

審査は「評価基準」を踏まえて実施するとされている。すなわち、〈入院形態など症例の属性に応じた事項〉としては、措置入院、医療保護入院、一八歳未満の症例（注）、任意入院に移行した症例（注）、退院後に外来治療を行った症例（注）といったテーマが挙げられており、（注）においては、「該当症例の提出がない場合には、口頭試問において、一八歳未満の症例の診断・治療、任意入院、退院後の外来治療を行うに当たっての一般的な留意点について口頭試問で確認を行う」とされる。繰り返しになるが、「望ましい症例」の未提出は、口頭試問での負担を考慮すると最小限に留めたい。

〈行動制限に関する事項〉としては、共通事項、電話・面会の制限、隔離、身体的拘束、任意入院者の開放処遇の制限といったテーマが挙げられており、（注）においては、「各項目については、当該項目に係る一般的な留意事項についても、口頭試問で確認を行う場合がある」とされる。

ちなみに、令和四年度前期口頭試問においては、申請者三七一人中三五五人が指定され、令和四年度後期口頭試問においては、申請者一七八人中一七二人が指定されるなど、レポート審査合格者においては、口頭試問での合格率はかなり高い。

第一三章　これからの日本の精神科医療

第一項　わが国の精神科医療の現状

1　精神保健福祉の動向

わが国の精神疾患の患者数は、患者調査によれば平成八年には二一八・一万人（入院患者三二・九万人、外来患者一八五・二万人）、平成十一年には二〇四・一万人（入院患者三四・一万人、外来患者一七〇万人）、平成十四年には二五八・四万人（入院患者三四・五万人、外来患者二二三・九万人）、平成十七年には三〇二・八万人（入院患者三五・三万人、外来患者二六七・五万人）、平成二十年には三二三・三万人（入院患者三三・三万人、外来患者二九〇万人）、平成二十三年には三二〇・一万人（入院患者三二・三万人、外来患者二八七・八万人：宮城県の一部と福島県を除く）、平成二十六年には三九二・四万人（入院患者三一・三万人、外来患者三六一・一万人）、平成二十九年には四一九・三万人（入院患者三〇・二万人、外来患者三八九・一万人）、令和二年には六一四・八万人（入院患者二八・八万人、外来患者五八六・一万人：令和二年から総患者数の推計方法を変更している）と推移している。この間入院患者数は、平成十七年にピークを迎えた後、減少に転じているのに対して、外来患者数は着実に増加しており、患者数の増加はすなわち外来患者の増加に起因している。

外来患者の増加の要因を考えるうえで、同じく患者調査における外来患者の疾病別内訳についての分析によれば、平成十四年と令和二年の比較において、統合失調症では五三・一万人から七三・七万人へ、気分障害では六八・五万人から一六九・三万人へ、アルツハイマー病では七・〇万人から七四・三万人へ、さらに血管性及び詳細不明の認知症では八・四万人から一八・六万人へと急増している。こうした疾病構造の変化は一般国民のメンタルヘルスへの関心を高め、結果として外来患者数の増加の要因となっていると考えられる。

また、外来患者数の増加を医療供給側からの要因で考えると、精神科診療所の増加が挙げられる。精神科標榜診療所は、昭和四十五年には五四六か所（一般診療所の〇・八％）から令和二年には、七二二三か所（一般診療所の七・〇％）へと急増している。こうした精神科ブームともいわれる精神科診療所の増加は、うつ病や認知症の増加という疾病構造の変化とも相まって、精神科の敷居を低くして受診機会を増加させるという効果を示している。

精神病床数及び入院患者数の変化については、精神病床数は、平成六年までは調査以来増加していたが平成七年より減少し、平成十一年には精神病床数三五・八万床、入院患者数三三・四万人、平成二十九年にはそれぞれ三三・二万床、二八・六万人となり、平成十一年比で精神病床数は七・三％減、入院患者数は一四・四％減となっている。直近では、令和二年にそれぞれ三二・四万床、二三・七万人となっており、減少傾向が続いている。

精神病床における平均在院日数の推移については、厚生労働省「病院報告」によれば、平成二年が四八九・六日、平成十四年が三七六・五日、平成十六年が三三八・〇日と著しく減少し、令和三年には二七五・一日となっている。平成二十九年三月における精神科病院に入院した患者の入院後一年間の月別累計退院率をみると、入院から三か月以内に六四％、六か月以内では八一％、一年以内には八八％が退院している。厚生労働省精神・障害保健課の推計によれば、平成二十七年に新規入院者数は四一・四万人で、このうち三六・三万人（新規入院者の八八％）が一年以内に退院し、一方、五・一万人が一年以上入院継続となっている。この結果、平成二十八年時点で一年以上入院者数は、一七・九万人となっている。在院期間ごとの推計入院患者数でみると、平成二十九年において、一年未満の入院者数が一〇・九万人なのに対し、一年以上五年未満が八・〇万人、五年以上が九・四万人となっている。また、入院患者数三〇・二万人の六一・九％を六五歳以上の高齢患者が占めている。

精神病床入院患者の疾病別内訳によると、統合失調症圏の患者が平成八年の二一・五万人から令和二年には一四・三万人へと七万人余り減少したのに対し、気分障害の患者は平成八年の一・九万人から令和二年の二・八万人へ、また血管性及び詳細不明の認知症が平成八年の二・四万人から令和二年には二・五万人へと微増している。さらにアルツハイマー病は、平成八年の四三〇〇人から令和二年には五・一万人と一二倍以上の増加をみせている。

2　精神科病院の機能分化

精神科病院の機能分化は、特定入院料病棟の普及とともに着実に進展している。精神保健福祉資料（六三〇調査）によると、令和四年においては、急性期の治療機能をもつものとして、精神科救急急性期医療入院料病棟が合計一万二〇三二床、精神科急性期治療病棟入院料が合計一万七七八三床、精神科救急・合併症入院料が五五五床となっている。また認知症病棟入院料が合計三万七一六〇床、精神療養病棟入院料八万九二八六床、特殊疾患病棟入院料五八六一床、児童・思春期精神科入院医療管理料一六九八床、地域移行機能強化病棟入院料一五五一床を加えると、全体の五五・二％が特定入院料病棟となっている。

平成二十六年度診療報酬改定により、精神療養病棟における常勤の精神保健指定医の配置基準が緩和されたことから、病棟別の機能分化は、今後一層進展することが予測される。しかし、一五〇床以下の小規模病院においては、特に急性期機能をもった特定入院料病棟の設置は困難で、今後精神病床のダウンサイジングが図られる中では、診療報酬上ケースミックス等の新たな支払い方式の導入が望まれる。

3　入院中心から地域精神科医療への展開

近年、新規抗精神病薬の開発や心理社会的療法の進展といった精神科診療技術の向上により、入院期間の短縮化が図られるようになった。また退院後においても、デイケア施設の増加や訪問看護の充実といった治療的側面に加えて、障害者総合支援法による障害者福祉との連携、具体的には地域生活施設や自立訓練施設などの社会復帰施設の拡充や自立支援医療等の負担軽減策によって、地域ケアを行う素地は徐々に整いつつあるといえる。

平成十六年九月に発表された「精神保健医療福祉の改革ビジョン」によって、国の施策も、「入院医療中心から地域生活中心へ」と明確に打ち出された。しかしこの中で示された、①国民の理解の深化、②精神医療の改革、③地域生活支援の強化については、未だ道半ばといわざるを得ない。

われわれ民間精神科病院は、法定化される以前から自らの財源で社会復帰施設を整備・運営し、国からの援助を期待することなく、ほぼ自力で社会復帰活動を継続してきた。「地域化」の流れは、むしろ歓迎すべきことであり、今後のわれわれの提供サービスの大きな位置付けとなるべきであると考えている。

第二項　わが国における精神科医療制度改革と諸外国との比較

1　精神病床数

わが国における精神病床数は、二〇〇四年には、人口万対二七・八床とされている。これに対して、アメリカでは一三・〇床（一九九七年）、イギリスでは一四・九床（イングランド・ウェールズ、一九九三年）、カナダ一六・四床

（ブリティッシュ・コロンビア州、一九九七年）であるとされ、諸外国に比べてわが国の精神病床が多いとの指摘がされる。しかし、そもそも精神病床の定義が各国によって異なっており、例えばアメリカやカナダでは、急性期病床のみをカウントして慢性期病床を除外している。そこで、ナーシングホーム、ハーフウェイハウス、福祉ホーム、グループホーム等の居住施設を加えて比較してみると、わが国では人口万対二九・一床（二〇〇四年）であるのに比して、イギリス一九・六床（一九九三年）、カナダ二七・四床（一九九七年）、アメリカ二八床（一九九七年）となり、わが国と大きな差はない。さらに、諸外国では、高齢精神障害者はいわゆる老人病院や老人用居住施設で処遇されていることが多いので、単に精神病床数のみを比較することは、全く意味をもたない。

入院外の処遇を受けているといっても、すべて在宅に移行しているというわけではなく、先に挙げた諸外国におけるナーシングホーム等の居住施設の中には、劣悪な環境といわざるを得ないものも含まれている。精神障害者の場合には、「疾病と障害が共存する」との観点から治療の継続が必要な例も多く、どのような環境が適切かを個別に検討することが求められる。さらに、地域ケアに力点が置かれる諸外国においても、これまで公費で賄ってきていた病床では不足し、民間病院の精神病床を買い上げて、認知症やうつ病を対象とした病床や薬物依存を対象にした司法精神病床が増加している傾向もみられる。

2　平均在院日数と「多剤大量併用」についての指摘

国際的な比較でいえば、「日本は、精神病床数が多く、平均在院日数が極端に長い。さらに多剤大量併用が行われている」と指摘がされることが多い。しかし前述したように、精神病床の定義について、ＯＥＣＤ（経済協力開発機構）データでは慢性期病床等を除外して精神病床と規定しているのに対して、わが国ではこれらを全部含めて精神病床と呼んでいる。このように精神病床の定義が違っているのに、その属性を考慮せずに単純に比較を行って前記のような指摘が行われているのである。

そこで、日本精神科病院協会（以下「日精協」という。）では、外国の定義に合わせた場合の精神病床の平均在院日数と抗精神病薬の使用状況に関する調査を行った。ＯＥＣＤの基準に属性の近い、精神科救急入院料、精神科急性期治療病棟入院料、さらに一〇対一・一三対一の入院基本料について調査したところ、調査期間（平成二十四年四月一日〜平成二十五年三月三十一日）中に退院した患者、合計五万八四〇一人に関しては、ＯＥＣＤ基準に合わせた一五歳〜六四歳までの平均在院日数は五五・六日（全退院患者での平均在院日数は六九・七日）であった。また平均在院日数の調査対象となった全退院患者五万八四〇一人のうち、統合失調症圏（Ｆ２）該当患者二万二三四六人を抽出し、さらにその一〇分の一を無作為に抽出した二二七〇人について、薬剤使用状況を調査した。その結果、単剤使用患者が四八・一％、二剤使用患者が三〇・四％で、三剤以上使用の患者は一二・九％であった。比較する母集団を同じにすることで、病床過多・在院日数長期・多剤大量使用といった従来の指摘とは異なって、諸外国と遜色のない同等の結果が得られた。

3　日本の精神科医療の特徴

わが国の医療提供体制全般については、その特徴の一つとしてフリーアクセスが保たれていて、「いつでも、どこでも、誰でも」良質な医療が受けられる国民皆保険制度が確保されていることが挙げられる。この結果、ＷＨＯ（世界保健機関）等が研究している「疾病の負荷」によるその国の健康度調査によると、わが国は健康寿命において第一位である。しかも、わが国の医療費の対ＧＤＰ（国内総生産）比（令和元年）は一一・〇％で、アメリカの一六・八％、ドイツの一一・七％、フランスの一一・一％などより低い水準にある。すなわち、わが国は先進国で一番安い医療費で極めて良質な医療が提供され、しかも公平性と利便性が担保されているのである。その結果、世界最高の効果（アウトカム）を達成している。

精神科医療についても同様のことがいえる。例えばアメリカでは、医療保険に加入していない人や加入していても民間保険のため、様々な制限があってアクセスが悪く十分な治療が受けられる人は限られていて格差が著しい。その点、わが国の精神科医療は、国民皆保険制度が確保されていてアクセスも良く、誰もが等しく良質な医療を受けられる面で世界的にも優れた制度であるといえる。

さらに、わが国の精神科医療は民間病院がその九〇%を担っている。これは諸外国に比べて最大の特徴といえる。わが国では、精神科医療をその公的な役割も含めて、その多くを民間に委託し国の施策として民間病院を育成してきた。こうした歴史的経緯を含めて、わが国の精神科医療は民間病院の動向を抜きにしては考えられない。精神保健福祉法や医療観察法にかかわる公的な役割も民間病院がその多くを担っていることからしても、それは当然の帰結である。

また、わが国の民間精神科病院は、諸外国の大規模病院と比較して、中小規模の病院が多いことも特徴である。しかもこれらの病院が全国各地の地域に分散して展開している。このことによって、それぞれの病院が地域精神科医療の拠点として、地域の様々な精神科医療のニーズに応えているのである。今後、わが国の精神科医療が「地域生活を支えるための精神科医療」の実現を目指すのであれば、地域精神科医療の拠点である民間精神科病院の活用が必須である。

第三項　これからの日本の精神科医療

1　精神科医療の将来像

様々な調査統計から俯瞰すると、一回目の東京オリンピックの前年昭和三十八年（一九六三年）から令和三年

（二〇二一年）までの五八年間で、総人口は約九〇〇〇万人から一億二五五〇万人に増加した。加えて平均余命で男女ともそれぞれ約一五歳延びたことが影響して、六五歳以上の高齢人口は五・七％から二九・一％へと増加し、高齢化が進展した。ここ一〇年間で見ても、介護サービス利用者は令和三年度には六四八万人にのぼり、一〇年間で約一・六倍になっている。反面、合計特殊出生率は二・一三（昭和四十五年）から一・二〇（令和五年）と極端に低下し、いわゆる少子化が進展している。このことは、精神科臨床の現場では、疾病構造の変化として現れ、新規の統合失調症患者が減少傾向にあるのに対して、単極性のうつ病や認知症の患者が増加している。また、新規入院に関しては入院期間は短期化する一方、長期在院者の高齢化が明らかになっている。

一般医療に関しては、平成二十六年度から一般病床の機能報告制度が始まった。このデータを何らかの形で公表し利用することによって、都道府県は医療計画に将来の医療提供体制の構想（地域医療構想）に関する事項を定めるとされている。精神病床については、この病床機能の報告制度の対象とはなっていないが、医療計画に関係する「五疾患六事業」に指定されたことや、うつ病や認知症、さらには救急医療における病診連携や病病連携の必要性に鑑みれば、地域医療構想については避けては通れない問題となるのではないか。

こうした状況の中で、医師、看護職員のみならずコメディカルスタッフも含めたマンパワーの充実や、地域移行を積極的に行うことによって結果として、平均在院日数の短縮や入院病床のスリム化が、政策的に求められている。

2　精神科医療の将来

これまでも、日精協では精神保健医療福祉改革について様々な提案を行ってきた。平成二十二年十月には「今後の精神保健医療福祉のあり方に関する基本方向」を政策委員会が取りまとめている。この中では、「入院中心の医療から、地域医療・地域ケアへ」との基本方針を掲げ、①地域医療と福祉の環境を整備することによって、「必ずしも入院を必要としない」患者を地域生活に移行すること、②そのことによって減少する病床担当の専門職の一部を入院病床に再配置し、医療機能を高め多様化するニーズに応え得る精神科医療体系を再構築することとした。これにより「精神科医療の適正化」が重要な命題の一つとなっている。

一口に精神科病床への入院が長期にわたっているといっても、その内容は多様である。まず想定されるのは、治療によっても激しい精神症状の改善を見ない患者群、欠陥症状が高度で常時の医療的関与が必要な患者群、いわゆる「重度かつ慢性」の病像をもつ人たちである。そして、こうした密度の高い治療的関与の必要な患者以外にも入院が長期にならざるを得ない人たちがいる。この中でも特に高齢化した長期在院の人たちは、一定程度の医療提供のもとで、介護的な支援ないしは生活援助が得られれば、言い換えると適切な受け皿が用意されれば、入院治療を終了して地域移行が可能であると考えられる。しかし現状では、こうした高齢精神障害者は、精神症状を有するがゆえに介護施設への入所を拒まれている。平成二十七年に日精協が提案した精神科医療の将来ビジョンでは、介護療養病床の転換施策として創設された「介護療養型老人保健施設」を基盤に、その類型として精神科医療の提供を加味・強化した病床転換施設である「介護精神型老人保健施設」の創設を提案し、精神科病院の中で介護難民となっている人たちに適切な介護サービスの提供環境を創ることを求めている。一方で、現状の介護サービスの提供施設側にも、精神疾患や精神障害を有する要介護者の受け入れ体制を整備し、円滑な受け入れができる対応機能の向上を要望している。また、平成三十年にこれらの理念を元に介護医療院の開設が認められたところである。

また、障害と疾病が併存しているという特性をもった精神障害者には、現在の障害福祉サービスによる地域生活支援施設よりも、より医療的管理の行える体制が必要である。そのような生活施設があれば、現在入院処遇を受けている中等度以上の精神障害を有する患者についても、地域移行が可能となる。今回将来ビジョンにおいては、精神障害者の地域生活を支える基幹的支援施設として、障害者自立支援法移行以前の精神障害者生活訓練施設（援護寮）を基盤に、より機能強化して、ドロップインやレスパイトケアなどの強化型ショートステイ機能や二四時間対応電話相談、障害サービス施設職員研修、困難事例スーパーバイズ、家族支援等の専門対応機能を付加した「精神障害者地域生活支援・訓練センター（多機能型生活支援・訓練センター）」の創設を提案しているところである。

さらに、急性期、重度遷延（治療抵抗性）、身体合併症、認知症等の精神科入院治療の適正化について、クリニカルパスによる治療の標準化を図ることとしている。治療の目標を具体的にすることによって、各専門職の治療における役割が焦点化され、密度の高いチーム医療が展開されると考えるからである。また入院医療と通院医療について、その機能を見直し再構築するとして、デイホスピタルや在宅訪問治療（医療的アウトリーチ）について提案している。

また法施行後二〇年弱経っている医療観察法の指定入院医療機関についても現在のような重症区分を考えない施設体系ではなく、重症者対応施設、中等度者対応施設、軽症者対応施設の三体系に分け、国公立病院にしか認められていない施設運営について、重症者は公、中軽症者は民間の参入を認める方向で検討を行う必要に迫られている。

3 平成二十五年改正とその後の精神保健医療福祉改革

平成二十五年改正においては、その大きな柱として、保護者制度の廃止が行われた。従来から保護者となる家族等の過重負担が問題視されており、その役割の適切性なども議論された結果、保護者制度を廃止することとなった。そのこと自体は妥当であったと思えるが、一方でこれに代わるものとして、「医療保護入院における家族等の同意」が設けられ、制度上はより一層不鮮明で混迷をもたらすものとなった。「同意者としての家族等」についての協議は、厚生労働省の検討会では一切なされておらず、担当課の独断で改正案が練られたことについては、手続上も遺憾であるし、ミスリードであったとの批判は免れない。表面上は保護者から家族等の同意に代わっただけのように見えるが、入院時点のみの同意行為として扱われ、家族内での順位もなく、家族等の全員がかかわりを拒絶した場合などの対応も不明確であるなど、多種多様な問題が指摘されている。行政機関の第三者的なかかわり方なども含めて、早期の見直しが行われるべきものと考える。

また大きな柱の二つ目は、「良質かつ適切な精神障害者に対する医療の提供を確保するための指針」（平成二十六年三月七日厚生労働省告示第六十五号）の策定が挙げられる。指針の第一項目とされたのが、精神病床の機能分化に関する事項である。この中で、①機能分化は段階的に行い、人材・財源を効率的に配分するとともに、地域移行をさらに推進する。結果として、精神病床は減少する。②地域の受け皿づくりのあり方や病床を転換することの可否を含む具体的な方策のあり方について精神障害者の意向を踏まえつつ、様々な関係者で検討する。③急性期の患者に手厚い医療を提供するため、医師、看護職員は一般病床と同等の配置を目指す。④在院期間が一年を超えないうちに退院できるよう、多職種による質の高いチーム医療を提供し、退院支援等の取り組みを推進する。⑤一年以上の長期在院者の地域移行を推進するため、多職種による退院促進に向けた取り組みを推進する。との各点が列挙されている。

日精協の将来ビジョンの内容に寸分の違いもない指針となっており、その内容は、急性期治療の高度化・集中化（人員配置の傾斜による一般医療同等の配置）と回復期治療の一層の治療濃密化・焦点化、そして治療抵抗性の「重度かつ慢性」患者に対するさらなる治療アプローチの実施である。そして長期在院者の適正な処遇の推進による地域移行の実践である。その結果、精神科入院医療サービスは濃密化・高度化し、入院期間の短縮や入院病床の適正化が進んで、将来的に必要な入院病床の減少をきたすという方向性を内包して、指針が定められたのである。もちろん、それらが円滑に推移していくためには、地域での受け皿である地域生活サービス施設や支援施設そして地域精神医療サービスの充実・整備が欠かすことのできないものとされている。これらの地域側の整備という要因が精神科病院の病床の構造改革に必須であることはいうまでもない。いわば、これらの整備の進行具合や、精神科病床の機能向上や構造転換に対する財源拠出の程度によって、指針の結実する程度が決まることになる。

この指針を策定するための検討会はその後、「長期入院精神障害者の地域移行に向けた具体的方策に係る検討会」となり、具体的な地域移行の方策についてまとめられた。病院側が取り組んでいくべき方向や地域側で整備を進める事項及び双方の課題等について、取りまとめられている。これらに則り長期入院者について一層の地域移行への取り組みに尽力していくこととなる。

このうち、いきなり地域移行することが困難な長期入院者のために、病院敷地内にグループホームを設置することで、地域移行者の安心・安全の付託に応えながら、利用者の地域生活を支援することも協議され、現規定の敷地内施設設置不可規定の見直しを行うことも決まった。

次いで、平成二十八年に起きた相模原障害者施設殺傷事件を受けて、平成二十九年に精神保健福祉法改正案が上程されたが、審議できないまま廃案となった。平成三十年にも精神保健福祉法改正案の上程が検討されるが、審議時間が足りず上程は断念された。令和四年、精神保健福祉法改正案が上程され、十二月十日可決、一部を除き令和五年四月一日、他は令和六年四月一日に改正精神保健福祉法が施行された。

この改正により、①医療保護入院の見直し、②「入院者訪問支援事業」の創設、③精神科病院における虐待防止に向けた取り組みの一層の推進が盛り込まれた。

令和二年に始まった新型コロナウイルス感染症の流行では、精神科病院における感染症治療について多くの問題点が露呈した。精神科病院の閉鎖性は一旦感染を起こすとクラスター感染を引き起こし、中等症、重症患者の転院もスムーズに行えず、多くの犠牲者を出すことになった。新興感染症医療が第八次医療計画の六事業目に位置付けられたこともあり、地域における精神科感染症病棟の速やかな整備が望まれる。

今後、わが国の精神医療保健福祉サービスの方向性は、以上の一連の検討会や指針の策定などにより、大筋は展望できることになった。しかし、これらの実現には、何よりも財源が必要であり、改革の速度や成果は財源の投入に比例依存することは間違いない。現場におけるサービス提供者の努力に頼ることなく、国自体が総力を挙げて取り組みを進めていくことが求められている。

4　精神科医療の今後の方向性

新型コロナウイルス感染症（以下「コロナ感染症」という。）は、一般科医療を含めて大きな傷跡を残した。医療費削減政策の下で経営していた一般科を含めて、多くの病院の経営は診療報酬上に設けられたコロナ感染症加算でかろうじて黒字計上できていたが、加算廃止後は病床稼働率の大幅な低下も加わり、民間病院の三分の二が赤字計上する現状にある。精神科病院においても同様の状態で、中小病院の中には経営破綻してファンドに買収され、紹介斡旋業者による仲介が行われているところもある。地域精神科医療システムを無視したファンドによる買収は、買収後の連携システムに支障を生じさせ、ガバナンスに乏しい病院経営は結果として一部の不心得な古参職員による患者への虐待事件に発展して、真面目に地域精神科医療に取り組んでいる精神科医療関係者全体に対する社会的偏見を助長している。

ここ数年、他科に比べて精神科診療所の数が急増している。開業に対して初期の設備投資が少ない精神科診療所は開業しやすい環境にある。また、調剤薬局が診療所と調剤薬局を建設して、開業希望の医師に斡旋するビジネスも行われている。一部の心療内科を標榜する医師は、医師会に入会して救急当番、住民健診、学校医、看護学校講師、予防接種といった医師会義務を負うことを嫌い、医師会に入会することなく、診療所協会にも入会することなく開業している。その結果、準夜・深夜の急変は精神科二次・三次救急を担っている病院が受け皿になっている現状について、他科と同じように診療所による精神科一次救急体制の整備を早急に行う必要がある。また、オンライン診療解禁により、対面診療なしに精神障害年金診断書、傷病手当金支給申請書の記載可能を標榜する一方で、急変対応、処方に応じないといった常識では考えられない診療所を生み出した。加えて、一部では心療内科に美容外科、痩身外来を併設し、さらに不眠外来を標榜して不眠クリニックチェーンを展開する事業者も出てきている。現在検討されている「かかりつけ医」の中で、精神科かかりつけ医について、精神科診療所において準夜一〇時までの患者相談に応じる体制、もしくはこれから地域に策定を促す、一次精神科救急医療体制に参加している条件を付けるように要望しているところである。こうしたことにより、二四時間三六五日精神科救急診療体制をとっている日精協会員病院の負担軽減になると考えている。

医療全体を考えると、少子高齢化により高齢者・障害者を含めて社会保障費は限界に来ている。欧米と比較すると対GDPに対する税負担はやや低く、保険料負担はやや多く負担し、加えてウクライナ紛争によるエネルギー価格の上昇、生活関連物資の値上げによる消費税負担、円安に諸物価の価格上昇を加味すると、高負担といわれる北欧諸国に劣らないレベルまで税負担が増加している。このところ財務省を中心に、少子高齢化対策の切り札として、国民皆保険制度の財源の将来を見据えて一部民間保険の導入が検討され、規制改革会議、財政諮問会議で議論が始まっている。精神科医療患者の多くは低所得者である構造を考えると、低所得者対策をはじめとして真摯な対応が求められている。

第一四章　よりよき実務のために

第一項　入院医療の実務

1　入院に際して

❶　任意入院

・任意入院優先規定――精神科病院の管理者は、入院に際して、できるだけ本人の同意を得て、任意入院とするように努力しなければならない（精神保健福祉法（以下「法」という。）第二十条）。

・任意入院に当たっての患者の「同意」とは、民法上の法律行為としての同意と必ずしも一致するものではなく、患者が自らの入院について積極的に拒んでいない状況を含む（「精神科病院に入院する時の告知等に係る書面及び入退院の届出等について」（令和五年十一月二十七日障精発一一二七第五号。断りのあるものを除き、以下「様式」とあるものはすべて同通知の様式を指す。））。

・具体的には本人が進んで入院を希望してきた場合、又は軽い説得によって同意したものを主とする。病識がなく同意がすぐ撤回されるような場合は他の入院形態がよい。

・告知事項――退院請求に関することその他厚生労働省令で定める事項を書面で告知する（法第二十一条第一項、

様式2)。

・同意書――管理者は、任意入院者から自ら入院する旨を記載した書面を受ける(法第二十一条第一項、様式1、3)。

❷ 医療保護入院

(1) 新規入院

・医療保護入院の要件――精神保健指定医の診察の結果、精神障害者であり、入院が必要であると認められ、任意入院の状態にない者及び法第三十四条第一項の規定により移送された者を、その家族等のいずれかの者の同意があれば、本人の同意がなくても六か月を上限として入院させることができる(法第三十三条第一項)。

・令和四年改正により、医療保護入院の同意や退院請求を行うことができる「家族等」からドメスティック・バイオレンスや虐待の加害者を除くことになった(法第五条第二項)。当該家族が唯一の家族である場合、医療機関は市町村長同意の申請ができるようになる。市町村長は同意の事務に関して、関係機関等に必要な事項を照会できる(「精神保健及び精神障害者福祉に関する法律第三十三条第二項及び第六項の規定に基づく医療保護入院及びその入院の期間の更新の際に市町村長が行う同意について」昭和六十三年六月二十二日健医発第七四三号)。

・平成十七年改正によりこれら指定医業務は一二時間以内に限って特定医師が行えるようになった(法第三十三条第三項)。

・届出事項――病院管理者は患者の症状その他厚生労働省令で定める事項を、入院について同意をした者の同意書、入院診療計画書とともに、一〇日以内に保健所長を経て都道府県知事に届け出る(法第三十三条第九項、精神保健福祉法施行規則(以下「施行規則」という。)第十五条の十六、様式8、10、11)。

・告知――入院者及び入院に同意した家族等に対して入院措置を採ること、入院措置を採る理由、入院期間、退院等の請求に関すること、法第三十六条に規定する行動の制限に関する事項を書面により告知する(法第三十三条の三第一項、様式9）。

・症状その他のため、入院時の告知をすることが医療及び保護の上で支障があるときは、その間告知をしないこともできる。この場合、管理者は厚生労働省令に定められた事項を診療録に記載する（法第三十三条の三第二項）。

㊟医療保護入院に係る告知を行わなかった場合の診療録への記載事項
一　「医療保護入院に係る告知事項」（法第三十三条の三第一項本文）のうち知らせなかったもの
二　症状その他医療保護入院に係る告知事項を知らせることが本人の医療及び保護を図る上で支障があると認められた理由
三　医療保護入院に係る告知事項を知らせた年月日

（施行規則第十五条の十八）

・家族等がいない場合に市区町村長が入院、または入院期間の更新の同意を行うとき（法第三十三条第二項及び第六項）、その要領が定められ、病院管理者より市区町村長あての同意依頼書等の様式が決まっている。また、家族等が同意・不同意の判断ができない場合、家族等が意思表示しないとすることができ、医療機関は市町村長同意の申請をすることができる（付録三九七頁参照）。

・地域生活移行促進体制――平成二十五年改正で管理者に整備を義務づけた。具体的には医療保護入院者に関して「退院後生活環境相談員」を選任すること、医療保護入院者の退院促進のために「医療保護入院者退院支援委員会（以下「退院支援委員会」という。）を組織し入院の必要性を審議することなどである（付録四七八頁参照）。

(2) 医療保護入院の期間の更新

・医療保護入院の期間――令和四年改正により、令和六年四月より医療保護入院の入院期間が六か月以内と定められ、当該入院が六か月を経過するまでは三か月以内となった。指定医の診察及び退院支援委員会による審議の結果、患者に同意能力がなく入院継続の必要がありかつ家族等の同意がある場合に、医療保護入院は六か月（当該入院が六か月を経過するまでは三か月）を超えない期間で更新することができる（法第三十三条第一項、第二項及び第六項、施行規則第十五条の六）。

・更新の同意の求めと通知――当該入院の同意をした家族等に更新の同意を求めるときは、その理由、退院支援委員会による審議が行われたこと、更新後の入院期間、及び厚生労働省令で定める日（入院期間満了日前で、通知をした日から二週間経過した日）までに不同意の意思表示を受けなかったときに同意を得たと見なすこととその日付を当該家族等へ通知する（施行規則第十五条の十第一項）。当該入院の同意をした家族等が家族等に該当しなくなったとき、死亡したとき、意思表示できないとき、同意・不同意の意思表示を行わないとき、更新に不同意の意思表示を行ったとき、当該家族等以外の家族等に対して、更新の同意を求めることができる（施行規則第十五条の十第二項）。ただし、市町村長に更新の同意を求めるときは、前記の手続きは適用されない。

・届出事項――医療保護入院の期間を更新したときは、病院管理者は患者の症状その他厚生労働省令で定める事項を、当該更新について同意をした者の同意書を添え、一〇日以内に保健所長を経て都道府県知事に届け出る（法第三十三条第九項、施行規則第十五条の十六、様式13、15）。

・通知――入院者及び更新に同意した家族等に対して入院期間を更新すること、更新する理由、退院支援委員会による審議が行われたこと、更新後の入院期間を書面により通知する（法第三十三条第八項、様式12-1、様式12-2、様式14）。

・退院促進措置――更新された入院期間が経過する前に、退院支援委員会を開催しなければならない（施行規則第十五条の十一）。

❸措置入院（都道府県知事による入院措置）

・措置要件――都道府県知事が指定した二名以上の精神保健指定医の診察結果が、「自傷他害のおそれあり」で一致した場合（法第二十九条第二項）。

・判定の基準――指定医は厚生労働大臣によって定められた判定基準に従って判定を行う（法第二十八条の二）。措置症状の認定にあっては、本人の既往歴、現病歴の他、問題行動の事実行為等を考慮して判定する（昭和六十三年四月八日厚生省告示第百二十五号「精神保健及び精神障害者福祉に関する法律第二十八条の二の規定に基づき厚生労働大臣の定める基準」）。

・告知事項――措置入院であること、入院措置の理由、法第三十八条の四の規定による退院等の請求に関すること、法第三十六条に規定する行動の制限に関する事項を、実際には都道府県知事の代理である都道府県職員が、書面で告知する。また、措置診察のための通報を行った家族等に対しても、同様の事項について書面で告知する（法第二十九条第三項、様式21）。

・緊急措置入院――都道府県知事は自傷他害のおそれが著しく、急速を要する場合は、一名の指定医の診察結果により、（七二時間に限って）入院させることができる（法第二十九条の二第一項、第三項）。指定都市にあっては都道府県知事は「指定都市の長」と読み替える（法第五十一条の十二第一項）。

・移送――都道府県知事が入院先の病院へ移送する。またその旨告知する（法第二十九条の二の二）。

・地域生活移行促進体制――令和四年改正で措置入院者についても「退院後生活環境相談員」を選任することが義務づけられた（法第二十九条の六）。

❹ 応急入院

・応急入院の要件――医療及び保護の依頼があった者で、急速を要し、家族等の同意を得ることができない場合において、自傷他害のおそれはないが、精神障害があり直ちに入院させる必要がある場合（法第三十三条の六第一項）。

・指定医一名の診察の結果、直ちに入院させなければ医療及び保護を図る上で著しく支障がある者で任意入院できる状態にないと判断された者及び法第三十四条第三項の規定で移送された者（法第三十三条の六第一項）。

・本人の同意がなくても、七二時間を限り入院させることができる（法第三十三条の六第一項）。
・都道府県知事が指定する応急入院指定病院が応急入院を受け入れる（法第三十三条の六第一項）。
・届出事項——指定病院の管理者は、応急入院の措置を採った場合、直ちにその理由その他厚生労働省令で定める事項を保健所長を経て、都道府県知事に届け出る（法第三十三条の六第五項、様式18、特定医師による場合は様式19）。
・告知事項——医療保護入院とほぼ同じである（様式17）。
・退院には特に手続きは必要でないが、入院期間が七二時間に限られているので、この間に退院できなければ、他の入院形態（任意、措置、医療保護入院）に変更する手続きをする。

❺ 移送制度

移送制度については、平成十一年改正で設けられた。
・都道府県知事は指定医の診察の結果、精神障害者であり、直ちに入院させなければその者の医療及び保護を図る上で著しく支障があり、任意入院が行われる状態にないと判断されたものにつき、家族等のうちいずれかの者の同意があるとき、もしくは家族等がない場合等で市町村長の同意があるときは、本人の同意がなくとも医療保護入院のために応急入院指定病院に移送することができる（法第三十四条第一項、第二項）。
・急速を要し、家族等の同意を得ることができない場合においても、指定医の診察の結果、前記の要件に該当すると判定されたときは、本人の同意がなくとも応急入院をさせるために応急入院指定病院に移送することができる（法第三十四条第三項）。
・都道府県知事は措置入院及び緊急措置入院に関して、精神障害者を、当該入院措置に係る病院に移送しなければならない（法第二十九条の二の二第一項）。
・移送を行う場合は移送を行う旨その他厚生労働省令で定める事項を書面で知らせなければならない（法第二十九

条の二の二第二項、法第三十四条第四項）。

㊟移送の告知
一　移送先の精神科病院の名称及び所在地
二　移送の方法
三　法第二十九条の二の二第三項に規定する行動の制限に関する事項

（施行規則第八条）

・移送の対象者の入院後七二時間以内に、応急入院指定病院において、医療保護入院及び応急入院の病状にないと判断し退院手続きを行う場合は、指定医の診察によるものとする（「精神障害者の移送に関する事務処理基準について」（平成十二年三月三十一日障第二四三号）（付録四〇九頁参照））。

❻ 精神保健福祉法によらない入院

・精神保健福祉法による入院形態の他に、医療法による一般入院も例外的ではあるが、なお考え得る。
・その対象は、主として精神保健福祉法第五条の「精神障害者」以外のものと考えられるが、病名よりもその状態像により主治医が判断することがあろう。平成五年の精神障害者の定義の見直しで、国際疾病分類第一〇版（ICD－10）Fコード全体が精神保健福祉法でいう「精神疾患」に相応することとなった。しかし、「神経症」者は一般的には能力障害を意味する「精神障害者」とは考えられないという立場の精神科医もいるし、身体疾患による精神症状については「精神障害者」と判断できない場合もあろう。このような場合には精神保健福祉法によらず、医療法による一般入院もあり得る。しかし、できるだけ精神科病院（棟）においては、精神保健福祉法の規定による入院形態が望ましい。それは人権擁護の手続きがきちんとしているからである。
・入院手続きは、一般病院の入院手続きと同様である。

・開放的処遇を行い、「行動制限」や「退院制限」はしてはならない。不法監禁に当たる。

2　任意入院者の退院制限

① 任意入院者が退院を申し出たときは、退院させなければならない（法第二十一条第二項）。
② しかし、指定医の診察の結果、入院を継続する必要があると認められたときは、（病院職員に）申し出たときから七二時間を限って（特定医師では一二時間以内）、退院させないことができる（法第二十一条第三項、第四項）。このことは夜間、休日であっても変わりないが、夜間に退院の意思が明らかになった場合、翌朝の診療開始前に指定医の診察を行ってもよい（令和五年十一月二十七日障精発一一二七第五号）。
③ 七二時間の間に、本人に入院医療の必要性を説得し引き続き任意入院を続けるか、あるいは他の入院形態（主として医療保護入院）に変更する手続きをとる。
④ 七二時間の退院制限を行った場合、その指定医は、遅滞なく、厚生労働省令で定める事項を診療録に記載しなければならない（法第十九条の四の二）。
⑤ 管理者は、退院制限を行ったこと、退院等の請求に関することその他厚生労働省令で定める事項を書面で告知する（法第二十一条第七項、様式4）。
⑥ 平成十七年改正によってこれらの指定医業務は一二時間以内に限って特定医師が行うことができるようになった（法第二十一条第四項）。

㊟任意入院者の退院制限
〔診療録の記載事項〕
一　診察した指定医の氏名（法第十九条の四の二）

二　退院の制限の開始の年月日及び時刻並びに解除した年月日及び時刻
三　退院の制限を行ったときの症状
（施行規則第四条の二第一号）

〔入院等に関する告知事項〕
退院等請求及び行動の制限に関する事項
（施行規則第六条）

3　入院患者の処遇

①　精神科病院の管理者は、入院患者の医療と保護に欠くことができない範囲で、必要な行動制限をすることができる（法第三十六条第一項）。

②　この規定にかかわらず、信書の発受の制限、行政機関の職員との面会の制限等厚生労働大臣が定めた行動の制限は行うことができない（法第三十六条第二項）。

㊟精神保健及び精神障害者福祉に関する法律第三十六条第二項の規定に基づき厚生労働大臣が定める行動の制限（昭和六十三年四月八日厚生省告示第百二十八号）
一　信書の発受の制限（刃物、薬物等の異物が同封されていると判断される受信信書について、患者によりこれを開封させ、異物を取り出した上患者に当該受信信書を渡すことは、含まれない。）
二　都道府県及び地方法務局その他の人権擁護に関する行政機関の職員並びに患者の代理人である弁護士との電話の制限
三　都道府県及び地方法務局その他の人権擁護に関する行政機関の職員並びに患者の代理人である弁護士及び患者又はその家族等（精神保健及び精神障害者福祉に関する法律（昭和二十五年法律第百二十三号）第五条第二項に規定する家族等を

いう。）その他の関係者の依頼により患者の代理人となろうとする弁護士との面会の制限

③　行動の制限のうち、患者の隔離等あらかじめ厚生労働大臣が定める行動の制限は、指定医が必要と認める場合でなければ行うことができない（法第三十六条第三項）。

指定医は、隔離等の行動制限を行った場合、厚生労働省令で定める事項を診療録に記載しなければならない（法第十九条の四の二）。患者に対しては隔離・身体的拘束を行う理由を知らせるように努める（様式25、26）。

㊟精神保健及び精神障害者福祉に関する法律第三十六条第三項の規定に基づき厚生労働大臣が定める行動の制限（昭和六十三年四月八日厚生省告示第百二十九号）

一　患者の隔離（内側から患者本人の意思によっては出ることができない部屋の中へ一人だけ入室させることにより当該患者を他の患者から遮断する行動の制限をいい、十二時間を超えるものに限る。）

二　身体的拘束（衣類又は綿入り帯等を使用して、一時的に当該患者の身体を拘束し、その運動を抑制する行動の制限をいう。）

④　これらの処遇以外の入院患者について、厚生労働大臣は社会保障審議会の意見を聴き、必要な基準（「精神保健及び精神障害者福祉に関する法律第三十七条第一項の規定に基づき厚生労働大臣が定める基準」（昭和六十三年四月八日厚生省告示第百三十号））を定める。管理者はその基準を守らなければならない（法第三十七条第二項）。

⑤　前記の基準につき、平成十二年の改正で「任意入院者の開放処遇の制限について」が追加された。患者に対しては文書による告知が必要となった（様式６）。

4　入院届、定期病状報告及び審査

❶ 入院届が必要なもの

①　医療保護入院

管理者は様式10による入院届（家族等の同意書及び入院診療計画書を添付）を、一〇日以内に保健所長経由で、都道府県知事に提出しなければならない（法第三十三条第九項）。

平成二十五年改正で保護者制度が廃止されたのに伴い従来の扶養義務者の同意による入院も廃止された。移送による応急入院も同様である。

②　応急入院

入院後直ちに管理者が同様の手続きをとる（法第三十三条の六第五項、様式18）。

❷ 定期病状報告

①　任意入院者

法第三十八条の七により改善命令等を受けた精神科病院に入院する任意入院者について、定期病状報告を求め、精神医療審査会の審査を求めることができる（法第三十八条の二第二項、法第三十八条の三第五項、様式7）。

②　措置入院者

措置入院者を収容している病院の管理者が、初回は入院三か月後、以後六か月に一回症状その他厚生労働省令で定める事項を、保健所長経由で都道府県知事に報告する。報告事項のうち、症状等は指定医の診察に基づくものでなければならない（法第三十八条の二、様式23、施行規則第十九条）。

❸ 審査（定期報告等による審査）

都道府県知事は措置入院者と医療保護入院者の入院届、及び措置入院者の定期報告を精神医療審査会に通知し、審査を求める。審査会は、入院が必要かどうかを審査し、その結果を都道府県知事に通知する（法第三十八条の二、第三十八条の三）。

5 退院時の届出

❶ 医療保護入院

退院時の指定医の診察は不要である。移送による入院の場合、入院後七二時間以内に退院させるときは、例外的に指定医の診察が必要である（「精神障害者の移送に関する事務処理基準について」（平成十二年三月三十一日障第二四三号、令和元年五月七日障発〇五〇七第四号最終改正））。退院から一〇日以内に、所定の様式によって保健所長経由で都道府県知事に届け出なければならない（法第三十三条の二、様式16）。

❷ 措置入院

措置症状の消退・措置入院から退院時の指定医の診察は必要である。措置入院者の退院・措置症状の消退に当たっては、直ちに、保健所長経由で都道府県知事に届け出なければならない（法第二十九条の四、法第二十九条の五、様式24）。

㊟入院措置の解除が認められるに至ったときの届出事項

一　精神科病院の名称及び所在地
二　患者の住所、氏名、性別及び生年月日
三　入院年月日
四　病名及び入院後の病状又は状態像の経過の概要
五　退院後の処置に関する事項

六　退院後の帰住先及びその住所
七　診察した指定医の氏名
（施行規則第九条）

第二項　指定医関連資料

二八七頁より掲載されている表1から表5は、もともと昭和六十二年改正時に、日本精神科病院協会・医療政策委員会が作成し、『精神保健法Q＆A』（日本精神科病院協会：昭和六十三年）に収載されたものである。その後、法改正による変更がある度に修正され、日本精神科病院協会の指定医研修資料として使われてきた。これらは、精神科病院（病棟）の実務に当たってチェック項目となるように工夫されている。今回、令和四年改正を受けて一部追加、修正した。

精神保健福祉法では多くの実務が管理者の職務として規定されている。しかしその実務のほとんどは、実質的に指定医が判断し実施しなければならない。指定医の責任は非常に大きい。また実務の面でも、法改正を重ねる度に指定医業務と診療録記載事項は多くなってきている。あまりに煩雑すぎるという意見もあるが、精神科の入院医療は強大な強制力をもち、患者の人権に直接影響するわけであるから、適正な法手続きを進めることは必要不可欠である。そのために手続きが多少煩雑であってもやむを得ないであろう。

ただし、法手続きさえ整っていればすべて医療者側の裁量でよいと考えるのは誤っている。また、精神科の医療すべてを法律でカバーすることは不可能であるし、現実に合わない。必要なことは医療者としての良識に基づく判断である。

なお、表中の告示番号は公布当初のものである。その後、改正されているが、告示番号については混乱しないよう注意されたい。

◆表1　精神保健福祉法による精神保健指定医業務

（令和4年法改正版）

	内容	条項	備考
一般日常業務（院内）	任意入院者の退院制限判断	第21条第3項	特定医師による退院制限（12時間以下）同条第4項
	任意入院者の開放処遇制限にかかる診察	昭和63年厚生省告示第130号第5	おおむね72時間以内
	措置症状消退の判断	第29条の4・第29条の5	措置入院者の症状消退届
	医療保護入院の判断	第33条第1項第1号	特定医師による判断（12時間以内）同条第3項
	応急入院の必要性の判断	第33条の6第1項	特定医師による判断（12時間以内）同条第2項
	行動制限の必要性の判断	第36条第3項 昭和63年厚生省告示第129号、第130号第5	身体的拘束と12時間以上の隔離 任意入院者の開放制限（医師）は72時間以内に指定医診察
	精神科病院の管理者への報告義務	第37条の2	第36条規定違反・著しく不適切な処遇
	医療保護入院期間の更新の判断	第33条第6項	任意入院に移行できない理由などの判断・退院に向けての取り組みの状況
	措置入院者の定期報告	第38条の2	任意入院に移行できない理由などの判断・退院に向けての取り組みの状況
	措置入院者の仮退院の判断	第40条	措置入院者を6か月以内の期間、仮退院させることができる（要指定医診察・要知事の許可）
	移送対象者の退院の判断	平成12年3月31日障第243号	医療保護入院及び応急入院の病状にないと判断し、72時間以内に退院をさせるとき
	管理者への協力義務	第40条の2第2項	虐待の防止
知事による委託公務	申請等に基づく診察措置判定	第27条第1項・第2項 第28条の2	2名以上の指定医の診察
	緊急措置診断	第29条の2第1項	1名の指定医の診察、72時間以内
	入院と移送の必要性の判断	第34条第1項・第3項	
	移送時の行動制限	第29条の2の2第3項 第34条第4項	措置入院者、医療保護入院者の移送にあたって指定医が必要と認めたとき
	入院者の入院継続必要性の判定（改善命令等のとき）	第38条の7第2項	厚生労働大臣、知事が必要があると認めたとき 2名以上の指定医の診察
	措置入院者の解除判定	第29条の4第2項	知事の指定によるもの

	内容	条項	備考
	立ち入り検査時の診察等	第38条の6第1項・第40条の5第1項	厚生労働大臣、知事が必要と認めるとき
	精神障害者保健福祉手帳	第45条の2第4項	知事が返還を命じるときに指定医診察

◆表２　診療録記載事項

（令和 4 年法改正版）

記載する場合		記載内容	備考
任意入院	72時間退院制限の時（第21条第 3 項） （特定医師12時間）	①制限の開始及び解除の年月日及び時刻 ②退院制限時の症状 ③診察した指定医の署名	（施行規則第 4 条の 2 第 1 号） 違反の場合は10万円以下の過料 （第57条第 5 号）
	開放処遇の制限時	①制限を行った旨 ②理由 ③制限を始めた日時	おおむね72時間以内に指定医診察 （昭和63年厚生省告示第130号）
医療保護入院	告知延期の場合 （第33条の 3 第 2 項）	①医療保護入院に係る告知事項のうち知らせなかったもの ②延期理由（症状など） ③告知事項を知らせた年月日	（施行規則第15条の18） 罰則なし
信書	異物同封信書（受信）の場合患者に開封させ、異物を取り出し、信書を患者に渡す（昭和63年厚生省告示第128号、第130号）	その旨を記載する	左記の取り扱いは信書の発受制限にあたらない （昭和63年厚生省告示第128号）
電話、面会	制限する場合（昭和63年厚生省告示第130号）	その理由を記載する 適切な時期に本人・家族等に知らせる	（昭和 63 年厚生省告示第128号）特定する人との電話・面会の制限不可 ※ 1
隔離、身体的拘束	12時間以上の隔離をする場合・身体的拘束をする場合（第36条、第37条）	①隔離・身体的拘束を行った旨 ②理由 ③開始日時/解除日時 ④診察した指定医の氏名（署名）	昭和 63 年厚生省告示第129号、第130号の処遇基準を参照（様式25、様式26）※ 2
指定医の判定業務	措置判定、措置症状消退、医療保護入院の判定、行動制限の必要性など（第19 条の 4 の 2）	指定医の氏名、厚生労働省令で定める事項（施行規則第 4 条の 2）	違反の場合は10万円以下の過料（第57条第 1 号）

※ 1　都道府県及び人権擁護に関する行政機関の職員並びに患者の代理人である弁護士との電話。都道府県及び人権擁護に関する行政機関の職員並びに患者の代理人である弁護士及び患者又は家族等の依頼により患者の代理人になろうとする弁護士との面会。

※ 2　令和 5 年11月27日障精発1127第 5 号「精神科病院に入院する時の告知等に係る書面及び入退院の届出等について」を参照。

◆表３　入院形態別診療録記載事項

（令和４年法改正版）

入院形態	記載が必要な状況	記載事項	備考
任意入院	72時間退院の制限時 （第21条第３項）	①制限の開始及び解除の年月日及び時刻 ②退院制限時の症状 ③診察した指定医の氏名（署名）（様式５）	患者へ入院継続の告知を書面で行う（様式４）
	開放処遇の制限	①制限を行った旨 ②理由 ③制限を始めた日時（医師ならば可）	①制限を行う理由を文書で知らせる努力 ②おおむね72時間以内に指定医診察（様式６）
医療保護入院	医療保護入院時の判定 （第33条第１項）	①入院時の症状 ②任意入院形態が採れない理由 ③指定医の署名	入院届のコピーを診療録に添付する（様式10）
	入院告知の延期 （第33条の３）	①知らせなかった告知事項 ②延期理由（病状など） ③告知事項を知らせた年月日	４週間以内に告知の義務
	医療保護入院の期間の更新 （第33条第６項）	①更新以前の入院期間における病状経過の概要 ②更新時の症状 ③任意入院へ変更できない理由 ④退院に向けた取り組みの状況 ⑤今後の治療方針 ⑥更新後の入院期間 ⑦指定医の署名	医療保護入院者の入院期間更新届のコピーを診療録に添付する（様式15）
応急入院	応急入院時の判定 （第33条の６第１項）	①応急入院させた日時及び解除した日時 ②応急入院時の症状 ③任意入院形態が採れないと判断した理由 ④指定医の署名	応急入院届のコピーを診療録に添付する（様式18、特定医師様式19）
措置入院	入院継続させるか否かの判定 （第29条の５）	①措置入院後の症状又は状態像の経過の概要 ②今後の治療方針 ③指定医の署名	症状消退届のコピーを診療録に添付する（様式24）
	定期病状報告 （第38条の２第１項）	①病名 ②初回３か月。以降は各６か月間の病状経過の概要 ③生活歴及び現病歴 ④今後の治療方針 ⑤指定医の署名	定期病状報告書のコピーを診療録に添付する（様式23）
	仮退院適否の判定 （第40条）	①措置入院後の症状の経過の概要 ②今後の治療方針 ③指定医の署名	仮退院許可申請書のコピーを診療録に添付する

注１　診療録記載事項は第19条の４第１項の指定医職務が主である。

注２　備考欄中の様式については、令和５年11月27日障精発1127第５号「精神科病院に入院する時の告知等に係る書面及び入退院の届出等について」を参照。

◆表4　精神保健福祉法における管理者の職務

（令和4年法改正版）

	条項	内容	罰則	備考
任意入院	第20条	入院の場合、任意入院に努めること。		
	第21条第1項	書面告知し本人の同意書を受けること。		
	第21条第2項	退院の申出があれば退院させなければならない。		
	第21条第3項	ただし必要ある場合72時間以内の退院制限ができる（要指定医診察、要診療録記載）。		
	第21条第7項	退院制限等についての書面告知が必要。	10万円以下の過料	第57条第5号
	第26条の2	入院中で自傷他害のおそれのある者から退院の申出があった場合、直ちに届け出ること。		
措置入院	第29条第4項	指定病院の管理者は措置入院者を入院させなければならない。		指定病院管理者
	第29条の3	措置解除通知を受ければ退院させること。緊急措置入院者については、非措置入院決定の通知があれば退院させること。		指定病院管理者
	第29条の4第1項	措置解除についてあらかじめ管理者の意見を知事から求められる。		指定病院管理者
	第29条の5	措置症状がなくなったときは措置症状消退届を提出すること（要指定医診察）。		指定病院管理者
	第29条の6	退院後生活環境相談員を選任し、援助を行わせなければならない。		指定病院管理者
	第29条の7	地域援助事業者の紹介義務		指定病院管理者
医療保護入院	第33条第1項	医療保護入院は指定医診察の結果と家族等のうちいずれかの者の同意による入院をさせること。		1月以内に記録を作成し保存（施行規則第15条の9）
	第33条第2項	家族等がない場合又は家族等の全員が意思を表示することができず、若しくは意思表示を行わない場合、居住地を管轄する市町村長の同意で入院させることができる。		
	第33条第6項	家族等の同意があれば入院の期間を更新することができる。		
	第33条第8項	家族等に入院期間の更新に係る必要な事項を通知しなければならない。		様式12-1又は様式12-2
	第33条第9項	入院届を10日以内に提出（要同意書添付）	10万円以下の過料	第57条第7号
	第33条の2	退院届を10日以内に提出		
	第33条の3	書面告知すること。ただし、症状により延期してもよい（要診療録記載）。		
	第33条の4	退院後生活環境相談員を設置すること。		※
	第33条の4	本人又は家族等に対し相談に応じ必要な情報提供を行う地域援助事業者を紹介すること（努力義務）。		
	第33条の5	地域生活への移行を促進するための体制を整備すること。		※

	条項	内容	罰則	備考
応急入院	第33条の6第1項	指定医診察の結果、72時間以内に限り応急入院させうる（家族等の同意不可能で、かつ任意入院該当でないようなケース）。		施設指定あり
	第33条の6第5項	入院届をただちに提出	10万円以下の過料	第57条第8号様式18、特定医師様式19
	第33条の7	書面告知すること。		様式17
処遇	第36条第1項	必要最小限の行動制限を使うことができる。		
	第36条第2項	制限禁止行為		昭和63年厚生省告示第128号
	第36条第3項	指定医による一定の行動制限（要診療録記載）		昭和63年厚生省告示第129号
	第37条第2項	処遇基準（昭和63年厚生省告示第130号）を遵守しなければならない。		昭和63年厚生省告示第130号
相談援助	第38条	入院者の相談に応じ、必要な援助を行い、その家族等その他の関係者との連絡調整に努めること。		
定期報告	第38条の2第1項	措置入院者の報告書を提出（初回3か月、以降6か月毎）（要指定医診察）	10万円以下の過料	第57条第9号
定期報告等の審査	第38条の3第3項	定期報告と入院届の審査に際し、精神医療審査会は必要あるとき管理者の意見を求める。	30万円以下の罰金	第55条第4号
	第38条の3第4項	定期報告と入院届の審査の結果、精神医療審査会が入院の必要なしと認めた場合、知事は退院命令を出さなければならない。	3年以下の懲役又は100万円以下の罰金（両罰規定あり）	第52条第1号
退院・処遇改善の請求	第38条の4	入院者又はその家族等は、退院命令や処遇改善命令を出すよう知事に請求できる。		
	第38条の5第3項	退院・処遇改善の請求に基づく審査に際し、精神医療審査会は管理者の意見を求める。ただし、精神医療審査会が必要がないと認めた場合には、その限りではない。		精神医療審査会運営マニュアル（平成12年3月28日障第209号）
	第38条の5第4項	精神医療審査会は管理者その他関係者に報告を求め、診療録その他帳簿書類の提出を命じ審問することができる。	30万円以下の罰金	第55条第5号
	第38条の5第5項	知事は精神医療審査会の審査結果に基づいて、入院不必要者を退院させ、又は管理者に対して、退院命令や処遇改善命令を出さねばならない。	3年以下の懲役又は100万円以下の罰金（両罰規定あり）	第52条第2号

	条項	内容	罰則	備考
報告徴収等	第38条の6第1項	厚生労働大臣又は知事は必要と認めた場合、入院者の症状、処遇について報告を求め書類の提出、提示を命じ、立ち入り検査・質問をすることができる。 また、指定する指定医に入院者の診察をさせることができる。	30万円以下の罰金（両罰規定あり）	第55条第6号、第7号
	第38条の6第2項	厚生労働大臣又は知事は、必要あるとき、法律上の入院手続きに関する報告を求め、書類の提出・提示を命ずることができる。		
改善・退院命令	第38条の7第1項	厚生労働大臣又は知事は、処遇についての改善命令を出すことができる。（第36条違反、処遇基準不適合、その他入院者の処遇が著しく適当でないと認めた時）		
	第38条の7第2項	厚生労働大臣又は知事は、任意入院で退院制限中、医療保護入院、応急入院の者について、次のような場合、退院命令を出すことができる。 ①必要と認めた場合に指定する2人以上の指定医が診察した結果、各指定医の意見が入院継続の必要性について不一致の場合。 ②この法律ないしこの法律に基づく命令に違反して入院が行われた場合。	3年以下の懲役又は100万円以下の罰金（両罰規定あり）	第52条第3号、第4号
	第38条の7第4項	改善命令等に従わない場合、入院にかかる医療の提供の全部又は一部を制限。		
無断退去者	第39条第1項	自傷他害のおそれがある者が、無断退去し行方不明の場合、警察に捜索願を出すこと。		
	第39条第2項	管理者が引き取るまで、24時間に限り警察は保護することができる。		
仮退院	第40条	措置入院者を一時退院させて経過をみることが適当であると認める時（要指定医診察・知事の許可）		
虐待防止	第40条の2	虐待防止のための意識の向上、研修、体制整備など必要な措置を講ずる。		虐待を発見した者はこれを都道府県に通報しなければならない。

※　退院後生活環境相談員の選任及び医療保護入院者退院支援委員会については、令和5年11月27日障発1127第7号「措置入院者及び医療保護入院者の退院促進に関する措置について」を参照。

◆表５　告知書等書式一覧表

（令和４年法改正版）

	任意入院同意書（様式１）	任意入院告知書（様式２）	任意入院（継続）同意書（様式３）	任意入院退院制限告知書（様式５）	任意入院開放処遇制限告知書（様式６）	医療保護入院告知書（様式９）	隔離告知書（様式25）	身体的拘束告知書（様式26）	応急入院告知書（様式17）	医療保護入院更新通知書（様式12-１、様式12-２）
本人自署	あり		あり							
管理者自署		あり		あり		あり			あり	あり
指定医（特定医師）自署				あり		あり		あり	あり	あり
主治医自署		あり		あり	あり	あり	あり		あり	あり
その他		開放処遇説明								施行規則第15条の15非該当は様式12-１

（注）　本人自署：代筆の場合等本人の自署でない場合は、用紙に代筆者氏名とその理由等を記載すること。

管理者自署：自署されていれば押印は不要。しかし、印刷等で対応しているため自署が困難ということであれば押印すること。

指定医自署：管理者自署と同様にすること。

主治医自署：管理者自署と同様にすること。

付録　関係法令・資料

◉精神保健及び精神障害者福祉に関する法律

〔昭和二十五年五月一日　法律第百二十三号〕

改正　令和四年一二月一六日法律第一〇四号現在

注1　令和四年六月一七日法律第六八号「刑法等の一部を改正する法律の施行に伴う関係法律の整理等に関する法律」第二三六条（令和四年一二月法律第一〇四号・令和五年五月法律第二八号により一部改正）による改正は未施行につき〔参考1〕として三三七頁に収載（令和七年六月一日施行）

注2　令和四年一二月一六日法律第一〇四号「障害者の日常生活及び社会生活を総合的に支援するための法律等の一部を改正する法律」による改正の未施行分は〔参考2〕として三三八頁に収載（公布の日から起算して三年を超えない範囲内において政令で定める日施行）

第一章　総則

（この法律の目的）

第一条　この法律は、障害者基本法（昭和四十五年法律第八十四号）の基本的な理念にのつとり、精神障害者の権利の擁護を図りつつ、その医療及び保護を行い、障害者の日常生活及び社会生活を総合的に支援するための法律（平成十七年法律第百二十三号）と相まつてその社会復帰の促進及びその自立と社会経済活動への参加の促進のために必要な援助を行い、並びにその発生の予防その他国民の精神的健康の保持及び増進に努めることによつて、精神障害者の福祉の増進及び国民の精神保健の向上を図ることを目的とする。

（国及び地方公共団体の義務）

第二条　国及び地方公共団体は、障害者の日常生活及び社会生活を総合的に支援するための法律の規定による自立支援給付及び地域生活支援事業と相まつて、医療施設及び教育施設を充実する等精神障害者の医療及び保護並びに保健及び福祉に関する施策を総合的に実施することによつて精神障害者が社会復帰をし、自立と社会経済活動への参加をすることができるように努力するとともに、精神保健に関する調査研究の推進及び知識の普及を図る等精神障害者の発生の予防その他国民の精神保健の向上のための施策を講じなければならない。

（国民の義務）

第三条　国民は、精神的健康の保持及び増進に努めるとともに、精神障害者に対する理解を深め、及び精神障害者がその障害を克服して社会復帰をし、自立と社会経済活動への参加をしようとする努力に対し、協力するように努めなければならない。

（精神障害者の社会復帰、自立及び社会参加への配慮）

第四条　医療施設の設置者は、その施設を運営するに当たつては、精神障害者の社会復帰の促進及び自立と社会経済活動への参加の促進を図るため、当該施設において医療を受ける精神障害者が、障害者の日常生活及び社会生活を総合的に支援するための法律第五条第一項に規定する障害福祉サービスに係る事業（以下「障害福祉サービス事業」という。）、同条第十八項に規定する一般相談支援事業（以下「一般相談支援事業」という。）その他の精神障害者の福祉に関する事業に係るサービスを円滑に利用することができるように配慮し、必要に応じ、これらの事業を行う者と連携を図るとともに、地域に即した創意と工夫を行い、及び地域住民等の理解と協力を得るように努めなければならない。

2　国、地方公共団体及び医療施設の設置者は、精神障害者の社会復帰の促進及び自立と社会経済活動への参加の促進を図るため、相互に連携を図りながら協力するよう努めなければならない。

（定義）

第五条　この法律で「精神障害者」とは、統合失調症、精神作用物質による急性中毒又はその依存症、知的障害その他の精神疾患を有する者をいう。

2　この法律で「家族等」とは、精神障害者の配偶者、親権を行う者、扶養義務者及び後見人又は保佐人をいう。ただし、次の各号のいずれかに該当する者を除く。

一　行方の知れない者

二　当該精神障害者に対して訴訟をしている者又はした者並びにその配偶者及び直系血族

三　家庭裁判所で免ぜられた法定代理人、保佐人又は補助人

四　当該精神障害者に対して配偶者からの暴力の防止及び被害者の保護等に関する法律（平成十三年法律第三十一号）第一条第一項に規定する身体に対する暴力等を行つた配偶者その他の当該精神障害者の入院及び処遇についての意思表示を求めることが適切でない者として厚生労働省令で定めるもの

五　心身の故障により当該精神障害者の入院及び処遇についての意思表示を適切に行うことができない者として厚

生労働省令で定めるもの
六　未成年者

第二章　精神保健福祉センター

（精神保健福祉センター）
第六条　都道府県は、精神保健の向上及び精神障害者の福祉の増進を図るための機関（以下「精神保健福祉センター」という。）を置くものとする。
2　精神保健福祉センターは、次に掲げる業務を行うものとする。
一　精神保健及び精神障害者の福祉に関する知識の普及を図り、及び調査研究を行うこと。
二　精神保健及び精神障害者の福祉に関する相談及び援助のうち複雑又は困難なものを行うこと。
三　精神医療審査会の事務を行うこと。
四　第四十五条第一項の申請に対する決定及び障害者の日常生活及び社会生活を総合的に支援するための法律第五十二条第一項に規定する支給認定（精神障害者に係るものに限る。）に関する事務のうち専門的な知識及び技術を必要とするものを行うこと。
五　障害者の日常生活及び社会生活を総合的に支援するための法律第二十二条第二項又は第五十一条の七第二項の規定により、市町村（特別区を含む。第四十七条第三項及び第四項並びに第四十八条の三第一項を除き、以下同じ。）が同法第二十二条第一項又は第五十一条の七第一項の支給の要否の決定を行うに当たり意見を述べること。
六　障害者の日常生活及び社会生活を総合的に支援するための法律第二十六条第一項又は第五十一条の十一の規定により、市町村に対し技術的事項についての協力その他必要な援助を行うこと。

（国の補助）
第七条　国は、都道府県が前条の施設を設置したときは、政令の定めるところにより、その設置に要する経費については二分の一、その運営に要する経費については三分の一を補助する。

（条例への委任）
第八条　この法律に定めるもののほか、精神保健福祉センターに関して必要な事項は、条例で定める。

第三章　地方精神保健福祉審議会及び精神医療審査会

（地方精神保健福祉審議会）
第九条　精神保健及び精神障害者の福祉に関する事項を調査審議させるため、都道府県は、条例で、精神保健福祉に関する審議会その他の合議制の機関（以下「地方精神保健福祉審議会」という。）を置くことができる。
2　地方精神保健福祉審議会は、都道府県知事の諮問に答えるほか、精神保健及び精神障害者の福祉に関する事項に関して都道府県知事に意見を具申することができる。

3　前二項に定めるもののほか、地方精神保健福祉審議会の組織及び運営に関し必要な事項は、都道府県の条例で定める。

第十条及び第十一条　削除

（精神医療審査会）

第十二条　第三十八条の三第二項（同条第六項において準用する場合を含む。）及び第三十八条の五第二項の規定による審査を行わせるため、都道府県に、精神医療審査会を置く。

（委員）

第十三条　精神医療審査会の委員は、精神障害者の医療に関し学識経験を有する者（第十八条第一項に規定する精神保健指定医である者に限る。）、精神障害者の保健又は福祉に関し学識経験を有する者及び法律に関し学識経験を有する者のうちから、都道府県知事が任命する。

2　委員の任期は、二年（委員の任期を二年を超え三年以下の期間で都道府県が条例で定める場合にあつては、当該条例で定める期間）とする。

（審査の案件の取扱い）

第十四条　精神医療審査会は、その指名する委員五人をもつて構成する合議体で、審査の案件を取り扱う。

2　合議体を構成する委員は、次の各号に掲げる者とし、その員数は、当該各号に定める員数以上とする。

一　精神障害者の医療に関し学識経験を有する者　二

二　精神障害者の保健又は福祉に関し学識経験を有する者　一

三　法律に関し学識経験を有する者　一

（政令への委任）

第十五条　この法律で定めるもののほか、精神医療審査会に関し必要な事項は、政令で定める。

第十六条及び第十七条　削除

第四章　精神保健指定医、登録研修機関、精神科病院及び精神科救急医療体制

第一節　精神保健指定医

（精神保健指定医）

第十八条　厚生労働大臣は、その申請に基づき、次に該当する医師のうち第十九条の四に規定する職務を行うのに必要な知識及び技能を有すると認められる者を、精神保健指定医（以下「指定医」という。）に指定する。

一　五年以上診断又は治療に従事した経験を有すること。

二　三年以上精神障害の診断又は治療に従事した経験を有すること。

三　厚生労働大臣が定める精神障害につき厚生労働大臣が定める程度の診断又は治療に従事した経験を有すること。

四　厚生労働大臣の登録を受けた者が厚生労働省令で定め

るところにより行う研修（申請前三年以内に行われたものに限る。）の課程を修了していること。

2　厚生労働大臣は、前項の規定にかかわらず、第十九条の二第一項又は第二項の規定により指定医の指定を取り消された後五年を経過していない者その他指定医として著しく不適当と認められる者については、前項の指定をしないことができる。

3　厚生労働大臣は、第一項第三号に規定する精神障害及びその診断又は治療に従事した経験の程度を定めようとするとき、同項の規定により指定医の指定をしようとするとき又は前項の規定により指定医の指定をしないものとするときは、あらかじめ、医道審議会の意見を聴かなければならない。

（指定後の研修）

第十九条　指定医は、五の年度（毎年四月一日から翌年三月三十一日までをいう。以下この条において同じ。）ごとに厚生労働大臣が定める年度において、厚生労働大臣の登録を受けた者が厚生労働省令で定めるところにより行う研修を受けなければならない。

2　前条第一項の規定による指定は、当該指定を受けた者が前項に規定する研修を受けなかつたときは、当該研修を受けるべき年度の終了の日にその効力を失う。ただし、当該研修を受けなかつたことにつき厚生労働省令で定めるやむを得ない理由が存すると厚生労働大臣が認めたときは、この限りでない。

（指定の取消し等）

第十九条の二　指定医がその医師免許を取り消され、又は期間を定めて医業の停止を命ぜられたときは、厚生労働大臣は、その指定を取り消さなければならない。

2　指定医がこの法律若しくはこの法律に基づく命令に違反したとき又はその職務に関し著しく不当な行為を行つたときその他指定医として著しく不適当と認められるときは、厚生労働大臣は、その指定を取り消し、又は期間を定めてその職務の停止を命ずることができる。

3　厚生労働大臣は、前項の規定による処分をしようとするときは、あらかじめ、医道審議会の意見を聴かなければならない。

4　都道府県知事は、指定医について第二項に該当すると思料するときは、その旨を厚生労働大臣に通知することができる。

第十九条の三　削除

（職務）

第十九条の四　指定医は、第二十一条第三項及び第二十九条の五の規定により入院を継続する必要があるかどうかの判定、第三十三条第一項及び第三十三条の六第一項の規定による入院を必要とするかどうか及び第二十条の規定による入院が行われる状態にないかどうかの判定、第三十三条第六項第一号の規定による同条第一項第一号に掲げる者に該当するかどうかの判定、第三十六条第三項に規定する行動の制限を必要とするかどうかの判定、第三十八条の二第一項に規定する報告事項に係る入院中の者の診察並びに第四十条の規定により一時退院させて経過を見ることが適当かどうかの判定の職務を行う。

2　指定医は、前項に規定する職務のほか、公務員として、次に掲げる職務を行う。

一　第二十九条第一項及び第二十九条の二第一項の規定による入院を必要とするかどうかの判定

二　第二十九条の二の二第三項（第三十四条第四項において準用する場合を含む。）に規定する行動の制限を必要とするかどうかの判定

三　第二十九条の四第二項の規定により入院を継続する必要があるかどうかの判定

四　第三十四条第一項及び第三項の規定による移送を必要とするかどうかの判定

五　第三十八条の三第三項（同条第六項において準用する場合を含む。）及び第三十八条の五第四項の規定による診察

六　第三十八条の六第一項及び第四十条の五第一項の規定による立入検査、質問及び診察

七　第三十八条の七第二項の規定により入院を継続する必要があるかどうかの判定

八　第四十五条の二第四項の規定による診察

3　指定医は、その勤務する医療施設の業務に支障がある場合その他やむを得ない理由がある場合を除き、前項各号に掲げる職務を行うよう都道府県知事から求めがあつた場合には、これに応じなければならない。

（診療録の記載義務）

第十九条の四の二　指定医は、前条第一項に規定する職務を行つたときは、遅滞なく、当該指定医の氏名その他厚生労働省令で定める事項を診療録に記載しなければならない。

（指定医の必置）

第十九条の五　第二十九条第一項、第二十九条の二第一項、第三十三条第一項から第三項まで又は第三十三条の六第一項若しくは第二項の規定により精神障害者を入院させている精神科病院（精神科病院以外の病院で精神病室が設けられているものを含む。第十九条の十を除き、以下同じ。）の管理者は、厚生労働省令で定めるところにより、その精神科病院に常時勤務する指定医（第十九条の二第二項の規定によりその職務を停止されている者を除く。第五十三条第一項を除き、以下同じ。）を置かなければならない。

（政令及び省令への委任）

第十九条の六　この法律に規定するもののほか、指定医の指定に関して必要な事項は政令で、第十八条第一項第四号及び第十九条第一項の規定による研修に関して必要な事項は厚生労働省令で定める。

第二節　登録研修機関

（登録）

第十九条の六の二　第十八条第一項第四号又は第十九条第一項の登録（以下この節において「登録」という。）は、厚生労働省令で定めるところにより、第十八条第一項第四号又は第十九条第一項の研修（以下この節において「研修」という。）を行おうとする者の申請により行う。

（欠格条項）

第十九条の六の三　次の各号のいずれかに該当する者は、登録を受けることができない。

一　この法律若しくはこの法律に基づく命令又は障害者の日常生活及び社会生活を総合的に支援するための法律若しくは同法に基づく命令に違反し、罰金以上の刑に処せられ、その執行を終わり、又は執行を受けることがなくなつた日から二年を経過しない者

二　第十九条の六の十三の規定により登録を取り消され、その取消しの日から二年を経過しない者

三　法人であつて、その業務を行う役員のうちに前二号のいずれかに該当する者があるもの

（登録基準）

第十九条の六の四　厚生労働大臣は、第十九条の六の二の規定により登録を申請した者が次に掲げる要件のすべてに適合しているときは、その登録をしなければならない。

一　別表の第一欄に掲げる科目を教授し、その時間数が同表の第三欄又は第四欄に掲げる時間数以上であること。

二　別表の第二欄で定める条件に適合する学識経験を有する者が前号に規定する科目を教授するものであること。

2　登録は、研修機関登録簿に登録を受ける者の氏名又は名称、住所、登録の年月日及び登録番号を記載してするものとする。

（登録の更新）

第十九条の六の五　登録は、五年ごとにその更新を受けなければ、その期間の経過によつて、その効力を失う。

2　前三条の規定は、前項の登録の更新について準用する。

（研修の実施義務）

第十九条の六の六　登録を受けた者（以下「登録研修機関」という。）は、正当な理由がある場合を除き、毎事業年度、研修の実施に関する計画（以下「研修計画」という。）を作成し、研修計画に従つて研修を行わなければならない。

2　登録研修機関は、公正に、かつ、第十八条第一項第四号又は第十九条第一項の厚生労働省令で定めるところにより研修を行わなければならない。

3　登録研修機関は、毎事業年度の開始前に、第一項の規定により作成した研修計画を厚生労働大臣に届け出なければならない。これを変更しようとするときも、同様とする。

（変更の届出）

第十九条の六の七　登録研修機関は、その氏名若しくは名称又は住所を変更しようとするときは、変更しようとする日の二週間前までに、その旨を厚生労働大臣に届け出なければ

ばならない。

（業務規程）

第十九条の六の八　登録研修機関は、研修の業務に関する規程（以下「業務規程」という。）を定め、研修の業務の開始前に、厚生労働大臣に届け出なければならない。これを変更しようとするときも、同様とする。

2　業務規程には、研修の実施方法、研修に関する料金その他の厚生労働省令で定める事項を定めておかなければならない。

（業務の休廃止）

第十九条の六の九　登録研修機関は、研修の業務の全部又は一部を休止し、又は廃止しようとするときは、厚生労働省令で定めるところにより、あらかじめ、その旨を厚生労働大臣に届け出なければならない。

（財務諸表等の備付け及び閲覧等）

第十九条の六の十　登録研修機関は、毎事業年度経過後三月以内に、当該事業年度の財産目録、貸借対照表及び損益計算書又は収支計算書並びに事業報告書（その作成に代えて電磁的記録（電子的方式、磁気的方式その他の人の知覚によつては認識することができない方式で作られる記録であつて、電子計算機による情報処理の用に供されるものをいう。以下同じ。）の作成がされている場合における当該電磁的記録を含む。次項及び第五十七条において「財務諸表等」という。）を作成し、五年間事務所に備えて置かなければならない。

2　研修を受けようとする者その他の利害関係人は、登録研修機関の業務時間内は、いつでも、次に掲げる請求をすることができる。ただし、第二号又は第四号の請求をするには、登録研修機関の定めた費用を支払わなければならない。

一　財務諸表等が書面をもつて作成されているときは、当該書面の閲覧又は謄写の請求

二　前号の書面の謄本又は抄本の請求

三　財務諸表等が電磁的記録をもつて作成されているときは、当該電磁的記録に記録された事項を厚生労働省令で定める方法により表示したものの閲覧又は謄写の請求

四　前号の電磁的記録に記録された事項を電磁的方法であつて厚生労働省令で定めるものにより提供することの請求又は当該事項を記載した書面の交付の請求

（適合命令）

第十九条の六の十一　厚生労働大臣は、登録研修機関が第十九条の六の四第一項各号のいずれかに適合しなくなつたと認めるときは、その登録研修機関に対し、これらの規定に適合するため必要な措置をとるべきことを命ずることができる。

（改善命令）

第十九条の六の十二　厚生労働大臣は、登録研修機関が第十九条の六の六第一項又は第二項の規定に違反していると認

めるときは、その登録研修機関に対し、研修を行うべきこと又は研修の実施方法その他の業務の方法の改善に関し必要な措置をとるべきことを命ずることができる。

（登録の取消し等）

第十九条の六の十三　厚生労働大臣は、登録研修機関が次の各号のいずれかに該当するときは、その登録を取り消し、又は期間を定めて研修の業務の全部若しくは一部の停止を命ずることができる。

一　第十九条の六の三第一号又は第三号に該当するに至つたとき。

二　第十九条の六の六第三項、第十九条の六の七、第十九条の六の八、第十九条の六の九、第十九条の六の十第一項又は次条の規定に違反したとき。

三　正当な理由がないのに第十九条の六の十第二項各号の規定による請求を拒んだとき。

四　第十九条の六の十一又は前条の規定による命令に違反したとき。

五　不正の手段により登録を受けたとき。

（帳簿の備付け）

第十九条の六の十四　登録研修機関は、厚生労働省令で定めるところにより、帳簿を備え、研修に関し厚生労働省令で定める事項を記載し、これを保存しなければならない。

（厚生労働大臣による研修業務の実施）

第十九条の六の十五　厚生労働大臣は、登録を受ける者がいないとき、第十九条の六の九の規定による研修の業務の全部又は一部の休止又は廃止の届出があつたとき、第十九条の六の十三の規定により登録を取り消し、又は登録研修機関に対し研修の業務の全部若しくは一部の停止を命じたとき、登録研修機関が天災その他の事由により研修の業務の全部又は一部を実施することが困難となつたときその他必要があると認めるときは、当該研修の業務の全部又は一部を自ら行うことができる。

2　前項の規定により厚生労働大臣が行う研修を受けようとする者は、実費を勘案して政令で定める金額の手数料を納付しなければならない。

3　厚生労働大臣が第一項の規定により研修の業務の全部又は一部を自ら行う場合における研修の業務の引継ぎその他の必要な事項については、厚生労働省令で定める。

（報告の徴収及び立入検査）

第十九条の六の十六　厚生労働大臣は、研修の業務の適正な運営を確保するために必要な限度において、登録研修機関に対し、必要と認める事項の報告を求め、又は当該職員に、その事務所に立ち入り、業務の状況若しくは帳簿書類その他の物件を検査させることができる。

2　前項の規定により立入検査を行う当該職員は、その身分を示す証票を携帯し、関係者の請求があつたときは、これを提示しなければならない。

3　第一項の規定による権限は、犯罪捜査のために認められたものと解釈してはならない。

（公示）

第十九条の六の十七　厚生労働大臣は、次の場合には、その旨を公示しなければならない。

一　登録をしたとき。

二　第十九条の六の七の規定による届出があつたとき。

三　第十九条の六の九の規定による届出があつたとき。

四　第十九条の六の十三の規定により登録を取り消し、又は研修の業務の停止を命じたとき。

五　第十九条の六の十五の規定により厚生労働大臣が研修の業務の全部若しくは一部を自ら行うものとするとき、又は自ら行つていた研修の業務の全部若しくは一部を行わないこととするとき。

第三節　精神科病院

（都道府県立精神科病院）

第十九条の七　都道府県は、精神科病院を設置しなければならない。ただし、次条の規定による指定病院がある場合においては、その設置を延期することができる。

2　都道府県又は都道府県及び都道府県以外の地方公共団体が設立した地方独立行政法人（地方独立行政法人法（平成十五年法律第百十八号）第二条第一項に規定する地方独立行政法人をいう。次条において同じ。）が精神科病院を設置している場合には、当該都道府県については、前項の規定は、適用しない。

（指定病院）

第十九条の八　都道府県知事は、国、都道府県並びに都道府県又は都道府県及び都道府県以外の地方公共団体が設立した地方独立行政法人（以下「国等」という。）以外の者が設置した精神科病院であつて厚生労働大臣の定める基準に適合するものの全部又は一部を、その設置者の同意を得て、都道府県が設置する精神科病院に代わる施設（以下「指定病院」という。）として指定することができる。

（指定の取消し）

第十九条の九　都道府県知事は、指定病院が、前条の基準に適合しなくなつたとき、又はその運営方法がその目的遂行のために不適当であると認めたときは、その指定を取り消すことができる。

2　都道府県知事は、前項の規定によりその指定を取り消そうとするときは、あらかじめ、地方精神保健福祉審議会（地方精神保健福祉審議会が置かれていない都道府県にあつては、医療法（昭和二十三年法律第二百五号）第七十二条第一項に規定する都道府県医療審議会）の意見を聴かなければならない。

3　厚生労働大臣は、第一項に規定する都道府県知事の権限に属する事務について、指定病院に入院中の者の処遇を確保する緊急の必要があると認めるときは、都道府県知事に対し同項の事務を行うことを指示することができる。

（国の補助）

第十九条の十　国は、都道府県が設置する精神科病院及び精神科病院以外の病院に設ける精神病室の設置及び運営に要する経費（第三十条第一項の規定により都道府県が負担する費用を除く。次項において同じ。）に対し、政令の定めるところにより、その二分の一を補助する。

2　国は、営利を目的としない法人が設置する精神科病院及び精神科病院以外の病院に設ける精神病室の設置及び運営に要する経費に対し、政令の定めるところにより、その二分の一以内を補助することができる。

第四節　精神科救急医療の確保

第十九条の十一　都道府県は、精神障害の救急医療が適切かつ効率的に提供されるように、夜間又は休日において精神障害の医療を必要とする精神障害者又はその家族等その他の関係者からの相談に応ずること、精神障害の救急医療を提供する医療施設相互間の連携を確保することその他の地域の実情に応じた体制の整備を図るよう努めるものとする。

2　都道府県知事は、前項の体制の整備に当たつては、精神科病院その他の精神障害の医療を提供する施設の管理者、当該施設の指定医その他の関係者に対し、必要な協力を求めることができる。

第五章　医療及び保護

第一節　任意入院

第二十条　精神科病院の管理者は、精神障害者を入院させる場合においては、本人の同意に基づいて入院が行われるように努めなければならない。

第二十一条　精神障害者が自ら入院する場合においては、精神科病院の管理者は、その入院に際し、当該精神障害者に対して第三十八条の四の規定による退院等の請求に関することその他厚生労働省令で定める事項を書面で知らせ、当該精神障害者から自ら入院する旨を記載した書面を受けなければならない。

2　精神科病院の管理者は、自ら入院した精神障害者（以下「任意入院者」という。）から退院の申出があつた場合においては、その者を退院させなければならない。

3　前項に規定する場合において、精神科病院の管理者は、指定医による診察の結果、当該任意入院者の医療及び保護のため入院を継続する必要があると認めたときは、同項の規定にかかわらず、七十二時間を限り、その者を退院させないことができる。

4　前項に規定する場合において、精神科病院（厚生労働省令で定める基準に適合すると都道府県知事が認めるものに限る。）の管理者は、緊急その他やむを得ない理由があるときは、指定医に代えて指定医以外の医師（医師法（昭和二十三年法律第二百一号）第十六条の六第一項の規定による登録を受けていることその他厚生労働省令で定める基準に該当する者に限る。以下「特定医師」という。）に任意入院者の診察を行わせることができる。この場合において、診察の結果、当該任意入院者の医療及び保護のため入院を継続する必要があると認めたときは、前二項の規定にかかわらず、十二時間を限り、その者を退院させないことができる。

5　第十九条の四の二の規定は、前項の規定により診察を行つた場合について準用する。この場合において、同条中「指定医は、前条第一項」とあるのは「第二十一条第四項に規定する特定医師は、同項」と、「当該指定医」とあるのは「当該特定医師」と読み替えるものとする。

6　精神科病院の管理者は、第四項後段の規定による措置を採つたときは、遅滞なく、厚生労働省令で定めるところにより、当該措置に関する記録を作成し、これを保存しなければならない。

7　精神科病院の管理者は、第三項又は第四項後段の規定による措置を採る場合においては、当該任意入院者に対し、当該措置を採る旨及びその理由、第三十八条の四の規定による退院等の請求に関することその他厚生労働省令で定める事項を書面で知らせなければならない。

第二節　指定医の診察及び措置入院

（診察及び保護の申請）

第二十二条　精神障害者又はその疑いのある者を知つた者は、誰でも、その者について指定医の診察及び必要な保護を都道府県知事に申請することができる。

2　前項の申請をするには、次の事項を記載した申請書を最寄りの保健所長を経て都道府県知事に提出しなければならない。

一　申請者の住所、氏名及び生年月日

二　本人の現在場所、居住地、氏名、性別及び生年月日

三　症状の概要

四　現に本人の保護の任に当たつている者があるときはその者の住所及び氏名

（警察官の通報）

第二十三条　警察官は、職務を執行するに当たり、異常な挙動その他周囲の事情から判断して、精神障害のために自身を傷つけ又は他人に害を及ぼすおそれがあると認められる者を発見したときは、直ちに、その旨を、最寄りの保健所長を経て都道府県知事に通報しなければならない。

（検察官の通報）

第二十四条　検察官は、精神障害者又はその疑いのある被疑者又は被告人について、不起訴処分をしたとき、又は裁判（懲役若しくは禁錮の刑を言い渡し、その刑の全部の執行猶予の言渡しをせず、又は拘留の刑を言い渡す裁判を除く。）が確定したときは、速やかに、その旨を都道府県知事に通報しなければならない。ただし、当該不起訴処分をされ、又は裁判を受けた者について、心神喪失等の状態で重大な他害行為を行つた者の医療及び観察等に関する法律（平成十五年法律第百十号）第三十三条第一項の申立てを

したときは、この限りでない。

2　検察官は、前項本文に規定する場合のほか、精神障害者若しくはその疑いのある被疑者若しくは被告人又は心神喪失等の状態で重大な他害行為を行った者の医療及び観察等に関する法律の対象者（同法第二条第二項に規定する対象者をいう。第二十六条の三及び第四十四条第一項において同じ。）について、特に必要があると認めたときは、速やかに、都道府県知事に通報しなければならない。

（保護観察所の長の通報）

第二十五条　保護観察所の長は、保護観察に付されている者が精神障害者又はその疑いのある者であることを知つたときは、速やかに、その旨を都道府県知事に通報しなければならない。

（矯正施設の長の通報）

第二十六条　矯正施設（拘置所、刑務所、少年刑務所、少年院及び少年鑑別所をいう。以下同じ。）の長は、精神障害者又はその疑いのある収容者を釈放、退院又は退所させようとするときは、あらかじめ、次の事項を本人の帰住地（帰住地がない場合は当該矯正施設の所在地）の都道府県知事に通報しなければならない。

一　本人の帰住地、氏名、性別及び生年月日

二　症状の概要

三　釈放、退院又は退所の年月日

四　引取人の住所及び氏名

（精神科病院の管理者の届出）

第二十六条の二　精神科病院の管理者は、入院中の精神障害者であつて、第二十九条第一項の要件に該当すると認められるものから退院の申出があつたときは、直ちに、その旨を、最寄りの保健所長を経て都道府県知事に届け出なければならない。

（心神喪失等の状態で重大な他害行為を行つた者に係る通報）

第二十六条の三　心神喪失等の状態で重大な他害行為を行つた者の医療及び観察等に関する法律第二条第五項に規定する指定通院医療機関の管理者及び保護観察所の長は、同法の対象者であつて同条第四項に規定する指定入院医療機関に入院していないものがその精神障害のために自身を傷つけ又は他人に害を及ぼすおそれがあると認めたときは、直ちに、その旨を、最寄りの保健所長を経て都道府県知事に通報しなければならない。

（申請等に基づき行われる指定医の診察等）

第二十七条　都道府県知事は、第二十二条から前条までの規定による申請、通報又は届出のあつた者について調査の上必要があると認めるときは、その指定する指定医をして診察をさせなければならない。

2　都道府県知事は、入院させなければ精神障害のために自身を傷つけ又は他人に害を及ぼすおそれがあることが明らかである者については、第二十二条から前条までの規定による申請、通報又は届出がない場合においても、その指定

する指定医をして診察をさせることができる。

3　都道府県知事は、前二項の規定により診察をさせる場合には、当該職員を立ち会わせなければならない。

4　指定医及び前項の当該職員は、前三項の職務を行うに当たつて必要な限度においてその者の居住する場所へ立ち入ることができる。

5　第十九条の六の十六第二項及び第三項の規定は、前項の規定による立入りについて準用する。この場合において、同条第二項中「前項」とあるのは「第二十七条第四項」と、「当該職員」とあるのは「指定医及び当該職員」と、同条第三項中「第一項」とあるのは「第二十七条第四項」と読み替えるものとする。

（診察の通知）

第二十八条　都道府県知事は、前条第一項の規定により診察をさせるに当つて現に本人の保護の任に当つている者がある場合には、あらかじめ、診察の日時及び場所をその者に通知しなければならない。

2　後見人又は保佐人、親権を行う者、配偶者その他現に本人の保護の任に当たつている者は、前条第一項の診察に立ち会うことができる。

（判定の基準）

第二十八条の二　第二十七条第一項又は第二項の規定により診察をした指定医は、厚生労働大臣の定める基準に従い、当該診察をした者が精神障害者であり、かつ、医療及び保護のために入院させなければその精神障害のために自身を傷つけ又は他人に害を及ぼすおそれがあるかどうかの判定を行わなければならない。

（都道府県知事による入院措置）

第二十九条　都道府県知事は、第二十七条の規定による診察の結果、その診察を受けた者が精神障害者であり、かつ、医療及び保護のために入院させなければその精神障害のために自身を傷つけ又は他人に害を及ぼすおそれがあると認めたときは、その者を国等の設置した精神科病院又は指定病院に入院させることができる。

2　前項の場合において都道府県知事がその者を入院させるには、その指定する二人以上の指定医の診察を経て、その者が精神障害者であり、かつ、医療及び保護のために入院させなければその精神障害のために自身を傷つけ又は他人に害を及ぼすおそれがあると認めることについて、各指定医の診察の結果が一致した場合でなければならない。

3　都道府県知事は、第一項の規定による入院措置を採る場合においては、当該精神障害者及びその家族等であつて第二十八条第一項の規定による通知を受けたもの又は同条第二項の規定による立会いを行つたものに対し、当該入院措置を採る旨及びその理由、第三十八条の四の規定による退院等の請求に関することその他厚生労働省令で定める事項を書面で知らせなければならない。

4　国等の設置した精神科病院及び指定病院の管理者は、病床（病院の一部について第十九条の八の指定を受けている指定病院にあつてはその指定に係る病床）に既に第一項又は次条第一項の規定により入院をさせた者がいるため余裕がない場合のほかは、第一項の精神障害者を入院させなければならない。

第二十九条の二　都道府県知事は、前条第一項の要件に該当すると認められる精神障害者又はその疑いのある者について、急速を要し、第二十七条、第二十八条及び前条の規定による手続を採ることができない場合において、その指定する指定医をして診察をさせた結果、その者が精神障害者であり、かつ、直ちに入院させなければその精神障害のために自身を傷つけ又は他人を害するおそれが著しいと認めたときは、その者を前条第一項に規定する精神科病院又は指定病院に入院させることができる。

2　都道府県知事は、前項の規定による入院措置を採つたときは、速やかに、その者につき、前条第一項の規定による入院措置を採るかどうかを決定しなければならない。

3　第一項の規定による入院の期間は、七十二時間を超えることができない。

4　第二十七条第四項及び第五項並びに第二十八条の二の規定は第一項の規定による診察について、前条第三項の規定は第一項の規定による入院措置を採る場合について、同条第四項の規定は第一項の規定により入院する者の入院について準用する。

第二十九条の二の二　都道府県知事は、第二十九条第一項又は前条第一項の規定による入院措置を採ろうとする精神障害者を、当該入院措置に係る病院に移送しなければならない。

2　都道府県知事は、前項の規定により移送を行う場合においては、当該精神障害者に対し、当該移送を行う旨その他厚生労働省令で定める事項を書面で知らせなければならない。

3　都道府県知事は、第一項の規定による移送を行うに当たつては、当該精神障害者を診察した指定医が必要と認めたときは、その者の医療又は保護に欠くことのできない限度において、厚生労働大臣があらかじめ社会保障審議会の意見を聴いて定める行動の制限を行うことができる。

第二十九条の三　第二十九条第一項に規定する精神科病院又は指定病院の管理者は、第二十九条の二第一項の規定により入院した者について、都道府県知事から、第二十九条第一項の規定による入院措置を採らない旨の通知を受けたとき、又は第二十九条の二第三項の期間内に第二十九条第一項の規定による入院措置を採る旨の通知がないときは、直ちに、その者を退院させなければならない。

（入院措置の解除）

第二十九条の四　都道府県知事は、第二十九条第一項の規定により入院した者（以下「措置入院者」という。）が、入院を継続しなくてもその精神障害のために自身を傷つけ又は他人に害を及ぼすおそれがないと認められるに至つたときは、直ちに、その者を退院させなければならない。この場合においては、都道府県知事は、あらかじめ、その者を入院させている同項に規定する精神科病院又は指定病院の管理者の意見を聞くものとする。

2　前項の場合において都道府県知事がその者を退院させるには、その者が入院を継続しなくてもその精神障害のために自身を傷つけ又は他人に害を及ぼすおそれがないと認められることについて、その指定する指定医による診察の結果又は次条の規定による診察の結果に基づく場合でなければならない。

第二十九条の五　措置入院者を入院させている第二十九条第一項に規定する精神科病院又は指定病院の管理者は、指定医による診察の結果、措置入院者が、入院を継続しなくてもその精神障害のために自身を傷つけ又は他人に害を及ぼすおそれがないと認められるに至つたときは、直ちに、その旨、その者の症状その他厚生労働省令で定める事項を最寄りの保健所長を経て都道府県知事に届け出なければならない。

（措置入院者の退院による地域における生活への移行を促進するための措置）

第二十九条の六　措置入院者を入院させている第二十九条第一項に規定する精神科病院又は指定病院の管理者は、精神保健福祉士その他厚生労働省令で定める資格を有する者のうちから、厚生労働省令で定めるところにより、退院後生活環境相談員を選任し、その者に措置入院者の退院後の生活環境に関し、措置入院者及びその家族等からの相談に応じさせ、及びこれらの者に対する必要な情報の提供、助言その他の援助を行わせなければならない。

第二十九条の七　措置入院者を入院させている第二十九条第一項に規定する精神科病院又は指定病院の管理者は、措置入院者又はその家族等から求めがあつた場合その他措置入院者の退院による地域における生活への移行を促進するために必要があると認められる場合には、これらの者に対して、厚生労働省令で定めるところにより、次に掲げる者（第三十三条の五において「地域援助事業者」という。）を紹介しなければならない。

一　一般相談支援事業又は障害者の日常生活及び社会生活を総合的に支援するための法律第五条第十九項に規定する特定相談支援事業（第四十九条第一項において「特定相談支援事業」という。）を行う者

二　障害者の日常生活及び社会生活を総合的に支援するための法律第七十七条第一項第三号又は第三項各号に掲げる事業を行う者

三　介護保険法（平成九年法律第百二十三号）第八条第二十四項に規定する居宅介護支援事業を行う者

四　前三号に掲げる者のほか、地域の精神障害者の保健又は福祉に関する各般の問題につき精神障害者又はその家

族等からの相談に応じ必要な情報の提供、助言その他の援助を行う事業を行うことができると認められる者として厚生労働省令で定めるもの

（入院措置の場合の診療方針及び医療に要する費用の額）

第二十九条の八　第二十九条第一項及び第二十九条の二第一項の規定により入院する者について国等の設置した精神科病院又は指定病院が行う医療に関する診療方針及びその医療に要する費用の額の算定方法は、健康保険の診療方針及び療養に要する費用の額の算定方法の例による。

2　前項に規定する診療方針及び療養に要する費用の額の算定方法の例によることができないとき、及びこれによることを適当としないときの診療方針及び医療に要する費用の額の算定方法は、厚生労働大臣の定めるところによる。

（社会保険診療報酬支払基金への事務の委託）

第二十九条の九　都道府県は、第二十九条第一項及び第二十九条の二第一項の規定により入院する者について国等の設置した精神科病院又は指定病院が行つた医療が前条に規定する診療方針に適合するかどうかについての審査及びその医療に要する費用の額の算定並びに国等又は指定病院の設置者に対する診療報酬の支払に関する事務を社会保険診療報酬支払基金に委託することができる。

（費用の負担）

第三十条　第二十九条第一項及び第二十九条の二第一項の規定により都道府県知事が入院させた精神障害者の入院に要する費用は、都道府県が負担する。

2　国は、都道府県が前項の規定により負担する費用を支弁したときは、政令の定めるところにより、その四分の三を負担する。

（他の法律による医療に関する給付との調整）

第三十条の二　前条第一項の規定により費用の負担を受ける精神障害者が、健康保険法（大正十一年法律第七十号）、国民健康保険法（昭和三十三年法律第百九十二号）、船員保険法（昭和十四年法律第七十三号）、労働者災害補償保険法（昭和二十二年法律第五十号）、国家公務員共済組合法（昭和三十三年法律第百二十八号。他の法律において準用し、又は例による場合を含む。）、地方公務員等共済組合法（昭和三十七年法律第百五十二号）、高齢者の医療の確保に関する法律（昭和五十七年法律第八十号）又は介護保険法の規定により医療に関する給付を受けることができる者であるときは、都道府県は、その限度において、同項の規定による負担をすることを要しない。

（費用の徴収）

第三十一条　都道府県知事は、第二十九条第一項及び第二十九条の二第一項の規定により入院させた精神障害者又はその扶養義務者が入院に要する費用を負担することができると認めたときは、その費用の全部又は一部を徴収することができる。

2　都道府県知事は、前項の規定による費用の徴収に関し必

要があると認めるときは、当該精神障害者又はその扶養義務者の収入の状況につき、当該精神障害者若しくはその扶養義務者に対し報告を求め、又は官公署に対し必要な書類の閲覧若しくは資料の提供を求めることができる。

第三十二条　削除

第三節　医療保護入院等

（医療保護入院）

第三十三条　精神科病院の管理者は、次に掲げる者について、その家族等のうちいずれかの者の同意があるときは、本人の同意がなくても、六月以内で厚生労働省令で定める期間の範囲内の期間を定め、その者を入院させることができる。

一　指定医による診察の結果、精神障害者であり、かつ、医療及び保護のため入院の必要がある者であつて当該精神障害のために第二十条の規定による入院が行われる状態にないと判定されたもの

二　第三十四条第一項の規定により移送された者

2　精神科病院の管理者は、前項第一号に掲げる者について、その家族等がない場合又はその家族等の全員がその意思を表示することができず、若しくは同項の規定による同意若しくは不同意の意思表示を行わない場合において、その者の居住地（居住地がないか、又は明らかでないときは、その者の現在地。第四十五条第一項を除き、以下同じ。）を管轄する市町村長（特別区の長を含む。以下同じ。）の同意があるときは、本人の同意がなくても、六月以内で厚生労働省令で定める期間の範囲内の期間を定め、その者を入院させることができる。第三十四条第二項の規定により移送された者について、その者の居住地を管轄する市町村長の同意があるときも、同様とする。

3　前二項に規定する場合において、精神科病院（厚生労働省令で定める基準に適合すると都道府県知事が認めるものに限る。）の管理者は、緊急その他やむを得ない理由があるときは、指定医に代えて特定医師に診察を行わせることができる。この場合において、診察の結果、精神障害者であり、かつ、医療及び保護のため入院の必要がある者であつて当該精神障害のために第二十条の規定による入院が行われる状態にないと判定されたときは、前二項の規定にかかわらず、本人の同意がなくても、十二時間を限り、その者を入院させることができる。

4　第十九条の四の二の規定は、前項の規定により診察を行つた場合について準用する。この場合において、同条中「指定医は、前条第一項」とあるのは「第二十一条第四項に規定する特定医師は、第三十三条第三項」と、「当該指定医」とあるのは「当該特定医師」と読み替えるものとする。

5　精神科病院の管理者は、第三項後段の規定による入院措置を採つたときは、遅滞なく、厚生労働省令で定めるところにより、当該入院措置に関する記録を作成し、これを保

存しなければならない。

6　精神科病院の管理者は、第一項又は第二項の規定により入院した者（以下「医療保護入院者」という。）であつて次の各号のいずれにも該当する者について、厚生労働省令で定めるところによりその家族等のうちいずれかの者（同項の場合にあつては、その者の居住地を管轄する市町村長）の同意があるときは、本人の同意がなくても、六月以内で厚生労働省令で定める期間の範囲内の期間を定め、これらの規定による入院の期間（この項の規定により入院の期間が更新されたときは、その更新後の入院の期間）を更新することができる。

一　指定医による診察の結果、なお第一項第一号に掲げる者に該当すること。

二　厚生労働省令で定める者により構成される委員会において当該医療保護入院者の退院による地域における生活への移行を促進するための措置について審議が行われたこと。

7　第二項に規定する市町村長は、同項又は前項の規定に基づく事務に関し、関係行政機関又は関係地方公共団体に対し、必要な事項を照会することができる。

8　精神科病院の管理者は、厚生労働省令で定めるところにより、医療保護入院者の家族等に第六項の規定によるその同意に関し必要な事項を通知しなければならない。この場合において、厚生労働省令で定める日までにその家族等のいずれの者からも同項の規定による入院の期間の更新について不同意の意思表示を受けなかつたときは、同項の規定による家族等の同意を得たものとみなすことができる。ただし、当該同意の趣旨に照らし適当でない場合として厚生労働省令で定める場合においては、この限りでない。

9　精神科病院の管理者は、第一項、第二項若しくは第三項後段の規定による入院措置を採つたとき、又は第六項の規定による入院の期間の更新をしたときは、十日以内に、その者の症状その他厚生労働省令で定める事項を当該入院又は当該入院の期間の更新について同意をした者の同意書を添え（前項の規定により家族等の同意を得たものとみなした場合にあつては、その旨を示し）、最寄りの保健所長を経て都道府県知事に届け出なければならない。

第三十三条の二　精神科病院の管理者は、医療保護入院者を退院させたときは、十日以内に、その旨及び厚生労働省令で定める事項を最寄りの保健所長を経て都道府県知事に届け出なければならない。

第三十三条の三　精神科病院の管理者は、第三十三条第一項、第二項若しくは第三項後段の規定による入院措置を採る場合又は同条第六項の規定による入院の期間の更新をする場合においては、当該精神障害者及びその家族等であつて同条第一項又は第六項の規定による同意をしたものに対し、当該入院措置を採る旨又は当該入院の期間の更新をする旨及びその理由、第三十八条の四の規定による退院等の請求に関することその他厚生労働省令で定める事項を書面で知らせなければならない。ただし、当該精神障害者については、当該入院措置を採つた日又は当該入院の期間の更新をした日から四週間を経過する日までの間であつて、その症状に照らし、その者の医療及び保護を図る上で支障があると認められる間においては、この限りでない。

2　精神科病院の管理者は、前項ただし書の規定により同項本文に規定する事項を書面で知らせなかつたときは、厚生労働省令で定めるところにより、厚生労働省令で定める事項を診療録に記載しなければならない。

第三十三条の四　第二十九条の六及び第二十九条の七の規定は、医療保護入院者を入院させている精神科病院の管理者について準用する。この場合において、これらの規定中「措置入院者」とあるのは、「医療保護入院者」と読み替えるものとする。

第三十三条の五　精神科病院の管理者は、前条において準用する第二十九条の六及び第二十九条の七に規定する措置のほか、厚生労働省令で定めるところにより、必要に応じて地域援助事業者と連携を図りながら、医療保護入院者の退院による地域における生活への移行を促進するために必要な体制の整備その他の当該精神科病院における医療保護入院者の退院による地域における生活への移行を促進するための措置を講じなければならない。

（応急入院）

第三十三条の六　厚生労働大臣の定める基準に適合するものとして都道府県知事が指定する精神科病院の管理者は、医療及び保護の依頼があつた者について、急速を要し、その家族等の同意を得ることができない場合において、その者が、次に該当する者であるときは、本人の同意がなくても、七十二時間を限り、その者を入院させることができる。

一　指定医の診察の結果、精神障害者であり、かつ、直ちに入院させなければその者の医療及び保護を図る上で著しく支障がある者であつて当該精神障害のために第二十条の規定による入院が行われる状態にないと判定されたもの

二　第三十四条第三項の規定により移送された者

2　前項に規定する場合において、同項に規定する精神科病院の管理者は、緊急その他やむを得ない理由があるときは、指定医に代えて特定医師に同項の医療及び保護の依頼があつた者の診察を行わせることができる。この場合において、診察の結果、その者が、精神障害者であり、かつ、直ちに入院させなければその者の医療及び保護を図る上で著しく支障がある者であつて当該精神障害のために第二十条の規定による入院が行われる状態にないと判定されたときは、同項の規定にかかわらず、本人の同意がなくても、十二時間を限り、その者を入院させることができる。

3　第十九条の四の二の規定は、前項の規定により診察を行つた場合について準用する。この場合において、同条中

「指定医は、前条第一項」とあるのは「第二十一条第四項に規定する特定医師は、第三十三条の六第二項」と、「当該指定医」とあるのは「当該特定医師」と読み替えるものとする。

4 第一項に規定する精神科病院の管理者は、第二項後段の規定による入院措置を採つたときは、遅滞なく、厚生労働省令で定めるところにより、当該入院措置に関する記録を作成し、これを保存しなければならない。

5 第一項に規定する精神科病院の管理者は、同項又は第二項後段の規定による入院措置を採つたときは、直ちに、当該入院措置を採つた理由その他厚生労働省令で定める事項を最寄りの保健所長を経て都道府県知事に届け出なければならない。

6 都道府県知事は、第一項の指定を受けた精神科病院が同項の基準に適合しなくなつたと認めたときは、その指定を取り消すことができる。

7 厚生労働大臣は、前項に規定する都道府県知事の権限に属する事務について、第一項の指定を受けた精神科病院に入院中の者の処遇を確保する緊急の必要があると認めるときは、都道府県知事に対し前項の事務を行うことを指示することができる。

第三十三条の七 第十九条の九第二項の規定は前条第六項の規定による処分をする場合について、第二十九条第三項の規定は精神科病院の管理者が前条第一項又は第二項後段の規定による入院措置を採る場合について準用する。この場合において、第二十九条第三項中「当該精神障害者及びその家族等であつて第二十八条第一項の規定による通知を受けたもの又は同条第二項の規定による立会いを行つたもの」とあるのは、「当該精神障害者」と読み替えるものとする。

（医療保護入院等のための移送）

第三十四条 都道府県知事は、その指定する指定医による診察の結果、精神障害者であり、かつ、直ちに入院させなければその者の医療及び保護を図る上で著しく支障がある者であつて当該精神障害のために第二十条の規定による入院が行われる状態にないと判定されたものにつき、その家族等のうちいずれかの者の同意があるときは、本人の同意がなくてもその者を第三十三条第一項の規定による入院をさせるため第三十三条の六第一項に規定する精神科病院に移送することができる。

2 都道府県知事は、前項に規定する精神障害者の家族等がない場合又はその家族等の全員がその意思を表示することができず、若しくは同項の規定による同意若しくは不同意の意思表示を行わない場合において、その者の居住地を管轄する市町村長の同意があるときは、本人の同意がなくてもその者を第三十三条第二項の規定による入院をさせるため第三十三条の六第一項に規定する精神科病院に移送することができる。

3　都道府県知事は、急速を要し、その者の家族等の同意を得ることができない場合において、その指定する指定医の診察の結果、その者が精神障害者であり、かつ、直ちに入院させなければその者の医療及び保護を図る上で著しく支障がある者であつて当該精神障害のために第二十条の規定による入院が行われる状態にないと判定されたときは、本人の同意がなくてもその者を第三十三条の六第一項の規定による入院をさせるため同項に規定する精神科病院に移送することができる。

4　第二十九条の二の二第二項及び第三項の規定は前三項の規定による移送を行う場合について、第三十三条第七項の規定は第二項の規定による移送を行う場合について準用する。この場合において、同条第七項中「第二項」とあるのは「第三十四条第二項」と、「同項又は前項」とあるのは「同項」と読み替えるものとする。

第三十五条　削除

第四節　入院者訪問支援事業

（入院者訪問支援事業）

第三十五条の二　都道府県は、精神科病院に入院している者のうち第三十三条第二項の規定により入院した者その他の外部との交流を促進するための支援を要するものとして厚生労働省令で定める者に対し、入院者訪問支援員（都道府県知事が厚生労働省令で定めるところにより行う研修を修了した者のうちから都道府県知事が選任した者をいう。次項及び次条において同じ。）が、その者の求めに応じ、訪問により、その者の話を誠実かつ熱心に聞くほか、入院中の生活に関する相談、必要な情報の提供その他の厚生労働省令で定める支援を行う事業（第三項及び次条において「入院者訪問支援事業」という。）を行うことができる。

2　入院者訪問支援員は、その支援を受ける者が個人の尊厳を保持し、自立した生活を営むことができるよう、常にその者の立場に立つて、誠実にその職務を行わなければならない。

3　入院者訪問支援事業に従事する者又は従事していた者は、正当な理由がなく、その職務に関して知り得た人の秘密を漏らしてはならない。

（支援体制の整備）

第三十五条の三　入院者訪問支援事業を行う都道府県は、精神科病院の協力を得て、精神科病院における入院者訪問支援員による支援の在り方及び支援に関する課題を検討し、支援の体制の整備を図るよう努めなければならない。

第五節　精神科病院における処遇等

（処遇）

第三十六条　精神科病院の管理者は、入院中の者につき、その医療又は保護に欠くことのできない限度において、その行動について必要な制限を行うことができる。

2　精神科病院の管理者は、前項の規定にかかわらず、信書の発受の制限、都道府県その他の行政機関の職員との面会の制限その他の行動の制限であつて、厚生労働大臣があらかじめ社会保障審議会の意見を聴いて定める行動の制限については、これを行うことができない。

3　第一項の規定による行動の制限のうち、厚生労働大臣があらかじめ社会保障審議会の意見を聴いて定める患者の隔離その他の行動の制限は、指定医が必要と認める場合でなければ行うことができない。

第三十七条　厚生労働大臣は、前条に定めるもののほか、精神科病院に入院中の者の処遇について必要な基準を定めることができる。

2　前項の基準が定められたときは、精神科病院の管理者は、その基準を遵守しなければならない。

3　厚生労働大臣は、第一項の基準を定めようとするときは、あらかじめ、社会保障審議会の意見を聴かなければならない。

（指定医の精神科病院の管理者への報告等）

第三十七条の二　指定医は、その勤務する精神科病院に入院中の者の処遇が第三十六条の規定に違反していると思料するとき又は前条第一項の基準に適合していないと認めるときその他精神科病院に入院中の者の処遇が著しく適当でないと認めるときは、当該精神科病院の管理者にその旨を報告すること等により、当該管理者において当該精神科病院に入院中の者の処遇の改善のために必要な措置が採られるよう努めなければならない。

（相談、援助等）

第三十八条　精神科病院その他の精神障害の医療を提供する施設の管理者は、当該施設において医療を受ける精神障害者の社会復帰の促進を図るため、当該施設の医師、看護師その他の医療従事者による有機的な連携の確保に配慮しつつ、その者の相談に応じ、必要に応じて一般相談支援事業を行う者と連携を図りながら、その者に必要な援助を行い、及びその家族等その他の関係者との連絡調整を行うように努めなければならない。

（定期の報告等）

第三十八条の二　措置入院者を入院させている第二十九条第一項に規定する精神科病院又は指定病院の管理者は、措置入院者の症状その他厚生労働省令で定める事項（以下この項において「報告事項」という。）を、厚生労働省令で定めるところにより、定期に、最寄りの保健所長を経て都道府県知事に報告しなければならない。この場合においては、報告事項のうち厚生労働省令で定める事項については、指定医による診察の結果に基づくものでなければならない。

2　都道府県知事は、条例で定めるところにより、精神科病院の管理者（第三十八条の七第一項、第二項若しくは第四項又は第四十条の六第一項若しくは第三項の規定による命令を受けた者であつて、当該命令を受けた日から起算して厚生労働省令で定める期間を経過しないものその他これに準ずる者として厚生労働省令で定めるものに限る。）に対し、当該精神科病院に入院中の任意入院者（厚生労働省令で定める基準に該当する者に限る。）の症状その他厚生労働省令で定める事項について報告を求めることができる。

（入院措置時及び定期の入院の必要性に関する審査）

第三十八条の三　都道府県知事は、第二十九条第一項の規定による入院措置を採つたとき、又は第三十三条第九項の規定による届出（同条第一項若しくは第二項の規定による入院措置又は同条第六項の規定による入院の期間の更新に係るものに限る。）若しくは前条第一項の規定による報告があつたときは、当該入院措置又は届出若しくは報告に係る入院中の者の症状その他厚生労働省令で定める事項を精神医療審査会に通知し、当該入院中の者についてその入院の必要があるかどうかに関し審査を求めなければならない。

2　精神医療審査会は、前項の規定により審査を求められたときは、当該審査に係る入院中の者についてその入院の必要があるかどうかに関し審査を行い、その結果を都道府県知事に通知しなければならない。

3　精神医療審査会は、前項の審査をするに当たつて必要があると認めるときは、当該審査に係る入院中の者に対して意見を求め、若しくはその者の同意を得て委員（指定医である者に限る。第三十八条の五第四項において同じ。）に診察させ、又はその者が入院している精神科病院の管理者その他関係者に対して報告若しくは意見を求め、診療録その他の帳簿書類の提出を命じ、若しくは出頭を命じて審問することができる。

4　都道府県知事は、第二項の規定により通知された精神医療審査会の審査の結果に基づき、その入院が必要でないと認められた者を退院させ、又は精神科病院の管理者に対しその者を退院させることを命じなければならない。

5　都道府県知事は、第一項に定めるもののほか、前条第二項の規定による報告を受けたときは、当該報告に係る入院中の者の症状その他厚生労働省令で定める事項を精神医療審査会に通知し、当該入院中の者についてその入院の必要があるかどうかに関し審査を求めることができる。

6　第二項及び第三項の規定は、前項の規定により都道府県知事が審査を求めた場合について準用する。

（退院等の請求）

第三十八条の四　精神科病院に入院中の者又はその家族等（その家族等がない場合又はその家族等の全員がその意思を表示することができない場合にあつてはその者の居住地を管轄する市町村長とし、その家族等の全員が第三十三条第一項若しくは第六項又は第三十四条第一項の規定による同意又は不同意の意思表示を行わなかつた場合にあつてはその者の居住地を管轄する市町村長を含む。）は、厚生労働省令で定めるところにより、都道府県知事に対し、その者を退院させ、又は精神科病院の管理者に対し、その者を退院させることを命じ、若しくはその者の処遇の改善のために必要な措置を採ることを命じることを求めることができる。

（退院等の請求による入院の必要性等に関する審査）

第三十八条の五　都道府県知事は、前条の規定による請求を受けたときは、当該請求の内容を精神医療審査会に通知し、当該請求に係る入院中の者について、その入院の必要があるかどうか、又はその処遇が適当であるかどうかに関し審査を求めなければならない。

2　精神医療審査会は、前項の規定により審査を求められたときは、当該審査に係る者について、その入院の必要があるかどうか、又はその処遇が適当であるかどうかに関し審査を行い、その結果を都道府県知事に通知しなければならない。

3　精神医療審査会は、前項の審査をするに当たつては、当該審査に係る前条の規定による請求をした者及び当該審査に係る入院中の者が入院している精神科病院の管理者の意見を聴かなければならない。ただし、精神医療審査会がこれらの者の意見を聴く必要がないと特に認めたときは、この限りでない。

4　精神医療審査会は、前項に定めるもののほか、第二項の審査をするに当たつて必要があると認めるときは、当該審査に係る入院中の者の同意を得て委員に診察させ、又はその者が入院している精神科病院の管理者その他関係者に対して報告を求め、診療録その他の帳簿書類の提出を命じ、若しくは出頭を命じて審問することができる。

5　都道府県知事は、第二項の規定により通知された精神医療審査会の審査の結果に基づき、その入院が必要でないと認められた者を退院させ、又は当該精神科病院の管理者に対しその者を退院させることを命じ若しくはその者の処遇の改善のために必要な措置を採ることを命じなければならない。

6　都道府県知事は、前条の規定による請求をした者に対し、当該請求に係る精神医療審査会の審査の結果及びこれに基づき採つた措置を通知しなければならない。

（報告徴収等）

第三十八条の六　厚生労働大臣又は都道府県知事は、必要があると認めるときは、精神科病院の管理者に対し、当該精神科病院に入院中の者の症状若しくは処遇に関し、報告を求め、若しくは診療録その他の帳簿書類の提出若しくは提示を命じ、当該職員若しくはその指定する指定医に、精神科病院に立ち入り、これらの事項に関し、診療録その他の帳簿書類（その作成又は保存に代えて電磁的記録の作成又は保存がされている場合における当該電磁的記録を含む。）を検査させ、若しくは当該精神科病院に入院中の者その他の関係者に質問させ、又はその指定する指定医に、精神科病院に立ち入り、当該精神科病院に入院中の者を診察させることができる。

2　厚生労働大臣又は都道府県知事は、必要があると認めるときは、精神科病院の管理者、精神科病院に入院中の者又は第三十三条第一項から第三項までの規定による入院若しくは同条第六項の規定による入院の期間の更新について同意をした者に対し、この法律による入院に必要な手続に関し、報告を求め、又は帳簿書類の提出若しくは提示を命じることができる。

3　第十九条の六の十六第二項及び第三項の規定は、第一項の規定による立入検査、質問又は診察について準用する。この場合において、同条第二項中「前項」とあるのは「第三十八条の六第一項」と、「当該職員」とあるのは「当該職員及び指定医」と、同条第三項中「第一項」とあるのは「第三十八条の六第一項」と読み替えるものとする。

（改善命令等）

第三十八条の七　厚生労働大臣又は都道府県知事は、精神科病院に入院中の者の処遇が第三十六条の規定に違反していると認めるとき又は第三十七条第一項の基準に適合していないと認めるときその他精神科病院に入院中の者の処遇が著しく適当でないと認めるときは、当該精神科病院の管理者に対し、措置を講ずべき事項及び期限を示して、処遇を確保するための改善計画の提出を求め、若しくは提出された改善計画の変更を命じ、又はその処遇の改善のために必要な措置を採ることを命ずることができる。

2　厚生労働大臣又は都道府県知事は、必要があると認めるときは、第二十一条第三項の規定により入院している者、医療保護入院者又は第三十三条第三項若しくは第三十三条の六第一項若しくは第二項の規定により入院した者について、その指定する二人以上の指定医に診察させ、各指定医の診察の結果がその入院を継続する必要があることに一致しない場合又はこれらの者の入院がこの法律若しくはこの法律に基づく命令に違反して行われた場合には、これらの者が入院している精神科病院の管理者に対し、その者を退院させることを命ずることができる。

3　都道府県知事は、前二項の規定による命令をした場合において、その命令を受けた精神科病院の管理者がこれに従わなかつたときは、その旨を公表することができる。

4　厚生労働大臣又は都道府県知事は、精神科病院の管理者が第一項又は第二項の規定による命令に従わないときは、当該精神科病院の管理者に対し、期間を定めて第二十一条第一項、第三十三条第一項から第三項まで並びに第三十三条の六第一項及び第二項の規定による精神障害者の入院に係る医療の提供の全部又は一部を制限することを命ずることができる。

5　都道府県知事は、前項の規定による命令をした場合においては、その旨を公示しなければならない。

（無断退去者に対する措置）

第三十九条　精神科病院の管理者は、入院中の者で自身を傷つけ又は他人に害を及ぼすおそれのあるものが無断で退去しその行方が不明になつたときは、所轄の警察署長に次の事項を通知してその探索を求めなければならない。
一　退去者の住所、氏名、性別及び生年月日
二　退去の年月日及び時刻
三　症状の概要
四　退去者を発見するために参考となるべき人相、服装その他の事項
五　入院年月日
六　退去者の家族等又はこれに準ずる者の住所、氏名その他厚生労働省令で定める事項

2　警察官は、前項の探索を求められた者を発見したときは、直ちに、その旨を当該精神科病院の管理者に通知しなければならない。この場合において、警察官は、当該精神科病院の管理者がその者を引き取るまでの間、二十四時間を限り、その者を、警察署、病院、救護施設等の精神障害者を保護するのに適当な場所に、保護することができる。

（仮退院）
第四十条　第二十九条第一項に規定する精神科病院又は指定病院の管理者は、指定医による診察の結果、措置入院者の症状に照らしその者を一時退院させて経過を見ることが適当であると認めるときは、都道府県知事の許可を得て、六月を超えない期間を限り仮に退院させることができる。

第六節　虐待の防止

（虐待の防止等）
第四十条の二　精神科病院の管理者は、当該精神科病院において医療を受ける精神障害者に対する虐待の防止に関する意識の向上のための措置、当該精神科病院において精神障害者の医療及び保護に係る業務に従事する者（以下「業務従事者」という。）その他の関係者に対する精神障害者の虐待の防止のための研修の実施及び普及啓発、当該精神科病院において医療を受ける精神障害者に対する虐待に関する相談に係る体制の整備及びこれに対処するための措置その他の当該精神科病院において医療を受ける精神障害者に対する虐待を防止するため必要な措置を講ずるものとする。

2　指定医は、その勤務する精神科病院の管理者において、前項の規定による措置が円滑かつ確実に実施されるように協力しなければならない。

（障害者虐待に係る通報等）
第四十条の三　精神科病院において業務従事者による障害者虐待（業務従事者が、当該精神科病院において医療を受ける精神障害者について行う次の各号のいずれかに該当する行為をいう。以下同じ。）を受けたと思われる精神障害者を発見した者は、速やかに、これを都道府県に通報しなければならない。
一　障害者虐待の防止、障害者の養護者に対する支援等に関する法律（平成二十三年法律第七十九号。次号において「障害者虐待防止法」という。）第二条第七項各号（第四号を除く。）のいずれかに該当すること。

二　精神障害者を衰弱させるような著しい減食又は長時間の放置、当該精神科病院において医療を受ける他の精神障害者による障害者虐待防止法第二条第七項第一号から第三号までに掲げる行為と同様の行為の放置その他の業務従事者としての業務を著しく怠ること。

2　業務従事者による障害者虐待を受けた精神障害者は、その旨を都道府県に届け出ることができる。

3　刑法（明治四十年法律第四十五号）の秘密漏示罪の規定その他の守秘義務に関する法律の規定は、第一項の規定による通報（虚偽であるもの及び過失によるものを除く。次項において同じ。）をすることを妨げるものと解釈してはならない。

4　業務従事者は、第一項の規定による通報をしたことを理由として、解雇その他不利益な取扱いを受けない。

（秘密保持義務）

第四十条の四　都道府県が前条第一項の規定による通報又は同条第二項の規定による届出を受けた場合においては、当該通報又は届出を受けた都道府県の職員は、その職務上知り得た事項であつて当該通報又は届出をした者を特定させるものを漏らしてはならない。

（報告徴収等）

第四十条の五　厚生労働大臣又は都道府県知事は、必要があると認めるときは、第四十条の二第一項の措置又は第四十条の三第一項の規定による通報若しくは同条第二項の規定による届出に関し、精神科病院の管理者に対し、報告を求め、若しくは診療録その他の帳簿書類の提出若しくは提示を命じ、当該職員若しくはその指定する指定医に、精神科病院に立ち入り、診療録その他の帳簿書類（その作成又は保存に代えて電磁的記録の作成又は保存がされている場合における当該電磁的記録を含む。）を検査させ、若しくは当該精神科病院に入院中の者その他の関係者に質問させ、又はその指定する指定医に、精神科病院に立ち入り、当該精神科病院に入院中の者を診察させることができる。

2　第十九条の六の十六第二項及び第三項の規定は、前項の規定による立入検査、質問又は診察について準用する。この場合において、同条第二項中「前項」とあるのは「第四十条の五第一項」と、「当該職員」とあるのは「当該職員及び指定医」と、同条第三項中「第一項」とあるのは「第四十条の五第一項」と読み替えるものとする。

（改善命令等）

第四十条の六　厚生労働大臣又は都道府県知事は、第四十条の二第一項の必要な措置が講じられていないと認めるとき、又は第四十条の三第一項の規定による通報若しくは同条第二項の規定による届出に係る精神科病院において業務従事者による障害者虐待が行われたと認めるときは、当該精神科病院の管理者に対し、措置を講ずべき事項及び期限を示して、改善計画の提出を求め、若しくは提出された改善計画の変更を命じ、又は必要な措置を採ることを命ずることができる。

2　都道府県知事は、前項の規定による命令をした場合において、その命令を受けた精神科病院の管理者がこれに従わなかつたときは、その旨を公表することができる。

3　厚生労働大臣又は都道府県知事は、精神科病院の管理者が第一項の規定による命令に従わないときは、当該精神科病院の管理者に対し、期間を定めて第二十一条第一項、第三十三条第一項から第三項まで並びに第三十三条の六第一項及び第二項の規定による精神障害者の入院に係る医療の提供の全部又は一部を制限することを命ずることができる。

4　都道府県知事は、前項の規定による命令をした場合においては、その旨を公示しなければならない。

（公表）

第四十条の七　都道府県知事は、毎年度、業務従事者による障害者虐待の状況、業務従事者による障害者虐待があつた場合に採つた措置その他厚生労働省令で定める事項を公表するものとする。

（調査及び研究）

第四十条の八　国は、業務従事者による障害者虐待の事例の分析を行うとともに、業務従事者による障害者虐待の予防及び早期発見のための方策並びに業務従事者による障害者虐待があつた場合の適切な対応方法に資する事項についての調査及び研究を行うものとする。

第七節　雑則

（指針）

第四十一条　厚生労働大臣は、精神障害者の障害の特性その他の心身の状態に応じた良質かつ適切な精神障害者に対する医療の提供を確保するための指針（以下この条において「指針」という。）を定めなければならない。

2　指針に定める事項は、次のとおりとする。

一　精神病床（病院の病床のうち、精神疾患を有する者を入院させるためのものをいう。）の機能分化に関する事項

二　精神障害者の居宅等（居宅その他の厚生労働省令で定める場所をいう。）における保健医療サービス及び福祉サービスの提供に関する事項

三　精神障害者に対する医療の提供に当たつての医師、看護師その他の医療従事者と精神保健福祉士その他の精神障害者の保健及び福祉に関する専門的知識を有する者との連携に関する事項

四　その他良質かつ適切な精神障害者に対する医療の提供の確保に関する重要事項

3　厚生労働大臣は、指針を定め、又はこれを変更したときは、遅滞なく、これを公表しなければならない。

第四十二条　削除

（刑事事件に関する手続等との関係）

第四十三条　この章の規定は、精神障害者又はその疑いのあ

る者について、刑事事件若しくは少年の保護事件の処理に関する法令の規定による手続を行い、又は刑若しくは保護処分の執行のためこれらの者を矯正施設に収容することを妨げるものではない。

2　第二十四条、第二十六条及び第二十七条の規定を除くほか、この章の規定は矯正施設に収容中の者には適用しない。

（心神喪失等の状態で重大な他害行為を行った者に係る手続等との関係）

第四十四条　この章の規定は、心神喪失等の状態で重大な他害行為を行った者の医療及び観察等に関する法律の対象者について、同法又は同法に基づく命令の規定による手続又は処分をすることを妨げるものではない。

2　前各節の規定は、心神喪失等の状態で重大な他害行為を行った者の医療及び観察等に関する法律第三十四条第一項前段若しくは第六十条第一項前段の命令若しくは第三十七条第五項前段若しくは第六十二条第二項前段の決定により入院している者又は同法第四十二条第一項第一号若しくは第六十一条第一項第一号の決定により指定入院医療機関に入院している者については、適用しない。

第六章　保健及び福祉

第一節　精神障害者保健福祉手帳

（精神障害者保健福祉手帳）

第四十五条　精神障害者（知的障害者を除く。以下この章及び次章において同じ。）は、厚生労働省令で定める書類を添えて、その居住地（居住地を有しないときは、その現在地）の都道府県知事に精神障害者保健福祉手帳の交付を申請することができる。

2　都道府県知事は、前項の申請に基づいて審査し、申請者が政令で定める精神障害の状態にあると認めたときは、申請者に精神障害者保健福祉手帳を交付しなければならない。

3　前項の規定による審査の結果、申請者が同項の政令で定める精神障害の状態にないと認めたときは、都道府県知事は、理由を付して、その旨を申請者に通知しなければならない。

4　精神障害者保健福祉手帳の交付を受けた者は、厚生労働省令で定めるところにより、二年ごとに、第二項の政令で定める精神障害の状態にあることについて、都道府県知事の認定を受けなければならない。

5　第三項の規定は、前項の認定について準用する。

6　前各項に定めるもののほか、精神障害者保健福祉手帳に関し必要な事項は、政令で定める。

（精神障害者保健福祉手帳の返還等）

第四十五条の二　精神障害者保健福祉手帳の交付を受けた者は、前条第二項の政令で定める精神障害の状態がなくなったときは、速やかに精神障害者保健福祉手帳を都道府県に返還しなければならない。

2　精神障害者保健福祉手帳の交付を受けた者は、精神障害者保健福祉手帳を譲渡し、又は貸与してはならない。

3　都道府県知事は、精神障害者保健福祉手帳の交付を受けた者について、前条第二項の政令で定める状態がなくなつたと認めるときは、その者に対し精神障害者保健福祉手帳の返還を命ずることができる。

4　都道府県知事は、前項の規定により、精神障害者保健福祉手帳の返還を命じようとするときは、あらかじめその指定する指定医をして診察させなければならない。

5　前条第三項の規定は、第三項の認定について準用する。

第二節　相談及び援助

（精神障害者等に対する包括的支援の確保）

第四十六条　この節に定める相談及び援助は、精神障害の有無及びその程度にかかわらず、地域の実情に応じて、精神障害者等（精神障害者及び日常生活を営む上での精神保健に関する課題を抱えるもの（精神障害者を除く。）として厚生労働省令で定める者をいう。以下同じ。）の心身の状態に応じた保健、医療、福祉、住まい、就労その他の適切な支援が包括的に確保されることを旨として、行われなければならない。

（正しい知識の普及）

第四十六条の二　都道府県及び市町村は、精神障害についての正しい知識の普及のための広報活動等を通じて、精神障害者の社会復帰及びその自立と社会経済活動への参加に対する地域住民の関心と理解を深めるように努めなければならない。

（相談及び援助）

第四十七条　都道府県、保健所を設置する市又は特別区（以下「都道府県等」という。）は、必要に応じて、次条第一項に規定する精神保健福祉相談員その他の職員又は都道府県知事若しくは保健所を設置する市若しくは特別区の長（以下「都道府県知事等」という。）が指定した医師をして、精神保健及び精神障害者の福祉に関し、精神障害者及びその家族等その他の関係者からの相談に応じさせ、及びこれらの者に対する必要な情報の提供、助言その他の援助を行わせなければならない。

2　都道府県等は、必要に応じて、医療を必要とする精神障害者に対し、その精神障害の状態に応じた適切な医療施設を紹介しなければならない。

3　市町村（保健所を設置する市を除く。次項において同じ。）は、前二項の規定により都道府県が行う精神障害者に関する事務に必要な協力をするとともに、必要に応じて、精神障害者の福祉に関し、精神障害者及びその家族等その他の関係者からの相談に応じ、及びこれらの者に対し必要な情報の提供、助言その他の援助を行わなければならない。

4　市町村は、前項に定めるもののほか、必要に応じて、精神保健に関し、精神障害者及びその家族等その他の関係者からの相談に応じ、及びこれらの者に対し必要な情報の提供、助言その他の援助を行うように努めなければならない。

5　都道府県及び市町村は、精神保健に関し、第四十六条の厚生労働省令で定める者及びその家族等その他の関係者からの相談に応じ、及びこれらの者に対し必要な情報の提供、助言その他の援助を行うことができる。

6　市町村、精神保健福祉センター及び保健所は、精神保健及び精神障害者の福祉に関し、精神障害者等及びその家族等その他の関係者からの相談に応じ、又はこれらの者に対し必要な情報の提供、助言その他の援助を行うに当たつては、相互に、及び福祉事務所（社会福祉法（昭和二十六年法律第四十五号）に定める福祉に関する事務所をいう。）その他の関係行政機関と密接な連携を図るよう努めなければならない。

（精神保健福祉相談員）

第四十八条　都道府県及び市町村は、精神保健福祉センター及び保健所その他これらに準ずる施設に、精神保健及び精神障害者の福祉に関する相談に応じ、並びに精神障害者等及びその家族等その他の関係者を訪問して必要な情報の提供、助言その他の援助を行うための職員（次項において「精神保健福祉相談員」という。）を置くことができる。

2　精神保健福祉相談員は、精神保健福祉士その他政令で定める資格を有する者のうちから、都道府県知事又は市町村長が任命する。

（支援体制の整備）

第四十八条の二　都道府県及び市町村は、障害者の日常生活及び社会生活を総合的に支援するための法律第八十九条の三第一項に規定する協議会の活用等により、精神障害者等への支援の体制の整備について、関係機関、関係団体並びに精神障害者等及びその家族等並びに精神障害者等の保健医療及び福祉に関連する職務に従事する者その他の関係者による協議を行うように努めなければならない。

（都道府県の協力等）

第四十八条の三　都道府県は、市町村（保健所を設置する市を除く。）の求めに応じ、第四十七条第四項及び第五項の規定により当該市町村が行う業務の実施に関し、その設置する精神保健福祉センター及び保健所による技術的事項についての協力その他当該市町村に対する必要な援助を行うように努めなければならない。

2　都道府県は、保健所を設置する市（地方自治法（昭和二十二年法律第六十七号）第二百五十二条の十九第一項の指定都市（以下「指定都市」という。）を除く。）及び特別区の求めに応じ、第四十七条第一項、第二項及び第五項の規定により当該保健所を設置する市及び特別区が行う業務の実施に関し、その設置する精神保健福祉センターによる技術的事項についての協力その他当該保健所を設置する市及び特別区に対する必要な援助を行うように努めなければならない。

（事業の利用の調整等）

第四十九条　市町村は、精神障害者から求めがあつたときは、当該精神障害者の希望、精神障害の状態、社会復帰の促進及び自立と社会経済活動への参加の促進のために必要な訓練その他の援助の内容等を勘案し、当該精神障害者が最も適切な障害福祉サービス事業の利用ができるよう、相談に応じ、必要な助言を行うものとする。この場合において、市町村は、当該事務を一般相談支援事業又は特定相談支援事業を行う者に委託することができる。

2　市町村は、前項の助言を受けた精神障害者から求めがあつた場合には、必要に応じて、障害福祉サービス事業の利用についてあつせん又は調整を行うとともに、必要に応じて、障害福祉サービス事業を行う者に対し、当該精神障害者の利用についての要請を行うものとする。

3　都道府県は、前項の規定により市町村が行うあつせん、調整及び要請に関し、その設置する保健所による技術的事項についての協力その他市町村に対する必要な援助及び市町村相互間の連絡調整を行う。

4　障害福祉サービス事業を行う者は、第二項のあつせん、調整及び要請に対し、できる限り協力しなければならない。

第五十条及び第五十一条　削除

第七章　精神障害者社会復帰促進センター

（指定等）

第五十一条の二　厚生労働大臣は、精神障害者の社会復帰の促進を図るための訓練等に関する研究開発を行うこと等により精神障害者の社会復帰を促進することを目的とする一般社団法人又は一般財団法人であつて、次条に規定する業務を適正かつ確実に行うことができると認められるものを、その申請により、全国を通じて一個に限り、精神障害者社会復帰促進センター（以下「センター」という。）として指定することができる。

2　厚生労働大臣は、前項の規定による指定をしたときは、センターの名称、住所及び事務所の所在地を公示しなければならない。

3　センターは、その名称、住所又は事務所の所在地を変更しようとするときは、あらかじめ、その旨を厚生労働大臣に届け出なければならない。

4　厚生労働大臣は、前項の規定による届出があつたときは、当該届出に係る事項を公示しなければならない。

（業務）

第五十一条の三　センターは、次に掲げる業務を行うものとする。

一　精神障害者の社会復帰の促進に資するための啓発活動及び広報活動を行うこと。

二　精神障害者の社会復帰の実例に即して、精神障害者の社会復帰の促進を図るための訓練等に関する研究開発を行うこと。

三　前号に掲げるもののほか、精神障害者の社会復帰の促進に関する研究を行うこと。

四　精神障害者の社会復帰の促進を図るため、第二号の規定による研究開発の成果又は前号の規定による研究の成果を、定期的に又は時宜に応じて提供すること。

五　精神障害者の社会復帰の促進を図るための事業の業務に関し、当該事業に従事する者及び当該事業に従事しようとする者に対して研修を行うこと。

六　前各号に掲げるもののほか、精神障害者の社会復帰を促進するために必要な業務を行うこと。

（センターへの協力）

第五十一条の四　精神科病院その他の精神障害の医療を提供する施設の設置者及び障害福祉サービス事業を行う者は、センターの求めに応じ、センターが前条第二号及び第三号に掲げる業務を行うために必要な限度において、センターに対し、精神障害者の社会復帰の促進を図るための訓練に関する情報又は資料その他の必要な情報又は資料で厚生労働省令で定めるものを提供することができる。

（特定情報管理規程）

第五十一条の五　センターは、第五十一条の三第二号及び第三号に掲げる業務に係る情報及び資料（以下この条及び第五十一条の七において「特定情報」という。）の管理並びに使用に関する規程（以下この条及び第五十一条の七において「特定情報管理規程」という。）を作成し、厚生労働大臣の認可を受けなければならない。これを変更しようとするときも、同様とする。

2　厚生労働大臣は、前項の認可をした特定情報管理規程が特定情報の適正な管理又は使用を図る上で不適当となつたと認めるときは、センターに対し、当該特定情報管理規程を変更すべきことを命ずることができる。

3　特定情報管理規程に記載すべき事項は、厚生労働省令で定める。

（秘密保持義務）

第五十一条の六　センターの役員若しくは職員又はこれらの職にあつた者は、第五十一条の三第二号又は第三号に掲げる業務に関して知り得た秘密を漏らしてはならない。

（解任命令）

第五十一条の七　厚生労働大臣は、センターの役員又は職員が第五十一条の五第一項の認可を受けた特定情報管理規程によらないで特定情報の管理若しくは使用を行つたとき、又は前条の規定に違反したときは、センターに対し、当該役員又は職員を解任すべきことを命ずることができる。

（事業計画等）

第五十一条の八　センターは、毎事業年度の事業計画書及び収支予算書を作成し、当該事業年度の開始前に厚生労働大臣に提出しなければならない。これを変更しようとするときも、同様とする。

2　センターは、毎事業年度の事業報告書及び収支決算書を作成し、当該事業年度経過後三月以内に厚生労働大臣に提出しなければならない。

（報告及び検査）

第五十一条の九　厚生労働大臣は、第五十一条の三に規定する業務の適正な運営を確保するために必要な限度において、センターに対し、必要と認める事項の報告を求め、又は当該職員に、その事務所に立ち入り、業務の状況若しくは帳簿書類その他の物件を検査させることができる。

2　第十九条の六の十六第二項及び第三項の規定は、前項の規定による立入検査について準用する。この場合において、同条第二項中「前項」とあるのは「第五十一条の九第一項」と、同条第三項中「第一項」とあるのは「第五十一条の九第一項」と読み替えるものとする。

（監督命令）

第五十一条の十　厚生労働大臣は、この章の規定を施行するため必要な限度において、センターに対し、第五十一条の三に規定する業務に関し、監督上必要な命令をすることができる。

（指定の取消し等）

第五十一条の十一　厚生労働大臣は、センターが次の各号のいずれかに該当するときは、第五十一条の二第一項の規定による指定を取り消すことができる。

一　第五十一条の三に規定する業務を適正かつ確実に実施することができないと認められるとき。

二　指定に関し不正な行為があつたとき。

三　この章の規定又は当該規定による命令若しくは処分に違反したとき。

2　厚生労働大臣は、前項の規定により指定を取り消したときは、その旨を公示しなければならない。

第八章　雑則

（審判の請求）

第五十一条の十一の二　市町村長は、精神障害者につき、その福祉を図るため特に必要があると認めるときは、民法（明治二十九年法律第八十九号）第七条、第十一条、第十三条第二項、第十五条第一項、第十七条第一項、第八百七十六条の四第一項又は第八百七十六条の九第一項に規定する審判の請求をすることができる。

（後見等を行う者の推薦等）

第五十一条の十一の三　市町村は、前条の規定による審判の請求の円滑な実施に資するよう、民法に規定する後見、保佐及び補助（以下この条において「後見等」という。）の業務を適正に行うことができる人材の活用を図るため、後見等の業務を適正に行うことができる者の家庭裁判所への推薦その他の必要な措置を講ずるよう努めなければならない。

2　都道府県は、市町村と協力して後見等の業務を適正に行うことができる人材の活用を図るため、前項に規定する措置の実施に関し助言その他の援助を行うように努めなければならない。

（大都市の特例）

第五十一条の十二　この法律の規定中都道府県が処理することとされている事務で政令で定めるものは、指定都市においては、政令の定めるところにより、指定都市が処理するものとする。この場合においては、この法律の規定中都道府県に関する規定は、指定都市に関する規定として指定都市に適用があるものとする。

2　前項の規定により指定都市の長がした処分（地方自治法第二条第九項第一号に規定する第一号法定受託事務（以下「第一号法定受託事務」という。）に係るものに限る。）に係る審査請求についての都道府県知事の裁決に不服がある者は、厚生労働大臣に対し再審査請求をすることができる。

3　指定都市の長が第一項の規定によりその処理することとされた事務のうち第一号法定受託事務に係る処分をする権限をその補助機関である職員又はその管理に属する行政機関の長に委任した場合において、委任を受けた職員又は行政機関の長がその委任に基づいてした処分につき、地方自治法第二百五十五条の二第二項の再審査請求の裁決があつたときは、当該裁決に不服がある者は、同法第二百五十二条の十七の四第五項から第七項までの規定の例により、厚生労働大臣に対して再々審査請求をすることができる。

（事務の区分）

第五十一条の十三　この法律（第一章から第三章まで、第十九条の二第四項、第十九条の七、第十九条の八、第十九条の九第一項、同条第二項（第三十三条の七において準用する場合を含む。）、第十九条の十一、第二十九条の九、第三十条第一項及び第三十一条、第三十三条の六第一項及び第六項、第五章第四節、第四十条の三、第四十条の七、第六章並びに第五十一条の十一の三第二項を除く。）の規定により都道府県が処理することとされている事務は、第一号法定受託事務とする。

2　この法律（第六章第二節を除く。）の規定により保健所を設置する市又は特別区が処理することとされている事務（保健所長に係るものに限る。）は、第一号法定受託事務とする。

3　第三十三条第二項及び第六項並びに第三十四条第二項の規定により市町村が処理することとされている事務は、第一号法定受託事務とする。

（権限の委任）

第五十一条の十四　この法律に規定する厚生労働大臣の権限は、厚生労働省令で定めるところにより、地方厚生局長に委任することができる。

2　前項の規定により地方厚生局長に委任された権限は、厚生労働省令で定めるところにより、地方厚生支局長に委任することができる。

（経過措置）

第五十一条の十五　この法律の規定に基づき命令を制定し、又は改廃する場合においては、その命令で、その制定又は改廃に伴い合理的に必要と判断される範囲内において、所要の経過措置（罰則に関する経過措置を含む。）を定めることができる。

第九章　罰則

第五十二条　次の各号のいずれかに該当する場合には、当該違反行為をした者は、三年以下の懲役又は百万円以下の罰金に処する。

一　第三十八条の三第四項の規定による命令に違反したとき。

二　第三十八条の五第五項の規定による退院の命令に違反したとき。

三　第三十八条の七第二項の規定による命令に違反したとき。

四　第三十八条の七第四項の規定による命令に違反したとき。

五　第四十条の六第三項の規定による命令に違反したとき。

第五十三条　精神科病院の管理者、指定医、地方精神保健福祉審議会の委員、精神医療審査会の委員、第二十一条第四項、第三十三条第三項若しくは第三十三条の六第二項の規定により診察を行つた特定医師若しくは第四十七条第一項の規定により都道府県知事等が指定した医師又はこれらの職にあつた者が、この法律の規定に基づく職務の執行に関して知り得た人の秘密を正当な理由がなく漏らしたときは、一年以下の懲役又は百万円以下の罰金に処する。

2　精神科病院の職員又はその職にあつた者が、この法律の規定に基づく精神科病院の管理者の職務の執行を補助するに際して知り得た人の秘密を正当な理由がなく漏らしたときも、前項と同様とする。

第五十三条の二　第五十一条の六の規定に違反した者は、一年以下の懲役又は百万円以下の罰金に処する。

第五十三条の三　第三十五条の二第三項の規定に違反した者は、一年以下の拘禁刑又は三十万円以下の罰金に処する。

2　前項の罪は、告訴がなければ公訴を提起することができない。

第五十四条　第十九条の六の十三の規定による停止の命令に違反したときは、当該違反行為をした者は、六月以下の懲役又は五十万円以下の罰金に処する。

2　虚偽の事実を記載して第二十二条第一項の申請をした者は、六月以下の拘禁刑又は五十万円以下の罰金に処する。

第五十五条　次の各号のいずれかに該当する場合には、当該違反行為をした者は、三十万円以下の罰金に処する。

一　第十九条の六の十六第一項の規定による報告をせず、若しくは虚偽の報告をし、又は同項の規定による検査を拒み、妨げ、若しくは忌避したとき。

二　第二十七条第一項又は第二項の規定による診察を拒み、妨げ、若しくは忌避し、又は同条第四項の規定による立入りを拒み、若しくは妨げたとき。

三　第二十九条の二第一項の規定による診察を拒み、妨げ、若しくは忌避し、又は同条第四項において準用する第二十七条第四項の規定による立入りを拒み、若しくは妨げたとき。

四　第三十八条の三第三項（同条第六項において準用する場合を含む。以下この号において同じ。）の規定による報告若しくは提出をせず、若しくは虚偽の報告をし、同条第三項の規定による診察を妨げ、又は同項の規定による出頭をせず、若しくは同項の規定による審問に対して、正当な理由がなく答弁せず、若しくは虚偽の答弁をしたとき。

五　第三十八条の五第四項の規定による報告若しくは提出をせず、若しくは虚偽の報告をし、同項の規定による診察を妨げ、又は同項の規定による出頭をせず、若しくは同項の規定による審問に対して、正当な理由がなく答弁せず、若しくは虚偽の答弁をしたとき。

六　第三十八条の六第一項の規定による報告若しくは提出若しくは提示をせず、若しくは虚偽の報告をし、同項の規定による検査若しくは診察を拒み、妨げ、若しくは忌避し、又は同項の規定による質問に対して、正当な理由がなく答弁せず、若しくは虚偽の答弁をしたとき。

七　精神科病院の管理者が、第三十八条の六第二項の規定による報告若しくは提出若しくは提示をせず、又は虚偽の報告をしたとき。

八　第四十条の五第一項の規定による報告若しくは提出若しくは提示をせず、若しくは虚偽の報告をし、同項の規定による検査若しくは診察を拒み、妨げ、若しくは忌避し、又は同項の規定による質問に対して、正当な理由がなく答弁せず、若しくは虚偽の答弁をしたとき。

九　第五十一条の九第一項の規定による報告をせず、若しくは虚偽の報告をし、又は同項の規定による検査を拒み、妨げ、若しくは忌避したとき。

第五十六条　法人の代表者又は法人若しくは人の代理人、使用人その他の従業者が、その法人又は人の業務に関して第五十二条、第五十四条第一項又は前条の違反行為をしたときは、行為者を罰するほか、その法人又は人に対しても各本条の罰金刑を科する。

第五十七条　次の各号のいずれかに該当する者は、十万円以下の過料に処する。

一　第十九条の四の二（第二十一条第五項、第三十三条第四項及び第三十三条の六第三項において準用する場合を

含む。）の規定に違反した者

二　第十九条の六の九の規定による届出をせず、又は虚偽の届出をした者

三　第十九条の六の十第一項の規定に違反して財務諸表等を備えて置かず、財務諸表等に記載すべき事項を記載せず、若しくは虚偽の記載をし、又は正当な理由がないのに同条第二項各号の規定による請求を拒んだ者

四　第十九条の六の十四の規定に違反して同条に規定する事項の記載をせず、若しくは虚偽の記載をし、又は帳簿を保存しなかつた者

五　第二十一条第七項の規定に違反した者

六　正当な理由がなく、第三十一条第二項の規定による報告をせず、又は虚偽の報告をした者

七　第三十三条第九項の規定に違反した者

八　第三十三条の六第五項の規定に違反した者

九　第三十八条の二第一項の規定に違反した者

附　則

（施行期日）

1　この法律は、公布の日〔昭和二十五年五月一日〕から施行する。

（精神病者監護法及び精神病院法の廃止）

2　精神病者監護法（明治三十三年法律第三十八号）及び精神病院法（大正八年法律第二十五号）は廃止する。但し、この法律施行前にした行為に対する罰則の適用については、なお従前の例による。

附　則（令和四年十二月十六日法律第百四号）（抄）

（施行期日）

第一条　この法律は、令和六年四月一日から施行する。ただし、次の各号に掲げる規定は、当該各号に定める日から施行する。

一　第七条中精神保健及び精神障害者福祉に関する法律（以下「精神保健福祉法」という。）第一条の改正規定及び精神保健福祉法第五条の改正規定（「、精神病質」を削る部分に限る。）並びに附則第三条〔中略〕及び第四十三条の規定　公布の日

二　〔前略〕第七条の規定（前号に掲げる改正規定を除く。）〔中略〕並びに附則第十条、第十一条〔中略〕の規定　令和五年四月一日

四　〔前略〕第八条中精神保健福祉法第四条第一項の改正規定〔中略〕　公布の日から起算して三年を超えない範囲内において政令で定める日

（検討）

第二条　政府は、この法律の施行後五年を目途として、この法律による改正後の障害者の日常生活及び社会生活を総合的に支援するための法律、児童福祉法、精神保健福祉法、障害者雇用促進法及び難病の患者に対する医療等に関する法律の規定について、その施行の状況等を勘案しつつ検討を加え、必要があると認めるときは、その結果に基づいて

必要な措置を講ずるものとする。

第三条　政府は、精神保健福祉法の規定による本人の同意がない場合の入院の制度の在り方等に関し、精神疾患の特性及び精神障害者の実情等を勘案するとともに、障害者の権利に関する条約の実施について精神障害者等の意見を聴きつつ、必要な措置を講ずることについて検討するものとする。

（精神保健指定医の指定の申請に関する経過措置）

第十条　第七条の規定（附則第一条第二号に掲げる改正規定に限る。以下この条において同じ。）による改正後の精神保健福祉法（次条において「第二号改正後精神保健福祉法」という。）第十八条第一項（第四号に係る部分に限る。）の規定は、第二号施行日以後にされた同項の申請に係る指定について適用し、第二号施行日前にされた第七条の規定による改正前の精神保健福祉法第十八条第一項（第四号に係る部分に限る。）の申請に係る指定については、なお従前の例による。

（措置入院者等に対する書面による通知に関する経過措置）

第十一条　第二号改正後精神保健福祉法第二十一条第七項、第二十九条第三項（第二号改正後精神保健福祉法第二十九条の二第四項及び第三十三条の八において準用する場合を含む。）及び第三十三条の三第一項の規定は、第二号施行日以後に採られる第二号改正後精神保健福祉法第二十一条第三項若しくは第四項後段、第二十九条第一項、第二十九条の二第一項、第三十三条第一項、第二項若しくは第三項若しくは第二項後段の規定による措置について適用し、第二号施行日前に採られた第七条の規定による改正前の精神保健福祉法第二十一条第三項若しくは第四項後段、第二十九条第一項、第二十九条の二第一項、第三十三条第一項、第三項若しくは第四項後段又は第三十三条の七第一項若しくは第二項後段の規定による措置については、なお従前の例による。

（医療保護入院者に関する経過措置）

第十二条　この法律の施行の際現に第八条の規定（附則第一条第四号に掲げる改正規定を除く。以下この項において同じ。）による改正前の精神保健福祉法第三十三条第一項又は第二項の規定により精神科病院に入院している者については、当該精神科病院の管理者は、施行日から一年を経過する日の前日までの間に、厚生労働省令で定めるところにより、その者がなお第八条の規定による改正後の精神保健福祉法（以下「新精神保健福祉法」という。）第三十三条第一項第一号に掲げる者に該当するかどうかについて精神保健指定医に診察させなければならない。

2　前項の規定による精神保健指定医による診察の結果、なお新精神保健福祉法第三十三条第一項第一号に掲げる者に該当するとされた者については、精神科病院の管理者は、同条第六項（第一号を除く。）から第九項までの規定の例により、その者を引き続き入院させることができる。

（入院措置時の入院の必要性に関する審査に関する経過措置）

第十三条　新精神保健福祉法第三十八条の三（精神保健福祉法第二十九条第一項の規定による入院措置を採ったときに係る部分に限る。）の規定は、施行日以後に同項の規定による入院措置を採った場合について適用する。

（精神保健福祉法の一部改正に伴う経過措置）

第十四条　刑法施行日〔令和七年六月一日〕の前日までの間における新精神保健福祉法第五十三条の三第一項及び第五十四条第二項の規定の適用については、これらの規定中「拘禁刑」とあるのは、「懲役」とする。刑法施行日以後における刑法施行日前にした行為に対するこれらの規定の適用についても、同様とする。

2　第四号施行日の前日までの間における新精神保健福祉法第二十九条の七第一号（新精神保健福祉法第三十三条の四において準用する場合を含む。）の規定の適用については、同号中「第五条第十九項」とあるのは、「第五条第十八項」とする。

（政令への委任）

第四十三条　この附則に規定するもののほか、この法律の施行に伴い必要な経過措置（罰則に関する経過措置を含む。）は、政令で定める。

別表（第十九条の六の四関係）

科目	精神保健及び精神障害者福祉に関する法律及び障害者の日常生活及び社会生活を総合的に支援するための法律並びに精神保健福祉行政概論	精神障害者の医療に関する法令及び実務
教授する者	この法律及び障害者の日常生活及び社会生活を総合的に支援するための法律並びに精神保健福祉行政に関し学識経験を有する者であること。	精神障害者の医療に関し学識経験を有する者として精神医療審査会の委員に任命されている者若しくはその職にあった者又はこれらの者と同等以上の学識経験を有する者であること。
第十八条第一項第四号に規定する研修の課程の時間数	八時間	
第十九条第一項に規定する研修の課程の時間数	三時間	

精神障害者の人権に関する法令	法律に関し学識経験を有する者として精神医療審査会の委員に任命されている者若しくはその職にあつた者又はこれらの者と同等以上の学識経験を有する者であること。		
精神医学	学校教育法（昭和二十二年法律第二十六号）に基づく大学において精神医学の教授若しくは准教授の職にある者若しくはこれらの職にあつた者又はこれらの者と同等以上の学識経験を有する者であること。	四時間	
精神障害者の社会復帰及び精神障害者福祉	精神障害者の社会復帰及び精神障害者福祉に関し学識経験を有する者であること。	二時間	一時間
精神障害者の医療に関する事例研究	次に掲げる者が共同して教授すること。 一　指定医として十年以上精神障害の診断又は治療に従事した経験を有する者 二　法律に関し学識経験を有する者として精神医療審査会の委員に任命されている者若しくはその職にあつた者又はこれらの者と同等以上の学識経験を有する者 三　この法律及び精神保健福祉行政に関し学識経験を有する者	四時間	三時間

備考　第一欄に掲げる精神障害者の医療に関する事例研究は、最新の事例を用いて教授すること。

〔参考１〕

◉刑法等の一部を改正する法律の施行に伴う関係法律の整理等に関する法律（抄）

〔令和四年六月十七日
法律第六十八号〕

改正１　令和四年一二月一六日法律第一〇四号「障害者の日常生活及び社会生活を総合的に支援するための法律等の一部を改正する法律」附則第四〇条により一部改正

改正２　令和五年五月一七日法律第二八号「刑事訴訟法等の一部を改正する法律」附則第三六条により一部改正

第一編　関係法律の一部改正

第十一章　厚生労働省関係

（精神保健及び精神障害者福祉に関する法律の一部改正）

第二百三十六条　精神保健及び精神障害者福祉に関する法律（昭和二十五年法律第百二十三号）の一部を次のように改正する。

第二十四条第一項中「懲役若しくは禁錮の刑」を「拘禁刑」に改める。

第五十二条、第五十三条第一項、第五十三条の二及び第五十四条第一項中「懲役」を「拘禁刑」に改める。

第二編　経過措置

第三章　刑法等の一部を改正する法律の施行に伴う関係法律の整理等に伴う経過措置

（精神保健及び精神障害者福祉に関する法律の一部改正に伴う経過措置）

第五百五条　刑法等一部改正法等の施行前にした行為に係る第二百三十六条の規定による改正後の精神保健及び精神障害者福祉に関する法律第二十四条第一項の規定の適用については、懲役又は禁錮の刑の言渡しはそれぞれ拘禁刑の言渡しと、旧拘留の刑の言渡しは拘留の刑の言渡しとみなす。

第四章　その他

（経過措置の政令への委任）

第五百九条　この編に定めるもののほか、刑法等一部改正法等の施行に伴い必要な経過措置は、政令で定める。

附　則（抄）

（施行期日）

１　この法律は、刑法等一部改正法施行日〔令和七年六月一日〕から施行する。ただし、次の各号に掲げる規定は、当該各号に定める日から施行する。

一　第五百九条の規定　公布の日

〔参考2〕

◉障害者の日常生活及び社会生活を総合的に支援するための法律等の一部を改正する法律（抄）

〔令和四年十二月十六日
法　律　第　百　四　号〕

（精神保健及び精神障害者福祉に関する法律の一部改正）

第八条　精神保健及び精神障害者福祉に関する法律〔昭和二十五年法律第百二十三号〕の一部を次のように改正する。

第四条第一項中「同条第十八項」を「同条第十九項」に改める。

附　則（抄）

（施行期日）

第一条　この法律は、令和六年四月一日から施行する。ただし、次の各号に掲げる規定は、当該各号に定める日から施行する。

四　〔前略〕第八条中精神保健福祉法第四条第一項の改正規定〔中略〕　公布の日から起算して三年を超えない範囲内において政令で定める日

◉精神保健及び精神障害者福祉に関する法律施行令

〔昭和二十五年五月二十三日政令第百五十五号〕

改正 令和元年六月二八日政令第四四号現在

〔国庫の補助〕

第一条 精神保健及び精神障害者福祉に関する法律（以下「法」という。）第七条の規定による国庫の補助は、各年度において都道府県が精神保健福祉センターの設置のために支出した費用の額及び運営のために支出した費用のうち次に掲げる事業に係るもの（職員の給与費を除く。）の額から、その年度における事業に伴う収入その他の収入の額を控除した精算額につき、厚生労働大臣が総務大臣及び財務大臣と協議して定める算定基準に従つて行うものとする。

一　児童及び精神作用物質（アルコールに限る。）の依存症を有する者の精神保健の向上に関する事業

二　精神障害者の社会復帰の促進に関する事業

2　前項の規定により控除しなければならない金額がその年度において都道府県が支出した費用の額を超過したときは、その超過額は、後年度における支出額から同項の規定による控除額と併せて控除する。

〔精神医療審査会〕

第二条 精神医療審査会（以下「審査会」という。）に会長を置き、委員の互選によつてこれを定める。

2　会長は、会務を総理する。

3　会長に事故があるときは、あらかじめ委員のうちから互選された者が、その職務を行う。

4　審査会は、会長が招集する。

5　審査会は、委員の過半数が出席しなければ、議事を開き、議決することができない。

6　審査会の議事は、出席した委員の過半数で決し、可否同数のときは、会長の決するところによる。

7　審査の案件を取り扱う合議体に長を置き、合議体を構成する委員の互選によつてこれを定める。

8　合議体は、精神障害者の医療に関し学識経験を有する者のうちから任命された委員、精神障害者の保健又は福祉に関し学識経験を有する者のうちから任命された委員及び法律に関し学識経験を有する者のうちから任命された委員がそれぞれ一人出席しなければ、議事を開き、議決することができない。

9　合議体の議事は、出席した委員の過半数で決する。

10　前各項に定めるもののほか、審査会の運営に関し必要な事項は、審査会が定める。

〔精神保健指定医の指定の申請〕

第二条の二　精神保健指定医（以下「指定医」という。）の指定を受けようとする者は、申請書に厚生労働省令で定める書類を添え、住所地の都道府県知事を経由して、これを厚生労働大臣に提出しなければならない。

〔精神保健指定医証の交付〕

第二条の二の二　厚生労働大臣は、法第十八条第一項の指定をしたときは、厚生労働省令で定めるところにより、当該指定を受けた者に、住所地の都道府県知事を経由して指定医証を交付しなければならない。

〔指定医証変更の申請〕

第二条の二の三　指定医は、指定医証の記載事項に変更を生じたときは、その書換交付を申請することができる。

2　指定医は、指定医証を破損し、汚し、又は失つたときは、その再交付を申請することができる。

3　前二項の申請をしようとする者は、申請書に厚生労働省令で定める書類を添え、住所地の都道府県知事を経由して、これを厚生労働大臣に提出しなければならない。

4　指定医は、指定医証の再交付を受けた後、失つた指定医証を発見したときは、直ちにその住所地の都道府県知事を経由して、厚生労働大臣にこれを返納しなければならない。

〔指定取消しによる指定医証の返納〕

第二条の二の四　指定医は、法第十九条の二第一項の規定によりその指定を取り消され、又は同条第二項の規定によりその指定を取り消され若しくは職務の停止を命じられたときは、直ちにその住所地の都道府県知事を経由して、厚生労働大臣に指定医証を返納しなければならない。

〔研修受講義務の特例に関する書類の提出〕

第二条の二の五　法第十九条第二項ただし書の規定による厚生労働大臣の認定を受けようとする者は、申請書に厚生労働省令で定める書類を添え、住所地の都道府県知事を経由して、これを厚生労働大臣に提出しなければならない。

〔国庫の補助〕

第二条の三　法第十九条の十第一項の規定による国庫の補助は、各年度において都道府県が精神科病院及び精神科病院以外の病院に設ける精神病室の設置及び運営のために支出した費用（法第三十条第一項の規定により都道府県が負担する費用を除く。）の額から、その年度における事業に伴う収入その他の収入の額を控除した精算額につき、厚生労働大臣が総務大臣及び財務大臣と協議して定める算定基準に従つて行うものとする。

2　第一条第二項の規定は、前項の場合に準用する。

〔国庫の負担〕

第三条　法第三十条第二項の規定による国庫の負担は、各年度において都道府県が同条第一項の規定により負担した費用の額から、その年度における法第三十一条第一項の規定により徴収する費用の額の予定額（徴収した費用の額が予定額を超えたときは、徴収した額）及びその費用のための寄附金その他の収入の額を控除した額について行うものとする。

2　前項に規定する予定額は、厚生労働大臣があらかじめ総務大臣及び財務大臣と協議して定める基準に従つて算定する。

3　第一条第二項の規定は、第一項の場合に準用する。

第四条　削除

〔精神障害者保健福祉手帳の交付の申請〕

第五条　法第四十五条第一項の規定による精神障害者保健福祉手帳の交付の申請は、精神障害者の居住地（居住地を有しないときは、その現在地。以下同じ。）を管轄する市町村長（特別区の長を含む。以下同じ。）を経由して行わなければならない。

〔精神障害者保健福祉手帳〕

第六条　法第四十五条第二項に規定する政令で定める精神障害の状態は、第三項に規定する障害等級に該当する程度のものとする。

2　精神障害者保健福祉手帳には、次項に規定する障害等級を記載するものとする。

3　障害等級は、障害の程度に応じて重度のものから一級、二級及び三級とし、各級の障害の状態は、それぞれ次の表の下欄に定めるとおりとする。

障害等級	精神障害の状態
一級	日常生活の用を弁ずることを不能ならしめる程度のもの
二級	日常生活が著しい制限を受けるか、又は日常生活に著しい制限を加えることを必要とする程度のもの
三級	日常生活若しくは社会生活が制限を受けるか、又は日常生活若しくは社会生活に制限を加えることを必要とする程度のもの

〔精神障害者保健福祉手帳の交付〕

第六条の二　法第四十五条第二項の規定による精神障害者保健福祉手帳の交付は、その申請を受理した市町村長を経由して行わなければならない。

〔精神障害者保健福祉手帳交付台帳等〕

第七条　都道府県知事は、当該都道府県の区域に居住地を有する精神障害者に係る精神障害者保健福祉手帳交付台帳を備え、厚生労働省令で定めるところにより、精神障害者保健福祉手帳の交付に関する事項を記載しなければならない。

2　精神障害者保健福祉手帳の交付を受けた者は、氏名を変更したとき、又は同一の都道府県の区域内において居住地を移したときは、三十日以内に、精神障害者保健福祉手帳を添えて、その居住地を管轄する市町村長を経由して、都道府県知事にその旨を届け出なければならない。

3　前項の規定による届出があったときは、その市町村長は、その精神障害者保健福祉手帳にその旨を記載するとともに、その者に返還しなければならない。
4　精神障害者保健福祉手帳の交付を受けた者は、他の都道府県の区域に居住地を移したときは、三十日以内に、新居住地を管轄する市町村長を経由して、新居住地の都道府県知事にその旨を届け出なければならない。
5　都道府県知事は、前項の届出を受理したときは、旧居住地の都道府県知事にその旨を通知するとともに、新居住地を管轄する市町村長を経由して、旧居住地の都道府県知事が交付した精神障害者保健福祉手帳と引換えに、新たな精神障害者保健福祉手帳をその者に交付しなければならない。
6　都道府県知事は、次に掲げる場合には、精神障害者保健福祉手帳交付台帳から、その精神障害者保健福祉手帳に関する記載事項を消除しなければならない。
一　法第四十五条の二第一項若しくは第十条の二第一項の規定による精神障害者保健福祉手帳の返還を受けたとき、又は同項の規定による精神障害者保健福祉手帳の返還がなく、かつ、精神障害者本人が死亡した事実が判明したとき。
二　法第四十五条の二第三項の規定により精神障害者保健福祉手帳の返還を命じたとき。
三　前項の規定による通知を受けたとき。

〔精神障害者保健福祉手帳の更新〕
第八条　法第四十五条第四項の規定による認定の申請は、その居住地を管轄する市町村長を経由して行わなければならない。
2　都道府県知事は、前項の規定による申請を行った者が第六条第三項で定める精神障害の状態であると認めたときは、厚生労働省令で定めるところにより、その申請を受理した市町村長においてその者の精神障害者保健福祉手帳に必要な事項を記載した後に当該精神障害者保健福祉手帳をその者に返還し、又は先に交付した精神障害者保健福祉手帳と引換えに新たな精神障害者保健福祉手帳をその者に交付しなければならない。
3　前項の規定による新たな精神障害者保健福祉手帳の交付は、その申請を受理した市町村長を経由して行わなければならない。

〔障害等級の変更申請〕
第九条　精神障害者保健福祉手帳の交付を受けた者は、その精神障害の状態が精神障害者保健福祉手帳に記載された障害等級以外の障害等級に該当するに至ったときは、障害等級の変更の申請を行うことができる。
2　都道府県知事は、前項の申請を行った者の精神障害の状態が精神障害者保健福祉手帳に記載された障害等級以外の障害等級に該当するに至ったと認めたときは、先に交付した精神障害者保健福祉手帳と引換えに、新たな精神障害者保健福祉手帳をその者に交付しなければならない。

3　第一項の規定による申請及び前項の規定による精神障害者保健福祉手帳の交付は、その居住地を管轄する市町村長を経由して行わなければならない。

〔再交付申請〕

第十条　都道府県知事は、精神障害者保健福祉手帳を破り、汚し、又は失つた者から精神障害者保健福祉手帳の再交付の申請があつたときは、精神障害者保健福祉手帳を交付しなければならない。

2　精神障害者保健福祉手帳を失つた者が、前項の規定により精神障害者保健福祉手帳の再交付を受けた後、失つた精神障害者保健福祉手帳を発見したときは、速やかにこれを居住地の都道府県知事に返還しなければならない。

3　第一項の規定による精神障害者保健福祉手帳の申請及び交付並びに前項の規定による精神障害者保健福祉手帳の返還は、その居住地を管轄する市町村長を経由して行わなければならない。

〔精神障害者保健福祉手帳の返還〕

第十条の二　精神障害者保健福祉手帳の交付を受けた者が死亡したときは、戸籍法（昭和二十二年法律第二百二十四号）の規定による届出義務者は、速やかに当該精神障害者保健福祉手帳を都道府県知事に返還しなければならない。

2　法第四十五条の二第一項又は前項の規定による精神障害者保健福祉手帳の返還は、当該精神障害者保健福祉手帳に記載された居住地を管轄する市町村長を経由して行わなければならない。

〔省令への委任〕

第十一条　第六条から前条までに定めるもののほか、精神障害者保健福祉手帳について必要な事項は、厚生労働省令で定める。

〔精神保健に関する業務に従事する職員の資格〕

第十二条　法第四十八条第二項に規定する政令で定める資格を有する者は、次の各号のいずれかに該当する者とする。

一　学校教育法（昭和二十二年法律第二十六号）に基づく大学において社会福祉に関する科目又は心理学の課程を修めて卒業した者（当該科目又は当該課程を修めて同法に基づく専門職大学の前期課程を修了した者を含む。）であつて、精神保健及び精神障害者の福祉に関する知識及び経験を有するもの

二　医師

三　厚生労働大臣が指定した講習会の課程を修了した保健師であつて、精神保健及び精神障害者の福祉に関する経験を有するもの

四　前三号に準ずる者であつて、精神保健福祉相談員として必要な知識及び経験を有するもの

〔大都市の特例〕

第十三条　地方自治法（昭和二十二年法律第六十七号）第二百五十二条の十九第一項の指定都市（以下「指定都市」

という。）において、法第五十一条の十二第一項の規定により、指定都市が処理する事務については、地方自治法施行令（昭和二十二年政令第十六号）第百七十四条の三十六に定めるところによる。

〔事務の区分〕

第十四条　第二条の二、第二条の二の二、第二条の二の三第三項及び第四項、第二条の二の四並びに第二条の二の五の規定により都道府県が処理することとされている事務は、地方自治法第二条第九項第一号に規定する第一号法定受託事務とする。

2　第五条、第六条の二、第七条第二項から第五項まで、第八条、第九条第三項、第十条第三項及び第十条の二第二項の規定により市町村が処理することとされている事務は、地方自治法第二条第九項第二号に規定する第二号法定受託事務とする。

〔権限の委任〕

第十五条　この政令に規定する厚生労働大臣の権限は、厚生労働省令で定めるところにより、地方厚生局長に委任することができる。

2　前項の規定により地方厚生局長に委任された権限は、厚生労働省令で定めるところにより、地方厚生支局長に委任することができる。

附　則

〔施行期日〕

1　この政令は、公布の日〔昭和二十五年五月二十三日〕から施行し、法施行の日〔昭和二十五年五月一日〕から適用する。

〔関係勅令の廃止〕

2　左の勅令は、廃止する。

精神病者監護法第六条及び第八条第三項に依る監護に関する件（明治三十三年勅令第二百八十二号）

精神病院法施行令（大正十二年勅令第三百二十五号）

◉精神保健及び精神障害者福祉に関する法律施行規則

〔昭和二十五年六月二十四日
厚生省令第三十一号〕

改正 令和六年六月二五日厚生労働省令第九九号現在

注 令和六年一月二五日厚生労働省令第一八号「障害者の日常生活及び社会生活を総合的に支援するための法律等の一部を改正する法律の一部の施行に伴う厚生労働省関係省令の整理に関する省令」第二条による改正は未施行につき〔参考〕として三七二頁に収載（令和四年一二月一六日から起算して三年を超えない範囲内において政令で定める日施行）

〔法第五条第二項第四号の厚生労働省令で定める者〕

第一条 精神保健及び精神障害者福祉に関する法律（昭和二十五年法律第百二十三号。以下「法」という。）第五条第二項第四号の厚生労働省令で定める者は、次のとおりとする。

一 当該精神障害者に対して児童虐待の防止等に関する法律（平成十二年法律第八十二号）第二条に規定する児童虐待を行つた者

二 当該精神障害者に対して配偶者からの暴力の防止及び被害者の保護等に関する法律（平成十三年法律第三十一号）第一条第一項に規定する身体に対する暴力等を行つた配偶者

三 当該精神障害者に対して高齢者虐待の防止、高齢者の養護者に対する支援等に関する法律（平成十七年法律第百二十四号）第二条第三項に規定する高齢者虐待を行つた者

四 当該精神障害者に対して障害者虐待の防止、障害者の養護者に対する支援等に関する法律（平成二十三年法律第七十九号）第二条第二項に規定する障害者虐待を行つた者

五 その他前各号に準ずる者

〔法第五条第二項第五号の厚生労働省令で定める者〕

第一条の二 法第五条第二項第五号の厚生労働省令で定める者は、精神の機能の障害により当該精神障害者の入院及び処遇についての意思表示を適切に行うに当たつて必要な認知、判断及び意思疎通を適切に行うことができない者とする。

〔申請書に添える書類〕

第一条の三 精神保健及び精神障害者福祉に関する法律施行令（昭和二十五年政令第百五十五号。以下「令」という。）第二条の二の厚生労働省令で定める書類は、次のとおりとする。

一 履歴書

二 医師免許証の写し

三 五年以上診断又は治療に従事した経験を有することを証する書面

四　三年以上精神障害の診断又は治療に従事した経験を有することを証する書面
五　法第十八条第一項第三号に規定する厚生労働大臣が定める精神障害につき厚生労働大臣が定める程度の診断又は治療に従事した経験を有することを証する書面
六　法第十八条第一項第四号に規定する研修の課程を修了したことを証する書面

2　法第十九条第二項の規定により同項に規定する指定の効力が失われた日から起算して一年を超えない期間に法第十八条第一項の申請を行う場合においては、令第二条の二の厚生労働省令で定める書類は、前項の規定にかかわらず、同項第一号、第二号及び第六号に掲げる書類並びに当該効力が失われた指定に係る指定医証とする。

〔精神保健指定医証の様式〕
第一条の四　令第二条の二の二の指定医証の様式は、別記様式第一号によるものとする。

〔研修受講義務の特例に関する書類〕
第一条の五　令第二条の二の五の厚生労働省令で定める書類は、法第十九条第一項の研修を受けなかつたことにつきやむを得ない理由が存することを証する書類とする。

〔研修の課程〕
第二条　法第十八条第一項第四号及び第十九条第一項に規定する研修（次項及び第四条を除き、以下「研修」という。）の課程は、法別表のとおりとする。

2　法第十九条第二項の規定により同項に規定する指定の効力が失われた日から起算して一年を超えない期間に法第十八条第一項の申請を行う場合においては、法第十八条第一項第四号に規定する研修の課程は、前項の規定にかかわらず、法別表第十九条第一項に規定する研修の課程の時間数によるものとする。

〔研修課程修了証の交付〕
第三条　研修の実施者は、その研修の課程を修了した者に対して、研修の課程を修了したことを証する書面（以下「研修課程修了証」という。）を交付するものとする。

〔指定後の研修受講義務の特例〕
第四条　法第十九条第二項の厚生労働省令で定めるやむを得ない理由は、同条第一項の研修を受けるべき年度において実施されるいずれの研修をも受けることができないことについて、災害、傷病、長期の海外渡航その他の事由があることとする。

〔診療録の記載事項〕
第四条の二　法第十九条の四の二の厚生労働省令で定める事項は、次の各号に掲げる記載の区分に応じ、それぞれ当該各号に定める事項とする。
一　法第二十一条第三項の規定により入院を継続する必要があるかどうかの判定に係る記載
イ　法第二十一条第三項の規定による措置を採つた年月日及び時刻並びに解除した年月日及び時刻

ロ　当該措置を採つたときの症状
二　法第二十九条の五の規定により入院を継続する必要があるかどうかの判定に係る記載
イ　入院後の症状又は状態像の経過の概要
ロ　今後の治療方針
三　法第三十三条第一項又は第二項の規定による入院を必要とするかどうか及び法第二十条の規定による入院が行われる状態にないかどうかの判定に係る記載
イ　法第三十三条第一項又は第二項の規定による入院措置を採つたときの症状
ロ　法第二十条の規定による入院が行われる状態にないと判定した理由
三の二　法第三十三条第六項第一号の規定による同条第一項第一号に掲げる者に該当するかどうかの判定に係る記載
イ　判定を行つたときの症状
ロ　法第二十条の規定による入院が行われる状態にないと判定した理由
四　法第三十三条の六第一項の規定による入院を必要とするかどうか及び法第二十条の規定による入院が行われる状態にないかどうかの判定に係る記載
イ　法第三十三条の六第一項の規定による入院措置を採つた年月日及び時刻並びに解除した年月日及び時刻
ロ　当該入院措置を採つたときの症状
ハ　法第二十条の規定による入院が行われる状態にないと判定した理由
五　法第三十六条第三項に規定する行動の制限を必要とするかどうかの判定に係る記載
イ　法第三十六条第三項の規定による指定医（法第十八条第一項に規定する指定医をいう。以下同じ。）が必要と認めて行つた行動の制限の内容
ロ　当該行動の制限を開始した年月日及び時刻並びに解除した年月日及び時刻
ハ　当該行動の制限を行つたときの症状
六　法第三十八条の二第一項に規定する報告事項に係る入院中の者の診察に係る記載
イ　症状
ロ　過去六月間の病状又は状態像の経過の概要
ハ　生活歴及び現病歴
ニ　今後の治療方針
七　法第四十条の規定により一時退院させて経過を見ることが適当かどうかの判定に係る記載　第二号に掲げる事項

〔常時勤務する指定医の条件〕
第四条の三　法第十九条の五に規定する精神科病院（精神科病院以外の病院で精神病室が設けられているものを含む。以下同じ。）に常時勤務する指定医は、一日に八時間以上、かつ、一週間に四日以上当該精神科病院において精神障害

の診断又は治療に従事する者でなければならない。

〔登録の申請〕

第四条の四　法第十九条の六の二の登録の申請をしようとする者は、次に掲げる事項を記載した申請書を厚生労働大臣に提出しなければならない。

一　氏名及び住所（法人にあつては、その名称、主たる事務所の所在地及び代表者の氏名）

二　研修の業務を行おうとする事務所の名称及び所在地

三　研修の業務を開始しようとする年月日

四　研修の種類

2　前項の申請書には、次に掲げる書類を添付しなければならない。

一　申請者が法人である場合は、その定款又は寄附行為及び登記事項証明書

二　申請者が個人である場合は、その住民票の写し

三　申請者が法第十九条の六の三各号の規定に該当しないことを説明した書面

四　次の事項を記載した書面

イ　申請者が法人である場合は、その役員の氏名及び略歴

ロ　研修の業務を管理する者の氏名及び略歴

五　研修の業務を開始する初年度の研修計画（法第十九条の六の六第一項に規定する研修計画をいう。）を記載した書面

〔登録の更新〕

第四条の五　前条の規定は、法第十九条の六の五第一項の登録の更新について準用する。

〔業務規程〕

第四条の六　法第十九条の六の八第二項の厚生労働省令で定める事項は、次のとおりとする。

一　研修の実施方法

二　研修に関する料金

三　前号の料金の収納の方法に関する事項

四　研修課程修了証の発行に関する事項

五　研修の業務に関して知り得た秘密の保持に関する事項

六　研修の業務に関する帳簿及び書類の保存に関する事項

七　法第十九条の六の十第二項第二号及び第四号の請求に係る費用に関する事項

八　その他研修の業務の実施に関し必要な事項

〔業務の休廃止の届出〕

第四条の七　法第十九条の六の六第一項に規定する登録研修機関（以下「登録研修機関」という。）は、法第十九条の六の九の届出をしようとするときは、次の事項を記載した書面を厚生労働大臣に提出しなければならない。

一　休止し、又は廃止しようとする研修の業務の範囲

二　休止し、又は廃止しようとする年月日

三　休止又は廃止の理由

四　休止しようとする場合にあつては、休止の予定期間

〔電磁的記録に記録された情報の内容を表示する方法〕

第四条の八　法第十九条の六の十第二項第三号の厚生労働省令で定める方法は、当該電磁的記録に記録された事項を紙面又は出力装置の映像面に表示する方法とする。

〔情報通信の技術を利用する方法〕

第四条の九　法第十九条の六の十第二項第四号の厚生労働省令で定める電磁的方法は、次に掲げるいずれかの方法とする。

一　送信者の使用に係る電子計算機と受信者の使用に係る電子計算機とを電気通信回線で接続した電子情報処理組織を使用する方法であつて、当該電気通信回線を通じて情報が送信され、受信者の使用に係る電子計算機に備えられたファイルに当該情報が記録されるもの

二　磁気ディスクその他これに準ずる方法により一定の情報を確実に記録しておくことができる物をもつて調製するファイルに情報を記録したものを交付する方法

2　前項各号に掲げる方法は、受信者がファイルへの記録を出力することによる書面を作成できるものでなければならない。

〔研修結果の報告〕

第四条の十　登録研修機関は、研修を行つたときは、当該研修が終了した日の属する月の翌月末日までに、受講申込者数及び受講者数を記載した研修結果報告書並びに研修の修了者の氏名、生年月日、住所、勤務先の名称及び所在地、修了年月日、研修課程修了証の番号及び修了した研修の種類を記載した研修修了者一覧表を厚生労働大臣に提出しなければならない。

〔帳簿の備付け〕

第四条の十一　登録研修機関は、研修を行つたときは、研修の修了者の氏名、生年月日、住所、勤務先の名称及び所在地、修了年月日、研修課程修了証の番号及び修了した研修の種類を記載した帳簿を作成し、研修の業務を廃止するまで保存しなければならない。

〔研修を受けなければならないことの通知等〕

第四条の十二　登録研修機関は、前条に規定する帳簿に記載された者であつて指定医に指定されたものに対し、当該者が法第十九条第一項に規定する研修を受けるべき年度に、あらかじめ、当該研修を受けなければならないことを通知しなければならない。

2　指定医は、法第十八条第一項の申請の日以降にその住所を変更したときは、速やかに、その旨を地方厚生局長に届け出なければならない。

〔研修業務の引継ぎ等〕

第四条の十三　登録研修機関は、法第十九条の六の十五第一項の規定により厚生労働大臣が研修の業務の全部又は一部を自ら行う場合には、次に掲げる事項を行わなければならない。

一　研修の業務の厚生労働大臣への引継ぎ

二　研修の業務に関する帳簿及び書類の厚生労働大臣への引継ぎ
三　その他厚生労働大臣が必要と認める事項

〔身分を示す証票〕
第四条の十四　法第十九条の六の十六第二項に規定する当該職員の身分を示す証票は、別記様式第二号によらなければならない。

〔任意入院に際しての告知事項〕
第五条　法第二十一条第一項の厚生労働省令で定める事項は、次のとおりとする。
一　患者の同意に基づく入院である旨
二　法第三十六条に規定する行動の制限に関する事項
三　処遇に関する事項
四　法第二十一条第二項に規定する退院の申出により退院できる旨並びに同条第三項及び第四項後段の規定による措置に関する事項

〔法第二十一条第四項の厚生労働省令で定める精神科病院の基準〕
第五条の二　法第二十一条第四項の厚生労働省令で定める精神科病院の基準は、次のとおりとする。
一　法第三十三条の六第一項の規定による都道府県知事の指定を受けていること又は受ける見込みが十分であること。
二　地方公共団体の救急医療（精神障害の医療に係るものに限る。）の確保に関する施策に協力して、休日診療及び夜間診療を行つていること。
三　二名以上の常時勤務する指定医を置いていること。
四　法第二十一条第四項後段の規定による措置について審議を行うため、事後審査委員会を設けていること。
五　精神科病院に入院中の者に対する行動の制限がその症状に応じて最も制限の少ない方法により行われているかどうかを審議するため、行動制限最小化委員会を設けていること。

〔法第二十一条第四項の厚生労働省令で定める医師の基準〕
第五条の三　法第二十一条第四項の厚生労働省令で定める医師の基準は、次のとおりとする。
一　四年以上診断又は治療に従事した経験を有すること。
二　二年以上精神障害の診断又は治療に従事した経験を有すること。
三　精神障害の診断又は治療に従事する医師として著しく不適当と認められる者でないこと。

〔法第二十一条第五項において準用する厚生労働省令で定める事項〕
第五条の四　法第二十一条第五項において準用する法第十九条の四の二に規定する厚生労働省令で定める事項は、次の各号に掲げる事項とする。
一　法第二十一条第四項後段の規定による措置を採つた年月日及び時刻並びに解除した年月日及び時刻

二　当該措置を採つたときの症状

〔任意入院者に関する措置の記録〕

第五条の五　法第二十一条第四項後段の規定による措置を採つた精神科病院の管理者は、当該措置を採つた日から一月以内に、次の各号に掲げる事項に関する記録を作成し、保存しなければならない。

一　精神科病院の名称及び所在地

二　患者の住所、氏名、性別及び生年月日

三　診察した法第二十一条第四項に規定する特定医師（以下「特定医師」という。）の氏名

四　入院年月日及び時刻

五　病名

六　生活歴及び現病歴

七　当該措置から十二時間以内に法第二十一条第三項の規定による診察をした指定医の氏名及び診察した日時

八　前号の診察の結果、法第二十一条第三項の措置は必要ないと認めたときは、その理由

九　第五条の二第四号の事後審査委員会による審議を行つた結果

〔入院等に関する告知事項〕

第六条　法第二十一条第七項、第二十九条第三項（法第二十九条の二第四項及び第三十三条の七において準用する場合を含む。）及び第三十三条の三第一項本文の厚生労働省令で定める事項は、第五条第二号に掲げる事項とする。

〔身分を示す証票〕

第七条　第四条の十四の規定は、法第二十七条第五項、第三十八条の六第三項及び第四十条の五第二項において読み替えて準用する法第十九条の六の十六第二項に規定する指定医及び当該職員の身分を示す証票について準用する。この場合において、第四条の十四中「別記様式第二号」とあるのは、「それぞれ別記様式第一号及び第二号」と読み替えるものとする。

〔移送の告知〕

第八条　法第二十九条の二の二第二項の厚生労働省令で定める事項は、次のとおりとする。

一　移送先の精神科病院の名称及び所在地

二　移送の方法

三　法第二十九条の二の二第三項に規定する行動の制限に関する事項

〔入院措置の解除が認められるに至つたときの届出事項〕

第九条　法第二十九条の五の厚生労働省令で定める事項は、次のとおりとする。

一　精神科病院の名称及び所在地

二　患者の住所、氏名、性別及び生年月日

三　入院年月日

四　病名及び入院後の病状又は状態像の経過の概要

五　退院後の処置に関する事項

六　退院後の帰住先及びその住所

七　診察した指定医の氏名

第十条及び第十一条　削除

〔診療報酬の請求〕

第十二条　国等の設置した精神科病院又は指定病院は、療養の給付及び公費負担医療に関する費用の請求に関する命令（昭和五十一年厚生省令第三十六号）、訪問看護療養費及び公費負担医療に関する費用の請求に関する命令（平成四年厚生省令第五号）又は介護給付費及び公費負担医療等に関する費用等の請求に関する命令（平成十二年厚生省令第二十号）の定めるところにより、当該精神科病院又は指定病院が行つた医療に係る診療報酬を請求するものとする。

第十三条から第十五条まで　削除

〔法第二十九条の六の厚生労働省令で定める資格を有する者〕

第十五条の二　法第二十九条の六（法第三十三条の四において準用する場合を含む。）の厚生労働省令で定める資格を有する者は、次の各号のいずれかに該当するものとする。

一　次のイからへまでに掲げる者であつて、精神障害者に関する当該イからへまでに定める業務に従事した経験を有するもの

イ　保健師　保健師助産師看護師法（昭和二十三年法律第二百三号）第二条に規定する業務

ロ　看護師　保健師助産師看護師法第五条に規定する業務

ハ　准看護師　保健師助産師看護師法第六条に規定する業務

ニ　作業療法士　理学療法士及び作業療法士法（昭和四十年法律第百三十七号）第二条第四項に規定する業務

ホ　社会福祉士　社会福祉士及び介護福祉士法（昭和六十二年法律第三十号）第二条第一項に規定する業務

ヘ　公認心理師　公認心理師法（平成二十七年法律第六十八号）第二条に規定する業務

二　前号に掲げる者以外の者で、三年以上、精神障害者及びその家族等からの精神障害者の退院後の生活環境に関する相談及びこれらの者に対する指導についての実務に従事した経験を有し、かつ、厚生労働大臣が定める研修を修了したもの

〔法第二十九条の六の規定による退院後生活環境相談員の選任〕

第十五条の三　法第二十九条の六の規定による退院後生活環境相談員の選任は、法第二十九条第一項の規定による入院措置が採られた日から七日以内に行わなければならない。

2　前項の規定は、法第三十三条の四において読み替えて準用する法第二十九条の六の規定による退院後生活環境相談員の選任について準用する。この場合において、前項中「第二十九条第一項」とあるのは、「第三十三条第一項又は第二項」と読み替えるものとする。

〔地域援助事業者の紹介〕

第十五条の四　措置入院者（法第二十九条の四第一項に規定する措置入院者をいう。以下同じ。）及び医療保護入院者（法第三十三条第六項に規定する医療保護入院者をいう。以下同じ。）を入院させている精神科病院の管理者は、法第二十九条の七（法第三十三条の四において準用する場合を含む。）に規定する地域援助事業者（第十五条の十二第三項第二号において「地域援助事業者」という。）を紹介するに当たつては、当該地域援助事業者の連絡先を記載した書面を交付する方法その他の適切な方法により行うものとする。

〔法第二十九条の七の厚生労働省令で定める者〕

第十五条の五　法第二十九条の七（法第三十三条の四において準用する場合を含む。）の厚生労働省令で定める者は、次の各号に掲げるものとする。

一　障害者の日常生活及び社会生活を総合的に支援するための法律（平成十七年法律第百二十三号）第五条第一項に規定する障害福祉サービス（第二十二条の二において「障害福祉サービス」という。）に係る事業を行う者

二　介護保険法（平成九年法律第百二十三号）第八条第十一項に規定する特定施設入居者生活介護を行う者

三　介護保険法第八条第十九項に規定する小規模多機能型居宅介護を行う者（介護支援専門員（同法第七条第五項に規定する介護支援専門員をいう。以下同じ。）を有するものに限る。）

四　介護保険法第八条第二十項に規定する認知症対応型共同生活介護を行う者（介護支援専門員を有するものに限る。）

五　介護保険法第八条第二十一項に規定する地域密着型特定施設入居者生活介護を行う者

六　介護保険法第八条第二十二項に規定する地域密着型介護老人福祉施設入所者生活介護を行う者

七　介護保険法第八条第二十三項に規定する複合型サービスを行う者

八　介護保険法第八条第二十七項に規定する介護福祉施設サービスを行う者

九　介護保険法第八条第二十八項に規定する介護保健施設サービスを行う者

十　介護保険法第八条第二十九項に規定する介護医療院サービスを行う者

十一　介護保険法第八条の二第九項に規定する介護予防特定施設入居者生活介護を行う者

十二　介護保険法第八条の二第十四項に規定する介護予防小規模多機能型居宅介護を行う者

十三　介護保険法第八条の二第十五項に規定する介護予防認知症対応型共同生活介護を行う者（介護支援専門員を有するものに限る。）

十四　介護保険法第八条の二第十六項に規定する介護予防

支援事業を行う者（介護支援専門員を有するものに限る。）

十五　健康保険法等の一部を改正する法律（平成十八年法律第八十三号）附則第百三十条の二第一項の規定によりなおその効力を有するものとされた同法第二十六条の規定による改正前の介護保険法第八条第二十六項に規定する介護療養施設サービスを行う者

〔法第三十三条第一項等の厚生労働省令で定める期間〕

第十五条の六　法第三十三条第一項、第二項及び第六項の厚生労働省令で定める期間は、当該医療保護入院から六月を経過するまでの間は三月とし、六月を経過した後は六月とする。

〔法第三十三条第三項の厚生労働省令で定める基準〕

第十五条の七　第五条の二の規定は、法第三十三条第三項の厚生労働省令で定める基準について準用する。この場合において、第五条の二第四号中「法第二十一条第四項」とあるのは「法第三十三条第三項」と、「措置」とあるのは「入院措置」と読み替えるものとする。

〔法第三十三条第四項において準用する法第十九条の四の二に規定する厚生労働省令で定める事項〕

第十五条の八　法第三十三条第四項において準用する法第十九条の四の二に規定する厚生労働省令で定める事項は、次の各号に掲げる事項とする。

一　法第三十三条第三項後段の規定による入院措置を採ったときの症状

二　法第二十条の規定による入院が行われる状態にないと判定した理由

〔医療保護入院措置に関する記録〕

第十五条の九　法第三十三条第一項又は第二項の規定による入院措置を採ろうとする場合において、同条第三項後段の規定による入院措置を採った精神科病院の管理者は、当該入院措置を採った日から一月以内に、次の各号に掲げる事項に関する記録を作成し、保存しなければならない。

一　精神科病院の名称及び所在地

二　患者の住所、氏名、性別及び生年月日

三　診察した特定医師の氏名

四　入院年月日及び時刻

五　病名

六　法第二十条の規定による入院が行われる状態にないと判定した理由

七　生活歴及び現病歴

八　当該入院措置から十二時間以内に法第三十三条第一項又は第二項の規定による診察をした指定医の氏名及び診察した日時

九　前号の診察の結果、法第三十三条第一項又は第二項の入院措置は必要ないと認めたときは、その理由

十　第五条の二第一項第四号の事後審査委員会による審議を行った結果

十一　入院について同意した法第五条第二項に規定する家族等（以下「家族等」という。）の住所、氏名、性別、生年月日及び患者との続柄

〔医療保護入院の入院の期間の更新の同意に関する通知事項〕

第十五条の十　精神科病院の管理者は、法第三十三条第六項の規定による入院の期間の更新（以下「更新」という。）の同意を求めるときは、当該入院に係る同条第一項の規定による同意をした家族等（二回目以降の更新の同意にあつては、当該更新の同意の直前の更新の同意をした家族等）に対し、次に掲げる事項を通知しなければならない。

一　当該更新に係る医療保護入院者が、法第三十三条第六項第一号に該当する旨及びその理由

二　当該更新に係る医療保護入院者について、法第三十三条第六項第二号の規定による審議が行われたこと

三　更新後の入院期間

四　第十五条の十四に定める日までに当該通知に係る家族等から不同意の意思表示を受けなかつたときに法第三十三条第八項の規定により家族等の同意を得たものとみなすこととする場合は、その旨及び第十五条の十四に定める日の日付

2　精神科病院の管理者は、前項の規定にかかわらず、同項の家族等が次の各号のいずれかに該当する場合は、当該家族等以外の家族等に対し、更新の同意を求めることができる。この場合において、当該管理者は当該家族等以外の家族等に対し、同項各号（第四号を除く。）に掲げる事項を通知しなければならない。

一　家族等に該当しなくなつたとき。

二　死亡したとき。

三　その意思を表示することができないとき。

四　更新の同意又は不同意の意思表示を行わないとき。

五　前項の規定による更新の同意の求めに対し、不同意の意思表示を行つたとき。

3　前二項の通知は、やむを得ない場合を除き、当該通知に係る医療保護入院者の入院期間満了日の一月前から二週間前までの間に行うものとする。

〔医療保護入院者退院支援委員会の開催〕

第十五条の十一　精神科病院の管理者は、法第三十三条第一項又は第二項の規定により定めた入院期間（二回目以降の更新については、更新された入院期間）が経過する前に、当該医療保護入院者の入院を継続する必要があるかどうかの審議を行うため、医療保護入院者退院支援委員会（法第三十三条第六項第二号に規定する委員会をいう。以下「委員会」という。）を開催しなければならない。

2　委員会は、前項の規定による審議の結果、当該審議に係る医療保護入院者の入院を継続する必要があると認めるときは、更新後の入院期間及び退院に向けた取組の方針を定めなければならない。

3　精神科病院の管理者は、第一項の規定による審議の結果を当該審議に係る医療保護入院者及び次条第三項各号に掲げる者（同項の規定による通知を受けた者に限る。）に通知しなければならない。

〔委員会〕

第十五条の十二　委員会は、次に掲げる者をもつて構成する。

一　委員会の審議に係る医療保護入院者の主治医

二　当該医療保護入院者が入院している精神科病院に勤務する看護師又は准看護師

三　当該医療保護入院者について法第三十三条の四において読み替えて準用する第二十九条の六の規定により選任された退院後生活環境相談員

四　前三号に掲げる者以外の当該精神科病院の職員で、当該精神科病院の管理者から出席を求められたもの

2　精神科病院の管理者は、委員会の審議に係る医療保護入院者が委員会の構成員となることを希望するときは、委員会に、当該医療保護入院者を構成員として加えるものとする。この場合において、当該医療保護入院者は、委員会に出席し、又は書面により意見を述べることができる。

3　精神科病院の管理者は、委員会の審議に係る医療保護入院者が次の各号に掲げる者を委員会の構成員とすることを希望するときは、あらかじめ、その旨をこれらの者に対し書面により通知するものとし、当該通知を受けた者が委員会の構成員となることを希望するときは、委員会に、当該希望する者を構成員として加えるものとする。この場合において、当該希望する者は、委員会に出席し、又は書面により意見を述べることができる。

一　委員会の審議に係る医療保護入院者の家族等

二　地域援助事業者その他の当該医療保護入院者の退院後の生活環境に関わる者

〔委員会の開催日の記録等〕

第十五条の十三　精神科病院の管理者は、委員会の開催日その他委員会における審議の過程を文書により記録し、これを当該開催日から五年間保存しなければならない。

2　委員会の審議に係る医療保護入院者の主治医は、委員会が開催されたときは、遅滞なく、当該委員会の開催日を診療録に記載しなければならない。

〔法第三十三条第八項の厚生労働省令で定める日〕

第十五条の十四　法第三十三条第八項の厚生労働省令で定める日は、医療保護入院者の入院期間満了日前であつて、第十五条の十第一項の通知を発した日から二週間を経過した日とする。

〔法第三十三条第八項の厚生労働省令で定める場合〕

第十五条の十五　法第三十三条第八項の厚生労働省令で定める場合は、次の各号のいずれかに該当する場合とする。

一　精神科病院の管理者と第十五条の十第一項の通知に係る家族等との連絡が定期的に行われていないとき。

二　精神科病院の管理者が、第十五条の十第一項の通知を発したときから更新するまでの間に、当該通知に係る家族等が同条第二項第一号から第四号までのいずれかに該当することを把握したとき。
三　第十五条の十第二項の規定による通知がされたとき。
四　第十五条の十第一項の通知を発した日から二週間が経過した日が当該医療保護入院者の入院期間満了日を経過するとき。

〔法第三十三条第九項の厚生労働省令で定める事項〕
第十五条の十六　法第三十三条第九項の厚生労働省令で定める事項は、次の各号に掲げる届出の区分に応じ、それぞれ当該各号に定める事項とする。
一　法第三十三条第一項又は第二項の規定による入院措置に係る届出
イ　精神科病院の名称及び所在地
ロ　患者の住所、氏名、性別及び生年月日
ハ　入院年月日
ニ　病名
ホ　法第二十条の規定による入院が行われる状態にないと判定した理由
ヘ　生活歴及び現病歴
ト　法第三十三条第一項又は第二項の規定により定めた入院期間
チ　診察した指定医の氏名
リ　法第三十四条第一項の規定による移送の有無
ヌ　入院について同意した家族等の住所、氏名、性別、生年月日及び患者との続柄
ル　法第三十三条の四において読み替えて準用する第二十九条の六の規定により選任された退院後生活環境相談員の氏名
二　法第三十三条第一項又は第二項の規定による入院措置を採ろうとする場合において、同条第三項後段の規定による入院措置を採つたときの届出
イ　診察した特定医師の氏名
ロ　入院年月日及び時刻
ハ　当該入院措置から十二時間以内に法第三十三条第一項又は第二項の規定による診察をした指定医の氏名及び診察した日時
ニ　ハの診察の結果、法第三十三条第一項又は第二項の入院措置は必要ないと認めたときは、その理由
ホ　前号イ、ロ、ニからヘまで及びヌに掲げる事項
三　更新に係る届出
イ　法第三十三条第六項第一号の規定による診察をした時点における病名
ロ　イの診察の結果、法第二十条の規定による入院が行われる状態にないと判定した理由
ハ　更新後の入院期間
ニ　イの診察をした指定医の氏名

ホ　法第三十三条第六項第二号の規定による審議が行われたこと
ヘ　更新前の入院期間に係る病状又は状態像の経過の概要
ト　退院に向けた取組の状況
チ　更新の同意をした家族等及び当該更新に係る法第三十三条第一項の規定による同意をした家族等（二回目以降の更新の同意にあつては、当該更新の同意の直前の更新の同意をした家族等）の住所、氏名、性別、生年月日及び患者との続柄
リ　法第三十三条第八項の規定により家族等の同意を得たものとみなした場合は、その旨
ヌ　第一号イからハまでに掲げる事項

〔法第三十三条の二の厚生労働省令で定める事項〕

第十五条の十七　法第三十三条の二の厚生労働省令で定める事項は、次のとおりとする。

一　精神科病院の名称及び所在地
二　患者の住所、氏名、性別及び生年月日
三　退院年月日
四　病名
五　退院後の処置に関する事項
六　退院後の帰住先及びその住所

〔診療録に記載しなければならない事項〕

第十五条の十八　法第三十三条の三第二項の規定により診療録に記載しなければならない事項は、次のとおりとする。

一　法第三十三条の三第一項本文に規定する事項（以下「医療保護入院に係る告知事項」という。）のうち知らせなかつたもの
二　症状その他医療保護入院に係る告知事項を知らせることがその者の医療及び保護を図る上で支障があると認められた理由
三　医療保護入院に係る告知事項を知らせた年月日

〔法第三十三条の六第三項において準用する法第十九条の四の二に規定する厚生労働省令で定める事項〕

第十六条　法第三十三条の六第三項において準用する法第十九条の四の二に規定する厚生労働省令で定める事項は、次の各号に掲げる事項とする。

一　法第三十三条の六第二項後段の規定による入院措置を採つた年月日及び時刻並びに解除した年月日及び時刻
二　当該入院措置を採つたときの症状
三　法第二十条の規定による入院が行われる状態にないと判定した理由

〔応急入院の措置に関する記録〕

第十六条の二　法第三十三条の六第二項後段の規定による入院措置を採つた精神科病院の管理者は、当該入院措置を採つた日から一月以内に、次の各号に掲げる事項に関する記録を作成し、保存しなければならない。

一　精神科病院の名称及び所在地

二　患者の住所、氏名、性別及び生年月日
三　診察した特定医師の氏名
四　入院年月日及び時刻
五　病名
六　法第二十条の規定による入院が行われる状態にないと判定した理由
七　生活歴及び現病歴
八　当該入院措置から十二時間以内に法第三十三条の六第一項の規定による診察をした指定医の氏名及び診察した日時
九　前号の診察の結果、法第三十三条の六第一項の入院措置は必要ないと認めたときは、その理由
十　法第三十三条の六第一項の厚生労働大臣の定める基準に基づき設置された事後審査委員会による審議を行った結果
十一　医療及び保護を依頼した者の患者との関係

〔法第三十三条の六第五項の厚生労働省令で定める事項〕

第十六条の三　法第三十三条の六第五項の厚生労働省令で定める事項は、次の各号に掲げる届出の区分に応じ、それぞれ当該各号に定める事項とする。
一　法第三十三条の六第一項の規定による入院措置に係る届出
イ　精神科病院の名称及び所在地
ロ　患者の住所、氏名、性別及び生年月日
ハ　入院年月日及び時刻
ニ　病名及び症状
ホ　法第二十条の規定による入院が行われる状態にないと判定した理由
ヘ　診察した指定医の氏名
ト　法第三十四条第三項の規定による移送の有無
チ　医療及び保護を依頼した者の患者との関係
二　法第三十三条の六第一項の規定による入院措置を採ろうとする場合において、同条第二項後段の規定による入院措置を採つた場合の当該入院措置に係る届出
イ　診察した特定医師の氏名
ロ　病名
ハ　生活歴及び現病歴
ニ　当該入院措置から十二時間以内に法第三十三条の六第一項の規定による診察をした指定医の氏名及び診察した日時
ホ　前号の診察の結果、法第三十三条の六第一項の入院措置は必要ないと認めたときは、その理由
ヘ　前号イからハまで、ホ及びチに掲げる事項

〔準用〕

第十七条　第八条の規定は、法第三十四条第四項において準用する法第二十九条の二の二第二項の厚生労働省令で定める事項について準用する。この場合において、第八条第三号中「法第二十九条の二の二第三項」とあるのは、「法第

三十四条第四項において準用する法第二十九条の二の二第三項」と読み替えるものとする。

〔法第三十五条の二第一項の厚生労働省令で定める者〕

第十八条　法第三十五条の二第一項の厚生労働省令で定める者は、次に掲げる者とする。

一　法第三十三条第二項の規定により入院した者

二　外部との交流を促進するための支援を要するものとして都道府県知事が適当と認める者

〔法第三十五条の二第一項の規定により都道府県知事が行う研修〕

第十八条の二　法第三十五条の二第一項の規定により都道府県知事が行う研修は、次に掲げる事項についての講義及び演習により行うものとする。

一　精神保健、医療及び福祉の現状及び課題

二　入院者訪問支援事業の概要

三　入院者訪問支援員として必要な技能

〔法第三十五条の二第一項の厚生労働省令で定める支援〕

第十八条の三　法第三十五条の二第一項の厚生労働省令で定める支援は、次に掲げるものとする。

一　入院中の生活に関する相談

二　必要な情報の提供

〔措置入院者に係る定期報告事項等〕

第十九条　法第三十八条の二第一項前段の厚生労働省令で定める事項は、次のとおりとする。

一　精神科病院の名称及び所在地

二　患者の住所、氏名、性別及び生年月日

三　入院年月日及び前回の法第三十八条の二第一項前段の規定による報告の年月日

四　病名及び過去六月間（入院年月日から起算して六月を経過するまでの間は、過去三月間）の病状又は状態像の経過の概要

五　処遇に関する事項

六　法第二十九条の六の規定により選任された退院後生活環境相談員の氏名

七　過去六月間の法第四十条の規定による措置の状況

八　今後の治療方針

九　診察年月日及び診察した指定医の氏名

十　退院に向けた取組の状況

2　法第三十八条の二第一項後段の厚生労働省令で定める事項は、次のとおりとする。

一　症状

二　前項第四号及び第八号に掲げる事項

3　法第三十八条の二第一項前段の規定による報告は、法第二十九条第一項の規定による入院措置が採られた日の属する月の翌月を初月とする同月以後の六月ごとの各月に行わなければならない。ただし、入院年月日から起算して六月を経過するまでの間は、三月ごとの各月に行わなければならない。

第二十条 削除

〔法第三十八条の二第二項の厚生労働省令で定める期間〕

第二十条の二 法第三十八条の二第二項の厚生労働省令で定める期間は、五年間とする。

〔法第三十八条の二第二項の厚生労働省令で定める者〕

第二十条の三 法第三十八条の二第二項の厚生労働省令で定める者は、法第三十八条の七第一項又は第四十条の六第一項の規定による命令を受けた後、相当の期間を経過してもなお当該精神科病院に入院中の者の処遇が改善されないと認められる者とする。

〔法第三十八条の二第二項の厚生労働省令で定める基準〕

第二十条の四 法第三十八条の二第二項の厚生労働省令で定める基準は、法第二十条の規定により入院している者が次に掲げる要件のいずれかを満たすこととする。

一 入院後一年以上経過していること。

二 入院後六月を経過するまでの間に法第三十六条第三項に規定する行動の制限を受けたこと又は夜間以外の時間帯に病院から自由に外出することを制限されたこと（前号に該当する場合を除く。）。

〔法第三十八条の二第二項の厚生労働省令で定める事項〕

第二十条の五 法第三十八条の二第二項の厚生労働省令で定める事項は、次のとおりとする。

一 入院年月日及び前回の法第三十八条の二第二項の規定による報告の年月日

二 診察年月日及び診察した医師の氏名

三 病名及び過去十二月間の病状又は状態像の経過の概要

四 第十九条第一項第一号、第二号及び第八号に掲げる事項

〔精神医療審査会への通知事項〕

第二十一条 法第三十八条の三第一項及び第五項の厚生労働省令で定める事項は、次の各号に掲げる区分に応じ、それぞれ当該各号に定める事項とする。

一 法第二十九条第一項の規定による入院措置

イ 精神科病院の名称及び所在地

ロ 患者の住所、氏名、性別及び生年月日

ハ 法第二十二条から第二十六条の三まで及び第二十七条第二項の規定による申請、通報、届出又は診察に関する事項

ニ 診察年月日及び診察した指定医の氏名

ホ 指定医の診察の判定内容（病名及び症状を含む。）

ヘ 法第二十九条の二の二第一項の規定による移送の有無

二 法第三十八条の二第一項前段の規定による報告　第十九条第一項各号に掲げる事項

三 法第三十三条第九項の規定による届出のうち、同条第一項又は第二項の規定による入院措置に係るもの　第十五条の十六第一号イからルまでに掲げる事項

四 法第三十三条第九項の規定による届出のうち、更新に

係るもの　第十五条の十六第三号イからヌまでに掲げる事項

五　法第三十八条の二第二項の規定による報告　第二十条の五各号に掲げる事項

〔退院等の請求〕

第二十二条　法第三十八条の四の規定による請求は、次に掲げる事項に関し申し立てることにより行うものとする。

一　患者の住所、氏名及び生年月日

二　請求人が患者本人でない場合にあつては、その者の住所、氏名及び患者との続柄

三　患者が入院している精神科病院の名称

四　請求の趣旨及び理由

五　請求年月日

〔法第三十九条第一項第六号の厚生労働省令で定める事項〕

第二十二条の二　法第三十九条第一項第六号の厚生労働省令で定める事項は、退去者が同項第五号に掲げる入院年月日より前に障害福祉サービスを利用していた場合における当該障害福祉サービスに係る事業を行う者の名称、所在地及び連絡先とする。

〔法第四十条の七の厚生労働省令で定める事項〕

第二十二条の二の二　法第四十条の七の厚生労働省令で定める事項は、虐待を行つた業務従事者の職種とする。

〔法第四十一条第二項第二号の厚生労働省令で定める場所〕

第二十二条の三　法第四十一条第二項第二号の厚生労働省令で定める場所は、次に掲げる場所とする。

一　精神障害者の居宅

二　法第六条第一項に規定する精神保健福祉センター

三　地域保健法（昭和二十二年法律第百一号）第五条第一項に規定する保健所

四　医療法（昭和二十三年法律第二百五号）第一条の五第一項に規定する病院及び同条第二項に規定する診療所（入院している精神障害者のみに対して医療を提供する場所を除く。）

五　障害者の日常生活及び社会生活を総合的に支援するための法律第五条第十七項に規定する共同生活援助を行う住居

六　前各号に掲げるもののほか、精神障害者に対して保健医療サービス及び福祉サービスを提供する場所

〔精神障害者保健福祉手帳の申請〕

第二十三条　法第四十五条第一項の規定による精神障害者保健福祉手帳の交付の申請をしようとする精神障害者は、次の各号に掲げる事項を記載した申請書を、その居住地（居住地を有しないときは、その現在地。以下この条及び第三十条において同じ。）の都道府県知事（地方自治法（昭和二十二年法律第六十七号）第二百五十二条の十九第一項の指定都市（以下この条において「指定都市」という。）においては、指定都市の長。この条及び第三十条において同じ。）に提出しなければならない。

一　当該申請に係る精神障害者の氏名、住所、生年月日、個人番号（行政手続における特定の個人を識別するための番号の利用等に関する法律（平成二十五年法律第二十七号）第二条第五項に規定する個人番号をいう。第二十六条及び第三十条において同じ。）及び連絡先

二　当該申請に係る精神障害者が十八歳未満である場合においては、当該精神障害者の親権を行う者、未成年後見人その他の者で、当該精神障害者を現に監護する者の氏名、住所、連絡先及び当該精神障害者との続柄

2　法第四十五条第一項の厚生労働省令で定める書類は、第一号又は第二号に掲げる書類及び第三号に掲げる書類とする。ただし、都道府県知事は、当該書類により証明すべき事実を公簿等によつて確認することができるときは、当該書類を省略させることができる。

一　指定医その他精神障害の診断又は治療に従事する医師の診断書（初めて医師の診療を受けた日から起算して六月を経過した日以後における診断書に限る。）

二　次に掲げる精神障害を支給事由とする給付を現に受けていることを証する書類の写し

イ　国民年金法（昭和三十四年法律第百四十一号）による障害基礎年金及び国民年金法等の一部を改正する法律（昭和六十年法律第三十四号。以下「昭和六十年改正法」という。）第一条の規定による改正前の国民年金法による障害年金

ロ　厚生年金保険法（昭和二十九年法律第百十五号）による障害厚生年金及び昭和六十年改正法第三条の規定による改正前の厚生年金保険法による障害年金

ハ　昭和六十年改正法第五条の規定による改正前の船員保険法（昭和十四年法律第七十三号）による障害年金（職務外の事由によるものに限る。）

ニ　被用者年金制度の一元化等を図るための厚生年金保険法等の一部を改正する法律（平成二十四年法律第六十三号。以下この号において「平成二十四年一元化法」という。）附則第三十六条第五項に規定する改正前国共済法による職域加算額のうち障害を給付事由とするもの及び平成二十四年一元化法附則第三十七条第一項に規定する給付のうち障害を給付事由とするもの

ホ　平成二十四年一元化法附則第四十一条第一項の規定による障害共済年金

ヘ　平成二十四年一元化法附則第六十条第五項に規定する改正前地共済法による職域加算額のうち障害を給付事由とするもの及び平成二十四年一元化法附則第六十一条第一項に規定する給付のうち障害を給付事由とするもの

ト　平成二十四年一元化法附則第六十五条第一項の規定による障害共済年金

チ　平成二十四年一元化法附則第七十八条第三項に規定する改正前私学共済法による年金である給付のうち障

害を給付事由とするもの及び平成二十四年一元化法附則第七十九条に規定する給付のうち障害を給付事由とするもの

リ　厚生年金保険制度及び農林漁業団体職員共済組合制度の統合を図るための農林漁業団体職員共済組合法等を廃止する等の法律（平成十三年法律第百一号。以下この号において「平成十三年統合法」という。）附則第十六条第一項の規定によりなおその効力を有するものとされた同法附則第二条第一項第一号に規定する廃止前農林共済法による障害共済年金及び平成十三年統合法附則第十六条第二項の規定によりなおその効力を有するものとされた同法附則第二条第一項第五号に規定する旧制度農林共済法による障害年金並びに平成十三年統合法附則第二十五条第四項第十一号に規定する特例障害農林年金

ヌ　特定障害者に対する特別障害給付金の支給に関する法律（平成十六年法律第百六十六号）に基づく特別障害給付金

三　精神障害者の写真

第二十四条　削除

〔精神障害者保健福祉手帳の記載事項等〕

第二十五条　精神障害者保健福祉手帳に記載すべき事項は、次のとおりとする。

一　精神障害者の氏名、現住所及び生年月日

二　精神障害者保健福祉手帳の交付番号、交付年月日及び有効期限

2　精神障害者保健福祉手帳には、やむを得ない理由がある場合を除き、当該精神障害者保健福祉手帳の交付を受けた者の写真を表示するものとする。

〔精神障害者保健福祉手帳交付台帳の記載事項〕

第二十六条　令第七条第一項の規定により精神障害者保健福祉手帳交付台帳に記載すべき事項は、次のとおりとする。

一　精神障害者の氏名、住所、生年月日及び個人番号

二　障害等級

三　精神障害者保健福祉手帳の交付番号、交付年月日及び有効期限

四　精神障害者保健福祉手帳の再交付をしたときは、その年月日及び理由

第二十七条　削除

〔精神障害者保健福祉手帳の更新〕

第二十八条　法第四十五条第四項の規定による政令で定める精神障害の状態にあることについての認定の申請は、第二十三条の規定を準用する。

2　前項の申請は、精神障害者保健福祉手帳に記載された有効期限の到来する日の三月前から行うことができる。

〔障害等級の変更の申請〕

第二十九条　令第九条第一項の規定による障害等級の変更の申請については、前条第一項の規定を準用する。

〔精神障害者保健福祉手帳の再交付の申請〕

第三十条　令第十条第一項の規定による精神障害者保健福祉手帳の再交付の申請をしようとする精神障害者は、第一号に掲げる事項を記載した申請書を、その居住地の都道府県知事に提出しなければならない。ただし、当該申請を行う精神障害者が当該精神障害者に係る第二号に掲げる書類を提示する場合の申請書については、当該精神障害者の個人番号を記載することを要しない。

一　次に掲げる事項

イ　当該申請に係る精神障害者の氏名、住所、生年月日、個人番号及び先に交付を受けた精神障害者保健福祉手帳の交付番号

ロ　申請の理由

二　氏名及び生年月日又は住所（以下この号において「個人識別事項」という。）が記載された書類であつて、次に掲げるもののいずれかに該当するもの

イ　行政手続における特定の個人を識別するための番号の利用等に関する法律による個人番号カード、道路交通法（昭和三十五年法律第百五号）による運転免許証若しくは運転経歴証明書（交付年月日が平成二十四年四月一日以降のものに限る。）、旅券法（昭和二十六年法律第二百六十七号）による旅券、身体障害者福祉法（昭和二十四年法律第二百八十三号）による身体障害者手帳、精神障害者保健福祉手帳、療育手帳（知的障害者の福祉の充実を図るため、児童相談所又は知的障害者更生相談所において知的障害と判定された者に対して支給される手帳で、その者の障害の程度その他の事項の記載があるものをいう。）、出入国管理及び難民認定法（昭和二十六年政令第三百十九号）による在留カード又は日本国との平和条約に基づき日本の国籍を離脱した者等の出入国管理に関する特例法（平成三年法律第七十一号）による特別永住者証明書

ロ　イに掲げるもののほか、官公署から発行され、又は発給された書類その他これに類する書類であつて、写真の表示その他の当該書類に施された措置によつて、当該精神障害者が当該書類に記載された個人識別事項により識別される特定の個人と同一の者であることを確認することができるものとして都道府県知事が適当と認めるもの

ハ　医療保険各法（健康保険法（大正十一年法律第七十号）、船員保険法、国民健康保険法（昭和三十三年法律第百九十二号）、高齢者の医療の確保に関する法律（昭和五十七年法律第八十号）、国家公務員共済組合法（昭和三十三年法律第百二十八号）、地方公務員等共済組合法（昭和三十七年法律第百五十二号）及び私立学校教職員共済法（昭和二十八年法律第二百四十五号）をいう。）による被保険者証（健康保険法による日雇特例被保険者手帳（健康保険印紙を貼り付けるべ

き余白があるものに限る。）を含む。）、組合員証若しくは加入者証（組合員証及び加入者証については、被扶養者証を含む。）、介護保険法による被保険者証、児童扶養手当法（昭和三十六年法律第二百三十八号）による児童扶養手当証書又は官公署から発行され、若しくは発給された書類その他これに類する書類であって都道府県知事が適当と認めるもののうち二以上の書類

2　都道府県知事は、精神障害者保健福祉手帳を破り、又は汚した者に対する令第十条第一項の規定による精神障害者保健福祉手帳の再交付については、先に交付した精神障害者保健福祉手帳と引換えに行わなければならない。

〔法第四十六条の厚生労働省令で定める者〕

第三十一条　法第四十六条の厚生労働省令で定める者は、保健、医療、福祉、住まい、就労その他日常生活に係る精神保健に関する課題を抱える者とする。

第三十二条から第三十四条まで　削除

〔精神障害者社会復帰促進センター指定申請書〕

第三十五条　法第五十一条の二第一項の規定により指定を受けようとする法人は、次の事項を記載した申請書を厚生労働大臣に提出しなければならない。

一　名称、住所及び事務所の所在地

二　代表者の氏名

2　前項の申請書には、次に掲げる書面を添付しなければならない。

一　定款

二　登記事項証明書

三　役員の氏名、住所及び略歴を記載した書面

四　法第五十一条の三各号に掲げる業務の実施に関する基本的な計画

五　資産の総額並びにその種類及びこれを証する書類

〔名称等変更の届出〕

第三十六条　法第五十一条の二第一項に規定する精神障害者社会復帰促進センター（以下「センター」という。）は、同条第三項の規定により届出をしようとするときは、次の事項を記載した書面を厚生労働大臣に提出しなければならない。

一　変更後の名称、住所又は事務所の所在地

二　変更しようとする年月日

三　変更の理由

〔センターへの協力〕

第三十七条　法第五十一条の四の厚生労働省令で定める情報又は資料は、次のとおりとする。

一　精神障害者の社会復帰の促進を図るための相談及び訓練に関する情報又は資料

二　前号に掲げる相談及び訓練を受けた精神障害者の性別、生年月日及び家族構成並びに状態像の経過に関する情報又は資料（当該精神障害者を識別できるものを除く。）

〔特定情報管理規程の認可申請等〕

第三十八条 センターは、法第五十一条の五第一項前段の規定により特定情報管理規程の認可を受けようとするときは、その旨を記載した申請書に当該特定情報管理規程を添えて、これを厚生労働大臣に提出しなければならない。

2 センターは、法第五十一条の五後段の規定により特定情報管理規程の変更の認可を受けようとするときは、次に掲げる事項を記載した申請書を厚生労働大臣に提出しなければならない。

一 変更しようとする事項

二 変更の理由

〔特定情報管理規程記載事項〕

第三十九条 法第五十一条の五第三項の規定により特定情報管理規程に記載すべき事項は、次のとおりとする。

一 特定情報（法第五十一条の五第一項に規定する特定情報をいう。以下この条において同じ。）の適正な管理及び使用に関する職員の意識の啓発及び教育に関する事項

二 特定情報の適正な管理及び使用に係る事務を統括管理する者に関する事項

三 特定情報の記録された物の紛失、盗難及びき損を防止するための措置に関する事項

四 特定情報の使用及びその制限に関する事項

五 特定情報の処理に関し電子計算機を用いる場合には、当該電子計算機及び端末装置を設置する場所の入出場の管理その他これらの施設への不正なアクセスを予防するための措置に関する事項

六 その他特定情報の適正な管理又は使用を図るための必要な措置に関する事項

〔身分を示す証票〕

第四十条 法第五十一条の九第二項の規定において準用する法第十九条の六の十六第二項の規定による当該職員の身分を示す証票は、別記様式第四号によらなければならない。

附　則

1 この省令は、公布の日〔昭和二十五年六月二十四日〕から施行し、法施行の日〔昭和二十五年五月一日〕から適用する。

2 精神病者監護法施行規則（明治三十三年内務省令第三十五号）及び精神病院法施行規則（大正十二年内務省令第十七号）は廃止する。

附　則（平成二十六年一月二十三日厚生労働省令第四号）（抄）

（施行期日）

第一条 この省令は、精神保健及び精神障害者福祉に関する法律の一部を改正する法律の施行の日（平成二十六年四月一日）から施行する。ただし、第二条の規定は、平成二十九年四月一日から施行する。

（経過措置）

第二条 この省令の施行の際現に精神科病院に入院している

医療保護入院者については、当該医療保護入院者を入院させている精神科病院の管理者が必要と認める場合を除き、第一条の規定による改正後の精神保健及び精神障害者福祉に関する法律施行規則第十五条の六から第十五条の八までの規定は、適用しない。

（準備行為）

第三条　第二条の規定による改正後の精神保健及び精神障害者福祉に関する法律施行規則第十五条の二第二号に規定する研修及びこれに関して必要な手続その他の行為は、第二条の規定の施行前においても行うことができる。

（表　面）

第　　　　号 精神保健指定医の証 氏　名 年　月　日 生 勤務先 厚生労働省　印	写真ちょう付面 交付日 令和　年　月　日 有効期限 令和　年　月　日

（A 列 6 番）

（裏　面）

精神保健及び精神障害者福祉に関する法律抜すい

（報告の徴収及び立入検査）
第十九条の六の十六　略
2　前項の規定により立入検査を行う当該職員は、その身分を示す証票を携帯し、関係者の請求があつたときは、これを提示しなければならない。
3　第一項の規定による権限は、犯罪捜査のために認められたものと解釈してはならない。

（申請等に基づき行われる指定医の診察等）
第二十七条　都道府県知事は、第二十二条から前条までの規定による申請、通報又は届出のあつた者について調査の上必要があると認めるときは、その指定する指定医をして診察をさせなければならない。
2　都道府県知事は、入院させなければ精神障害のために自身を傷つけ又は他人に害を及ぼすおそれがあることが明らかである者については、第二十二条から前条までの規定による申請、通報又は届出がない場合においても、その指定する指定医をして診察をさせることができる。
3　都道府県知事は、前二項の規定により診察をさせる場合には、当該職員を立ち会わせなければならない。
4　指定医及び前項の当該職員は、前三項の職務を行うに当たつて必要な限度においてその者の居住する場所へ立ち入ることができる。
5　第十九条の六の十六第二項及び第三項の規定は、前項の規定による立入りについて準用する。この場合において、同条第二項中「前項」とあるのは「第二十七条第四項」と、「当該職員」とあるのは「指定医及び当該職員」と、同条第三項中「第一項」とあるのは「第二十七条第四項」と読み替えるものとする。

（報告徴収等）
第三十八条の六　厚生労働大臣又は都道府県知事は、必要があると認めるときは、精神科病院の管理者に対し、当該精神科病院に入院中の者の症状若しくは処遇に関し、報告を求め、若しくは診療録その他の帳簿書類の提出若しくは提示を命じ、当該職員若しくはその指定する指定医に、精神科病院に立ち入り、これらの事項に関し、診療録その他の帳簿書類（その作成又は保存に代えて電磁的記録の作成又は保存がされている場合における当該電磁的記録を含む。）を検査させ、若しくは当該精神科病院に入院中の者その他の関係者に質問させ、又はその指定する指定医に、精神科病院に立ち入り、当該精神科病院に入院中の者を診察させることができる。
2　略
3　第十九条の六の十六第二項及び第三項の規定は、第一項の規定による立入検査、質問又は診察について準用する。この場合において、同条第二項中「前項」とあるのは「第三十八条の六第一項」と、「当該職員」とあるのは「当該職員及び指定医」と、同条第三項中「第一項」とあるのは「第三十八条の六第一項」と読み替えるものとする。

（注意）
一　この証票の取扱いに注意し、破り、汚し、又は失ったときは直ちに厚生労働大臣に届け出ること。
二　精神保健指定医でなくなったときは、厚生労働大臣に返還すること。
三　この証票の記載事項に変更が生じたときは、直ちに厚生労働大臣に届け出ること。

別記様式第二号

（表　　面）

写真ちょう付面

第　　　号

（職）氏名

年　月　日生

精神保健福祉職員の証

令和　年　月　日

厚生労働省（都道府県又は指定都市）　印

（A列6番）

（裏　　面）

精神保健及び精神障害者福祉に関する法律抜すい

（報告の徴収及び立入検査）

第十九条の六の十六　略

2　前項の規定により立入検査を行う当該職員は、その身分を示す証票を携帯し、関係者の請求があつたときは、これを提示しなければならない。

3　第一項の規定による権限は、犯罪捜査のために認められたものと解釈してはならない。

（申請等に基づき行われる指定医の診察等）

第二十七条　都道府県知事は、第二十二条から前条までの規定による申請、通報又は届出のあつた者について調査の上必要があると認めるときは、その指定する指定医をして診察をさせなければならない。

2　都道府県知事は、入院させなければ精神障害のために自身を傷つけ又は他人に害を及ぼすおそれがあることが明らかである者については、第二十二条から前条までの規定による申請、通報又は届出がない場合においても、その指定する指定医をして診察をさせることができる。

3　都道府県知事は、前二項の規定により診察をさせる場合には、当該職員を立ち会わせなければならない。

4　指定医及び前項の当該職員は、前三項の職務を行うに当たつて必要な限度においてその者の居住する場所へ立ち入ることができる。

5　第十九条の六の十六第二項及び第三項の規定は、前項の規定による立入りについて準用する。この場合において、同条第二項中「前項」とあるのは「第二十七条第四項」と、「当該職員」とあるのは「指定医及び当該職員」と、同条第三項中「第一項」とあるのは「第二十七条第四項」と読み替えるものとする。

（報告徴収等）

第三十八条の六　厚生労働大臣又は都道府県知事は、必要があると認めるときは、精神科病院の管理者に対し、当該精神科病院に入院中の者の症状若しくは処遇に関し、報告を求め、若しくは診療録その他の帳簿書類の提出若しくは提示を命じ、当該職員若しくはその指定する指定医に、精神科病院に立ち入り、これらの事項に関し、診療録その他の帳簿書類（その作成又は保存に代えて電磁的記録の作成又は保存がされている場合における当該電磁的記録を含む。）を検査させ、若しくは当該精神科病院に入院中の者その他の関係者に質問させ、又はその指定する指定医に、精神科病院に立ち入り、当該精神科病院に入院中の者を診察させることができる。

2　略

3　第十九条の六の十六第二項及び第三項の規定は、第一項の規定による立入検査、質問又は診察について準用する。この場合において、同条第二項中「前項」とあるのは「第三十八条の六第一項」と、「当該職員」とあるのは「当該職員及び指定医」と、同条第三項中「第一項」とあるのは「第三十八条の六第一項」と読み替えるものとする。

（注意）

一　この証票の取扱いに注意し、破り、汚し、又は失ったときは直ちに厚生労働大臣（都道府県知事又は指定都市市長）に届け出ること。

二　精神保健福祉職員でなくなったときは、厚生労働大臣（都道府県知事又は指定都市市長）に返還すること。

別記様式第三号　削除
別記様式第四号

（表　　面）

写真ちよう付面	第　　　号 （職）氏名 　　年　月　日生 精神保健及び精神障害者福祉に関する法律第五十一条の九第一項の規定による立入検査を行う職員の証 令和　年　月　日 厚生労働省 印

（A列6番）

（裏　　面）

精神保健及び精神障害者福祉に関する法律抜すい

（報告の徴収及び立入検査）
第十九条の六の十六（略）
2　前項の規定により立入検査を行う当該職員は、その身分を示す証票を携帯し、関係者の請求があつたときは、これを提示しなければならない。
3　第一項の規定による権限は、犯罪捜査のために認められたものと解釈してはならない。

（報告及び検査）
第五十一条の九　厚生労働大臣は、第五十一条の三に規定する業務の適正な運営を確保するために必要な限度において、センターに対し、必要と認める事項の報告を求め、又は当該職員に、その事務所に立ち入り、業務の状況若しくは帳簿書類その他の物件を検査させることができる。
2　第十九条の六の十六第二項及び第三項の規定は、前項の規定による立入検査について準用する。この場合において、同条第二項中「前項」とあるのは「第五十一条の九第一項」と、同条第三項中「第一項」とあるのは「第五十一条の九第一項」と読み替えるものとする。

（注意）
一　この証票の取扱いに注意し、破り、汚し、又は失つたときは直ちに厚生労働大臣に届け出ること。
二　精神保健福祉職員でなくなつたときは、厚生労働大臣に返還すること。

〔参　考〕

◉障害者の日常生活及び社会生活を総合的に支援するための法律等の一部を改正する法律の一部の施行に伴う厚生労働省関係省令の整理に関する省令（抄）

〔令和六年一月二十五日　厚生労働省令第十八号〕

（精神保健及び精神障害者福祉に関する法律施行規則の一部改正）

第二条　精神保健及び精神障害者福祉に関する法律施行規則（昭和二十五年厚生省令第三十一号）の一部を次の表のように改正する。

（傍線部分は改正部分）

改正後	改正前
第二十二条の三　法第四十一条第二項第二号の厚生労働省令で定める場所は、次に掲げる場所とする。 一～四　（略） 五　障害者の日常生活及び社会生活を総合的に支援するための法律第五条第十八項に規定する共同生活援助を行う住居 六　（略）	**第二十二条の三**　法第四十一条第二項第二号の厚生労働省令で定める場所は、次に掲げる場所とする。 一～四　（略） 五　障害者の日常生活及び社会生活を総合的に支援するための法律第五条第十七項に規定する共同生活援助を行う住居 六　（略）

附　則　抄

この省令は、障害者の日常生活及び社会生活を総合的に支援するための法律等の一部を改正する法律〔令和四年法律第百四号〕附則第一条第四号に掲げる規定の施行の日〔令和四年十二月十六日から起算して三年を超えない範囲内において政令で定める日〕から施行する。〔以下略〕

◉精神保健及び精神障害者福祉に関する法律第十八条第一項第三号の規定に基づき厚生労働大臣が定める精神障害及び程度

〔昭和六十三年四月八日
厚生省告示第百二十四号〕

改正　令和五年三月三〇日厚生労働省告示第一一七号現在

精神保健法（昭和二十五年法律第百二十三号）第十八条第一項第三号の規定に基づき、厚生大臣が定める精神障害及び厚生大臣が定める程度を次のように定め、昭和六十三年七月一日から適用する。

厚生労働大臣の定める精神障害	厚生労働大臣の定める程度
症状性を含む器質性精神障害	精神保健及び精神障害者福祉に関する法律（昭和二十五年法律第百二十三号。以下「法」という。）第二十九条第一項の規定により入院した者（以下「措置入院者」という。）又は法第三十三条第一項若しくは第二項の規定により入院した者（以下「医療保護入院者」という。）につき一例以上
精神作用物質使用による精神及び行動の障害（依存症に係るものに限る。）	措置入院者又は医療保護入院者につき一例以上
統合失調症、統合失調症型障害及び妄想性障害	措置入院者又は医療保護入院者につき一例以上
気分（感情）障害	措置入院者又は医療保護入院者につき一例以上
次の各号に掲げる精神障害のうちいずれか 一　神経症性障害、ストレス関連障害及び身体表現性障害 二　生理的障害及び身体的要因に関連した行動症候群 三　成人の人格及び行動の障害 四　知的障害（精神遅滞） 五　心理的発達の障害 六　小児（児童）期及び青年期に通常発症する行動及び情緒の障害	措置入院者又は医療保護入院者につき一例以上

（注一）　この表に定める精神障害及び程度の診断又は治療に従事した経験（以下「経験」という。）のうち一例以上は、措置入院者に係るものとする。

（注二）　この表に定める経験のうち一例以上は、医療保護入院者に係るものとする。

（注三）　この表に定める経験のうち医療保護入院者につき一例以上は、法第十八条第一項の指定の申請をした者（以下「申請者」という。）が、当該医療保護入院者の入院時点からその診断又は治療に従事したものであり、かつ、当該医療保護入院者に係る法第三十三条第一項第一号又は第三十四条第一項の規定による指定医の診察に立ち会ったものとする。
（注四）この表に定める経験は、全て、申請者が申請前七年以内に従事したものとする。
（注五）この表に定める経験のうち一例以上は、申請者が申請前一年以内に従事したものとする。ただし、やむを得ない理由により当該期間内に診断又は治療に従事できない期間があると認められる場合は、この限りでない。
（注六）この表に定める経験のうち二例以上は、申請者が申請をした日の一年前の日より前に従事したものとする。
（注七）この表に定める経験のうち一例以上は、十八歳に達する日以後の最初の三月三十一日までの間にある者に係るものであることが望ましい。
（注八）この表に定める経験のうち一例以上は、申請者が、措置入院者又は医療保護入院者の退院後に、当該者に対して法第二十条の入院による治療を行ったものであることが望ましい。
（注九）この表に定める経験のうち一例以上は、申請者が、措置入院者又は医療保護入院者の退院後に、当該者に対して通院による治療を行ったものであることが望ましい。

前　文（平成三十年十一月二十日厚生労働省告示第三百九十号）（抄）

〔前略〕平成三十一年七月一日から適用する。ただし、平成三十四年六月三十日までに精神保健及び精神障害者福祉に関する法律第十八条第一項の指定の申請をした者についての同項の規定による指定に係るこの告示による改正後の精神保健及び精神障害者福祉に関する法律第十八条第一項第三号の規定に基づき厚生労働大臣が定める精神障害及び程度本則の表（注一）、（注三）、（注五）及び（注六）の規定の適用については、これらの規定中「とする」とあるのは「であることが望ましい」とする。

◉精神保健及び精神障害者福祉に関する法律第二十八条の二の規定に基づき厚生労働大臣の定める基準

〔昭和六十三年四月八日 厚生省告示第百二十五号〕

改正 平成一八年一月一二日厚生労働省告示第四号現在

精神保健法（昭和二十五年法律第百二十三号）第二十八条の二第一項（第二十九条の二第四項において準用する場合を含む。）の規定に基づき、厚生大臣の定める基準を次のように定め、昭和六十三年七月一日から適用する。

第一

一　精神保健及び精神障害者福祉に関する法律（昭和二十五年法律第百二十三号。以下「法」という。）第二十九条第一項の規定に基づく入院に係る精神障害者であり、かつ、医療及び保護のために入院させなければその精神障害のために自身を傷つけ又は他人に害を及ぼすおそれがある旨の法第十八条第一項の規定により指定された精神保健指定医による判定は、診察を実施した者について、入院させなければその精神障害のために、次の表に示した病状又は状態像により、自殺企図等、自己の生命、身体を害する行為（以下「自傷行為」という。）又は殺人、傷害、暴行、性的問題行動、侮辱、器物破損、強盗、恐喝、窃盗、詐欺、放火、弄火等他の者の生命、身体、貞操、名誉、財産等又は社会的法益等に害を及ぼす行為（以下「他害行為」といい、原則として刑罰法令に触れる程度の行為をいう。）を引き起こすおそれがあると認めた場合に行うものとすること。

二　自傷行為又は他害行為のおそれの認定に当たつては、当該者の既往歴、現病歴及びこれらに関連する事実行為等を考慮するものとすること。

病状又は状態像	自傷行為又は他害行為のおそれの認定に関する事項	原因となる主な精神障害の例示
抑うつ状態	悲哀感、焦燥感、絶望感等の一般的な抑うつ感情、思考面での集中困難、思考制止、行動面での運動制止等がみられ、これに抑うつ的な内容の錯覚、幻覚、妄想を伴うことがしばしばあることから、このような病状又は状態像にある精神障害者は、自殺念慮、自傷念慮、心中念慮等を抱く結果、自傷行為又は他害行為を行うことがある。	躁うつ病圏 統合失調症圏 症状性又は器質性精神障害 心因性精神障害 等

躁状態	爽快感、易怒的、刺激的な昂揚感等の躁的感情、自我感情の肥大、思考面での観念奔逸、行動面での運動興奮等がみられ、これに躁的な内容の誇大等の妄想を伴うことがしばしばあることから、このような病状又は状態像にある精神障害者は、思考及び運動の抑制が減弱又は欠如し、傲慢不そんな態度が度を超す結果、自傷行為又は他害行為を行うことがある。	躁うつ病圏 統合失調症圏 症状性又は器質性精神障害 等
幻覚妄想状態	幻覚、妄想がみられ、これに幻覚、妄想に対する自覚、洞察の欠如を伴うことがしばしばあることから、このような病状又は状態像にある精神障害者は、現実検討能力に欠け、恐慌状態や興奮状態に陥りやすい結果、自傷行為又は他害行為を行うことがある。	統合失調症圏 中毒性精神障害 躁うつ病圏 症状性又は器質性精神障害 等

精神運動興奮状態	欲動や意志の昂進又は抑制の減弱がみられ、これに思考の滅裂傾向を伴うことがしばしばあることから、このような病状又は状態像にある精神障害者は、多動興奮状態に陥りやすい結果、突発的に自傷行為又は他害行為を行うことがある。	統合失調症圏 中毒性精神障害 躁うつ病圏 心因性精神障害 症状性又は器質性精神障害 等
昏迷状態	意志発動性が強く抑制されているために、精神的にも身体的にも外界にほとんど応答できない状態がみられ、このような病状又は状態像にある精神障害者は、対人接触等の日常社会活動のみならず、摂食、排泄、睡眠等の生命維持に必要な活動を行うことができない結果、又は突発的な衝動行為を行う結果、自傷行為又は他害行為を行うことがある。	統合失調症圏 心因性精神障害 躁うつ病圏 中毒性精神障害 等

意識障害	周囲に対して適切な注意を払い、外界の刺激を的確に受けとつて対象を認知し、必要な思考及び判断を行つて行動に移し、それらのことの要点に記憶に留めておくという一連の能力の全般的な障害がみられ、このような病状又は状態像にある精神障害者は、見当識の障害を伴う結果、自傷行為又は他害行為を行うことがある。	中毒性精神障害 症状性又は器質性精神障害 心因性精神障害 等
知能障害	先天性若しくは幼少時発症の脳障害により知能の発達が障害された状態又は成人後に生ずる器質的脳障害により知能が低下している状態にあり、周囲との意志の疎通や外界に対する感情の表出等の障害がみられ、このような病状又は状態像にある精神障害者は、突発的な衝動行為等を伴う結果、自傷行為又は他害行為を行うことがある。	知的障害 症状性又は器質性精神障害 等

人格の病的状態	知能にほとんど欠陥はないが、人格構成要素の不均衡又は人格全体の異常等のために、本人が悩み又は他人が悩まされ、そのため個人あるいは社会に対し対立するに至るような人格の病的状態がみられ、このような病状又は状態像にある精神障害者は、周囲との意志の疎通や外界に対する感情の表出又は内的葛藤の処理が障害されやすいことに起因する適応障害が顕著な場合、自傷行為又は他害行為を行うことがある。	精神病質 統合失調症圏 症状性又は器質性精神障害に伴う人格変化 中毒性精神障害 けいれん発作後の人格変容 等

第二

法第二十九条の二第一項の規定に基づく入院に係る精神障害者であり、かつ、直ちに入院させなければその精神障害のために自身を傷つけ又は他人を害するおそれが著しい旨の法第十八条第一項の規定により指定された精神保健指定医による判定は、診察を実施した者について、第一の表に示した病状又は状態像により、自傷行為又は他害行為を引き起こすおそれが著しいと認めた場合に行うものとすること。

◉精神保健及び精神障害者福祉に関する法律第三十九条の二の二第三項の規定に基づき厚生労働大臣が定める行動の制限

〔平成十二年三月二十八日厚生省告示第九十六号〕

改正　平成一二年一二月二八日厚生省告示第五三三号現在

精神保健及び精神障害者福祉に関する法律（昭和二十五年法律第百二十三号）第二十九条の二の二第三項（同法第三十四条第四項において準用する場合を含む。）の規定に基づき、精神保健及び精神障害者福祉に関する法律第二十九条の二の二第三項の規定に基づき厚生大臣が定める行動の制限を次のように定め、平成十二年四月一日から適用する。

身体的拘束（衣類又は綿入り帯等を使用して、一時的に当該患者の身体を拘束し、その運動を抑制する行動の制限をいう。）

◉精神保健及び精神障害者福祉に関する法律第三十六条第二項の規定に基づき厚生労働大臣が定める行動の制限

〔昭和六十三年四月八日 厚生省告示第百二十八号〕

改正 令和五年三月三〇日厚生労働省告示第一一七号現在

精神保健法（昭和二十五年法律第百二十三号）第三十六条第二項の規定に基づき、厚生大臣が定める行動の制限を次のように定め、昭和六十三年七月一日から適用する。

一　信書の発受の制限（刃物、薬物等の異物が同封されていると判断される受信信書について、患者によりこれを開封させ、異物を取り出した上患者に当該受信信書を渡すことは、含まれない。）

二　都道府県及び地方法務局その他の人権擁護に関する行政機関の職員並びに患者の代理人である弁護士との電話の制限

三　都道府県及び地方法務局その他の人権擁護に関する行政機関の職員並びに患者の代理人である弁護士及び患者又はその家族等（精神保健及び精神障害者福祉に関する法律（昭和二十五年法律第百二十三号）第五条第二項に規定する家族等をいう。）その他の関係者の依頼により患者の代理人となろうとする弁護士との面会の制限

◉精神保健及び精神障害者福祉に関する法律第三十六条第三項の規定に基づき厚生労働大臣が定める行動の制限

〔昭和六十三年四月八日厚生省告示第百二十九号〕

改正　平成一二年一二月二八日厚生省告示第五三六号現在

精神保健法（昭和二十五年法律第百二十三号）第三十六条第三項の規定に基づき、厚生大臣が定める行動の制限を次のように定め、昭和六十三年七月一日から適用する。

一　患者の隔離（内側から患者本人の意思によつては出ることができない部屋の中へ一人だけ入室させることにより当該患者を他の患者から遮断する行動の制限をいい、十二時間を超えるものに限る。）

二　身体的拘束（衣類又は綿入り帯等を使用して、一時的に当該患者の身体を拘束し、その運動を抑制する行動の制限をいう。）

◉精神保健及び精神障害者福祉に関する法律第三十七条第一項の規定に基づき厚生労働大臣が定める基準

〔昭和六十三年四月八日
厚生省告示第百三十号〕

改正　令和五年三月三〇日厚生労働省告示第一一七号現在

精神保健法（昭和二十五年法律第百二十三号）第三十七条第一項の規定に基づき、厚生大臣が定める処遇の基準を次のように定め、昭和六十三年七月一日から適用する。

第一　基本理念

入院患者の処遇は、患者の個人としての尊厳を尊重し、その人権に配慮しつつ、適切な精神医療の確保及び社会復帰の促進に資するものでなければならないものとする。また、処遇に当たつて、患者の自由の制限が必要とされる場合においても、その旨を患者にできる限り説明して制限を行うよう努めるとともに、その制限は患者の症状に応じて最も制限の少ない方法により行われなければならないものとする。

第二　通信・面会について

一　基本的な考え方

㈠　精神科病院入院患者の院外にある者との通信及び来院者との面会（以下「通信・面会」という。）は、患者と家族、地域社会等との接触を保ち、医療上も重要な意義を有するとともに、患者の人権の観点からも重要な意義を有するものであり、原則として自由に行われることが必要である。

㈡　通信・面会は基本的に自由であることを、文書又は口頭により、患者及びその家族等（精神保健及び精神障害者福祉に関する法律（昭和二十五年法律第百二十三号）第五条第二項に規定する家族等をいう。以下同じ。）その他の関係者に伝えることが必要である。

㈢　電話及び面会に関しては患者の医療又は保護に欠くことのできない限度での制限が行われる場合があるが、これは、病状の悪化を招き、あるいは治療効果を妨げる等、医療又は保護の上で合理的な理由がある場合であつて、かつ、合理的な方法及び範囲における制限に限られるものであり、個々の患者の医療又は保護の上での必要性を慎重に判断して決定すべきものである。

二　信書に関する事項

㈠　患者の病状から判断して、家族等その他の関係者からの信書が患者の治療効果を妨げることが考えられる場合には、あらかじめ家族等その他の関係者と十分連絡を保つて信書を差し控えさせ、あるいは主治医あてに発信させ患者の病状をみて当該主治医から患者に連絡させる等の方法に努めるものとする。

(二)　刃物、薬物等の異物が同封されていると判断される受信信書について、患者によりこれを開封させ、異物を取り出した上、患者に当該受信信書を渡した場合においては、当該措置を採つた旨を診療録に記載するものとする。

三　電話に関する事項

(一)　制限を行つた場合は、その理由を診療録に記載し、かつ、適切な時点において制限をした旨及びその理由を患者及びその家族等その他の関係者に知らせるものとする。

(二)　電話機は、患者が自由に利用できるような場所に設置される必要があり、閉鎖病棟内にも公衆電話等を設置するものとする。また、都道府県精神保健福祉主管部局、地方法務局人権擁護主管部局等の電話番号を、見やすいところに掲げる等の措置を講ずるものとする。

四　面会に関する事項

(一)　制限を行つた場合は、その理由を診療録に記載し、かつ、適切な時点において制限をした旨及びその理由を患者及びその家族等その他の関係者に知らせるものとする。

(二)　入院後は患者の病状に応じできる限り早期に患者に面会の機会を与えるべきであり、入院直後一定期間一律に面会を禁止する措置は採らないものとする。

(三)　面会する場合、患者が立会いなく面会できるようにするものとする。ただし、患者若しくは面会者の希望のある場合又は医療若しくは保護のため特に必要がある場合には病院の職員が立ち会うことができるものとする。

第三　患者の隔離について

一　基本的な考え方

(一)　患者の隔離（以下「隔離」という。）は、患者の症状からみて、本人又は周囲の者に危険が及ぶ可能性が著しく高く、隔離以外の方法ではその危険を回避することが著しく困難であると判断される場合に、その危険を最小限に減らし、患者本人の医療又は保護を図ることを目的として行われるものとする。

(二)　隔離は、当該患者の症状からみて、その医療又は保護を図る上でやむを得ずなされるものであつて、制裁や懲罰あるいは見せしめのために行われるようなことは厳にあつてはならないものとする。

(三)　十二時間を超えない隔離については精神保健指定医の判断を要するものではないが、この場合にあつてもその要否の判断は医師によつて行われなければならないものとする。

(四)　なお、本人の意思により閉鎖的環境の部屋に入室させることもあり得るが、この場合には隔離には当たらないものとする。この場合においては、本人の意思による入室である旨の書面を得なければならないものとする。

二　対象となる患者に関する事項
隔離の対象となる患者は、主として次のような場合に該当すると認められる患者であり、隔離以外によい代替方法がない場合において行われるものとする。
ア　他の患者との人間関係を著しく損なうおそれがある等、その言動が患者の病状の経過や予後に著しく悪く影響する場合
イ　自殺企図又は自傷行為が切迫している場合
ウ　他の患者に対する暴力行為や著しい迷惑行為、器物破損行為が認められ、他の方法ではこれを妨ぎきれない場合
エ　急性精神運動興奮等のため、不穏、多動、爆発性などが目立ち、一般の精神病室では医療又は保護を図ることが著しく困難な場合
オ　身体的合併症を有する患者について、検査及び処置等のため、隔離が必要な場合

三　遵守事項
㈠　隔離を行っている閉鎖的環境の部屋に更に患者を入室させることはあってはならないものとする。また、既に患者が入室している部屋に隔離のため他の患者を入室させることはあってはならないものとする。
㈡　隔離を行うに当たっては、当該患者に対して隔離を行う理由を知らせるよう努めるとともに、隔離を行った旨及びその理由並びに隔離を開始した日時及び解除した日時を診療録に記載するものとする。
㈢　隔離を行っている間においては、定期的な会話等による注意深い臨床的観察と適切な医療及び保護が確保されなければならないものとする。
㈣　隔離を行っている間においては、洗面、入浴、掃除等患者及び部屋の衛生の確保に配慮するものとする。
㈤　隔離が漫然と行われることがないように、医師は原則として少なくとも毎日一回診察を行うものとする。

第四　身体的拘束について
一　基本的な考え方
㈠　身体的拘束は、制限の程度が強く、また、二次的な身体的障害を生ぜしめる可能性もあるため、代替方法が見出されるまでの間のやむを得ない処置として行われる行動の制限であり、できる限り早期に他の方法に切り替えるよう努めなければならないものとする。
㈡　身体的拘束は、当該患者の生命を保護すること及び重大な身体損傷を妨ぐことに重点を置いた行動の制限であり、制裁や懲罰あるいは見せしめのために行われるようなことは厳にあってはならないものとする。
㈢　身体的拘束を行う場合は、身体的拘束を行う目的の

ために特別に配慮して作られた衣類又は綿入り帯等を使用するものとし、手錠等の刑具類や他の目的に使用される紐、縄その他の物は使用してはならないものとする。

二　対象となる患者に関する事項

身体的拘束の対象となる患者は、主として次のような場合に該当すると認められる患者であり、身体的拘束以外によい代替方法がない場合において行われるものとする。

ア　自殺企図又は自傷行為が著しく切迫している場合

イ　多動又は不穏が顕著である場合

ウ　ア又はイのほか精神障害のために、そのまま放置すれば患者の生命にまで危険が及ぶおそれがある場合

三　遵守事項

(一)　身体的拘束に当たつては、当該患者に対して身体的拘束を行う理由を知らせるよう努めるとともに、身体的拘束を行つた旨及びその理由並びに身体的拘束を開始した日時及び解除した日時を診療録に記載するものとする。

(二)　身体的拘束を行つている間においては、原則として常時の臨床的観察を行い、適切な医療及び保護を確保しなければならないものとする。

(三)　身体的拘束が漫然と行われることがないように、医師は頻回に診察を行うものとする。

第五　任意入院者の開放処遇の制限について

一　基本的な考え方

(一)　任意入院者は、原則として、開放的な環境での処遇（本人の求めに応じ、夜間を除いて病院の出入りが自由に可能な処遇をいう。以下「開放処遇」という。）を受けるものとする。

(二)　任意入院者は開放処遇を受けることを、文書により、当該任意入院者に伝えるものとする。

(三)　任意入院者の開放処遇の制限は、当該任意入院者の症状からみて、その開放処遇を制限しなければその医療又は保護を図ることが著しく困難であると医師が判断する場合にのみ行われるものであつて、制裁や懲罰あるいは見せしめのために行われるようなことは厳にあつてはならないものとする。

(四)　任意入院者の開放処遇の制限は、医師の判断によつて始められるが、その後おおむね七十二時間以内に、精神保健指定医は、当該任意入院者の診察を行うものとする。また、精神保健指定医は、必要に応じて、積極的に診察を行うよう努めるものとする。

(五)　なお、任意入院者本人の意思により開放処遇が制限される環境に入院させることもあり得るが、この場合には開放処遇の制限に当たらないものとする。この場合においては、本人の意思による開放処遇の制限である旨の書面を得なければならないものとする。

二　対象となる任意入院者に関する事項

開放処遇の制限の対象となる任意入院者は、主として次のような場合に該当すると認められる任意入院者とする。

ア　他の患者との人間関係を著しく損なうおそれがある等、その言動が患者の病状の経過や予後に悪く影響する場合

イ　自殺企図又は自傷行為のおそれがある場合

ウ　ア又はイのほか、当該任意入院者の病状からみて、開放処遇を継続することが困難な場合

三　遵守事項

(一)　任意入院者の開放処遇の制限を行うに当たっては、当該任意入院者に対して開放処遇の制限を行う理由を文書で知らせるよう努めるとともに、開放処遇の制限を行った旨及びその理由並びに開放処遇の制限を始めた日時を診療録に記載するものとする。

(二)　任意入院者の開放処遇の制限が漫然と行われることがないように、任意入院者の処遇状況及び処遇方針について、病院内における周知に努めるものとする。

○「障害者の日常生活及び社会生活を総合的に支援するための法律等の一部を改正する法律」の公布について（抄）

〔令和四年十二月十六日　障発一二一六第三号
各都道府県知事・各指定都市市長・各中核市市長宛　厚生労働省社会・援護局障害保健福祉部長通知〕

「障害者の日常生活及び社会生活を総合的に支援するための法律等の一部を改正する法律」（令和四年法律第百四号。以下「改正法」という。）については、本年十二月十日に国会で可決・成立し、本日公布されたところである。改正の趣旨及び概要は左記のとおりであり、十分御了知の上、関係者、関係団体等に対し、その周知徹底をお願いする。また、都道府県知事におかれては、管内市町村（特別区を含む。以下同じ。）への周知徹底を併せてお願いする。

改正法の施行日は、令和六年四月一日（一部は公布の日、令和五年四月一日等）であり、今後、必要な政省令等の改正を行い、その内容について別途通知する予定である。また、改正法の施行に際しての留意点、その内容等を踏まえた通知改正等についても、別途通知する。

なお、本通知は、地方自治法（昭和二十二年法律第六十七号）第二百四十五条の四第一項の規定に基づく技術的助言である。

記

第一　改正の趣旨

障害者等の地域生活及び就労を支援するための施策の強化により、障害者等が希望する生活を営むことができる社会を実現するため、地域における相談支援体制の拡充、就労選択支援の創設、週所定労働時間が特に短い特定の障害者を雇用した場合の雇用率算定における特例の創設、入院者訪問支援事業の創設等による精神障害者の権利擁護の推進、指定難病の患者及び小児慢性特定疾病児童等に係る医療費助成制度の改善、障害福祉サービス等についての情報の収集、利用、連結解析等に関する規定の整備等の措置を講ずる。

第二　改正法の主な内容

一　障害者の日常生活及び社会生活を総合的に支援するための法律の一部改正

1　障害者が自らの希望する地域生活を実現するための支援の充実に関する事項

(一)　共同生活援助の支援内容の追加

共同生活援助の支援内容に、居宅における自立した日常生活への移行を希望する入居者につき、当該日常生活への移行及び移行後の定着に関する相談その他の主務省令で定める援助を行うことを追加することとした。（第五条第十七項（公布の日から起算して三年を超えない範囲内において政令で定める日

以降は第五条第十八項）関係）

(二) 地域生活支援拠点等の整備等

(1) 市町村（特別区を含む。以下同じ。）は、地域において生活する障害者又は障害児（以下「障害者等」という。）及び地域における生活に移行することを希望する障害者等（イからハまでにおいて「地域生活障害者等」という。）につき、地域において安心して自立した日常生活又は社会生活を営むことができるようにするため、次に掲げる事業を行うよう努めるものとした。（第七十七条第三項関係）

イ 障害の特性に起因して生じる緊急の事態その他の主務省令で定める事態に対処し、又は当該事態に備えるため、地域生活障害者等、障害児（地域生活障害者等に該当するものに限る。ロにおいて同じ。）の保護者又は地域生活障害者等の介護を行う者からの相談に応じるとともに、地域生活障害者等を支援するための体制の確保その他の必要な措置について、関係機関との連携及び調整を行い、又はこれに併せて当該事態が生じたときにおける宿泊場所の一時的な提供その他の必要な支援を行う事業

ロ 関係機関と協力して、地域生活障害者等に対し、地域における自立した日常生活又は社会生活を営むことができるよう、障害福祉サービスの利用の体験又は居宅における自立した日常生活若しくは社会生活の体験の機会を提供するとともに、これに伴う地域生活障害者等、障害児の保護者又は地域生活障害者等の介護を行う者からの相談に応じ、必要な情報の提供及び助言を行い、併せて関係機関との連携及び調整を行う事業

ハ イ及びロに掲げる事業のほか、障害者等の保健又は福祉に関する専門的知識及び技術を有する人材の育成及び確保その他の地域生活障害者等が地域において安心して自立した日常生活又は社会生活を営むために必要な事業

(2) 市町村は、(1)のイからハまでに掲げる事業を実施する場合には、これらの事業を効果的に実施するために、地域生活支援拠点等（これらの事業を実施するために必要な機能を有する拠点又は複数の関係機関が相互の有機的な連携の下でこれらの事業を実施する体制をいう。）を整備するものとした。（第七十七条第四項関係）

(三) 基幹相談支援センターの設置の努力義務化等

(1) 基幹相談支援センターが行う業務等に、地域における相談支援又は児童福祉法に規定する障害児相談支援に従事する者に対し、これらの者が行う

一般相談支援事業等又は障害児相談支援事業に関する運営について、相談に応じ、必要な助言、指導その他の援助を行う業務等を追加することとした。（第七十七条の二第一項関係）

(2) 市町村は、基幹相談支援センターを設置するよう努めるものとした。（第七十七条の二第二項関係）

(四) 都道府県による市町村に対する助言その他の援助

(1) 都道府県は、市町村に対し、基幹相談支援センターの設置の促進及び適切な運営の確保のため、市町村の区域を超えた広域的な見地からの助言その他の援助を行うよう努めるものとした。（第七十七条の二第七項関係）

(2) 都道府県は、(二)の(1)のイからハまでに掲げる事業の実施体制の整備の促進及び適切な実施を確保するため、市町村に対し、市町村の区域を超えた広域的な見地からの助言その他の援助を行うよう努めるものとした。（第七十八条第二項関係）

(五) 協議会の機能の強化等

(1) 障害者の日常生活及び社会生活を総合的に支援するための法律（以下「障害者総合支援法」という。）に規定する協議会（以下この(五)において単に「協議会」という。）は、地域における障害者等への支援体制に関する課題についての情報の共有等に加えて、地域における障害者等への適切な支援に関する情報の共有を行うものとした。（第八十九条の三第二項関係）

(2) 協議会は、地域における障害者等への適切な支援に関する情報及び支援体制に関する課題についての情報の共有等を行うために必要があると認めるときは、関係機関等に対し、資料又は情報の提供、意見の表明その他必要な協力を求めることができるものとし、関係機関等は、その求めがあった場合には、これに協力するよう努めるものとした。（第八十九条の三第三項及び第四項関係）

(3) 協議会の事務に従事する者又は従事していた者は、正当な理由なしに、協議会の事務に関して知り得た秘密を漏らしてはならないものとした。（第八十九条の三第五項関係）

2 障害者が自らの希望する就労を実現するための支援の充実に関する事項

(一) 就労を希望する障害者等

障害者であって、就労移行支援若しくは就労継続支援を受けること又は通常の事業所に雇用されることについて、当該者による適切な選択のための支援を必要とするものとして主務省令で定める者につき、短期間の生産活動その他の活動の機会の提供を通じて、就労に関する適性、知識及び能力の評価並びに就労に関する意向及び就労するために必要な配慮その他の主務省令で定める事項の整理を行い、又はこれに併せて、当該評価及び当該整理の結果に基づき、適切な支援の提供のために必要な障害福祉サービス事業を行う者等との連絡調整その他の主務省令で定める便宜を供与する「就労選択支援」を創設することとした。（第五条第十三項関係）

(二) 就労移行支援及び就労継続支援の対象者に、通常の事業所に雇用されている障害者であって主務省令で定める事由により当該事業所での就労に必要な知識及び能力の向上のための支援を一時的に必要とするものを追加することとした。（第五条第十三項及び第十四項（公布の日から起算して三年を超えない範囲内において政令で定める日以降は第五条第十四項及び第十五項）関係）

(三) 市町村は、障害者総合支援法の実施に関し、障害者職業センター及び障害者就業・生活支援センターとの緊密な連携を図りつつ、必要な自立支援給付及び地域生活支援事業を総合的かつ計画的に行う責務を有することを明確化することとした。（第二条第一項関係）

(四) 指定障害福祉サービス事業者等は、障害者職業センター及び障害者就業・生活支援センターとの緊密な連携を図りつつ、障害福祉サービス等を障害者等の意向、適性、障害の特性その他の事情に応じ、常に障害者等の立場に立って効果的に行うように努めなければならないことを明確化することとした。（第四十二条第一項及び第五十一条の二十二第一項関係）

3 障害者等の福祉の増進のための調査、分析等及び匿名障害福祉関連情報の利用又は提供に関する仕組みの創設に関する事項

(一) 障害福祉計画の作成等のための調査及び分析等

(1) 市町村及び都道府県は、(2)により公表された結果等を分析した上で、当該分析の結果を勘案して、市町村障害福祉計画及び都道府県障害福祉計画を作成するよう努めるものとした。（第八十八条第五項及び第八十九条第四項関係）

(2) 主務大臣は、市町村障害福祉計画及び都道府県障害福祉計画の作成等に資するため、次に掲げる事項に関する情報（(二)の(1)及び(三)において「障害福祉等関連情報」という。）のうち、イ及びロに掲げる事項について調査及び分析を行い、その結果を公表するものとするとともに、ハ及びニに掲げる事項について調査及び分析を行い、その結果を公表するよう努めるものとした。（第八十九条の二の二第一項関係）

イ 自立支援給付に要する費用の額に関する地域

別、年齢別又は障害支援区分別の状況その他の主務省令で定める事項
ロ　障害者等の障害支援区分の認定における調査に関する状況その他の主務省令で定める事項
ハ　障害福祉サービス又は相談支援を利用する障害者等の心身の状況、当該障害者等に提供される当該障害福祉サービス又は相談支援の内容その他の主務省令で定める事項
ニ　地域生活支援事業の実施の状況その他の主務省令で定める事項

(二)　障害者等の福祉の増進のための匿名障害福祉等関連情報の利用又は提供
(1)　主務大臣は、障害者等の福祉の増進に資するため、匿名障害福祉等関連情報（障害福祉等関連情報に係る特定の障害者等その他の主務省令で定める者（(三)において「本人」という。）を識別すること及びその作成に用いる障害福祉等関連情報を復元することができないようにするために主務省令で定める基準に従い加工した障害福祉等関連情報をいう。以下同じ。）を利用し、又は主務省令で定めるところにより、次に掲げる者であって、匿名障害福祉等関連情報の提供を受けて行うことについて相当の公益性を有すると認められる業務としてそれぞれ次に定めるものを行うものに提供することができるものとした。（第八十九条の二の三第一項関係）
イ　国の他の行政機関及び地方公共団体　障害者等の福祉の増進並びに自立支援給付及び地域生活支援事業に関する施策の企画及び立案に関する調査
ロ　大学その他の研究機関　障害者等の福祉の増進並びに自立支援給付及び地域生活支援事業に関する研究
ハ　民間事業者その他の主務省令で定める者　障害福祉分野の調査研究に関する分析その他の主務省令で定める業務（特定の商品又は役務の広告又は宣伝に利用するために行うものを除く。）
(2)　主務大臣は、(1)による利用又は提供を行う場合には、当該匿名障害福祉等関連情報を児童福祉法に規定する匿名障害児福祉等関連情報その他の主務省令で定めるものと連結して利用し、又は連結して利用することができる状態で提供することができるものとした。（第八十九条の二の三第二項関係）

(三)　匿名障害福祉等関連情報の適切な管理
(二)の(1)により匿名障害福祉等関連情報の提供を受け、これを利用する者（(四)において「匿名障害福祉等関連情報利用者」という。）は、匿名障害福祉等

関連情報を取り扱うに当たっては、当該匿名障害福祉等関連情報の作成に用いられた障害福祉等関連情報に係る本人を識別するために、当該障害福祉等関連情報から削除された記述等若しくは匿名障害福祉等関連情報の作成に用いられた加工の方法に関する情報を取得し、又は当該匿名障害福祉等関連情報を他の情報と照合してはならないもの等とすることとした。（第八十九条の二の四～第八十九条の二の七関係）

㈣ 主務大臣による是正命令等

(1) 主務大臣は、匿名障害福祉等関連情報利用者が㈢に違反していると認めるときは、その者に対し、当該違反を是正するため必要な措置をとるべきことを命ずることができるものとした。（第八十九条の二の九関係）

(2) (1)の命令等に違反した匿名障害福祉等関連情報利用者については、所要の罰則を定めるものとした。（第百九条の二及び第百九条の三関係）

4 その他

㈠ 介護保険特定施設等に入所又は入居している障害者に係る介護給付費等の支給決定について、その者が当該施設への入所又は入居の前に有した居住地の市町村が行うものとした。（第十九条第三項関係）

㈡ 関係市町村長は、都道府県知事に対し、都道府県知事が行う指定障害福祉サービス事業者等の指定等について、あらかじめ、当該関係市町村長にその旨を通知するよう求め、当該通知を受けたときは、市町村障害福祉計画との調整を図る見地からの意見を申し出ることができるものとした。（第三十六条第六項及び第七項並びに第五十一条の十九第二項関係）

㈢ 都道府県知事は、㈡の意見を勘案し、その指定等を行うに当たって、当該事業の適正な運営を確保するために必要と認める条件を付することができるものとし、指定障害福祉サービス事業者等が当該条件に従わない場合又は当該条件に違反したと認められるときは、期限を定めて、当該条件に従うべきことを勧告し、又は指定を取り消し、若しくは期間を定めてその指定の全部若しくは一部の効力を停止することができるものとした。（第三十六条第八項、第四十九条第一項第一号、第五十条第一項第二号、第五十一条の十九第二項、第五十一条の二十八第一項第一号及び第五十一条の二十九第一項第二号関係）

三 精神保健及び精神障害者福祉に関する法律の一部改正

1 目的規定における権利擁護の明確化等

精神保健及び精神障害者福祉に関する法律は、障害者基本法の基本的な理念にのっとり、精神障害者の権利の擁護を図りつつ、その医療及び保護を行い、障害者総合支援法と相まってその社会復帰の促進及びその自立と社会経済活動への参加の促進のために必要な援助を行い、並びにその発生の予防その他国民の精神的健康の保持及び増進に努めることによって、精神障害者の福祉の増進及び国民の精神保健の向上を図ることを目的とするものとした。（第一条関係）

2　医療保護入院の入院手続等に関する事項

(一)　医療保護入院を行う精神科病院の管理者及び措置入院等を行う都道府県知事は、その対象者及び医療保護入院の同意をした家族等又は指定医の診察の立会い等を行った家族等に対し、その措置を行う理由及び退院等の請求に関すること等を書面により知らせるものとした。（第二十九条第三項、第二十九条の二第四項及び第三十三条の三第一項関係）

(二)　精神科病院の管理者は、六月以内で厚生労働省令で定める期間の範囲内の期間を定め、医療保護入院を行うことができるものとした。（第三十三条第一項関係）

(三)　精神科病院の管理者は、医療保護入院について患者の家族等が同意又は不同意の意思表示を行わない場合に、市町村長（特別区の長を含む。以下同じ。）の同意により医療保護入院を行うことができるものとした。（第三十三条第二項関係）

(四)　精神科病院の管理者は、医療保護入院者であって(1)及び(2)のいずれにも該当する者について、厚生労働省令で定めるところによりその家族等のうちいずれかの者（(三)の場合等にあっては、市町村長）の同意があるときは、本人の同意がなくても、六月以内で厚生労働省令で定める期間の範囲内の期間を定め、(二)及び(三)の入院の期間（入院の期間が更新されたときは、その更新後の入院の期間）を更新することができるものとした。（第三十三条第六項関係）

(1)　指定医による診察の結果、なお精神保健及び精神障害者福祉に関する法律第三十三条第一項第一号に掲げる者に該当すること。

(2)　厚生労働省令で定める者により構成される委員会において当該医療保護入院者の退院による地域における生活への移行を促進するための措置について審議が行われたこと。

(五)　精神科病院の管理者は、厚生労働省令で定めるところにより、医療保護入院者の家族等に(四)の同意に関し必要な事項を通知しなければならないこととし、厚生労働省令で定める日までにその家族等のいずれの者からも(四)による入院の期間の更新について不同意の意思表示を受けなかったときは、(四)の同意を得たものとみなすことができるものとした。ただし、(四)の同意の趣旨に照らし適当でない場合として厚生労働省令で定める場合においては、この限りで

ないものとした。（第三十三条第八項関係）

(六) 精神障害者に対して身体に対する暴力等を行った者等を、医療保護入院の同意をすること等ができる「家族等」から除くこととした。（第五条第二項関係）

(七) 市町村長は、医療保護入院について患者の家族等が同意又は不同意の意思表示を行わなかった場合においても、都道府県知事に対し、医療保護入院中の者の退院等を請求できるものとした。（第三十八条の四関係）

3 措置入院者の退院促進措置等に関する事項

(一) 措置入院者を入院させている病院の管理者は、退院後生活環境相談員を選任し、措置入院者の退院後の生活環境に関し、措置入院者及びその家族等からの相談に応じさせ、及びこれらの者に対する必要な情報の提供その他の援助を行わせるとともに、これらの者の求めがあった場合等には、地域援助事業者を紹介しなければならないものとした。（第二十九条の六及び第二十九条の七関係）

(二) 都道府県知事は、措置入院を行った場合に、当該入院措置に係る入院中の者の症状等を精神医療審査会に通知し、その入院の必要があるかどうかに関し審査を求めなければならないものとした。（第三十八条の三第一項関係）

4 入院者訪問支援事業に関する事項

(一) 都道府県は、精神科病院に入院している者のうち市町村長の同意による医療保護入院者その他の外部との交流を促進するための支援を要する者に対し、入院者訪問支援員が、その者の求めに応じ、訪問により、その者の話を誠実かつ熱心に聞くほか、入院中の生活に関する相談、必要な情報の提供その他の厚生労働省令で定める支援を行う事業（三及び四において「入院者訪問支援事業」という。）を行うことができるものとした。（第三十五条の二第一項関係）

(二) 入院者訪問支援員は、その支援を受ける者が個人の尊厳を保持し、自立した生活を営むことができるよう、常にその者の立場に立って、誠実にその職務を行わなければならないものとした。（第三十五条の二第二項関係）

(三) 入院者訪問支援事業に従事する者又は従事していた者は、正当な理由がなく、その職務に関して知り得た人の秘密を漏らしてはならないものとした。（第三十五条の二第三項関係）

(四) 入院者訪問支援事業を行う都道府県は、精神科病院の協力を得て、精神科病院における入院者訪問支援員による支援の在り方及び支援に関する課題を検討し、支援の体制の整備を図るよう努めなければな

らないものとした。（第三十五条の三関係）

5　虐待の防止に関する事項

㈠　精神科病院の管理者は、当該精神科病院において医療を受ける精神障害者に対する虐待を防止するため必要な措置を講ずるものとした。（第四十条の二第一項関係）

㈡　精神科病院において精神障害者の医療及び保護に係る業務に従事する者（以下「業務従事者」という。）による障害者虐待を受けたと思われる精神障害者を発見した者は、速やかに、これを都道府県に通報しなければならないものとするとともに、業務従事者による障害者虐待を受けた精神障害者は、その旨を都道府県に届け出ることができるものとした。（第四十条の三第一項及び第二項関係）

㈢　業務従事者は、㈡の通報をしたことを理由として、解雇その他不利益な取扱いを受けないものとした。（第四十条の三第四項関係）

㈣　㈡の通報又は届出を受けた都道府県の職員は、その職務上知り得た事項であって当該通報又は届出をした者を特定させるものを漏らしてはならないものとした。（第四十条の四関係）

㈤　厚生労働大臣又は都道府県知事は、㈠の措置又は㈡の通報若しくは届出に関し、精神科病院の管理者に対し、報告徴収等及び改善命令等を行うことができるものとした。（第四十条の五及び第四十条の六関係）

㈥　都道府県知事は、毎年度、業務従事者による障害者虐待の状況、業務従事者による障害者虐待があった場合に採った措置その他厚生労働省令で定める事項を公表するものとした。（第四十条の七関係）

㈦　国は、業務従事者による障害者虐待の事例の分析を行うとともに、業務従事者による障害者虐待の予防及び早期発見のための方策並びに業務従事者による障害者虐待があった場合の適切な対応方法に資する事項についての調査及び研究を行うものとした。（第四十条の八関係）

6　精神保健に関する相談支援体制の整備に関する事項

㈠　都道府県及び市町村等が行う相談及び援助は、精神障害の有無及びその程度にかかわらず、地域の実情に応じて、精神障害者及び精神保健に関する課題を抱える者の心身の状態に応じた保健、医療、福祉、住まい、就労その他の適切な支援が包括的に確保されることを旨として、行われなければならないものとした。（第四十六条関係）

㈡　都道府県及び市町村は、精神保健に関する課題を抱える者及びその家族等に対して、精神保健に関する相談支援等を行うことができるものとした。（第四十七条第五項関係）

㈢　都道府県及び市町村は、精神障害者及び精神保健に関する課題を抱える者への支援体制の整備について、関係機関、関係団体並びにこれらの者及びその家族等並びにこれらの者の保健医療及び福祉に関連する職務に従事する者その他の関係者による協議を行うよう努めなければならないものとした。（第四十八条の二関係）

㈣　都道府県は、市町村の求めに応じ、当該市町村が行う業務の実施に関し、精神保健福祉センター等による技術的事項についての協力その他当該市町村に対する必要な援助を行うように努めなければならないものとした。（第四十八条の三関係）

7　精神保健指定医の指定制度に関する事項

厚生労働大臣の登録を受けた者が行う精神保健指定医の指定に必要な研修は、指定の申請前三年以内に行われたものまで有効とすることとした。（第十八条第一項関係）

8　その他

「精神障害者」の定義のうち、精神疾患の例示から「精神病質」を削ることとした。（第五条関係）

九　施行期日等

1　検討

㈠　政府は、この法律の施行後五年を目途として、一から五までによる改正後の障害者総合支援法、児童福祉法、精神保健及び精神障害者福祉に関する法律、障害者の雇用の促進等に関する法律及び難病の患者に対する医療等に関する法律の規定について、その施行の状況等を勘案しつつ検討を加え、必要があると認めるときは、その結果に基づいて必要な措置を講ずるものとした。（附則第二条関係）

㈡　政府は、精神保健及び精神障害者福祉に関する法律の規定による本人の同意がない場合の入院の制度の在り方等に関し、精神疾患の特性及び精神障害者の実情等を勘案するとともに、障害者の権利に関する条約の実施について精神障害者等の意見を聴きつつ、必要な措置を講ずることについて検討するものとした。（附則第三条関係）

2　経過措置及び関係法律の整備

この法律の施行に関し、必要な経過措置を定めるとともに、関係法律について所要の改正を行うこととした。（附則第四条～第四十三条関係）

3　施行期日

この法律は、令和六年四月一日から施行することとした。ただし、次に掲げる事項は、それぞれ次に定める日から施行することとした。

㈠　三の1及び8　公布の日

㈡　一の3の㈠及び4の㈠、二の5の一部、三の2の㈠の一部及び㈥並びに7、四の1、2の㈡の一部及

び5、六並びに七　令和五年四月一日

㈣　一の2の㈠及び3の㈡から㈣まで、二の5の一部並びに四の2の㈠及び㈡の一部　公布の日から起算して三年を超えない範囲内において政令で定める日

○精神保健及び精神障害者福祉に関する法律第三十三条第二項及び第六項の規定に基づく医療保護入院及びその入院の期間の更新の際に市町村長が行う同意について

〔昭和六十三年六月二十二日　健医発第七四三号
各都道府県知事宛　厚生省保健医療局長通知〕

改正　令和五年一一月二七日障発一一二七第四号現在

精神保健及び精神障害者福祉に関する法律（昭和二十五年法律第百二十三号）第三十三条に規定する医療保護入院に必要な家族等の同意を市町村長が行う際の要領を別添のとおり定めたので、貴管内の市町村長に周知のうえ、その適正な運営に配慮されたい。

なお、別添の「市町村長同意事務処理要領」は、様式1から6までを除き、地方自治法（昭和二十二年法律第六十七号）第二百四十五条の九第三項に規定する市町村が法定受託事務を処理するに当たりよるべき基準であることを申し添える。

別　添

市町村長同意事務処理要領

精神保健及び精神障害者福祉に関する法律（昭和二十五年法律第百二十三号。以下「法」という。）第三十三条第二項及び第六項の規定に基づく医療保護入院及びその入院期間の更新に必要な同意を市町村長が行う場合の事務処理については、以下の要領によること。

1　市町村長の同意の対象となる者

次のすべての要件を満たす者

(1)　精神保健指定医（以下「指定医」という。）の診察の結果、精神障害者であって、入院の必要があると認められること。

(2)　措置入院の要件に該当しないこと（措置入院の要件にあてはまるときには、措置入院とすること。）。

(3)　入院又は入院期間の更新について本人の同意が得られないこと（本人の同意がある場合には任意入院となること。）。

(4)　病院側の調査の結果、以下のいずれかに該当すること。

ア　当該精神障害者の家族等がいずれもいない。

イ　家族等の全員がその意思を表示することができない。

ウ　家族等の全員が同意又は不同意の意思表示を行わない。

(注)　当該精神障害者について、家族等から虐待・ドメスティックバイオレンス（以下「DV」という。）等が行われている又は疑われる場合、当該家族等については、ア～ウに記載する「家族等」に該当しない者として取り扱うこと。

注

(1)　応急入院で入院した者については、七二時間を超えても家族等のうちいずれかの者が判明しない場合で、引き続き入院が必要な場合には、市町村長の同意が必要であること。

(2)　家族等のうちいずれかの者がおり、その同意が得られないときで、法第二十九条の規定に基づく措置入院を行うべき病状にある場合は、法第二十二条の規定に基づく申請を行うこと。

2　入院又は入院期間の更新の同意を行う市町村長

(1)　本人の居住地を所管する市町村長とすること。

居住地とは、本人の生活の本拠が置かれている場所とすること。生活の本拠が置かれている場所が明らかでない場合においては、住民票に記載されている住所とすること。

(2)　入院の際に居住地が不明な者については、その者の現在地を所管する市町村長とすること。

現在地とは、保護を要する者が警察官等によって最初に保護された場所等をいうこと。

(3)　市町村長が同意を行うに当たっては、あらかじめ、決裁権を市町村の職員に委任することができること。

3　病院からの連絡

病院は、入院又は入院期間の更新を行う患者について、居住地、家族等のうちいずれかの者の有無等を調査し、当該患者が入院又は入院期間の更新につき市町村長の同意が必要な者である場合には、速やかに市町村長の同意の依頼を行うこと。

なお、入院又は入院期間の更新の同意の依頼の際には、市町村長の同意を行うために必要な事項が明らかになるように、次の事項について連絡すること。

ア　患者の氏名、生年月日、性別

イ　患者の居住地又は現在地

ウ　患者の本籍地

エ　患者の病状（入院又は入院期間の更新が必要かどうかの判断をする根拠となるもの）

オ　患者の家族構成及び家族に対する連絡先

カ　患者に対する家族等からの虐待・DV等に関連して必要な情報

(ア)　患者に対する虐待・DV等に係る家族等の氏名。

(イ)　患者に対する家族等からの虐待・DV等が疑われ、病院から行政に対し通報等を行っている場合、その内容と通報窓口の連絡先

(ウ)　患者に対して虐待・DV等の一時保護措置等の対応が取られている場合、その内容と保護先の施設担当者等の連絡先

(エ)　患者からDV等支援措置を受けている旨の申し出があった場合、その内容

キ　患者を診察した指定医の氏名

ク　その他参考となる事項

入院時における市町村長の同意の依頼は、迅速に行う観点から、電話等口頭で行うことができるが、口頭依頼後に速やかに医療保護入院同意依頼書（様式1）を市町村長にあて送付すること。

また、入院期間の更新に関する同意を依頼する場合にあっては、医療保護入院期間の更新に関する同意依頼書（様式4）を市町村長にあて送付すること。

なお、家族等を1⑷ウに該当する者と扱う場合には、単に電話に出ないなど連絡が取れないだけでは不十分であり、同意又は不同意の意思表示を行わない旨を明示していることが必要なことに留意すること。

注

⑴　項目カ(イ)の「通報等」とは、以下の内容を指す（以下「通報等」という。）。

・　児童虐待の防止等に関する法律（平成十二年法律第八十二号。以下「児童虐待防止法」という。）第六条第一項の規定による通告

・　配偶者からの暴力の防止及び被害者の保護等に関する法律（平成十三年法律第三十一号。以下「配偶者暴力防止法」という。）第六条第一項の規定による通報

・　高齢者虐待の防止、高齢者の養護者に対する支援等に関する法律（平成十七年法律第百二十四号。以下「高齢者虐待防止法」という。）第七条第一項の規定による通報

・　障害者虐待の防止、障害者の養護者に対する支援等に関する法律（平成二十三年法律第七十九号。以下「障害者虐待防止法」という。）第七条第一項の規定による通報

⑵　項目カ(ウ)の「一時保護措置等」とは、以下の措置を指す（以下「一時保護措置等」という。）。

・　児童虐待防止法第八条第二項第一号の措置

・　配偶者暴力防止法第三条第三項第三号の措置

・　高齢者虐待防止法第九条第二項の措置

・　障害者虐待防止法第九条第二項の措置

・　その他、前記措置に準ずる措置

⑶　項目カ(エ)の「DV等支援措置」とは、住民基本台帳事務処理要領（昭和四十二年十月四日法務省民事甲第二六七一号、自治振第一五〇号等法務省民事局長、自治省行政局長等から各都道府県知事あて通知）第五－10の措置を指す（以下「DV等支援措置」という。）。

4　市町村において行われる手続き

⑴　市町村の担当者は、病院から電話等で入院又は入院期間の更新の同意の依頼を受けた際には、市町村長の同意を行うために必要な次の事項については聴取票（入院時は様式2、入院期間の更新時は様式5）に記載して明らかにしておくこと。

ア　患者が入院又は入院期間の更新を行う病院の名称・所在地
イ　患者の氏名、性別、生年月日
ウ　患者の居住地又は現在地
エ　患者の本籍地
オ　患者の病状（入院又は入院期間の更新が必要かどうかの判断をする根拠となるもの）
カ　患者の家族構成及び家族に対する連絡先
キ　患者に対する家族等からの虐待・DV等に関連して必要な情報

(ア)　患者に対する虐待・DV等に係る家族等の氏名
(イ)　患者に対する家族等からの虐待・DV等が疑われ、病院から行政に対し通報等を行っている場合、その内容と通報窓口の連絡先
(ウ)　患者に対して虐待・DV等の一時保護措置等の対応が取られている場合、その内容と保護先の施設担当者等の連絡先
(エ)　患者からDV等支援措置を受けている旨の申し出があった場合、その内容

ク　患者を診察した指定医の氏名
ケ　聴取した日

(2)　病院から依頼を受けた後、市町村の担当者は、患者が市町村長の入院又は入院期間の更新の同意の対象者であるかどうかを確認するため、以下のような手続きをとること。

ア　患者が居住地を申し出ている場合には、住民票等によりその確認を行うこと。
（注1）確認できない場合には、居住地が不明な者として2(2)のケースとして扱うこと。
イ　病院が把握していない家族等の存在を把握し、連絡がとれる場合には、その同意の意思の有無を確認すること。ただし、その際、対象の患者がDV等支援措置の対象となっているか否かを確認する。当該患者がDV等支援措置の対象となっており、かつ、当該家族等がDV等支援措置による住民票の閲覧の制限等を受けている場合は、当該家族等については1(4)のケースとして取り扱い、連絡は取らないこと。
ウ　患者に対する家族等からの虐待・DV等が疑われ、病院が行政に対し虐待・DV等に係る通報等を行っている場合は、通報先の窓口に連絡を取り、通報等が適切に受理されていることを確認すること。（ただし、その時点で虐待の事実がないことが判明している場合は、通報の対象とされている家族等について、法第五条第二項に規定する「家族等」と取り扱って差し支えない。）
エ　患者に対して、家族等からの虐待・DV等により一時保護措置等が取られている旨、病院から連絡があった場合は、一時保護先の施設担当者等に連絡を取り、

一時保護措置等が現に実施されているか確認すること。

オ　患者からDV等支援措置を受けている旨の申し出があったと病院から連絡があった場合は、その内容について事実と相違ないか確認すること。

（注2）　ウからオまでに掲げる事実について確認できた場合、患者に対して虐待・DV等を行った又はそれが疑われる家族等については、精神保健及び精神障害者福祉に関する法律施行規則（昭和二十五年厚生省令第三十一号。以下「施行規則」という。）第一条各号に該当するものとして取り扱うこと。

(3)　(2)の手続きをとり、患者が市町村長の入院又は入院期間の更新の同意の対象者であることを確認のうえ、市町村の担当者は速やかに同意の手続きを進めること。

(4)　市町村長の同意が行われた場合は、速やかにその旨を病院に連絡すること。このため、口頭で病院に連絡することが可能であるが、口頭で連絡した場合においても、その後速やかに同意書（様式3）を作成して病院に交付すること。この場合、同意書の日付は口頭で連絡を行った日とすること。

また、入院期間の更新の手続きの際は、医療保護入院期間の更新に関する同意書（様式6）を作成して病院に交付すること。

(5)　休日夜間等において市町村長の入院の同意の依頼を受けた場合においても、速やかに同意が行われるようにすること。

このため、休日夜間等においても迅速に対応できる体制を整えておくとともに、休日夜間等の緊急の場合の連絡方法については関係する病院にあらかじめ連絡しておくこと。

なお、聴取票の作成及び前記(2)の手続きをとることができなかった場合においては、その後速やかに手続きをとること。

5　同意後の事務

(1)　入院中の面会等

市町村の担当者は、入院の同意後、速やかに本人に面会し、その状態を把握するとともに市町村長が同意者であること及び市町村の担当者の連絡先、連絡方法を本人に伝えること。

なお、市町村長同意直後の面会後も、市町村長同意による入院が継続している間は、継続して面会等を行い、本人の状態、動向の把握等に努めること。

また、退院後生活環境相談員と連携の上、施行規則第十五条の十一の規定による医療保護入院者退院支援委員会に積極的に参加するほか、法第四十七条の規定に基づき、必要な情報の提供、助言その他の援助を行い、本人の意思を尊重した上で、退院に向けた相談支援につなげること。

前記の業務を担当する者は、患者の退院に向けた調整をすることが期待されていることから、精神保健福祉に関する研修や精神保健福祉相談員講習会等を受講した者が望ましい。

さらに、都道府県（指定都市を含む。以下同じ。）が法第三十五条の二の規定による入院者訪問支援事業を実施している場合には、面会時にリーフレット等を用いて当該事業について紹介すること。なお、本人が当該事業を利用する旨について都道府県への連絡を希望した際には、訪問が速やかに実施されるよう、都道府県に確実にその旨を伝達すること。

（注）本人が遠隔地の病院に入院した場合には、市町村間で連絡を取ってその状態や動向等の把握に努めること。

精神保健及び精神障害者福祉に関する法律第三十三条第二項及び第六項の規定に基づく医療保護入院及びその入院の期間の更新の際に市町村長が行う同意について

様式１

年　　月　　日

医療保護入院同意依頼書

市町村長　殿

病　　院　　名
所　　在　　地
病院管理者氏名

下記の者について、医療及び保護のために入院の必要があると認められましたが、他に家族等がいないため、精神保健及び精神障害者福祉に関する法律第33条第２項により貴職による同意をお願い致します。

記

１．居住地（又は現在地）

２．氏名

３．生年月日・性別

４．本籍地

５．病状

６．診察した指定医の氏名

７．家族構成及び連絡先

８．その他参考となる事項
（過去の入院歴等参考となる事項があれば記載する。）

（以下、患者に対する家族等からの虐待等が疑われる等の場合に記載）

９．患者に対する虐待・DV等に係る家族等の氏名

10．患者への虐待・DV等が疑われる場合、通報状況（通報内容、通報窓口の連絡先）

11．患者が一時保護等の措置を受けている場合、その内容と保護先の施設担当者等の連絡先

12．患者からのDV等支援措置の適用に係る申し出の有無

様式２

医療保護入院同意依頼聴取票

１．入院する病院の名称・所在地	
２．患者の居住地（又は現在地）	
３．患者の氏名	
４．患者の生年月日・性別	
５．患者の本籍地 （外国人の場合は国名）	
６．患者の症状	①幻覚妄想状態　②精神運動興奮状態　③昏迷状態 ④統合失調症等残遺状態　⑤抑うつ状態　⑥躁状態 ⑦せん妄状態　⑧もうろう状態　⑨認知症状態 ⑩その他（　　　　　　　　　　　　）
７．診察した指定医の氏名	
８．患者の家族構成及び連絡先 （いない場合は「なし」、行方不明の場合は「不明」、意思を表示することができない場合は「意思表示不可」、同意・不同意の意思表示がない場合は「意思表示なし」と記入すること）	配偶者 父　母 子 兄弟姉妹 祖父母又は孫 その他の親族（おじ・おば、おい・めい等）
９．８で記載した家族等のうち、患者に対する虐待・DV等に係る家族等の氏名	
（患者への虐待が疑われる場合） 10．虐待に係る通報状況（通報内容、通報窓口の連絡先）	通報の内容 通報窓口の連絡先（氏名・電話番号）
（患者が一時保護措置等の措置を受けている場合） 11．一時保護措置等の内容と保護先の施設担当者等の連絡先	一時保護等の内容 保護先の施設担当者等の連絡先（氏名・電話番号）
12．患者からのDV等支援措置の適用に係る申し出の有無	有　　　　　無
13．その他参考となる事項 （過去の入院歴等参考となる事項があれば記載する）	

以上のように聴取した。

聴取日　　　　　年　　月　　日
聴取者名

記載上の留意事項

１．項目10から12については、項目９に記載のない場合は記載不要。

様式３

医療保護入院に関する市町村長同意書

年　　月　　日

病院管理者　殿

市町村長

下記の者を精神保健及び精神障害者福祉に関する法律第 33 条第２項の規定により貴病院に入院させることに同意する。

記

居 住 地（又は現在地）
氏　　名
生年月日

様式４

年　　月　　日

医療保護入院期間の更新に関する同意依頼書

市町村長　殿

病　　院　　名
所　　在　　地
病院管理者氏名

下記の者について、医療及び保護のために入院の必要があると認められましたが、他に家族等がいないため、精神保健及び精神障害者福祉に関する法律第33条第６項により貴職による入院期間の更新に関する同意をお願い致します。

記

１．居住地（又は現在地）

２．氏名

３．生年月日・性別

４．本籍地

５．病状

６．診察した指定医の氏名

７．家族構成及び連絡先

８．その他参考となる事項
（過去の入院歴等参考となる事項があれば記載する。）

（以下、患者に対する家族等からの虐待等が疑われる等の場合に記載）

９．患者に対する虐待・DV等に係る家族等の氏名

10．患者への虐待・DV等が疑われる場合、通報状況（通報内容、通報窓口の連絡先）

11．患者が一時保護等の措置を受けている場合、その内容と保護先の施設担当者等の連絡先

12．患者からのDV等支援措置の適用に係る申し出の有無

様式５

医療保護入院期間の更新に関する同意依頼聴取票

１．入院する病院の名称・所在地	
２．患者の居住地（又は現在地）	
３．患者の氏名	
４．患者の生年月日・性別	
５．患者の本籍地 (外国人の場合は国名)	
６．患者の症状	①幻覚妄想状態　②精神運動興奮状態　③昏迷状態 ④統合失調症等残遺状態　⑤抑うつ状態　⑥躁状態 ⑦せん妄状態　⑧もうろう状態　⑨認知症状態 ⑩その他（　　　　　　　　）
７．診察した指定医の氏名	
８．患者の家族構成及び連絡先 （いない場合は「なし」、行方不明の場合は「不明」、意思を表示することができない場合は「意思表示不可」、同意・不同意の意思表示がない場合は「意思表示なし」と記入すること）	配偶者 父　母 子 兄弟姉妹 祖父母又は孫 その他の親族(おじ・おば、おい・めい等)
９．８で記載した家族等のうち、患者に対する虐待・DV 等に係る家族等の氏名	
（患者への虐待が疑われる場合） 10．虐待に係る通報状況（通報内容、通報窓口の連絡先）	通報の内容 通報窓口の連絡先（氏名・電話番号）
（患者が一時保護措置等の措置を受けている場合） 11．一時保護措置等の内容と保護先の施設担当者等の連絡先	一時保護等の内容 保護先の施設担当者等の連絡先（氏名・電話番号）
12．患者からの DV 等支援措置の適用に係る申し出の有無	有　　　　無
13.その他参考となる事項 （過去の入院歴等参考となる事項があれば記載する）	

以上のように聴取した。

聴取日　　　　　年　　月　　日
聴取者名

記載上の留意事項

１．項目 10 から 12 については、項目９に記載のない場合は記載不要。

様式６

医療保護入院期間の更新に関する市町村長同意書

年　　月　　日

病院管理者　殿

市町村長

下記の者について、精神保健及び精神障害者福祉に関する法律第33条第６項の規定により入院期間の更新することに同意する。

記

居 住 地（又は現在地）
氏　　名
生年月日

○精神障害者の移送に関する事務処理基準について

（平成十二年三月三十一日　障第二四三号
各都道府県知事・各指定都市市長宛
厚生省大臣官房障害保健福祉部長通知）

改正　令和元年五月七日障発〇五〇七第四号現在

精神保健及び精神障害者福祉に関する法律等の一部を改正する法律（平成十一年法律第六十五号）による改正後の精神保健及び精神障害者福祉に関する法律（昭和二十五年法律第百二十三号）に基づき創設された精神障害者の移送制度について、別紙の通り「精神障害者の移送に関する事務処理基準」を定め、平成十二年四月一日から実施することとしたので通知する。移送制度の実施に当たっては、別紙の事項に十分留意の上、円滑な実施につき遺憾なきを期されたい。

また、本通知は、地方自治法（昭和二十二年法律第六十七号）第二百四十五条の九第一項及び第三項に規定する都道府県及び指定都市が法定受託事務を処理するに当たりよるべき基準とし、貴職におかれては、市町村を含め関係者、関係団体に対する周知方につき配慮されたい。

別　紙

精神障害者の移送に関する事務処理基準

第一　措置入院のための移送について

1　移送制度の基本的考え方

精神保健及び精神障害者福祉に関する法律等の一部を改正する法律（平成十一年法律第六十五号）の施行に伴う精神保健及び精神障害者福祉に関する法律（昭和二十五年法律第百二十三号。以下「法」という。）の改正により、医療保護入院等のために緊急を要する患者の移送が法定化されるとともに、措置入院（緊急措置入院を含む。以下同じ。）に付随して従来から行われていた措置入院のための移送についても法文上明確にされた。この制度において、措置入院のための移送に際して告知を義務づけ、移送に際しての行動の制限が不可避な場合の手続を明確にしたところであるので、こうした患者の人権に配慮した主旨を踏まえて移送を行なうことが重要である。

2　指定医の診察に係る事前調査

(1)　職員の派遣

都道府県知事（地方自治法（昭和二十二年法律第六十七号）第二百五十二条の十九第一項の指定都市においては、その長。以下同じ。）は、法第二十七条又は第二十九条の二に規定する精神保健指定医（以下「指定医」という。）の診察を受けさせる必要があると判断した場合、当該職員を速やかに事前調査の対象者の居宅等本人の現在場所に派遣することとする。

(2)　家族等又は現に保護の任に当たっている者への連絡
　(1)により都道府県職員を派遣する場合には、事前に家族等（法第三十三条第二項に規定する家族等をいう。以下同じ。）又は現に事前調査の対象者の保護の任に当たっている者に対してあらかじめその旨を連絡するものとする。

(3)　事前調査の実施
　派遣された都道府県職員は、速やかに以下のいずれの場合においても指定医の診察の必要性を判断するための事前調査を行い、状況を把握するとともに、できる限り家族等又は事前調査の対象者の支援を行っている者等及び事前調査の対象者に主治医がいる場合には当該主治医と連絡をとり、それまでの治療状況等について把握に努めるものとする。
①　都道府県職員が事前調査の対象者の居宅等本人の現在場所に出向いたとき
②　事前調査の対象者が指定医の診察を行おうとする場所に既に搬送されたとき

(4)　緊急の場合における事前調査の実施
　法第二十九条の二第一項に規定する措置について、急速を要し、法第二十七条、第二十八条及び第二十九条の規定による手続を採ることができない場合においても、都道府県知事は、できる限り事前調査を行うように努めるものとする。

(5)　事前調査票の記載
　都道府県職員は、事前調査を行ったときは、次に掲げる事項について、様式1による「措置入院のための移送に関する事前調査及び移送記録票」の事前調査票に記録するものとする。
①　措置入院のための診察が必要と考えられる者の氏名等
②　調査対象者の所在地
③　調査時の状況
④　主治医との連絡状況
⑤　指定医の診察が必要であるか否かの判定結果
⑥　調査年月日、担当者氏名及び所属

3　移送の実施

(1)　移送の手続の開始時期
　都道府県知事が、前記2(3)の事前調査の上、指定医の診察及び移送が必要であると判断した時点から移送（指定医の診察等を含む一連の手続をいう。以下同じ。）の手続が始まるものとする。

(2)　移送に関する告知
　派遣された都道府県職員は、移送の対象者を実際に搬送（車両等を用いて移動させることをいう。以下同じ。）する以前に、書面により、移送の対象者に対して、法第二十九条の二の二第二項に規定する事項を知らせなければならないものとする。

(3) 移送の記録

都道府県職員は、移送を行ったときは、次に掲げる事項について、様式1による「措置入院のための移送に関する事前調査及び移送記録票」の移送記録票に記録するものとする。

① 移送の対象者の氏名
② 指定医の第一回目の診察のための移送の有無
③ 移送の手続の開始年月日及び時刻
④ 補助者の氏名、職種及び所属
⑤ 移送を行う旨等に関する告知の確認
⑥ 搬送の概要（方法、経路、時刻等）
⑦ 移送先である国若しくは都道府県の設置した精神科病院又は法第十九条の八に規定する指定病院等（以下「指定病院等」という。）の名称及び所在地
⑧ 移送の手続の終了年月日及び時刻
⑨ 同行者の氏名
⑩ 行動の制限の有無
⑪ その他特記事項
⑫ 記録者の氏名及び所属

(4) 移送に用いる車両等の用意

都道府県知事は、以下のいずれの場合においても、速やかに移送の対象者を本人の現在場所から必要な場所に搬送できるよう、車両等を用意するものとする。

① 事前調査の結果、指定医の診察のための搬送が必要と判断されたとき
② 指定医の診察の結果、次の指定医の診察が必要と判断されたとき
③ 二人以上の指定医診察の結果、措置入院が必要と判断されたとき

(5) 都道府県職員の同行

移送は、都道府県知事の責務として行われることから、移送に当たっては、都道府県職員が移送の対象者に同行するものとする。

(6) 搬送のための補助者

都道府県知事は、車両等を用いて移送の対象者を搬送する場合、必要に応じて補助者を同行させることができるものとする。

(7) 移送の体制の整備

具体的な移送の体制については、都道府県知事の責務として整備するものである。ただし、移送の対象者を車両等を用いて搬送する部分については委託することができる。

(8) 移送の手続の終了

措置入院のための移送の手続は、移送先の指定病院等に入院した時点又は措置入院が不要と判定された時点で終了する。

ただし、措置入院が不要と判定され、かつ、入院が不要と判断された場合、都道府県知事は、移送の対象

であった者の求めがあったときに、移送を開始した場所まで搬送するよう努めるものとする。

(9)　他の入院形態による入院のための手続

措置入院のための指定医による診察の結果、措置入院は不要と判断されたが、医療保護入院又は応急入院のための移送が必要と判断される場合には、本通知第二の医療保護入院及び応急入院のための移送の手続を行うこととする。

⑽　移送できなかった場合の取扱い

移送の手続中であって、第二十九条第一項又は第二十九条の二第一項に規定する措置の決定前において移送の対象者の所在が不明となった場合、移送の手続は一旦終了とするが、都道府県は当該移送の対象者の所在を確かめるよう努めなければならないこととする。当該入院措置の決定以後に移送の対象者の所在が不明となった場合には、当該入院措置は継続するものとする。

4　指定医の診察

(1)　指定医の診察の補助者の派遣

都道府県知事は、指定医の求めがあったときに、診察に必要な補助者を派遣するものとする。

(2)　診察記録票に記載する項目

指定医は、行動の制限その他の移送の手続に必要な診察を行ったときは、次に掲げる事項について、様式2による「措置入院のための移送に関する診察記録票」に記載するものとする。

①　指定医の診察を必要とする者の氏名

②　行動の制限を行った場合は、以下の項目

ア　行動の制限を行ったときの症状

イ　行動の制限を開始した年月日及び時刻

ウ　行動の制限を行う旨及びその理由に関する告知の確認

エ　指定医の氏名

③　その他の特記事項

(3)　行動の制限を行った場合の診察記録票への記載等

移送の手続において、指定医が法第二十九条の二の二第三項に規定する行動の制限を行うことが必要であると判断したときは、様式2による「措置入院のための移送に関する診察記録票」に記載しなければならない。

また、行動の制限を行うに当たっては、指定医は行動の制限を受ける者に対して行動の制限を行う旨及びその理由を知らせるよう努めなければならない。

5　記録の保管

都道府県知事は、移送に関する事前調査票、移送記録票及び診察記録票を五年間保管しなければならないものとする。

第二　医療保護入院及び応急入院のための移送について

1　移送制度の基本的考え方
　医療保護入院及び応急入院のための移送は、緊急に入院を必要とする状態にあるにも関わらず、精神障害のために患者自身が入院の必要性を理解できず、家族や主治医等が説得の努力を尽くしても本人が病院に行くことを同意しないような場合に限り、本人に必要な医療を確保するため、都道府県知事が、公的責任において適切な医療機関まで移送するものである。したがって、この移送制度の対象とならない者に本制度が適用されることのないよう、事前調査その他の移送のための手続を適切に行うことが重要である。

2　移送に係る相談の受付
　都道府県知事は、移送に係る相談を受け付ける体制を整備しなければならないものとする。また、移送制度及び相談の受付窓口について周知に努めるとともに、受付窓口は利用者が利用しやすい体制となるよう配慮するものとする。

3　指定医の診察に係る事前調査
(1)　職員の派遣
　都道府県知事は、相談があった事例について法第三十四条に規定する移送に係る事前調査を行う必要があると判断した場合、職員を速やかに事前調査の対象者の居宅等本人の現在場所に派遣するものとする。
(2)　家族等又は現に保護の任に当たっている者への連絡
措置入院の場合に準じるものとする。
(3)　事前調査の実施
措置入院の場合に準じるものとする。

なお、当該事前調査の対象者が事前調査を行うことができる状態にあることと、直ちに入院させなければ当該者の医療及び保護を図る上で著しく支障がある者であることは矛盾するものではなく、例えば、具体的には医療保護入院及び応急入院のための移送の対象者は以下のような病状のものであること。
・当該精神障害による幻覚、妄想等の病状の程度が重篤であること
・自己の健康若しくは安全の保持に深刻な困難が生じていること又は直ちに入院治療を行わなければ状態が更に深刻な悪化をする可能性が高いこと
・入院治療によって当該精神障害による病状について一定以上の治療効果が期待できること
(4)　事前調査票の記載
　都道府県職員は、事前調査を行ったときは、次に掲げる事項について様式3による「医療保護入院及び応急入院のための移送に関する事前調査及び移送記録票」の事前調査票に記録するものとする。
①　医療保護入院及び応急入院のための移送が必要と考えられる者の氏名等
②　調査対象者の所在地

③　調査時の状況（調査対象者への対応の内容を含む。）
④　主治医との連絡状況
⑤　法第二十条の規定による入院が行われる状態にあるか否かの判断
⑥　家族等のうちいずれかの者の氏名及び住所等
⑦　医療保護入院のための移送に係る家族等のうちいずれかの者の同意の確認
⑧　指定医の診察が必要であるか否かの判定結果
⑨　診察が不要の場合の対応方針
⑩　調査年月日、担当者の氏名及び所属
⑪　指定医への報告の確認

4　移送の実施

(1)　移送の手続の開始時期
措置入院の場合に準じるものとする。

(2)　移送に関する告知
派遣された都道府県職員は、移送の対象となる者を実際に車両等を用いて搬送する以前に、書面により、移送の対象者に対して法第三十四条第四項に規定する事項を知らせなければならないこととする。また、家族等のうちいずれかの者等に対しても移送を行う旨等を知らせるよう努めるものとする。

(3)　移送の記録
都道府県職員は、移送を行ったときは、次に掲げる事項について、様式3による「医療保護入院及び応急入院のための移送に関する事前調査及び移送記録票」の移送記録票に記録するものとする。
①　移送の対象者の氏名
②　移送の手続の開始年月日及び時刻
③　指定医の氏名及び所属
④　指定医の診察の開始及び終了の年月日及び時刻
⑤　診察場所
⑥　診察の立会い者の氏名及び移送の対象者との続柄
⑦　診察の補助者の氏名、職種及び所属
⑧　指定医の診察結果
⑨　移送を行う旨等に関する告知の確認
⑩　搬送の概要（方法、発着の住所、時刻等）
⑪　移送先の応急入院指定病院の名称及び所在地
⑫　移送の手続の終了年月日及び時刻
⑬　移送の補助者の氏名
⑭　同行者の氏名
⑮　行動の制限の有無
⑯　その他特記事項
⑰　記録者の氏名及び所属

(4)　移送に用いる車両等の用意
都道府県知事は、指定医の診察の結果、医療保護入院又は応急入院が必要と判断したときには、速やかに移送の対象者を本人の現在場所から応急入院指定病院に搬送できるよう、車両等を用意するものとする。

(5) 都道府県職員の同行
措置入院の場合に準じるものとする。

(6) 搬送のための補助者
措置入院の場合に準じるものとする。

(7) 移送体制の整備
措置入院の場合に準じるものとする。

(8) 移送の手続の終了
医療保護入院及び応急入院のための移送の手続は、移送先の応急入院指定病院に入院した時点又は医療保護入院等のための移送が不要と判定された時点で終了する。

(9) 移送ができなかった場合の取扱い
移送手続中において、移送の対象者の所在が不明となった場合、移送の手続は一旦終了するが、都道府県知事は移送の対象者の所在を確かめるよう努めなければならないものとする。

5 指定医の診察

(1) 指定医の選定
都道府県知事は、法第三十四条に規定する診察が必要であると判断した時、速やかに指定医の診察を行うために必要な手続を開始すること。なお、この診察は、移送の対象者が入院する応急入院指定病院の指定医以外によって行われることを原則とする。

(2) 事前調査結果の指定医への報告
事前調査を行った都道府県職員は、指定医の診察に当たって、指定医に事前調査結果の報告をするとともに、報告を行ったことについて指定医の確認を得るものとする。なお、指定医の確認は、様式3による「医療保護入院及び応急入院のための移送に関する事前調査及び移送記録票」の事前調査票にある「指定医への報告の確認」の欄に指定医が署名することによるものとする。

(3) 診察への立会い
医療保護入院及び応急入院のための移送に係る指定医の診察に当たっては、都道府県職員が立ち会うものとすること。

また、後見人、保佐人、親権を行う者、配偶者その他の現に本人の保護の任に当たっている者は指定医の診察に立ち会うことができるものとする。

(4) 指定医の診察の補助
措置入院の場合に準じるものとする。

(5) 診察記録票への記載
指定医は、行動の制限その他の移送の手続に必要な診察を行ったときは、次に掲げる事項について、様式4による「医療保護入院及び応急入院のための移送に関する診察記録票」に記載するものとする。

① 指定医の診察を必要とする者の氏名

②　病名
③　生活歴及び現病歴
④　現在の病状又は状態像の概要
⑤　緊急性の判定
⑥　判定理由（法第二十二条の三の規定による入院が行われる状態にないと判断した理由等）
⑦　判定結果
⑧　行動の制限を行った場合は、以下の項目
　ア　行動の制限を行ったときの症状
　イ　行動の制限を開始した年月日及び時刻
　ウ　行動の制限を行う旨及びその理由に関する告知の確認
⑨　その他の特記事項
⑩　診察年月日及び指定医の氏名

(6)　行動の制限を行った場合の診察記録票への記載等

移送の手続において、指定医が法第三十四条第四項に規定する行動の制限を行うことが必要であると判断したときは、様式4による「医療保護入院及び応急入院のための移送に関する診察記録票」に記載しなければならない。

また、行動の制限を行うに当たっては、指定医は行動の制限を受ける者に対して行動の制限を行う旨及びその理由を知らせるよう努めなければならない。

(7)　居宅への立ち入り

医療保護入院及び応急入院のための移送に係る診察を居宅において行うことについて、家族等がいる場合には、それらの者の協力を得て居宅で診察を行うことができるものとする。

家族等が存在しない場合には、措置入院の手続をとる必要があると認められない限りは本人の了解を得ないで居宅で診察することはできないものとする。

6　入院

(1)　応急入院指定病院への事前連絡

指定医による診察の結果、医療保護入院又は応急入院させるため、移送の対象者を応急入院指定病院に実際に搬送するに当たって、都道府県知事は、入院をさせる応急入院指定病院にあらかじめ指定医の診察結果の概要等について連絡するよう努めるものとする。

(2)　入院手続

医療保護入院及び応急入院のための移送が行われた場合、応急入院指定病院が、都道府県職員から、移送に関する診察記録票の写しを受け取ることにより、医療保護入院及び応急入院を行うものとする。

また、移送の対象者の入院後七二時間以内に、応急入院指定病院において、医療保護入院及び応急入院の病状にないと判断し退院手続を採る場合は、指定医の診察によるものとする。

(3)　入院届

医療保護入院者の入院届及び応急入院届の記載項目のうち、病名等指定医が記載する項目については、別途、記載する必要はない。ただし、これらの届出書の「第三十四条による移送の有無」の欄に移送があったことを記載しておくものとする。なお、これらの入院届の届出に当たっては、移送に関する事前調査票、移送記録票及び診察記録票を当該入院届に添付するものとする。

7 記録の保管
措置入院の場合に準じることとする。

第三 その他の留意事項について

1 入院後に留意すべき事項
指定病院等及び応急入院指定病院において患者の治療方針を立てるに当たっては、入院以前の医療機関の主治医と十分な連絡をとるよう努めるものとする。

2 消防機関への協力要請
法に規定する移送を行おうとする場合、移送を要する者の状況及び地域における移送体制の実状から消防機関により移送することが適切と判断され、かつ、当該移送が救急業務と判断される場合については、この搬送を消防機関に協力を要請することができる。このため、都道府県知事は、事前に移送制度全般について、市町村の消防機関とあらかじめ協議しておく必要がある。

3 警察業務との関係
都道府県知事が法第二十七条又は第二十九条の二の規定による診察が必要であると認めた者に対し、法第二十七条の規定による一回目の診察又は第二十九条の二の規定による診察のために行う当該診察の場所までの移送は、都道府県知事の責務として行われるものである。

都道府県知事は、当該移送を適切に行うとともに、移送の安全を確保しなければならないものであるが、移送の対象者により現に犯罪が行われた場合又は犯罪がまさに行われようとしており、その行為により移送に係る事務に従事する者の生命又は身体に危険が及ぶおそれがあって、急を要する事態に陥った場合には、警察官に臨場要請を行うなどの措置に配意すること。

なお、臨場した警察官は移送用の車両の運転、対象者の乗降の補助その他の移送に係る事務に従事するものではないことに留意されたい。

4 書面による告知の様式
法第二十七条又は第二十九条の二に規定する指定医の診察のために搬送する場合に書面により告知する内容は様式5、措置入院のために指定病院等まで搬送する場合に書面により告知する内容は様式6、医療保護入院又は応急入院のために応急入院指定病院まで搬送する場合に書面により告知する内容は様式7によるものとする。

5 関係機関との連絡調整
都道府県知事は、法第二十九条の二の二及び法第三十四条に規定する移送を行う体制の整備に当たって、精神科救急医療体制連絡調整委員会の中で関係機関と連絡調整を行う等、円滑な移送が行われる体制を整備すること。また、実際に移送を行うに当たっても、精神科救急情報センター等を整備することによって、都道府県職員の派遣から入院まで、移送に係る情報を収集し、円滑な移送が行われるための連絡調整機能を整備すること。

6　その他

(1)　診察を行った指定医による医療

移送に係る診察を行った指定医が、移送の対象者の病状から緊急に医療を提供した場合、様式2又は様式4による診察記録票の特記事項の欄にその内容を記載すること。

この場合にあっては、記載する項目を以下のとおりとする。

ア　医療を提供した時の症状

イ　提供した医療の内容

ウ　医療を提供した年月日及び時刻

(2)　医療を提供した場合の指定医の同行

移送の手続において指定医が医療を提供した場合には、指定医が当該移送に同行しなければならないこと。

(3)　移送の手続上行った診療の医療費

医療保護入院及び応急入院のための移送の場合、移送の手続上行った医療に係る費用については、原則本人負担とする。

（様式１）

措置入院のための移送に関する事前調査及び移送記録票

措置入院のための診察が必要と考えられる者	フリガナ		生年月日	年　月　日 （満　歳）
	氏　名	（男・女）		
	住　所	都道府県　郡市区　町村区		
	職　業			

◆　事前調査票

調査対象者の所在地				
調査時の状況				
主治医との連絡	氏　名		連絡先等	
	主治医意見			
事前調査の総合判定	１　措置入院に関する診察が必要　　２　不必要			
調査年月日等	調査年月日	年　月　日　時　分～　時　分		
	職員氏名		所　属	

◆　移送記録票

措置診察のための移送の有無	１　措置診察のための移送を行った ２　措置診察の後に移送を行った					
移送開始及び終了	年　月　日　時　分～　月　日　時　分					
移送に関する告知	１　告知を行った					
搬送の概要（方法、経路、時刻等）						
移送先の指定病院等	名　称		所在地			
補助者	氏　名		職種		所属	
同行者の氏名						
行動制限の有無	１　行動制限を行った　　２　行動制限を行わなかった					
その他特記事項						
記録者の氏名等			所属			

（様式２）

措置入院のための移送に関する診察記録票

<table>
<tr><td>フ　リ　ガ　ナ</td><td colspan="3"></td><td rowspan="2">生年月日</td><td rowspan="2">年　　月　　日
（満　　歳）</td></tr>
<tr><td>氏　　　名</td><td colspan="3">（男・女）</td></tr>
<tr><td rowspan="5">移送の手続における行動の制限</td><td>行動制限の有無</td><td colspan="4">1　行動制限を行った　　　2　行わなかった</td></tr>
<tr><td>症　状</td><td colspan="4"></td></tr>
<tr><td>開始日時</td><td colspan="4">年　　月　　日　　時　　分</td></tr>
<tr><td>告　　知</td><td colspan="4">1　告知を行った</td></tr>
<tr><td>指定医の氏名</td><td colspan="4">署名</td></tr>
<tr><td rowspan="2">その他の特記事項</td><td colspan="5"></td></tr>
<tr><td>指定医の氏名</td><td colspan="4">署名</td></tr>
</table>

（様式３）

医療保護入院及び応急入院のための移送に関する事前調査及び移送記録票

医療保護入院及び応急入院のための移送が必要と考えられる者	フリガナ		生年月日	年　月　日 （満　歳）
	氏　名	（男・女）		
	住　所	都道府県　郡市区　町村区		
	職　業			
相　談　者	1　家族等のうちいずれかの者　2　行政機関（　） 3　その他（　）			

◆　事前調査票

調査対象者の所在地				
調査時の状況				
主治医との連絡	氏　名		連絡先等	
	主治医意見			
本人の同意	1　可能　2　不可能			
家族等のうちいずれかの者の同意の有無	1　有　2　無			
事前調査の総合判定	1　移送を行うための診察が必要　2　不必要			
診察が不要の場合の対応方針				
調査年月日等	調査年月日	年　月　日　時　分　～　時　分		
職員氏名		所属		指定医の確認

◆　移送記録票

移送の開始及び終了	年　月　日　時　分　～　月　日　時　分				
指定医の氏名所属	氏　名		所　属		
診察開始及び終了	年　月　日　時　分　～　月　日　時　分				
診察場所					
診察の立会い者の氏名及び本人との続柄					
診察の補助者	氏　名		職種		所属
指定医の診察結果					
移送に関する告知	1　告知を行った				
搬送の概要（方法、経路、時刻等）					
移送先の応急入院指定病院	名称		所在地		
移送の補助者					
搬送の同行者					
行動制限の有無	1　行動制限を行った　2　行動制限を行わなかった				
その他特記事項					
記　録　者			所属		

同意をした家族等	氏　名	（男・女）	続柄	生年月日	年　月　日
		（男・女）	続柄		年　月　日
	住　所	都道府県　郡市区　町村区			
		都道府県　郡市区　町村区			
	1　配偶者　2　父母（親権者で　ある・ない）　3　祖父母等 4　子・孫等　5　兄弟姉妹　6　後見人又は保佐人 7　家庭裁判所が選任した扶養義務者（選任年月日　年　月　日） 8　市町村長				

記載上の留意事項

1　家族等の氏名欄は、親権者が両親の場合は２人目を記載すること。

2　家族等の住所欄は、親権者が両親で住所が異なる場合に２つ目を記載すること。

（様式４）

医療保護入院及び応急入院のための移送に関する診察記録票

<table>
<tr><td>フ　リ　ガ　ナ</td><td colspan="3"></td><td rowspan="2">生年月日</td><td rowspan="2">年　月　日
（満　歳）</td></tr>
<tr><td>氏　　　　名</td><td colspan="3">（男・女）</td></tr>
<tr><td>病　　　　名</td><td>1　主たる精神障害</td><td>2　従たる精神障害</td><td colspan="3">3　身体合併症</td></tr>
<tr><td>生活歴及び現病歴（推定発病年月、精神科又は神経科受診歴等を記載すること。）</td><td colspan="5">（陳述者氏名　　　　続柄　　　）</td></tr>
<tr><td>現在の病状又は状態像</td><td colspan="5">医療保護入院者の入院届の「現在の病状又は状態像」の欄に準じる</td></tr>
<tr><td>緊急性の判定</td><td colspan="5">1　直ちに入院が必要　　2　緊急を要しない</td></tr>
<tr><td>本人の同意</td><td colspan="5">1　可能　　2　不可能</td></tr>
<tr><td>判　定　理　由</td><td colspan="5"></td></tr>
<tr><td>判　定　結　果</td><td colspan="5">1　医療保護入院又は応急入院が必要　　2　不必要</td></tr>
<tr><td rowspan="4">移送の手続における行動の制限</td><td>行動制限の有無</td><td colspan="4">1　行動制限を行った　　2　行わなかった</td></tr>
<tr><td>症状</td><td colspan="4"></td></tr>
<tr><td>開始日時</td><td colspan="4">月　日　時　分</td></tr>
<tr><td>告　知</td><td colspan="4">1　告知を行った</td></tr>
<tr><td>その他の特記事項</td><td colspan="5"></td></tr>
<tr><td colspan="6">以上のとおり診断する。　　年　月　日
精神保健指定医氏名　　署名</td></tr>
</table>

記載上の留意事項

平成20年３月31日以前に広告している神経科における受診歴を精神科受診歴等に含むこととする。

（様式５）

移送に際してのお知らせ

○○○○殿

令和　　年　　月　　日

1　あなたをこれから、措置入院が必要であるかどうかを判定するために○○○に移送します。

2　あなたの移送は、○○○（例：車）で行います。

3　この移送に不服のあるときは、この処分があったことを知った日の翌日から起算して、３か月以内に厚生労働大臣に対し、審査請求をすることができます（なお、この処分があったことを知った日の翌日から起算して３か月以内であっても、この処分の日の翌日から起算して１年を経過すると審査請求をすることができなくなります。）。

4　この処分の取消しを求める訴えは、この処分があったことを知った日の翌日から起算して６か月以内に限り、都道府県を被告として（訴訟において都道府県を代表する者は都道府県知事となります。）提起することができます（なお、この処分があったことを知った日の翌日から起算して６か月以内であっても、この処分の日の翌日から起算して１年を経過するとこの処分の取消しの訴えを提起することができなくなります。）。また、この処分があったことを知った日の翌日から起算して３か月以内に審査請求をした場合には、この処分の取消しの訴えは、その審査請求に対する裁決の送達を受けた日の翌日から起算して６か月以内であれば、提起することができます（なお、その審査請求に対する裁決の送達を受けた日の翌日から起算して６か月以内であっても、その審査請求に対する裁決の日の翌日から起算して１年を経過するとこの処分の取消しの訴えを提起することができなくなります。）。

○○県知事○○○○

（様式６）

移送に際してのお知らせ

○○○○殿

令和　　年　　月　　日

1　あなたをこれから、措置入院のために○○○病院（住所○○○）に移送します。

2　あなたの移送は、○○○（例：車）で行います。

3　あなたの移送中、医療上必要な場合には、あなたの行動を制限することがあります。

4　この移送に不服のあるときは、この処分があったことを知った日の翌日から起算して、３か月以内に厚生労働大臣に対し、審査請求をすることができます（なお、この処分があったことを知った日の翌日から起算して３か月以内であっても、この処分の日の翌日から起算して１年を経過すると審査請求をすることができなくなります。）。

5　この処分の取消しを求める訴えは、この処分があったことを知った日の翌日から起算して６か月以内に限り、都道府県を被告として（訴訟において都道府県を代表する者は都道府県知事となります。）提起することができます（なお、この処分があったことを知った日の翌日から起算して６か月以内であっても、この処分の日の翌日から起算して１年を経過するとこの処分の取消しの訴えを提起することができなくなります。）。また、この処分があったことを知った日の翌日から起算して３か月以内に審査請求をした場合には、この処分の取消しの訴えは、その審査請求に対する裁決の送達を受けた日の翌日から起算して６か月以内であれば、提起することができます（なお、その審査請求に対する裁決の送達を受けた日の翌日から起算して６か月以内であっても、その審査請求に対する裁決の日の翌日から起算して１年を経過するとこの処分の取消しの訴えを提起することができなくなります。）。

○○県知事○○○○

（様式７）

移送に際してのお知らせ

○○○○殿

令和　　年　　月　　日

1　あなたをこれから、医療保護入院（応急入院）のために○○○病院（住所○○○）に移送します。

2　あなたの移送は、○○○（例：車）で行います。

3　あなたの移送中、医療上必要な場合には、あなたの行動を制限することがあります。

4　この移送に不服のあるときは、この処分があったことを知った日の翌日から起算して、３か月以内に厚生労働大臣に対し、審査請求をすることができます（なお、この処分があったことを知った日の翌日から起算して３か月以内であっても、この処分の日の翌日から起算して１年を経過すると審査請求をすることができなくなります。）。

5　この処分の取消しを求める訴えは、この処分があったことを知った日の翌日から起算して６か月以内に限り、都道府県を被告として（訴訟において都道府県を代表する者は都道府県知事となります。）提起することができます（なお、この処分があったことを知った日の翌日から起算して６か月以内であっても、この処分の日の翌日から起算して１年を経過するとこの処分の取消しの訴えを提起することができなくなります。）。また、この処分があったことを知った日の翌日から起算して３か月以内に審査請求をした場合には、この処分の取消しの訴えは、その審査請求に対する裁決の送達を受けた日の翌日から起算して６か月以内であれば、提起することができます（なお、その審査請求に対する裁決の送達を受けた日の翌日から起算して６か月以内であっても、その審査請求に対する裁決の日の翌日から起算して１年を経過するとこの処分の取消しの訴えを提起することができなくなります。）。

○○県知事○○○○

○精神科病院に入院する時の告知等に係る書面及び入退院の届出等について

〔令和五年十一月二十七日　障精発一一二七第五号
各都道府県・各指定都市精神保健福祉主管部(局)長宛
厚生労働省社会・援護局障害保健福祉部精神・障害保健課長通知〕

標記については、これまで平成十二年三月三十日障精第二二号厚生省大臣官房障害保健福祉部精神保健課長通知「精神科病院に入院する時の告知等に係る書面及び入退院の届出等について」に基づき告知及び届出等が行われてきたところである。

今般、障害者の日常生活及び社会生活を総合的に支援するための法律等の一部を改正する法律（令和四年法律第百四号）により、医療保護入院の入院期間及び更新に関する規定等が設けられたところである。改正後の精神保健及び精神障害者福祉に関する法律（昭和二十五年法律第百二十三号。以下「法」という。）の運用に当たって、左記のとおり書面等の標準的な様式として定めることとしたため、ご了知いただき適切な実施に努められるとともに、関係機関及び関係団体に対して周知徹底方お取り計らい願いたい。

なお、本通知は令和六年四月一日からの適用とし、平成十二年三月三十日障精第二二号厚生省大臣官房障害保健福祉部精神保健課長通知「精神科病院に入院する時の告知等に係る書面及び入退院の届出等について」は、令和六年三月三十一日付けで廃止する。

記

1　任意入院に係る書面について

(1)　任意入院の告知等について

ア　法第二十一条第一項の規定による任意入院を行おうとする精神障害者が自ら入院する旨を記載する書面は、別添様式1（任意入院同意書）によるものとすること。

イ　法第二十一条第一項の規定による精神科病院の管理者が任意入院者に対して退院等の請求に関すること等を知らせる書面は、別添様式2（入院に際してのお知らせ）によるものとすること。

ウ　入院後一年経過時及び以後二年ごとに提出を求める精神障害者が自ら入院する旨を記載する書面は、別添様式3（任意入院（継続）同意書）を用いるものとすること。

エ　法第二十一条第七項の規定による任意入院者に対し同条第三項又は第四項後段の規定による措置を採る旨等を知らせる書面は、別添様式4（入院継続に際してのお知らせ）によるものとすること。

オ　法第二十一条第四項後段の規定による措置を採った場合の記録は、別添様式5（任意入院者の退院制限した場合の記録）によるものとすること。

カ　精神保健及び精神障害者福祉に関する法律第三十七条第一項の規定に基づき厚生労働大臣が定める基準（昭和六十三年厚生省告示第百三十号。以下「厚生省告示第百三十号」という。）の第五「任意入院者の開放処遇の制限について」に規定する開放処遇の制限を行う理由を患者に告知する書面は、別添様式6（開放処遇の制限を行うに当たってのお知らせ）によるものとすること。

(2) 任意入院者に係る報告について

法第三十八条の二第二項の規定による精神科病院の管理者から都道府県知事に対する報告は、別添様式7（任意入院者の定期病状報告書）によるものとすること。

報告の頻度は、入院後一年以上経過している者については、第二十条の規定による入院の日の属する月の翌月を初月とする同月以降の一二月ごとの各月に、開放処遇の制限（隔離・拘束を含む）を受けている者については、入院時から六か月経過時（ただし、一年以上経過している者については、一二月ごとの各月）を目途として行うものとすること。

2 医療保護入院に係る書面について

(1) 入院に係る書面

ア　法第三十三条第一項の規定による入院措置を採る際の家族等の同意は、別添様式8（医療保護入院に関する家族等同意書）によるものとすること。

なお、法第三十三条第二項の規定による医療保護入院に必要な同意を市町村長が行う場合の対応については、昭和六十三年六月二十二日健医発第七四三号厚生省保健医療局長通知「精神保健及び精神障害者福祉に関する法律第三十三条第二項及び第六項の規定に基づく医療保護入院及びその入院の期間の更新の際に市町村長が行う同意について」の別添「市町村長同意事務処理要領」(2)のイにおいて「市町村長同意事務処理要領」という。）によるものとし、精神科病院が市町村長に対し同意を求めるときに市町村長に送付する依頼書は同要領の別添様式1（医療保護入院同意依頼書）、市町村長の同意が行われたときに市町村長が精神科病院に送付する同意書は同要領の別添様式3（医療保護入院に関する市町村長同意書）によるものとすること。

イ　法第三十三条の三第一項の規定による入院者及び家族等に入院措置を採る旨等を知らせる書面は、別添様式9（医療保護入院に際してのお知らせ）によるものとすること。

ウ　法第三十三条第九項の規定による精神科病院の管理者から都道府県知事に対する届出（同条第一項、第二項又は第三項後段の規定による入院措置を採る場合に限る。）は、同条第一項、第二項又は第三項後段の規定による入院に応じて別添様式10（医療保護入院者の入院届）又は別添様式11（特定医師による医療保護入院者の入院届及び記録）によるものとすること。

また、法第三十三条五項の規定による精神科病院の管理者が作成する記録は、別添様式11（特定医師による医療保護入院者の入院届及び記録）を用いるものとすること。

(2) 入院期間の更新に係る書面

ア 法第三十三条第八項の規定による医療保護入院の入院期間の更新の同意に関する家族等への通知は、法施行規則第十五条の十五各号に該当しない場合は別添様式12－1（医療保護入院の入院期間の更新に関する通知（法施行規則第十五条の十五各号に該当しない場合））、それ以外の場合は別添様式12－2（医療保護入院の入院期間の更新に関する通知）によるものとすること。

イ 第三十三条第六項の規定による入院期間の更新をする際の家族等の同意は、別添様式13（医療保護入院期間の更新に関する家族等同意書）によるものとすること。

なお、入院期間の更新に必要な同意を市町村長が行う場合の対応については、「市町村長同意事務処理要領」によるものとし、精神科病院が市町村長に対し同意を求めるときに市町村長に送付する依頼書は同要領の別添様式4（医療保護入院期間の更新に関する同意依頼書）、市町村長の同意が行われたときに市町村長が精神科病院に送付する同意書は同要領の別添様式6（医療保護入院期間の更新に関する市町村長同意書）によるものとすること。

ウ 法三十三条の三の規定による入院者及び家族等に対し入院期間を更新する旨等を知らせる書面は、別添様式14（医療保護入院の入院期間の更新に際してのお知らせ）によるものとすること。

エ 法第三十三条第九項の規定による精神科病院の管理者から都道府県知事に対する届出（同条第六項の規定による入院期間を更新する場合に限る。）は、別添様式15（医療保護入院者の入院期間更新届）によるものとすること。

(3) 退院に係る書面

法第三十三条の二の規定による精神科病院の管理者から都道府県知事に対する届出は、別添様式16（医療保護入院者の退院届）によるものとすること。

3 応急入院に係る書面について

(1) 応急入院の告知について

法第三十三条の七後段により準用する法第二十九条第三項の規定による入院患者に対し法第三十三条の六第一項又は第二項後段の規定による入院措置を採る旨等を知らせる書面は、別添様式17（応急入院に際してのお知らせ）によるものとすること。

(2)　応急入院者に係る届出等について

法第三十三条の六第五項の規定による精神科病院の管理者から都道府県知事に対する届出は、同条第一項又は第二項後段による入院に応じて別添様式18（応急入院届）又は別添様式19（特定医師による応急入院届及び記録）によるものとすること。

また、法第三十三条の六第四項の規定による精神科病院の管理者が作成する記録は、別添様式19（特定医師による応急入院届及び記録）を用いるものとすること。

4　措置入院に係る書面について

(1)　措置入院に関する診断について

法第二十七条第一項又は第二項の規定により法第十八条第一項に規定する精神保健指定医（以下「指定医」という。）が診察した場合には、別添様式20（措置入院に関する診断書）に記入を行うものとすること。

(2)　措置入院決定の告知について

法第二十九条第三項（法第二十九条の二第四項において準用する場合を含む。）の規定による措置入院者及びその家族等であって法第二十八条第一項の規定による通知を受けたもの又は同条第二項の規定による立会いを行ったものに対し入院措置を採る旨等を知らせる書面は、別添様式21（措置入院決定のお知らせ）によるものとすること。

(3)　措置入院に関する精神医療審査会への通知について

法第二十九条第一項の規定による入院措置を採ったときの第三十八条の三第一項の規定による都道府県知事から精神医療審査会への通知は、別添様式22（措置入院決定報告書）によるものとすること。

(4)　精神科病院の管理者から都道府県知事に対する届出等について

ア　法第三十八条の二第一項の規定による精神科病院の管理者から都道府県知事に対する定期の報告は、別添様式23（措置入院者の定期病状報告書）によるものとすること。

イ　法第二十九条の五の規定による精神科病院の管理者から都道府県知事に対する届出は、別添様式24（措置入院者の症状消退届）によるものとすること。

5　処遇について

(1)　患者の隔離について

厚生省告示第百三十号の第三「患者の隔離について」に規定する隔離を行うに当たっての入院患者への告知は、別添様式25（隔離を行うに当たってのお知らせ）により行うものとすること。

(2)　身体的拘束について

厚生省告示第百三十号の第四「身体的拘束について」に規定する身体的拘束を行うに当たっての入院患者への告知は、別添様式26（身体的拘束を行うに当たってのお知らせ）により行うものとすること。

6　その他の事項について

(1)　未成年者又は被後見人の任意入院に際しての同意書について

患者が任意入院に当たって行う「同意」とは、民法上の法律行為としての同意と必ずしも一致するものではなく、患者が自らの入院について積極的に拒んではいない状態をいうものであること。したがって、未成年者又は被後見人である精神障害者の入院の場合の入院同意書の作成については、精神科病院の管理者との間の入院契約と異なり、親権者又は後見人の副書を求めたり、患者本人の同意書にこれらの者の同意書を添付させることは必要ではないこと。

(2)　任意入院の退院制限について

法第二十一条第三項に規定する退院制限は七二時間を限度として認められているものであるが、この「七二時間」は、患者が医師に対して退院を希望する意思を明らかにした時点から起算するものであって、その時点が夜間又は休日等であることにより扱いが異なるものではないこと。ただし、夜間に退院を希望する意思が明らかにされた場合には、通常の診療開始前に、退院についての指定医の診療を求めることとしても差し支えないこと。

(3)　外国人等に対する告知について

外国人等の患者に対して告知を行う場合には、告知の内容について患者の理解が得られるよう配慮すること。

(4)　電算処理による届出等の取扱いについて

精神科病院の管理者が都道府県知事に提出する患者の入退院に際しての届出等については、定められた様式による場合であれば、指定医等の署名部分を除き、当該精神科病院において電算処理により作成した届出等を用いて差し支えないこと。

(5)　届出等の用紙について

届出等に用いる用紙の大きさは、原則として、A四とすること。ただし、都道府県の判断により、セキュリティ対策を講じた上で、各都道府県における個人情報保護条例等の関係規定に基づき適切に運用することを前提に、別添様式7、10、11、15、16、18、19、23、24については電子媒体での提出も可とする。

様式１

任意入院同意書

年　　月　　日

○　○　病院長　殿

入院者本人　氏　　名

生年月日

住　　所

私は、「任意入院に際してのお知らせ」（入院時告知事項）を了承のうえ、精神保健及び精神障害者福祉に関する法律第 21 条第 1 項の規定により、貴院に入院することに同意いたします。

様式２

任意入院に際してのお知らせ

（任意入院者の氏名）殿

年　　月　　日

1．あなたの入院は、あなたの同意に基づく、精神保健及び精神障害者福祉に関する法律第20条の規定による任意入院です。

2．あなたの入院中、手紙やはがきを受け取ったり出したりすることは制限なく行うことができます。ただし、封書に異物が同封されていると判断される場合、病院の職員と一緒に、あなたに開封してもらい、その異物は病院であずかることがあります。

3．あなたの入院中、人権を擁護する行政機関の職員、あなたの代理人である弁護士との電話・面会や、あなた又はあなたのご家族等の依頼によりあなたの代理人となろうとする弁護士との面会は、制限されませんが、それら以外の人との電話・面接については、あなたの病状に応じて医師の指示で一時的に制限することがあります。

4．あなたの入院中、あなたの処遇は、原則として開放的な環境での処遇（夜間を除いて病院の出入りが自由に可能な処遇。）となります。しかし、治療上必要な場合には、あなたの開放処遇を制限することがあります。

5．あなたの入院中、治療上どうしても必要な場合には、あなたの行動を制限することがあります。

6．あなたの入院は任意入院でありますので、あなたの退院の申し出により、退院できます。ただし、精神保健指定医又は特定医師があなたを診察し、必要があると認めたときには、入院を継続していただくことがあります。その際には、入院継続の措置をとることについて、あなたに説明いたします。

7．入院中、あなたの病状が良くなるように力を尽くしてまいります。もしも入院中の治療や生活について不明な点、納得のいかない点がありましたら、遠慮なく病院の職員にお話しください。

8．それでも入院や入院生活に納得のいかない場合には、あなた又はあなたのご家族等は、退院や病院の処遇の改善を指示するよう、都道府県知事に請求することができます。この点について、詳しくお知りになりたいときは、病院の職員にお尋ねになるか下記にお問い合わせ下さい。

自治体の連絡先（電話番号を含む。）

9．あなたの入院中、もしもあなたが病院の職員から虐待を受けた場合、下記に届け出ることができます。また、もしも他の入院患者さんが病院の職員から虐待を受けたのを見かけた場合も、下記に通報してください。

自治体の虐待通報に関する連絡先（電話番号を含む。）

病　院　名
管理者の氏名
主治医の氏名

様式３

任意入院（継続）同意書

年　　月　　日

○　○　病院長　殿

入院者本人　氏　　名

生年月日

住　　所

私は、「任意入院に際してのお知らせ」（入院時告知事項）を了承のうえ、精神保健及び精神障害者福祉に関する法律第 21 条第 1 項の規定により、貴院に引き続き入院することに同意いたします。

様式４

入院継続に際してのお知らせ

（任意入院者の氏名）　殿

年　　月　　日

【任意入院中の退院制限について】

任意入院中の退院制限とは、任意入院者から退院の申し出があった際、精神保健指定医又は特定医師による診察の結果、当該任意入院者の医療及び保護のため入院を継続する必要があると判定された方について、72時間以内に限り入院を継続いただく制度です。

あなたから退院の申し出がありましたが、（□精神保健指定医・□特定医師）の診察の結果、以下の理由・目的により、入院が必要であると認められたため、

年　　月　　日（□午前・□午後　　時　　分）、入院継続となりました。

あなたの入院は、精神保健及び精神障害者福祉に関する法律第21条［□①第３項、□②４項後段］の規定による任意入院中の退院制限によるものです。

【入院理由について】

1.　あなたは、診察の結果、以下の状態にあると判定されました。

□　①幻覚妄想状態（幻覚や妄想があり、それらを現実と区別することが難しい）

□　②精神運動興奮状態（欲動や意志が昂ぶり、興奮しやすく、自分で抑えることが難しい）

□　③昏迷状態（意志発動性の強い抑制や、著しい混乱により、外界への応答が難しい）

□　④抑うつ状態（気分の落ち込みや悲観的な考え、興味や喜びの消失などが続いている）

□　⑤躁状態（気分の高揚や著しい活発さ、苛立ち等が続いている）

□　⑥せん妄・もうろう状態（意識障害により覚醒水準が低下している）

□　⑦認知症状態（認知機能が低下し、日常全般に支障を来している）

□　⑧統合失調症等残遺状態（障害により日常生活動作、社会的判断・機能遂行が難しい）

□　⑨その他（　　　　　　　　　　　　　　　　　　　　　　　　　　　）

2.　あなたは、以下の理由により入院されました。

□　外来への通院等においては、十分な治療ができないことから、手厚い医療を提供するため、入院の必要性があります

□　あなたの安全を確保しながら診断や治療を行うため、入院の必要があります

□　その他（　　　　　　　　　　　　　　　　　　　　　　　　　　　）

裏面に続く

【入院中の生活について】

1. あなたの入院中、手紙やはがきを受け取ったり出したりすることは制限なく行うことができます。ただし、封書に異物が同封されていると判断される場合、病院の職員と一緒に、あなたに開封してもらい、その異物は病院であずかることがあります。
2. あなたの入院中、人権を擁護する行政機関の職員、あなたの代理人である弁護士との電話・面会や、あなた又はあなたのご家族等の依頼によりあなたの代理人となろうとする弁護士との面会は、制限されませんが、それら以外の人との電話・面接については、あなたの病状に応じて医師の指示で一時的に制限することがあります。
3. あなたの入院中、治療上どうしても必要な場合には、あなたの行動を制限することがあります。
4. あなたの入院期間については、一定期間ごとに入院の必要性について確認を行います。
5. 入院中、あなたの病状が良くなるように力を尽くしてまいります。もしも入院中の治療や生活について不明な点、納得のいかない点がありましたら、遠慮なく病院の職員にお話しください。
6. それでも入院や入院生活に納得のいかない場合には、あなた又はあなたのご家族等は、退院や病院の処遇の改善を指示するよう、都道府県知事に請求することができます。この点について、詳しくお知りになりたいときは、病院の職員にお尋ねになるか下記にお問い合わせ下さい。

自治体の連絡先（電話番号を含む。）

7. あなたの入院中、もしもあなたが病院の職員から虐待を受けた場合、下記に届け出ることができます。また、もしも他の入院患者さんが病院の職員から虐待を受けたのを見かけた場合も、下記に通報してください。

自治体の虐待通報に関する連絡先（電話番号を含む。）

病　　院　　名
管 理 者 の 氏 名
指定医・特定医師の氏名
主 治 医 の 氏 名

様式５

任意入院者を退院制限した場合の記録

令和　　年　　月　　日

病院名
所在地
管理者名

<table>
<tr><td rowspan="3">任意入院者</td><td>フリガナ</td><td></td><td rowspan="2">生年月日</td><td rowspan="2">明治
大正
昭和
平成
令和　　年　　月　　日生
（満　　歳）</td></tr>
<tr><td>氏名</td><td>（男・女）</td></tr>
<tr><td>住所</td><td colspan="3">都道府県　　郡市区　　町村区</td></tr>
<tr><td rowspan="2">任意入院退院制限年月日</td><td colspan="2" rowspan="2">令和　　年　　月　　日
（午前・午後　　時）</td><td>今回の入院年月日</td><td>昭和
平成
令和　　年　　月　　日</td></tr>
<tr><td>入院形態</td><td></td></tr>
<tr><td>病名</td><td colspan="2">1　主たる精神障害
ICD カテゴリー（　　）</td><td colspan="2">2　従たる精神障害
ICD カテゴリー（　　）　3　身体合併症</td></tr>
<tr><td>生活歴及び現病歴
（推定発病年月、精神科受診歴等を記載すること。）</td><td colspan="4">（陳述者氏名　　続柄　　）</td></tr>
<tr><td>初回入院期間</td><td colspan="4">昭和・平成・令和　　年　　月　　日 〜 昭和・平成・令和　　年　　月　　日
（入院形態　　）</td></tr>
<tr><td>前回入院期間</td><td colspan="4">昭和・平成・令和　　年　　月　　日 〜 昭和・平成・令和　　年　　月　　日
（入院形態　　）</td></tr>
<tr><td>初回から前回までの入院回数</td><td colspan="4">計　　回</td></tr>
<tr><td><現在の精神症状></td><td colspan="4">Ⅰ　意識
1 意識混濁　2 せん妄　3 もうろう　4 その他（　　）
Ⅱ　知能（軽度障害、中等度障害、重度障害）
Ⅲ　記憶
1 記銘障害　2 見当識障害　3 健忘　4 その他（　　）
Ⅳ　知覚
1 幻聴　2 幻視　3 その他（　　）
Ⅴ　思考
1 妄想　2 思考途絶　3 連合弛緩　4 滅裂思考　5 思考奔逸　6 思考制止
7 強迫観念　8 その他（　　）</td></tr>
</table>

	Ⅵ　感情・情動 1 感情平板化　2 抑うつ気分　3 高揚気分　4 感情失禁　5 焦燥・激越 6 易怒性・被刺激性亢進　7 その他（　　　）
	Ⅶ　意欲 1 衝動行為　2 行為心迫　3 興奮　4 昏迷　5 精神運動制止 6 無為・無関心　7 その他（　　　）
	Ⅷ　自我意識 1 離人感　2 させられ体験　3 解離　4 その他（　　　）
	Ⅸ　食行動 1 拒食　2 過食　3 異食　4 その他（　　　）
＜その他の重要な症状＞	1 てんかん発作　2 自殺念慮　3 物質依存（　　　） 4 その他（　　　）
＜問題行動等＞	1 暴言　2 徘徊　3 不潔行為　4 その他（ ）
＜現在の状態像＞	1 幻覚妄想状態　2 精神運動興奮状態　3 昏迷状態 4 統合失調症等残遺状態　5 抑うつ状態　6 躁状態　7 せん妄状態 8 もうろう状態　9 認知症状態　10 その他（ ）
任意入院継続の必要性	

入院の継続が必要と認めた特定医師氏名	署名		
確認した精神保健指定医氏名	署名	診察日時	令和　年　月　日 （午前・午後　時）
精神保健指定医が退院制限が妥当でないと判断した場合は、その理由			

事後審査委員会意見	

記載上の留意事項

1 □内は、特定医師の診察に基づいて記載すること。
2 今回の入院年月日の欄は、今回貴病院に入院した年月日を記載し、入院形態の欄にそのときの入院形態を記載すること。（特定医師による入院を含む。その場合は「第33条第１項・第３項入院」、「第33条第２項・第３項入院」又は「第33条の６第２項入院」と記載すること。）なお、複数の入院形態を経ている場合には、順に記載すること。
3 生活歴及び現病歴の欄は、他診療所及び他病院での受診歴をも聴取して記載すること。
4 平成20年３月31日以前に広告している神経科における受診歴を精神科受診歴等に含むこととする。
5 初回及び前回入院期間の欄は、他病院での入院歴・入院形態をも聴取して記載すること。
6 現在の精神症状、その他の重要な症状、問題行動等、現在の状態像の欄は、一般にこの書類作成までの過去数か月間に認められたものとし、主として最近のそれに重点を置くこと。
7 診断した特定医師氏名の欄は、特定医師自身が署名すること。
8 確認した精神保健指定医氏名の欄は、精神保健指定医自身が署名すること。
9 選択肢の欄は、それぞれ該当する算用数字、ローマ数字等を○で囲むこと。

様式６

開放処遇の制限を行うに当たってのお知らせ

（任意入院者の氏名）　殿

年　　月　　日

1　あなたの状態が、下記に該当するため、これから（午前・午後　時　分）開放処遇を制限します。
2　下記の状態がなくなれば、再び開放処遇となります。

記

ア　他の患者との人間関係を著しく損なうおそれがある等、その言動が患者の病状の経過や予後に悪く影響する状態
イ　自殺企図又は自傷行為のおそれがある状態
ウ　ア又はイのほか、当該患者の病状からみて、開放処遇を継続することが困難な状態
エ　その他（　　　　　　　　　　　　　　　　　　　　　　　　　　　）

医師の氏名

様式７

任意入院者の定期病状報告書

令和　　年　　月　　日

○　○　知事　殿

病院名
所在地
管理者名

下記の任意入院者について、精神保健及び精神障害者福祉に関する法律第38条の２第２項の規定により報告します。

任意入院者	フリガナ		生年月日	明治 大正 昭和 平成 令和　年　月　日生（満　歳）
	氏名	（男・女）		
	住所	都道府県　郡市区　町村区		
任意入院年月日（第20条による入院）	昭和 平成 令和　年　月　日		今回の入院年月日	昭和 平成 令和　年　月　日
			入院形態	
前回の定期報告年月	令和　年　月　日			
病名	1　主たる精神障害 ICDカテゴリー（　）	2　従たる精神障害 ICDカテゴリー（　）	3　身体合併症	
過去12か月間の治療の内容とその結果（過去12か月間の病状または状態像の経過の概要、並びに過去12か月間に行動制限が行われた際はその必要性について）				
症状の経過	1 悪化傾向　2 動揺傾向　3 不変　4 改善傾向			
任意入院継続の必要性（通院へ変更ができない理由について具体的に説明すること）				
今後の治療方針				

＜現在の精神症状＞	Ⅰ　意識 　1 意識混濁　2 せん妄　3 もうろう　4 その他（　　　　　　　　） Ⅱ　知能（軽度障害、中等度障害、重度障害） Ⅲ　記憶 　1 記銘障害　2 見当識障害　3 健忘　4 その他（　　　　　　　　） Ⅳ　知覚 　1 幻聴　2 幻視　3 その他（　　　　　　　　） Ⅴ　思考 　1 妄想　2 思考途絶　3 連合弛緩　4 滅裂思考　5 思考奔逸　6 思考制止 　7 強迫観念　8 その他（　　　　　　　　） Ⅵ　感情・情動 　1 感情平板化　2 抑うつ気分　3 高揚気分　4 感情失禁　5 焦燥・激越 　6 易怒性・被刺激性亢進　7 その他（　　　　　　　　） Ⅶ　意欲 　1 衝動行為　2 行為心迫　3 興奮　4 昏迷　5 精神運動制止 　6 無為・無関心　7 その他（　　　　　　　　） Ⅷ　自我意識 　1 離人感　2 させられ体験　3 解離　4 その他（　　　　　　　　） Ⅸ　食行動 　1 拒食　2 過食　3 異食　4 その他（　　　　　　　　）
＜その他の重要な症状＞	1 てんかん発作　2 自殺念慮　3 物質依存（　　　　　　　　） 4 その他（　　　　　　　　）
＜問題行動等＞	1 暴言　2 徘徊　3 不潔行為　4 その他（　　　　　　　　）
＜現在の状態像＞	1 幻覚妄想状態　2 精神運動興奮状態　3 昏迷状態 4 統合失調症等残遺状態　5 抑うつ状態　6 躁状態　7 せん妄状態 8 もうろう状態　9 認知症状態　10 その他（　　　　　　　　）
本報告に係る診察年月日	令和　　年　　月　　日
診断した主治医氏名	署名

審査会意見	
都道府県の措置	

記載上の留意事項

1　□内は、主治医の診察に基づいて記載すること。
2　今回の入院年月日の欄は、今回貴病院に入院した年月日を記載し、入院形態の欄にそのときの入院形態を記載すること。（特定医師による入院を含む。その場合は「第33条第1項・第3項入院」、「第33条第2項・第3項入院」又は「第33条の6第2項入院」と記載すること。）なお、複数の入院形態を経ている場合には、順に記載すること。
3　入院後の診察により精神症状が重症であって、かつ、慢性的な症状を呈することにより入院の継続が明らかに必要な病状であること等により1年以上の入院が必要であると判断される場合には、「任意入院継続の必要性」の欄にその旨を記載すること。
4　入院時より6か月の間に、開放処遇が制限された者の6か月経過時の報告においては、「過去12か月間」とあるのは「過去6か月間」と読み替えること。
5　現在の精神症状、その他の重要な症状、問題行動等、現在の状態像の欄は、一般にこの書類作成までの過去数か月間に認められたものとし、主として最近のそれに重点を置くこと。
6　診断した主治医氏名の欄は、主治医自身が署名すること。
7　選択肢の欄は、それぞれ該当する算用数字、ローマ数字等を○で囲むこと。

様式８

医療保護入院に関する家族等同意書

１．医療保護入院の同意の対象となる精神障害者本人

住　　所	〒
フリガナ	
氏　　名	
生年月日	大正・昭和・平成・令和　　年　　月　　日

２．医療保護入院の同意者の申告事項

住　　所	〒	〔〒〕
フリガナ		
氏　　名		
生年月日	大正・昭和・平成・令和　　年　　月　　日	〔大正・昭和・平成・令和　　年　　月　　日〕

本人との関係

（１　配偶者　２　父母（親権者で　ある・ない）３　祖父母等　４　子・孫等　５　兄弟姉妹
６　後見人又は保佐人　７　家庭裁判所が選任した扶養義務者（　　　　　　　　　　　　　）
（選任年月日　昭和・平成・令和　　年　　月　　日））

なお、以下のいずれにも該当しないことを申し添えます。

①本人と訴訟をした者、本人と訴訟をした者の配偶者又は直系血族、②家庭裁判所で免ぜられた法定代理人、保佐人、補助人、③患者に対する虐待等（配偶者暴力、児童虐待、高齢者虐待、障害者虐待）を行っている者、④精神の機能の障害により同意又は不同意の意思表示を適切に行うに当たって必要な認知、判断及び意思疎通を適切に行うことができない者、⑤未成年者

※親権者が両親の場合は、原則として両親とも署名の上記載して下さい。

以上について、事実と相違ないことを確認した上で、１の者を貴病院に入院させることに同意します。

病院管理者　殿

年　　月　　日

（　同　意　者　の　氏　名　）
〔（同意者の氏名（親権者が両親の場合））〕

様式９

医療保護入院に際してのお知らせ

（医療保護入院者の氏名）　殿

年　　月　　日

【医療保護入院について】

医療保護入院とは、精神保健指定医又は特定医師による診察の結果、精神障害があり、医療と保護のために入院の必要があると判定された方であって、その精神障害のために入院に同意いただけない場合に、やむを得ずご家族等の同意を得て、精神保健及び精神障害者福祉に関する法律（以下「法」という。）に定める範囲内（医療保護入院開始から６ヶ月が過ぎるまでは３ヶ月以内、医療保護入院開始から６ヶ月が過ぎてからは６ヶ月以内）の期間を定めて入院していただく制度です。ただし、入院を続けることが必要とされた場合には、改めてご家族等の同意を得て、入院期間が更新されます。

あなたは、（□精神保健指定医・□特定医師）の診察の結果、以下の理由・目的により、入院が必要であると認められたため、　年　　月　　日（□午前・□午後　　時　　分）、入院されました。

あなたの入院は、法第33条［□①第１項、□②第２項、□③第３項後段］の規定による医療保護入院です。①又は②に該当する場合、あなたの入院の期間は、入院日から３ヶ月を超えない　　年　　月　　日までです。

【入院理由について】

1.　あなたは、診察の結果、以下の状態にあると判定されました。

□　①幻覚妄想状態（幻覚や妄想があり、それらを現実と区別することが難しい）
□　②精神運動興奮状態（欲動や意志が昂ぶり、興奮しやすく、自分で抑えることが難しい）
□　③昏迷状態（意志発動性の強い抑制や、著しい混乱により、外界への応答が難しい）
□　④抑うつ状態（気分の落ち込みや悲観的な考え、興味や喜びの消失などが続いている）
□　⑤躁状態（気分の高揚や著しい活発さ、苛立ち等が続いている）
□　⑥せん妄・もうろう状態（意識障害により覚醒水準が低下している）
□　⑦認知症状態（認知機能が低下し、日常全般に支障を来している）
□　⑧統合失調症等残遺状態（障害により日常生活動作、社会的判断・機能遂行が難しい）
□　⑨その他（　　　　　　　　　　　　　　　　　　　　　　　　　　　）

2.　あなたは、以下の理由により入院されました。

□　外来への通院等においては、十分な治療ができないことから、手厚い医療を提供するため、入院の必要性があります
□　あなたの安全を確保しながら診断や治療を行うため、入院の必要があります
□　その他（　　　　　　　　　　　　　　　　　　　　　　　　　　　）

裏面へ続く

【入院中の生活について】

1. あなたの入院中、手紙やはがきを受け取ったり出したりすることは制限なく行うことができます。ただし、封書に異物が同封されていると判断される場合、病院の職員と一緒に、あなたに開封してもらい、その異物は病院であずかることがあります。
2. あなたの入院中、人権を擁護する行政機関の職員、あなたの代理人である弁護士との電話・面会や、あなた又はご家族等の依頼によりあなたの代理人となろうとする弁護士との面会は、制限されませんが、それら以外の人との電話・面接については、あなたの病状に応じて医師の指示で一時的に制限することがあります。
3. あなたの入院中、治療上どうしても必要な場合には、あなたの行動を制限することがあります。
4. あなたの入院期間については、一定期間ごとに入院の必要性について確認を行います。
5. 入院日から７日以内に、退院後の生活環境に関し、あなたやご家族等からのご相談に応じ、必要な情報の提供や助言、援助等を行う職員として、退院後生活環境相談員が選任されます。
6. 介護保険や障害福祉のサービスの利用を希望される場合又はその必要性がある場合、介護や障害福祉に関する相談先を紹介しますので、退院後生活環境相談員等の病院の職員にお問い合わせください。
7. 入院中、あなたの病状が良くなるように力を尽くしてまいります。もしも入院中の治療や生活について不明な点、納得のいかない点がありましたら、遠慮なく病院の職員にお話しください。
8. それでも入院や入院生活に納得のいかない場合には、あなた又はあなたのご家族等は、退院や病院の処遇の改善を指示するよう、都道府県知事に請求することができます。この点について、詳しくお知りになりたいときは、退院後生活環境相談員等の病院の職員にお尋ねになるか下記にお問い合わせ下さい。

自治体の連絡先（電話番号を含む。）

9. あなたの入院中、もしもあなたが病院の職員から虐待を受けた場合、下記に届け出ることができます。また、もしも他の入院患者さんが病院の職員から虐待を受けたのを見かけた場合も、下記に通報してください。

自治体の虐待通報に関する連絡先（電話番号を含む。）

病　　院　　名
管理者の氏名
指定医・特定医師の氏名
主治医の氏名（※）
（※）指定医等とは別に、すでに主治医が決まっている場合に記載

様式10

医療保護入院者の入院届

令和　　年　　月　　日

○　○　知事　殿

病院名
所在地
管理者名

下記の者が医療保護入院しましたので、精神保健及び精神障害者福祉に関する法律第33条第９項の規定により届け出ます。

医療保護入院者	フリガナ 氏　名　　　　　　（男・女）		生年月日	明・大 昭・平　　年　　月　　日生 令　　　　（満　　歳）
	住　所	都道府県　　郡市区　　町村区		
家族等の同意により入院した年月日	令和　　年　　月　　日		今回の入院年月日	昭和 平成　　年　　月　　日 令和
今回の医療保護入院の入院期間	令和　　年　　月　　日まで		入院形態	
第34条による移送の有無	有り　　なし			
病名	1　主たる精神障害 ICDカテゴリー（　　）	2　従たる精神障害 ICDカテゴリー（　　）	3　身体合併症	
生活歴及び現病歴 ［推定発病年月、精神科受診歴等を記載すること。］ （特定医師の診察により入院した場合には特定医師の採った措置の妥当性について記載すること。）	（陳述者氏名　　　　続柄　　）			
初回入院期間	昭和・平成・令和　　年　　月　　日 〜 昭和・平成・令和　　年　　月　　日 （入院形態　　　）			
前回入院期間	昭和・平成・令和　　年　　月　　日 〜 昭和・平成・令和　　年　　月　　日 （入院形態　　　）			
初回から前回までの入院回数	計　　回			

＜現在の精神症状＞	Ⅰ 意識 1 意識混濁　2 せん妄　3 もうろう　4 その他（　　） Ⅱ 知能（軽度障害、中等度障害、重度障害） Ⅲ 記憶 1 記銘障害　2 見当識障害　3 健忘　4 その他（　　） Ⅳ 知覚 1 幻聴　2 幻視　3 その他（　　） Ⅴ 思考 1 妄想　2 思考途絶　3 連合弛緩　4 滅裂思考　5 思考奔逸　6 思考制止 7 強迫観念　8 その他（　　） Ⅵ 感情・情動 1 感情平板化　2 抑うつ気分　3 高揚気分　4 感情失禁　5 焦燥・激越 6 易怒性・被刺激性亢進　7 その他（　　） Ⅶ 意欲 1 衝動行為　2 行為心迫　3 興奮　4 昏迷　5 精神運動制止 6 無為・無関心　7 その他（　　） Ⅷ 自我意識 1 離人感　2 させられ体験　3 解離　4 その他（　　） Ⅸ 食行動 1 拒食　2 過食　3 異食　4 その他（　　）
＜その他の重要な症状＞	1 てんかん発作　2 自殺念慮　3 物質依存（　　） 4 その他（　　）
＜問題行動等＞	1 暴言　2 徘徊　3 不潔行為　4 その他（　　）
＜現在の状態像＞	1 幻覚妄想状態　2 精神運動興奮状態　3 昏迷状態 4 統合失調症等残遺状態　5 抑うつ状態　6 躁状態　7 せん妄状態 8 もうろう状態　9 認知症状態　10 その他（　　）
医療保護入院の必要性 （患者自身の病気に対する理解の程度を含め、任意入院が行われる状態にないと判断した理由について記載すること。）	

入院を必要と認めた精神保健指定医氏名	署名				
選任された退院後生活環境相談員の氏名					
同意をした家族等	氏　名	（男・女）	続　柄	生年月日	明・大 昭・平・令　年　月　日生
		（男・女）	続　柄		明・大 昭・平・令　年　月　日生
	住　所	都道府県　郡市区　町村区			
		都道府県　郡市区　町村区			
	1 配偶者　2 父母（親権者で　ある・ない）　3 祖父母等 4 子・孫等　5 兄弟姉妹　6 後見人又は保佐人 7 家庭裁判所が選任した扶養義務者（選任年月日　昭和・平成・令和　年　月　日） 8 市町村長				

審　査　会　意　見	
都　道　府　県　の　措　置	

記　載　上　の　留　意　事　項

1 □内は、精神保健指定医の診察に基づいて記載すること。
ただし、第34条による移送が行われた場合は、この欄は、記載する必要はないこと。
2 今回の入院年月日の欄は、今回貴病院に入院した年月日を記載し、入院形態の欄にそのときの入院形態を記載すること。（特定医師による入院を含む。その場合は「第33条第１項・第３項入院」、「第33条第２項・第３項入院」又は「第33条の６第２項入院」と記載すること。）なお、複数の入院形態を経ている場合には、順に記載すること。
3 今回の医療保護入院の入院期間の欄は、家族等の同意により入院した日から３月を上限とした年月日を記載すること。
4 生活歴及び現病歴の欄は、他診療所及び他病院での受診歴をも聴取して記載すること。
5 平成20年３月31日以前に広告している神経科における受診歴を精神科受診歴等に含むこととする。
6 初回及び前回入院期間の欄は、他病院での入院歴・入院形態をも聴取して記載すること。
7 現在の精神症状、その他の重要な症状、問題行動等、現在の状態像の欄は、一般にこの書類作成までの過去数か月間に認められたものとし、主として最近のそれに重点を置くこと。
8 入院を必要と認めた精神保健指定医氏名の欄は、精神保健指定医自身が署名すること。
9 家族等の氏名欄は、親権者が両親の場合は、原則として２人目を記載すること。
10 家族等の住所欄は、親権者が両親で住所が異なる場合に２つ目を記載すること。
11 選択肢の欄は、それぞれ該当する算用数字、ローマ数字等を○で囲むこと。

様式11

特定医師による医療保護入院者の入院届及び記録

令和　　年　　月　　日

○　○　知事　殿

病院名
所在地
管理者名

下記の者が、特定医師の診察の結果、医療保護入院しましたので、精神保健及び精神障害者福祉に関する法律第33条第９項の規定により届け出ます。

<table>
<tr><td rowspan="2">医療保護入院者</td><td>フリガナ
氏　名</td><td colspan="2">（男・女）</td><td>生年月日</td><td colspan="2">明治
大正
昭和　　年　　月　　日生
平成　　（満　　歳）
令和</td></tr>
<tr><td>住　所</td><td colspan="5">都道府県　　郡市区　　町村区</td></tr>
<tr><td rowspan="2">家族等の同意により入院した年月日</td><td colspan="3" rowspan="2">令和　　年　　月　　日
（午前・午後　　時）</td><td>今回の入院年月日</td><td colspan="2">昭和
平成　　年　　月　　日
令和</td></tr>
<tr><td>入院形態</td><td colspan="2"></td></tr>
<tr><td>病名</td><td colspan="2">1　主たる精神障害
ICDカテゴリー（　　）</td><td colspan="2">2　従たる精神障害
ICDカテゴリー（　　）</td><td colspan="2">3　身体合併症</td></tr>
<tr><td>生活歴及び現病歴
〔推定発病年月、精神科受診歴等を記載すること。〕</td><td colspan="6">（陳述者氏名　　　続柄　　）</td></tr>
<tr><td>初回入院期間</td><td colspan="6">昭和・平成・令和　　年　　月　　日～昭和・平成・令和　　年　　月　　日
（入院形態　　）</td></tr>
<tr><td>前回入院期間</td><td colspan="6">昭和・平成・令和　　年　　月　　日～昭和・平成・令和　　年　　月　　日
（入院形態　　）</td></tr>
<tr><td>初回から前回までの入院回数</td><td colspan="6">計　　回</td></tr>
<tr><td><現在の精神症状></td><td colspan="6">Ⅰ　意識
　1 意識混濁　2 せん妄　3 もうろう　4 その他（　　）
Ⅱ　知能（軽度障害、中等度障害、重度障害）
Ⅲ　記憶
　1 記銘障害　2 見当識障害　3 健忘　4 その他（　　）
Ⅳ　知覚
　1 幻聴　2 幻視　3 その他（　　）</td></tr>
</table>

	Ⅴ　思考 1 妄想　2 思考途絶　3 連合弛緩　4 滅裂思考　5 思考奔逸　6 思考制止 7 強迫観念　8 その他（　　　）
	Ⅵ　感情・情動 1 感情平板化　2 抑うつ気分　3 高揚気分　4 感情失禁　5 焦燥・激越 6 易怒性・被刺激性亢進　7 その他（　　　）
	Ⅶ　意欲 1 衝動行為　2 行為心迫　3 興奮　4 昏迷　5 精神運動制止 6 無為・無関心　7 その他（　　　）
	Ⅷ　自我意識 1 離人感　2 させられ体験　3 解離　4 その他（　　　）
	Ⅸ　食行動 1 拒食　2 過食　3 異食　4 その他（　　　）
<その他の重要な症状>	1 てんかん発作　2 自殺念慮　3 物質依存（　　　） 4 その他（　　　）
<問題行動等>	1 暴言　2 徘徊　3 不潔行為　4 その他（　　　）
<現在の状態像>	1 幻覚妄想状態　2 精神運動興奮状態　3 昏迷状態 4 統合失調症等残遺状態　5 抑うつ状態　6 躁状態　7 せん妄状態 8 もうろう状態　9 認知症状態　10 その他（　　　）
医療保護入院の必要性 （患者自身の病気に対する理解の程度を含め、任意入院が行われる状態にないと判断した理由について記載すること。）	

入院を必要と認めた特定医師氏名	署名		
確認した精神保健指定医氏名	署名	診察日時	令和　　年　　月　　日 （午前・午後　　時）
精神保健指定医が入院妥当でないと判断した場合は、その理由			

同意をした家族等	氏　名	（男・女）	続　柄	生年月日	明・大 昭・平・令　　年　　月　　日生
		（男・女）	続　柄		明・大 昭・平・令　　年　　月　　日生
	住　所	都道府県　　郡市区　　町村区			
		都道府県　　郡市区　　町村区			
	1 配偶者　2 父母（親権者で　ある・ない）　3 祖父母等 4 子・孫等　5 兄弟姉妹　6 後見人又は保佐人 7 家庭裁判所が選任した扶養義務者　（選任年月日　昭和・平成　　年　　月　　日） 8 市町村長				

事後審査委員会意見	

記載上の留意事項

1　□内は、特定医師の診察に基づいて記載すること。
2　今回の入院年月日の欄は、今回貴病院に入院した年月日を記載し、入院形態の欄にそのときの入院形態を記載すること。（特定医師による入院を含む。その場合は「第33条の６第２項入院」と記載すること。）なお、複数の入院形態を経ている場合には、順に記載すること。
3　生活歴及び現病歴の欄は、他診療所及び他病院での受診歴をも聴取して記載すること。
4　平成20年３月31日以前に広告している神経科における受診歴を精神科受診歴等に含むこととする。
5　初回及び前回入院期間の欄は、他病院での入院歴・入院形態をも聴取して記載すること。
6　現在の精神症状、その他の重要な症状、問題行動等、現在の状態像の欄は、一般にこの書類作成までの過去数か月間に認められたものとし、主として最近のそれに重点を置くこと。
7　入院を必要と認めた特定医師氏名の欄は、特定医師自身が署名すること。
8　確認した精神保健指定医氏名の欄は、精神保健指定医自身が署名すること。
9　家族等の氏名欄は、親権者が両親の場合は、原則として２人目を記載すること。
10　家族等の住所欄は、親権者が両親で住所が異なる場合に２つ目を記載すること。
11　事後審査委員会意見の欄は、都道府県知事への届出時点では記入を要しないが、本様式を院内で記録として保存する際には、記載しておくこと。
12　選択肢の欄は、それぞれ該当する算用数字、ローマ数字等を○で囲むこと。

様式 12-1

医療保護入院の入院期間の更新に関する通知
（法施行規則第 15 条の 15 各号に該当しない場合）

（医療保護入院者の家族等の氏名）　殿

年　　月　　日

【医療保護入院の入院期間の更新について】

医療保護入院とは、精神保健指定医による診察の結果、精神障害があり、医療と保護のために入院の必要があると判定された方であって、その精神障害のために入院に同意いただけない場合に、やむを得ずご家族等の同意を得て、精神保健及び精神障害者福祉に関する法律（以下「法」という。）に定める範囲内（医療保護入院開始から６ヶ月が過ぎるまでは３ヶ月以内、医療保護入院開始から６ヶ月が過ぎてからは６ヶ月以内）の期間を定めて入院していただく制度です。ただし、入院を続けることが必要とされた場合には、ご家族等の同意を得て、入院期間が更新されます。

今回、入院中の（医療保護入院者の氏名）様（以下「本人」という。）の入院期間の更新が必要な理由、更新後の入院期間及び同意に関する取扱いは以下のとおりとなります。

１．現在医療保護入院中の本人は、以下の理由・目的により、法第 33 条第６項の規定に基づき、入院を続けることが必要であると認められます。

＜入院を続けることが必要な理由について＞

（１）診察の結果、本人は以下の状態にあると判定されました。

□　①幻覚妄想状態（幻覚や妄想があり、それらを現実と区別することが難しい）
□　②精神運動興奮状態（欲動や意志が昂ぶり、興奮しやすく、自分で抑えることが難しい）
□　③昏迷状態（意志発動性の強い抑制や、著しい混乱により、外界への応答が難しい）
□　④抑うつ状態（気分の落ち込みや悲観的な考え、興味や喜びの消失などが続いている）
□　⑤躁状態（気分の高揚や著しい活発さ、苛立ち等が続いている）
□　⑥せん妄・もうろう状態（意識障害により覚醒水準が低下している）
□　⑦認知症状態（認知機能が低下し、日常全般に支障を来している）
□　⑧統合失調症等残遺状態（障害により日常生活動作、社会的判断・機能遂行が難しい）
□　⑨その他（　　　　　　　　　　　　　　　　　　　　　　　　　　　　　　）

（２）本人は、以下の理由により入院を続けることが必要とされました。

□　外来への通院等においては、十分な治療ができないことから、手厚い医療を提供するため、入院の必要性があります
□　本人の安全を確保しながら診断や治療を行うため、入院の必要があります
□　その他（　　　　　　　　　　　　　　　　　　　　　　　　　　　　　　　）

裏面へ続く

2. 医療保護入院者退院支援委員会において、地域における生活への移行を促進するために審議が行われました。

3. 更新後の入院期間は、　　年　　月　　日までとなります。

4. 今回の更新に同意いただける場合は、別添の同意書に必要事項を記載の上、病院へ送付してください。（電話等、同意書によらない方法で病院に回答することも可能ですが、その場合でも、後日同意書を提出する必要があります。）

5. 今回の更新に同意いただけない場合は、不同意の意思を電話等で必ず病院にお知らせください。

6. 今回の更新に同意も不同意もしないことを希望される場合は、その旨を電話等で病院にお知らせください。

7. ただし、このお知らせを受けてから、　　年　　月　　日（現在の医療保護入院の満了日前であって、医療保護入院の入院期間の更新に関して病院が通知を出した日（電話等の口頭での説明も含む。）から２週間を経過した日）までに、上記４から６までのいずれの回答もなかった場合には、法第 33 条第８項の規定により、同意を得たものとして入院期間の更新手続が行われます。なお、この場合、新たに同意書等を提出する必要はありません。

病　　院　　名
管理者の氏名
指定医の氏名
主治医の氏名（※）
（※）指定医とは別に、すでに主治医が決まっている場合に記載

様式 12-2

医療保護入院の入院期間の更新に関する通知

（医療保護入院者の家族等の氏名）殿

年　　月　　日

【医療保護入院の入院期間の更新について】

医療保護入院とは、精神保健指定医による診察の結果、精神障害があり、医療と保護のために入院の必要があると判定された方であって、その精神障害のために入院に同意いただけない場合に、やむを得ずご家族等の同意を得て、精神保健及び精神障害者福祉に関する法律（以下「法」という。）に定める範囲内（医療保護入院開始から６ヶ月が過ぎるまでは３ヶ月以内、医療保護入院開始から６ヶ月が過ぎてからは６ヶ月以内）の期間を定めて入院していただく制度です。ただし、入院を続けることが必要とされた場合には、ご家族等の同意を得て、入院期間が更新されます。

今回、入院中の（医療保護入院者の氏名）様（以下「本人」という。）の入院期間の更新が必要な理由、更新後の入院期間及び同意に関する取扱いは以下の通りとなります。

１．現在医療保護入院中の本人は、以下の理由・目的により、法第 33 条第６項の規定に基づき、入院を続けることが必要であると認められます。

＜入院を続けることが必要な理由について＞

（１）診察の結果、本人は以下の状態にあると判定されました。

□　①幻覚妄想状態（幻覚や妄想があり、それらを現実と区別することが難しい）
□　②精神運動興奮状態（欲動や意志が昂ぶり、興奮しやすく、自分で抑えることが難しい）
□　③昏迷状態（意志発動性の強い抑制や、著しい混乱により、外界への応答が難しい）
□　④抑うつ状態（気分の落ち込みや悲観的な考え、興味や喜びの消失などが続いている）
□　⑤躁状態（気分の高揚や著しい活発さ、苛立ち等が続いている）
□　⑥せん妄・もうろう状態（意識障害により覚醒水準が低下している）
□　⑦認知症状態（認知機能が低下し、日常全般に支障を来している）
□　⑧統合失調症等残遺状態（障害により日常生活動作、社会的判断・機能遂行が難しい）
□　⑨その他（　　　　　　　　　　　　　　　　　　　　　　　　　　　　）

（２）本人は、以下の理由により入院を続けることが必要とされました。

□　外来への通院等においては、十分な治療ができないことから、手厚い医療を提供するため、入院の必要性があります
□　ご本人様の安全を確保しながら診断や治療を行うため、入院の必要があります
□　その他（　　　　　　　　　　　　　　　　　　　　　　　　　　　　）

裏面へ続く

2．医療保護入院者退院支援委員会において、地域における生活への移行を促進するために審議が行われました。

3．更新後の入院期限は、　　年　　月　　日となります。

4．今回の更新に同意いただける場合は、別添の同意書に必要事項を記載の上、病院へ送付してください。（電話等、同意書によらない方法で病院に回答することも可能ですが、その場合でも、後日同意書を提出する必要があります。）

5．今回の更新に同意いただけない場合は、不同意の意思を電話等で必ず病院に回答してください。

6．今回の更新に同意も不同意もしないことを希望される場合、その旨を電話等で病院にお知らせください。

病　　　院　　　名
管 理 者 の 氏 名
指 定 医 の 氏 名
主 治 医 の 氏 名（※）
（※）指定医とは別に、すでに主治医が決まっている場合に記載

様式 13

医療保護入院期間の更新に関する家族等同意書

1．医療保護入院期間の更新に関する同意の対象となる精神障害者本人

住　　所	〒
フリガナ	
氏　　名	
生年月日	大正・昭和・平成・令和　　年　　月　　日

2．医療保護入院期間の更新に関する同意者の申告事項

住　　所	〒	〒
フリガナ		
氏　　名		
生年月日	大正・昭和・平成・令和　　年　　月　　日	大正・昭和・平成・令和　　年　　月　　日
本人との関係		

（1　配偶者　2　父母（親権者で　ある・ない）3　祖父母等　4　子・孫等　5　兄弟姉妹
6　後見人又は保佐人　7　家庭裁判所が選任した扶養義務者（　　　　　　）
（選任年月日　昭和・平成・令和　　年　　月　　日））

なお、以下のいずれにも該当しないことを申し添えます。

①本人と訴訟をした者、本人と訴訟をした者の配偶者又は直系血族、②家庭裁判所で免ぜられた法定代理人、保佐人、補助人、③患者に対する虐待等（配偶者暴力、児童虐待、高齢者虐待、障害者虐待）を行っている者、④精神の機能の障害により同意又は不同意の意思表示を適切に行うに当たって必要な認知、判断及び意思疎通を適切に行うことができない者、⑤未成年者

※親権者が両親の場合は、原則として両親とも署名の上記載して下さい。

以上について、事実と相違ないことを確認した上で、1の者について貴病院における入院の期間を更新させることに同意します。

病院管理者　殿

年　　月　　日

（　同　意　者　の　氏　名　）

〔（同意者の氏名（親権者が両親の場合））〕

様式 14

医療保護入院の入院期間の更新に際してのお知らせ

（医療保護入院者の氏名）　殿

年　　月　　日

【医療保護入院の入院期間の更新について】

医療保護入院とは、精神保健指定医による診察の結果、精神障害があり、医療と保護のために入院の必要があると判定された方であって、その精神障害のために入院に同意いただけない場合に、やむを得ずご家族等の同意を得て、精神保健及び精神障害者福祉に関する法律（以下「法」という。）に定める範囲内（医療保護入院開始から６ヶ月が過ぎるまでは３ヶ月以内、医療保護入院開始から６ヶ月が過ぎてからは６ヶ月以内）の期間を定めて入院していただく制度です。ただし、入院を続けることが必要とされた場合には、ご家族などの同意を得て入院期間が更新されます。

あなたは、精神保健指定医の診察の結果、以下の理由・目的により、入院を続けることが必要であると判定され、医療保護入院者退院支援委員会での審議が行われた上で、医療保護入院の期間が更新されました。

あなたの入院は、法第 33 条［□①第１項、□②第２項］の規定による医療保護入院であり、更新後の入院期間は、法第 33 条第６項の規定に基づき、　　年　　月　　日までとなります。

【入院を続けることが必要な理由について】

1.　あなたは、診察の結果、以下の状態にあると判定されました。

□　①幻覚妄想状態（幻覚や妄想があり、それらを現実と区別することが難しい）
□　②精神運動興奮状態（欲動や意志が昂ぶり、興奮しやすく、自分で抑えることが難しい）
□　③昏迷状態（意志発動性の強い抑制や、著しい混乱により、外界への応答が難しい）
□　④抑うつ状態（気分の落ち込みや悲観的な考え、興味や喜びの消失などが続いている）
□　⑤躁状態（気分の高揚や著しい活発さ、苛立ち等が続いている）
□　⑥せん妄・もうろう状態（意識障害により覚醒水準が低下している）
□　⑦認知症状態（認知機能が低下し、日常全般に支障を来している）
□　⑧統合失調症等残遺状態（障害により日常生活動作、社会的判断・機能遂行が難しい）
□　⑨その他（　　　　　　　　　　　　　　　　　　　　　　　　　　　　　　）

2.　あなたは、以下の理由により入院を続けることが必要とされました。

□　外来への通院等においては、十分な治療ができないことから、手厚い医療を提供するため、入院の必要性があります
□　あなたの安全を確保しながら診断や治療を行うため、入院の必要があります
□　その他（　　　　　　　　　　　　　　　　　　　　　　　　　　　　　　　）

裏面へ続く

【入院中の生活について】

1. あなたの入院中、手紙やはがきを受け取ったり出したりすることは制限なく行うことができます。ただし、封書に異物が同封されていると判断される場合、病院の職員と一緒に、あなたに開封してもらい、その異物は病院であずかることがあります。
2. あなたの入院中、人権を擁護する行政機関の職員、あなたの代理人である弁護士との電話・面会や、あなた又はあなたのご家族等の依頼によりあなたの代理人となろうとする弁護士との面会は、制限されませんが、それら以外の人との電話・面接については、あなたの病状に応じて医師の指示で一時的に制限することがあります。
3. あなたの入院中、治療上どうしても必要な場合には、あなたの行動を制限することがあります。
4. あなたの入院期間については、一定期間ごとに入院の必要性について確認を行います。
5. 介護保険や障害福祉のサービスの利用を希望される場合又はその必要性がある場合、介護や障害福祉に関する相談先を紹介しますので、退院後生活環境相談員等の病院の職員にお問い合わせください。
6. 入院中、あなたの病状が良くなるように力を尽くしてまいります。もしも入院中の治療や生活について不明な点、納得のいかない点がありましたら、遠慮なく病院の職員にお話しください。
7. それでも入院や入院生活に納得のいかない場合には、あなた又はあなたのご家族等は、退院や病院の処遇の改善を指示するよう、都道府県知事に請求することができます。この点について、詳しくお知りになりたいときは、退院後生活環境相談員等の病院の職員にお尋ねになるか下記にお問い合わせ下さい。

自治体の連絡先（電話番号を含む。）

8. あなたの入院中、もしもあなたが病院の職員から虐待を受けた場合、下記に届け出ることができます。また、もしも他の入院患者さんが病院の職員から虐待を受けたのを見かけた場合も、下記に通報してください。

自治体の虐待通報に関する連絡先（電話番号を含む。）

病　　　院　　　名
管　理　者　の　氏　名
指　定　医　の　氏　名
主　治　医　の　氏　名（※）
（※）指定医とは別に、すでに主治医が決まっている場合に記載

様式15

医療保護入院者の入院期間更新届

令和　　年　　月　　日

○　○　知事　殿

病 院 名
所 在 地
管理者名

下記の医療保護入院者の入院期間を更新しましたので、精神保健及び精神障害者福祉に関する法律第33条第９項の規定により届け出ます。

<table>
<tr><td rowspan="3">医療保護入院者</td><td>フリガナ</td><td></td><td rowspan="2">生年月日</td><td rowspan="2">明・大
昭・平
令　　年　　月　　日生
（満　　歳）</td></tr>
<tr><td>氏　名</td><td>（男・女）</td></tr>
<tr><td>住　所</td><td colspan="3">都道府県　　郡市区　　町村区</td></tr>
<tr><td rowspan="2">医療保護入院年月日（第33条第１項・第２項による入院）</td><td colspan="2" rowspan="2">昭和
平成　　年　　月　　日
令和</td><td>今回の入院年月日</td><td>昭和
平成　　年　　月　　日
令和</td></tr>
<tr><td>入院形態</td><td></td></tr>
<tr><td>入院届又は前回の入院期間更新届での入院期間</td><td colspan="2">令和　　年　　月　　日
～令和　　年　　月　　日</td><td>本更新後の入院期間</td><td>令和　　年　　月　　日まで</td></tr>
<tr><td>病名</td><td colspan="4">1　主たる精神障害
ICDカテゴリー（　　　）
2　従たる精神障害
ICDカテゴリー（　　　）
3　身体合併症</td></tr>
<tr><td>入院又は前回更新日からの治療の内容と、その結果（更新前の入院期間に係る病状または状態像の経過の概要）</td><td colspan="4"></td></tr>
<tr><td>症状の経過</td><td colspan="4">1 悪化傾向　2 動揺傾向　3 不変　4 改善傾向</td></tr>
<tr><td>＜現在の精神症状＞</td><td colspan="4">Ⅰ　意識
1 意識混濁　2 せん妄　3 もうろう　4 その他（　　　）
Ⅱ　知能（軽度障害、中等度障害、重度障害）
Ⅲ　記憶
1 記銘障害　2 見当識障害　3 健忘　4 その他（　　　）
Ⅳ　知覚
1 幻聴　2 幻視　3 その他（　　　）
Ⅴ　思考
1 妄想　2 思考途絶　3 連合弛緩　4 滅裂思考　5 思考奔逸　6 思考制止
7 強迫観念　8 その他（　　　）
Ⅵ　感情・情動
1 感情平板化　2 抑うつ気分　3 高揚気分　4 感情失禁　5 焦燥・激越
6 易怒性・被刺激性亢進　7 その他（　　　）
Ⅶ　意欲
1 衝動行為　2 行為心迫　3 興奮　4 昏迷　5 精神運動制止
6 無為・無関心　7 その他（　　　）
Ⅷ　自我意識
1 離人感　2 させられ体験　3 解離　4 その他（　　　）
Ⅸ　食行動
1 拒食　2 過食　3 異食　4 その他（　　　）</td></tr>
<tr><td>＜その他の重要な症状＞</td><td colspan="4">1 てんかん発作　2 自殺念慮　3 物質依存（　　　）
4 その他（　　　）</td></tr>
<tr><td>＜問題行動等＞</td><td colspan="4">1 暴言　2 徘徊　3 不潔行為　4 その他（　　　）</td></tr>
</table>

＜現在の状態像＞	1 幻覚妄想状態　2 精神運動興奮状態　3 昏迷状態 4 統合失調症等残遺状態　5 抑うつ状態　6 躁状態　7 せん妄状態 8 もうろう状態　9 認知症状態　10 その他（　　　）
医療保護入院の必要性 （患者自身の病気に対する理解の程度を含め、任意入院が行われる状態にないと判断した理由について記載すること。）	
今後の治療方針（患者本人の病識や治療への意欲を得るための取組等を含む。）	
本更新に係る診察の年月日	令和　　年　　月　　日
更新が必要と診断した精神保健指定医氏名	署名
退院に向けた取組の状況 （選任された退院後生活環境相談員との相談状況、地域援助事業者の紹介状況、医療保護入院者退院支援委員会での審議内容等について）	医療保護入院者退院支援委員会での審議が行われた年月日　（令和　　年　　月　　日）

今回の更新の直前の入院又は更新に同意をした家族等	氏名	（男・女）	続　柄	生年月日	明・大 昭・平・令	年　　月　　日生
		（男・女）	続　柄		明・大 昭・平・令	年　　月　　日生
	住所	都道府県　　郡市区　　町村区				
		都道府県　　郡市区　　町村区				
	1 配偶者　2 父母（親権者で　ある・ない）　3 祖父母等 4 子・孫等　5 兄弟姉妹　6 後見人又は保佐人 7 家庭裁判所が選任した扶養義務者（選任年月日　昭和・平成・令和　　年　　月　　日） 8 市町村長					
今回の更新に同意をした家族等 （上記の家族等と同じ場合は記載不要）	氏名	（男・女）	続　柄	生年月日	明・大 昭・平・令	年　　月　　日生
		（男・女）	続　柄		明・大 昭・平・令	年　　月　　日生
	住所	都道府県　　郡市区　　町村区				
		都道府県　　郡市区　　町村区				
	1 配偶者　2 父母（親権者で　ある・ない）　3 祖父母等 4 子・孫等　5 兄弟姉妹　6 後見人又は保佐人 7 家庭裁判所が選任した扶養義務者（選任年月日　昭和・平成・令和　　年　　月　　日） 8 市町村長					

法第33条第８項の規定に基づき家族等の同意を得たものとみなした場合は、その旨等	□　法第33条第８項の規定に基づき、家族等の同意を得たものとみなした
	家族等へ通知を発した日　令和　　年　　月　　日 家族等に示した回答期限　令和　　年　　月　　日 （回答期限は、通知を発した日から２週間を経過した日であることに留意）
	通知をした家族等との連絡等の記録（直近２件） 令和　　年　　月　　日（□面会　□電話　□その他（　　　）） 令和　　年　　月　　日（□面会　□電話　□その他（　　　））

審査会意見	
都道府県の措置	

記　載　上　の　留　意　事　項

1　□内は、今回の更新にあたって行われた精神保健指定医の診察に基づいて記載すること。
2　今回の入院年月日の欄は、今回貴病院に入院した年月日を記載し、入院形態の欄にそのときの入院形態を記載すること。（特定医師による入院を含む。その場合は「第33条第１項・第３項入院」、「第33条第２項・第３項入院」又は「第33条の６第２項入院」と記載すること。）なお、複数の入院形態を経ている場合には、順に記載すること。
3　本更新後の入院期間の欄は、医療保護入院者退院支援委員会で審議された入院期間に留意した上で、当該医療保護入院から６月を経過するまでの間は３月、入院から６月を経過した後は６月を上限とした期限を定めて記載すること。
4　現在の精神症状、その他の重要な症状、問題行動等、現在の状態像の欄は、一般にこの書類作成までの過去数か月間に認められたものとし、主として最近のそれに重点を置くこと。
5　更新が必要と診断した精神保健指定医氏名の欄は、精神保健指定医自身が署名すること。
6　退院に向けた取組の状況の欄については、今回の更新にあたって医療保護入院者退院支援委員会の審議が行われた年月日を記載すること。また、令和５年11月27日付障発1127第７号「措置入院者及び医療保護入院者の退院促進に関する措置について」（厚生労働省社会・援護局障害保健福祉部長通知）の別添様式２「医療保護入院者退院支援委員会審議記録」の写しを添付すること。その上で、

①退院後生活環境相談員との最初の相談を行った時期やその後の相談の頻度等、
②地域援助事業者の紹介の有無や紹介した地域援助事業者との相談の状況等、
③医療保護入院者退院支援委員会での審議内容等

について記載すること。
7　家族等の氏名欄は、親権者が両親の場合は、原則として２人目を記載すること。
8　家族等の住所欄は、親権者が両親で住所が異なる場合に２つ目を記載すること。
9　法第33条第８項の規定に基づき、家族等の同意を得たものとみなす場合は、「法第33条第８項の規定に基づき家族等の同意を得たものとみなした場合」にレ点を入れることとし、同意書の添付は不要であること。ただし、法第33条第６項による入院の更新に関する同意の通知をした時から更新するまでの間に、当該通知に係る家族等が、

①　法第５条第２項に規定する家族等に該当しなくなったとき
②　死亡したとき
③　意思を表示できないとき

のいずれかの事由に該当すると把握した場合には、同意を得たものとみなすことができないことに留意すること。また、同意を得たものとみなす場合は、通知をした家族等との連絡等の記録（直近２件）の欄に、直前の入院期間中、通知をした家族等と直近２回の連絡を取った際の年月日及び手段について記載すること。（通知をした家族等が親権者の両親である場合は、父又は母のいずれかと直近２回の連絡を取った際の年月日及び手段について記載すること。）
10　今回の更新に同意をした家族等の欄に記載がある場合は、法第33条第８項による同意を得たものとみなさないことに留意すること。
11　選択肢の欄は、それぞれ該当する算用数字、ローマ数字等を○で囲むこと。

様式16

医療保護入院者の退院届

令和　　年　　月　　日

○　○　知事　殿

病 院 名
所 在 地
管理者名

下記の医療保護入院者が退院したので、精神保健及び精神障害者福祉に関する法律第33条の２の規定により届け出ます。

<table>
<tr><td rowspan="3">医療保護入院者</td><td>フリガナ</td><td></td><td rowspan="2">生年月日</td><td rowspan="2">明治
大正
昭和　　年　　月　　日生
平成　　　（満　　歳）
令和</td></tr>
<tr><td>氏名</td><td>（男・女）</td></tr>
<tr><td>住所</td><td colspan="3">都道府県　　郡市区　　町村区</td></tr>
<tr><td>入院年月日
（医療保護入院）</td><td colspan="4">昭和
平成　　年　　月　　日
令和</td></tr>
<tr><td>退院年月日</td><td colspan="4">令和　　年　　月　　日</td></tr>
<tr><td>病名</td><td colspan="2">1　主たる精神障害
ICD カテゴリー（　　）</td><td>2　従たる精神障害
ICD カテゴリー（　　）</td><td>3　身体合併症</td></tr>
<tr><td>退院後の処置</td><td colspan="4">1 入院継続（任意入院・措置入院・他科）　2 通院医療　3 転医
4 死亡　5 その他（　　　　　）</td></tr>
<tr><td>退院後の帰住先</td><td colspan="4">1 自宅（ⅰ 家族と同居、ⅱ 単身）　2 施設
3 その他（　　　　　）</td></tr>
<tr><td>帰住先の住所</td><td colspan="4">都道府県　　郡市区　　町村区</td></tr>
<tr><td>訪問支援等に関する意見</td><td colspan="4"></td></tr>
<tr><td>障害福祉サービス等の活用に関する意見</td><td colspan="4"></td></tr>
<tr><td>主治医氏名</td><td colspan="4"></td></tr>
</table>

記載上の留意事項

1　入院年月日の欄は、第33条第１項又は第２項による医療保護入院の年月日を記載すること。
2　選択肢の欄は、それぞれ該当する算用数字、ローマ数字等を○で囲むこと。

様式 17

応急入院に際してのお知らせ

（応急入院者の氏名）　殿

年　　月　　日

【応急入院について】

応急入院とは、精神保健指定医又は特定医師による診察の結果、精神障害があり、医療と保護のために入院の必要があると判定された方であって、その精神障害のために入院に同意いただけず、また、急速を要し、ご家族等の同意を得ることができない場合に、入院後 72 時間以内に限り入院していただく制度です。

あなたは、（□精神保健指定医・□特定医師）の診察の結果、以下の理由・目的により、入院が必要であると認められたため、　　年　　月　　日（□午前・□午後　　時　　分）、入院されました。

あなたの入院は、精神保健及び精神障害者福祉に関する法律第 33 条の 6［ □①第 1 項、□②第 2 項後段］の規定による応急入院です。

【入院理由について】

1.　あなたは、診察の結果、以下の状態にあると判定されました。

□　①幻覚妄想状態（幻覚や妄想があり、それらを現実と区別することが難しい）
□　②精神運動興奮状態（欲動や意志が昂ぶり、興奮しやすく、自分で抑えることが難しい）
□　③昏迷状態（意志発動性の強い抑制や、著しい混乱により、外界への応答が難しい）
□　④抑うつ状態（気分の落ち込みや悲観的な考え、興味や喜びの消失などが続いている）
□　⑤躁状態（気分の高揚や著しい活発さ、苛立ち等が続いている）
□　⑥せん妄・もうろう状態（意識障害により覚醒水準が低下している）
□　⑦認知症状態（認知機能が低下し、日常全般に支障を来している）
□　⑧統合失調症等残遺状態（障害により日常生活動作、社会的判断・機能遂行が難しい）
□　⑨その他（　　　　　　　　　　　　　　　　　　　　　　　　　　）

2.　あなたは、以下の理由により入院されました。

□　外来への通院等においては、十分な治療ができないことから、手厚い医療を提供するため、入院の必要性があります
□　あなたの安全を確保しながら診断や治療を行うため、入院の必要があります
□　その他（　　　　　　　　　　　　　　　　　　　　　　　　　　）

裏面に続く

【入院中の生活について】

1. あなたの入院中、手紙やはがきを受け取ったり出したりすることは制限なく行うことができます。ただし、封書に異物が同封されていると判断される場合、病院の職員と一緒に、あなたに開封してもらい、その異物は病院であずかることがあります。
2. あなたの入院中、人権を擁護する行政機関の職員、あなたの代理人である弁護士との電話・面会や、あなた又はあなたのご家族等の依頼によりあなたの代理人となろうとする弁護士との面会は、制限されませんが、それら以外の人との電話・面接については、あなたの病状に応じて医師の指示で一時的に制限することがあります。
3. あなたの入院中、治療上どうしても必要な場合には、あなたの行動を制限することがあります。
4. あなたの入院期間については、一定期間ごとに入院の必要性について確認を行います。
5. 入院中、あなたの病状が良くなるように力を尽くしてまいります。もしも入院中の治療や生活について不明な点、納得のいかない点がありましたら、遠慮なく病院の職員にお話しください。
6. それでも入院や入院生活に納得のいかない場合には、あなた又はあなたのご家族等は、退院や病院の処遇の改善を指示するよう、都道府県知事に請求することができます。この点について、詳しくお知りになりたいときは、病院の職員にお尋ねになるか下記にお問い合わせ下さい。

自治体の連絡先（電話番号を含む。）

7. あなたの入院中、もしもあなたが病院の職員から虐待を受けた場合、下記に届け出ることができます。また、もしも他の入院患者さんが病院の職員から虐待を受けたのを見かけた場合も、下記に通報してください。

自治体の虐待通報に関する連絡先（電話番号を含む。）

病　院　名
管理者の氏名
指定医・特定医師の氏名
主治医の氏名（※）
（※）指定医等とは別に、すでに主治医が決まっている場合に記載

様式18

応急入院届

令和　　年　月　日

○　○　知事　殿

病院名
所在地
管理者名

下記の者が応急入院しましたので、精神保健及び精神障害者福祉に関する法律第33条の６第５項の規定により届け出ます。

<table>
<tr><td rowspan="3">応急入院者</td><td>フリガナ</td><td></td><td rowspan="2">生年月日</td><td rowspan="2">明治
大正
昭和　　年　月　日生
平成　　（満　歳）
令和</td></tr>
<tr><td>氏名</td><td>（男・女）</td></tr>
<tr><td>住所</td><td colspan="3">都道府県　　郡市区　　町村区</td></tr>
<tr><td>依頼をした者の入院者との関係</td><td colspan="4"></td></tr>
<tr><td>入院年月日</td><td colspan="4">令和　　年　月　日（午前・午後　　時　分）</td></tr>
<tr><td>第34条による移送の有無</td><td colspan="4">有り　　　なし</td></tr>
<tr><td>病名</td><td colspan="2">1　主たる精神障害
ICDカテゴリー（　　）</td><td>2　従たる精神障害
ICDカテゴリー（　　）</td><td>3　身体合併症</td></tr>
<tr><td>応急入院の必要性
（患者自身の病気に対する理解の程度を含め、任意入院が行われる状態にないと判断した理由について記載すること。）</td><td colspan="4"></td></tr>
<tr><td>病状または状態像の概要</td><td colspan="4"></td></tr>
<tr><td>応急入院を採った理由
（家族等の同意を得ることのできなかった理由を含め、応急入院を採った理由について記載すること。）</td><td colspan="4"></td></tr>
<tr><td>入院を必要と認めた精神保健指定医氏名</td><td colspan="4">署名</td></tr>
</table>

記載上の留意事項

1　▭内は、精神保健指定医の診察に基づいて記載すること。ただし、第34条による移送が行われた場合は、この欄は、記載する必要はないこと。

2　入院を必要と認めた精神保健指定医氏名の欄は、精神保健指定医自身が署名すること。

様式19

特定医師による応急入院届及び記録

令和　　年　　月　　日

○　○　知事　殿

病 院 名
所 在 地
管理者名

下記の者が、特定医師の診察の結果、応急入院しましたので、精神保健及び精神障害者福祉に関する法律第33条の６第５項の規定により届け出ます。

<table>
<tr><td rowspan="3">応急入院者</td><td>フリガナ</td><td></td><td rowspan="2">生年月日</td><td rowspan="2">明治
大正
昭和
平成
令和　　年　　月　　日生
（満　　歳）</td></tr>
<tr><td>氏　名</td><td>（男・女）</td></tr>
<tr><td>住　所</td><td colspan="3">都道府県　　郡市区　　町村区</td></tr>
<tr><td>依頼をした者の入院者との関係</td><td colspan="4"></td></tr>
<tr><td>入院年月日</td><td colspan="4">令和　　年　　月　　日（午前・午後　　時）</td></tr>
<tr><td>病名</td><td colspan="2">1　主たる精神障害
ICD カテゴリー（　　）</td><td colspan="2">2　従たる精神障害
ICD カテゴリー（　　）
3　身体合併症</td></tr>
<tr><td>生活歴及び現病歴
（推定発病年月、精神科受診歴等を記載すること。）</td><td colspan="4">（陳述者氏名　　続柄　　）</td></tr>
<tr><td>応急入院の必要性
（患者自身の病気に対する理解の程度を含め、任意入院が行われる状態にないと判断した理由について記載すること。）</td><td colspan="4"></td></tr>
<tr><td>初回入院期間</td><td colspan="4">昭和・平成・令和　　年　　月　　日 ～ 昭和・平成・令和　　年　　月　　日
（入院形態　　）</td></tr>
<tr><td>前回入院期間</td><td colspan="4">昭和・平成・令和　　年　　月　　日 ～ 昭和・平成・令和　　年　　月　　日
（入院形態　　）</td></tr>
<tr><td>初回から前回までの入院回数</td><td colspan="4">計　　回</td></tr>
</table>

＜現在の精神症状＞	Ⅰ　意識 1 意識混濁　2 せん妄　3 もうろう　4 その他（　　　　） Ⅱ　知能（軽度障害、中等度障害、重度障害） Ⅲ　記憶 1 記銘障害　2 見当識障害　3 健忘　4 その他（　　　　） Ⅳ　知覚 1 幻聴　2 幻視　3 その他（　　　　） Ⅴ　思考 1 妄想　2 思考途絶　3 連合弛緩　4 滅裂思考　5 思考奔逸　6 思考制止 7 強迫観念　8 その他（　　　　） Ⅵ　感情・情動 1 感情平板化　2 抑うつ気分　3 高揚気分　4 感情失禁　5 焦燥・激越 6 易怒性・被刺激性亢進　7 その他（　　　　） Ⅶ　意欲 1 衝動行為　2 行為心迫　3 興奮　4 昏迷　5 精神運動制止 6 無為・無関心　7 その他（　　　　） Ⅷ　自我意識 1 離人感　2 させられ体験　3 解離　4 その他（　　　　） Ⅸ　食行動 1 拒食　2 過食　3 異食　4 その他（　　　　）
＜その他の重要な症状＞	1 てんかん発作　2 自殺念慮　3 物質依存（　　　　） 4 その他（　　　　）
＜問題行動等＞	1 暴言　2 徘徊　3 不潔行為　4 その他（　　　　）
＜現在の状態像＞	1 幻覚妄想状態　2 精神運動興奮状態　3 昏迷状態 4 統合失調症等残遺状態　5 抑うつ状態　6 躁状態　7 せん妄状態 8 もうろう状態　9 認知症状態　10 その他（　　　　）
応急入院を採った理由 （家族等の同意を得ることのできなかった理由を含め、応急入院を採った理由について記載すること。）	
入院を必要と認めた特定医師氏名	署名

確認した精神保健指定医氏名	署名	診察日時	令和　　年　　月　　日 （午前・午後　　　時）
精神保健指定医が入院妥当でないと判断した場合は、その理由			

事後審査委員会意見	

記　載　上　の　留　意　事　項

1　□内は、特定医師の診察に基づいて記載すること。
2　生活歴及び現病歴の欄は、他診療所及び他病院での受診歴をも聴取して記載すること。
3　平成20年３月31日以前に広告している神経科における受診歴を精神科受診歴等に含むこととする。
4　初回及び前回入院期間の欄は、他病院での入院歴・入院形態をも聴取して記載すること。
5　現在の精神症状、その他の重要な症状、問題行動等、現在の状態像の欄は、一般にこの書類作成までの過去数か月間に認められたものとし、主として最近のそれに重点を置くこと。
6　入院を必要と認めた特定医師氏名の欄は、特定医師自身が署名すること。
7　確認した精神保健指定医氏名の欄は、精神保健指定医自身が署名すること。
8　事後審査委員会意見の欄は、都道府県知事への届出時点では記入を要しないが、本様式を院内で記録として保存する際には、記載しておくこと。
9　選択肢の欄は、それぞれ該当する算用数字、ローマ数字等を○で囲むこと。

様式20

措置入院に関する診断書

申請等の形式	i 親族又は一般人申請（第22条）　ii 警察官通報（第23条） iii 検察官通報（第24条）　iv 保護観察所長通報（第25条） v 矯正施設長通報（第26条）　vi 精神科病院管理者届出（第26条の２） vii 医療観察法対象者［指定通院医療機関管理者通報、保護観察所長通報］（第26条の３） viii 都道府県知事・指定都市市長職務診察（第27条第２項）		
申請等の添付資料	i あり　ii なし		
被診察者（精神障害者）	フリガナ 氏名　（男・女）	生年月日	明治 大正 昭和　年　月　日生 平成　（満　歳） 令和
	住所　都道府県　郡市区　町村区		
	職業		
病名	1 主たる精神障害 ICDカテゴリー（　）	2 従たる精神障害 ICDカテゴリー（　）	3 身体合併症
生活歴及び現病歴 （推定発病年月、精神科受診歴等を記載すること。）	（陳述者氏名　続柄　）		
初回入院期間	昭和・平成・令和　年　月　日～昭和・平成・令和　年　月　日 （入院形態　）		
前回入院期間	昭和・平成・令和　年　月　日～昭和・平成・令和　年　月　日 （入院形態　）		
初回から前回までの入院回数	計　回		

重大な問題行動（Aはこれまでの、Bは今後おそれある問題行動）			現在の精神症状、その他の重要な症状、問題行動等、現在の状態像（該当のローマ数字及び算用数字を○で囲むこと。）
1 殺人	A	B	<現在の精神症状>
2 放火	A	B	I 意識
3 強盗	A	B	1 意識混濁　2 せん妄　3 もうろう　4 その他（　）
4 不同意性交等	A	B	II 知能（軽度障害、中等度障害、重度障害）
5 不同意わいせつ	A	B	III 記憶
6 傷害	A	B	1 記銘障害　2 見当識障害　3 健忘　4 その他（　）
7 暴行	A	B	IV 知覚
8 恐喝	A	B	1 幻聴　2 幻視　3 その他（　）
9 脅迫	A	B	V 思考
10 窃盗	A	B	1 妄想　2 思考途絶　3 連合弛緩　4 滅裂思考　5 思考奔逸
11 器物損壊	A	B	6 思考制止　7 強迫観念　8 その他（　）
12 弄火又は失火	A	B	VI 感情・情動
13 家宅侵入	A	B	1 感情平板化　2 抑うつ気分　3 高揚気分　4 感情失禁
14 詐欺等の経済的な問題行動	A	B	5 焦燥・激越　6 易怒性・被刺激性亢進　7 その他（　）
			VII 意欲
15 自殺企図	A	B	1 衝動行為　2 行為心迫　3 興奮　4 昏迷　5 精神運動制止
16 自傷	A	B	6 無為・無関心　7 その他（　）
17 その他	A	B	VIII 自我意識
（　）			1 離人感　2 させられ体験　3 解離　4 その他（　）

<table>
<tr><td></td><td></td><td></td><td>Ⅸ　食行動
1 拒食　2 過食　3 異食　4 その他（　　　　）

＜その他の重要な症状＞
1 てんかん発作　2 自殺念慮　3 物質依存（　　　　）
4 その他（　　　　）

＜問題行動等＞
1 暴言　2 徘徊　3 不潔行為　4 その他（　　　　）

＜現在の状態像＞
1 幻覚妄想状態　2 精神運動興奮状態　3 昏迷状態
4 統合失調症等残遺状態　5 抑うつ状態　6 躁状態　7 せん妄状態
8 もうろう状態　9 認知症状態　10 その他（　　　　）</td></tr>
<tr><td colspan="3">診察時の特記事項</td><td></td></tr>
<tr><td colspan="3">医学的総合判断</td><td>Ⅰ 要措置　　Ⅱ 措置不要</td></tr>
<tr><td colspan="4">以上のように診断する。　　令和　　年　　月　　日
精神保健指定医氏名
署名</td></tr>
</table>

(行政庁における記載欄) 診察に立会った者 (親権者、配偶者等)	氏名　　(男・女)　続柄又は職業　　年齢　　歳
診察場所	
診察日時	令和　　年　　月　　日　　時　　分 ～　　時　　分
職員氏名	
行政庁の措置	
行政庁メモ	

記載上の留意事項

1　生活歴及び現病歴の欄は、他診療所及び他病院での受診歴をも聴取して記載すること。
2　平成20年３月31日以前に広告している神経科における受診歴を精神科受診歴等に含むこととする。
3　初回及び前回入院期間の欄は、他病院での入院歴・入院形態をも聴取して記載すること。
4　重大な問題行動の欄には、Ａはこれまでに認められた問題行動を、Ｂは今後おそれのある問題行動を指し、該当する全ての算用数字、Ａ及びＢを○で囲むこと。
5　現在の精神症状、その他の重要な症状、問題行動等、現在の状態像の欄は、一般にこの書類作成までの過去数か月間に認められたものとし、主として最近のそれに重点を置くこと。
6　診察時の特記事項の欄は、被診察者の受診態度、表情、言語的及び非言語的なコミュニケーションの様子、診察者が受ける印象等について記載すること。
7　診断した精神保健指定医氏名の欄は、精神保健指定医自身が署名すること。
8　選択肢の欄は、それぞれ該当する算用数字、ローマ数字等を○で囲むこと。

様式 21

措置入院決定のお知らせ

年　　月　　日

（措置入院者の氏名）　殿

○　○　知事

【入院理由について】

あなたは、精神保健指定医の診察の結果、【①幻覚妄想状態　②精神運動興奮状態　③昏迷状態　④統合失調症等残遺状態　⑤抑うつ状態　⑥躁状態　⑦せん妄状態　⑧もうろう状態　⑨認知症状態　⑩その他（　　　　　）】にあり、ご自身を傷つけたり、又は他人に害を及ぼしたりするおそれがあることから、【①精神保健及び精神障害者福祉に関する法律第 29 条の規定　②精神保健及び精神障害者福祉に関する法律第 29 条の 2 の規定】による入院措置（措置入院・緊急措置入院）が必要であると認めたので通知します。

【入院中の生活について】

1　あなたの入院中、手紙やはがきなどを受け取ったり、出したりすることは制限なく行うことができます。ただし、封書に異物が同封されていると判断される場合、病院の職員と一緒に、あなたに開封してもらい、その異物は病院であずかることがあります。

2　あなたの入院中、人権を擁護する行政機関の職員、あなたの代理人である弁護士との電話・面会や、あなた又はあなたのご家族等の依頼によりあなたの代理人となろうとする弁護士との面会は、制限されませんが、それら以外の人との電話・面接については、あなたの病状に応じて医師の指示で一時的に制限することがあります。

3　あなたの入院中、治療上どうしても必要な場合は行動制限を受けることがあります。

4　入院日から 7 日以内に、退院後の生活環境に関し、あなたやご家族等からのご相談に応じ、必要な情報の提供や助言、援助等を行う職員として、退院後生活環境相談員が選任されます。

5　介護保険や障害福祉のサービスの利用を希望される場合又はその必要性がある場合、介護や障害福祉に関する相談先を紹介しますので、退院後生活環境相談員等の病院の職員にお問い合わせください。

6　もしも入院中の治療内容や生活について、あなたに不明な点、納得のいかない点がありましたら、遠慮なく病院の職員にお話しください。

7　あなたの入院中、もしもあなたが病院の職員から虐待を受けた場合、下記に届け出ることができます。また、もしも他の入院患者さんが病院の職員から虐待を受けたのを見かけた場合も、下記に通報してください。

自治体の虐待通報に関する連絡先（電話番号を含む。）

裏面に続く

【入院や入院生活にご納得のいかない場合】

1　あなたの入院や入院生活に納得のいかない場合には、あなた又はあなたのご家族等は、退院や病院の処遇の改善を指示するよう、都道府県知事に請求することができます。この点について、詳しくお知りになりたいときは、病院の職員にお尋ねになるか下記にお問い合わせ下さい。

自治体の連絡先（電話番号を含む。）

2　この処分について不服がある場合は、この処分があったことを知った日の翌日から起算して３か月以内に厚生労働大臣に対して審査請求をすることができます（なお、この処分があったことを知った日の翌日から起算して３か月以内であっても、この処分の日の翌日から起算して１年を経過すると審査請求をすることができなくなります。）。

3　この処分の取消しを求める訴えは、この処分の通知を受けた日の翌日から起算して６か月以内に限り、都道府県を被告として（訴訟において都道府県を代表する者は都道府県知事となります。）提起することができます（なお、この処分の通知を受けた日の翌日から起算して６か月以内であっても、この処分の日の翌日から起算して１年を経過するとこの処分の取消しの訴えを提起することができなくなります。）また、この処分の通知を受けた日の翌日から起算して３か月以内に審査請求をした場合には、この処分の取消しの訴えは、その審査請求に対する裁決の送達を受けた日の翌日から起算して６か月以内であれば、提起することができます（なお、その審査請求に対する裁決の送達を受けた日の翌日から起算して６か月以内であっても、その審査請求に対する裁決の日の翌日から起算して１年を経過するとこの処分の取消しの訴えを提起することができなくなります。）。

様式22

措置入院決定報告書

令和　　年　　月　　日

○　○　精神医療審査会　殿

○　○　知事

下記の措置入院者について、精神保健及び精神障害者福祉に関する法律第38条の３第１項の規定により通知します。

<table>
<tr><td>申請等の形式</td><td colspan="5">ⅰ 親族又は一般人申請（第22条）　ⅱ 警察官通報（第23条）
ⅲ 検察官通報（第24条）　ⅳ 保護観察所長通報（第25条）
ⅴ 矯正施設長通報（第26条）　ⅵ 精神科病院管理者届出（第26条の２）
ⅶ 医療観察法対象者［指定通院医療機関管理者通報、保護観察所長通報］（第26条の３）
ⅷ 都道府県知事・指定都市市長職務診察（第27条第２項）</td></tr>
<tr><td rowspan="2">措置入院中の精神科病院</td><td>名　称</td><td colspan="4"></td></tr>
<tr><td>所在地</td><td colspan="4">都道
府県　　郡市
区　　町村
区</td></tr>
<tr><td rowspan="3">措置入院者（精神障害者）</td><td>フリガナ</td><td></td><td rowspan="2">生年
月日</td><td rowspan="2">明治
大正
昭和
平成
令和</td><td rowspan="2">年　　月　　日生
（満　　歳）</td></tr>
<tr><td>氏　名</td><td>（男・女）</td></tr>
<tr><td>住　所</td><td colspan="4">都道
府県　　郡市
区　　町村
区</td></tr>
<tr><td>措置診察を行った年月日及び精神保健指定医の氏名</td><td colspan="5">令和　　年　　月　　日
精神保健指定医氏名　　（指定医番号：　　　）</td></tr>
<tr><td>措置診察を行った年月日及び精神保健指定医の氏名</td><td colspan="5">令和　　年　　月　　日
精神保健指定医氏名　　（指定医番号：　　　）</td></tr>
<tr><td>法第29条の２の２第１項の規定による移送の有無（措置診察後の移送の有無）</td><td colspan="5">ⅰあり　　ⅱなし</td></tr>
</table>

記載上の留意事項

1　選択肢の欄は、それぞれ該当するローマ数字を○で囲むこと。

2　精神保健福祉法第27条第１項又は第２項に基づき行われた精神保健指定医による診察の判定内容（病名及び症状を含む）については、該当する診察の際に作成された「措置入院に関する診断書（様式20）」を添付すること。

様式23

措置入院者の定期病状報告書

令和　　年　　月　　日

○　○　知事　殿

病 院 名
所 在 地
管理者名

下記の措置入院者について、精神保健及び精神障害者福祉に関する法律第38条の２第１項の規定により報告します。

<table>
<tr><td rowspan="3">措置入院者</td><td>フリガナ</td><td></td><td rowspan="2">生年月日</td><td rowspan="2">明治
大正
昭和　　年　　月　　日生
平成　　　　（満　　歳）
令和</td></tr>
<tr><td>氏　名</td><td>（男・女）</td></tr>
<tr><td>住　所</td><td colspan="3">都道府県　　郡市区　　町村区</td></tr>
<tr><td rowspan="2">措置年月日</td><td colspan="2" rowspan="2">昭和
平成　　年　　月　　日
令和</td><td>今回の入院年月日</td><td>昭和
平成　　年　　月　　日
令和</td></tr>
<tr><td>入院形態</td><td></td></tr>
<tr><td>前回の定期報告年月日</td><td colspan="4">令和　　年　　月　　日</td></tr>
<tr><td>病名</td><td colspan="4">1　主たる精神障害
ICD カテゴリー（　　）
2　従たる精神障害
ICD カテゴリー（　　）
3　身体合併症</td></tr>
<tr><td>過去６か月間（措置入院後３か月の場合は３か月間）の仮退院の実績</td><td colspan="4">計　　回　　延日数　　日</td></tr>
<tr><td>過去６か月間（措置入院後３か月の場合は過去３か月間）の治療の内容とその結果
〔問題行動を中心として記載すること。〕</td><td colspan="4"></td></tr>
<tr><td>今後の治療方針（再発防止への対応含む）</td><td colspan="4"></td></tr>
<tr><td rowspan="3">処遇、看護及び指導の現状</td><td>隔離</td><td colspan="3">ⅰ 多用　ⅱ 時々　ⅲ ほとんど不要</td></tr>
<tr><td>注意必要度</td><td colspan="3">ⅰ 常に厳重な注意　ⅱ 随時一応の注意　ⅲ ほとんど不要</td></tr>
<tr><td>日常生活の介助指導必要性</td><td colspan="3">ⅰ 極めて手間のかかる介助　ⅱ 比較的簡単な介助と指導
ⅲ 生活指導を要する　ⅳ その他（　　）</td></tr>
<tr><td>退院に向けた取組の状況
（選任された退院後生活環境相談員との相談状況、地域援助事業者の紹介状況等について）</td><td colspan="4">選任された退院後生活環境相談員（　　）
地域援助事業者の紹介について本人や家族等からの求め又は必要性の有無　（あり・なし）
上記で「あり」の場合の紹介状況（　　）</td></tr>
</table>

<table>
<tr><td colspan="3">重大な問題行動（Aはこれまでの、Bは今後起こるおそれある行動）</td><td>現在の精神症状、その他の重要な症状、問題行動等、現在の状態像（該当のローマ数字及び算用数字を○で囲むこと。）</td></tr>
<tr><td>1　殺人
2　放火
3　強盗
4　不同意性交罪
5　不同意わいせつ
6　傷害
7　暴行
8　恐喝
9　脅迫
10　窃盗
11　器物損壊
12　弄火又は失火
13　家宅侵入
14　詐欺等の経済的な問題行動
15　自殺企図
16　自傷
17　その他
（　　　　）</td><td>A
A
A
A
A
A
A
A
A
A
A
A
A
A

A
A
A</td><td>B
B
B
B
B
B
B
B
B
B
B
B
B
B

B
B
B</td><td><現在の精神症状>
Ⅰ　意識
1 意識混濁　2 せん妄　3 もうろう　4 その他（　　　）
Ⅱ　知能（軽度障害、中等度障害、重度障害）
Ⅲ　記憶
1 記銘障害　2 見当識障害　3 健忘　4 その他（　　　）
Ⅳ　知覚
1 幻聴　2 幻視　3 その他（　　　）
Ⅴ　思考
1 妄想　2 思考途絶　3 連合弛緩　4 滅裂思考　5 思考奔逸
6 思考制止　7 強迫観念　8 その他（　　　）
Ⅵ　感情・情動
1 感情平板化　2 抑うつ気分　3 高揚気分　4 感情失禁
5 焦燥・激越　6 易怒性・被刺激性亢進　7 その他（　　　）
Ⅶ　意欲
1 衝動行為　2 行為心迫　3 興奮　4 昏迷　5 精神運動制止
6 無為・無関心　7 その他（　　　）
Ⅷ　自我意識
1 離人感　2 させられ体験　3 解離　4 その他（　　　）
Ⅸ　食行動
1 拒食　2 過食　3 異食　4 その他（　　　）
<その他の重要な症状>
1 てんかん発作　2 自殺念慮　3 物質依存（　　　）
4 その他（　　　）
<問題行動等>
1 暴言　2 徘徊　3 不潔行為　4 その他（　　　）
<現在の状態像>
1 幻覚妄想状態　2 精神運動興奮状態　3 昏迷状態
4 統合失調症等残遺状態　5 抑うつ状態　6 躁状態　7 せん妄状態
8 もうろう状態　9 認知症状態　10 その他（　　　）</td></tr>
<tr><td colspan="3">診察時の特記事項</td><td></td></tr>
</table>

本報告に係る診察年月日	令和　　年　　月　　日
診察した精神保健指定医氏名	署名

審査会意見	
都道府県の措置	

記 載 上 の 留 意 事 項

1　□内は、精神保健指定医の診察に基づいて記載すること。

2　今回の入院年月日の欄は、今回貴病院に入院した年月日を記載し、入院形態の欄にそのときの入院形態を記載すること。（特定医師による入院を含む。その場合は「第33条第１項・第３項入院」、「第33条第２項・第３項入院」又は「第33条の６第２項入院」と記載すること。）なお、複数の入院形態を経ている場合には、順に記載すること。

3　生活歴及び現病歴の欄は、他診療所及び他病院での受診歴をも聴取して記載すること。

4　生活歴及び現病歴の欄は、前回報告のコピーの添付でもよいが、新たに判明した事実がある場合には追加記載すること。

5　平成20年３月31日以前に広告している神経科における受診歴を精神科受診歴等に含むこととする。

6　初回及び前回入院期間の欄は、他病院での入院歴・入院形態をも聴取して記載すること。

7　重大な問題行動の欄には、Ａはこれまでに認められた問題行動を、Ｂは今後おそれのある問題行動を指し、該当する全ての算用数字、Ａ及びＢを○で囲むこと。

8　現在の精神症状、その他の重要な症状、問題行動等、現在の状態像の欄は、一般にこの書類作成までの過去数か月間に認められたものとし、主として最近のそれに重点を置くこと。

9　診察時の特記事項の欄は、被診察者の受診態度、表情、言語的及び非言語的なコミュニケーションの様子、診察者が受ける印象等について記載すること。

10　診断した精神保健指定医氏名の欄は、精神保健指定医自身が署名すること。

11　退院に向けた取組の状況の欄については、退院後生活環境相談員との最初の相談を行った時期やその後の相談の頻度等や、地域援助事業者の紹介の有無や紹介した地域援助事業者との相談の状況等について記載すること。

12　選択肢の欄は、それぞれ該当する算用数字、ローマ数字等を○で囲むこと。

様式24

措置入院者の症状消退届

令和　　年　　月　　日

○　○　知事　殿

病院名
所在地
管理者名

下記の措置入院者について措置症状が消退したと認められるので、精神保健及び精神障害者福祉に関する法律第29条の５の規定により届け出ます。

措置入院者	フリガナ 氏名	（男・女）	生年月日	明治 大正 昭和　　年　　月　　日生 平成 令和　　（満　　歳）
	住所	都道府県　　郡市区　　町村区		
措置年月日	昭和 平成　　年　　月　　日 令和			
病名	1　主たる精神障害 ICDカテゴリー（　　）	2　従たる精神障害 ICDカテゴリー（　　）	3　身体合併症	
入院以降の病状又は状態像の経過 〔措置症状消退と関連して記載すること。〕				
措置症状の消退を認めた精神保健指定医氏名	署名			
措置解除後の処置に関する意見	1 入院継続（任意入院・医療保護入院・他科）　2 通院医療　3 転医 4 死亡　5 その他（　　）			
退院後の帰住先	1 自宅（i　家族と同居、ii　単身）　2 施設 3 その他（　　）			
帰住先の住所	都道府県　　郡市区　　町村区			
訪問支援等に関する意見				
障害福祉サービス等の活用に関する意見				
主治医氏名				

記載上の留意事項

1　□内は、精神保健指定医の診察に基づいて記載すること。
2　措置症状の消退を認めた精神保健指定医氏名の欄は、精神保健指定医自身が署名すること。
3　選択肢の欄は、それぞれ該当する算用数字、ローマ数字等を○で囲むこと。

様式25

隔離を行うに当たってのお知らせ

（入院患者の氏名）　殿

年　　月　　日

1　あなたの状態が、下記に該当するため、これから（午前・午後　時　分）隔離をします。
2　下記の状態がなくなれば、隔離を解除します。

記

ア　他の患者との人間関係を著しく損なうおそれがある等、その言動が患者の病状の経過や予後に悪く影響する状態
イ　自殺企図又は自傷行為が切迫している状態
ウ　他の患者に対する暴行行為や著しい迷惑行為、器物破損行為が認められ、他の方法ではこれを防ぎきれない状態
エ　急性精神運動興奮等のため、不穏、多動、爆発性などが目立ち、一般の精神病室では医療又は保護を図ることが著しく困難な状態
オ　身体的合併症を有する患者について、検査及び処置等のため、隔離が必要な場合
カ　その他（　　　　　　　　　　　　　　　　　　　　　　　　　　　　）

医師の氏名

様式 26

身体的拘束を行うに当たってのお知らせ

（入院患者の氏名）　殿

年　　月　　日

1　あなたの状態が、下記に該当するため、これから（午前・午後　時　分）身体的拘束をします。
2　下記の状態がなくなれば、身体的拘束を解除します。

記

ア　自殺企図又は自傷行為が著しく切迫している状態
イ　多動又は不穏が顕著である状態
ウ　ア又はイのほか精神障害のために、そのまま放置すれば患者の生命にまで危険が及ぶおそれがある状態
エ　その他（　　　　　　　　　　　　　　　　　　　　　　）

精神保健指定医の氏名

○措置入院者及び医療保護入院者の退院促進に関する措置について

〈令和五年十一月二十七日　障発一一二七第七号
各都道府県知事・各指定都市市長宛
厚生労働省社会・援護局障害保健福祉部長通知〉

今般、障害者の日常生活及び社会生活を総合的に支援するための法律の一部を改正する法律（令和四年法律第百四号）により改正された精神保健及び精神障害者福祉に関する法律（昭和二十五年法律第百二十三号。以下「法」という。）及び障害者の日常生活及び社会生活を総合的に支援するための法律等の一部を改正する法律の施行に伴う厚生労働省関係省令の整備及び経過措置に関する省令（令和五年厚生労働省令第百四十四号。以下「整備省令」という。）により改正された精神保健及び精神障害者福祉に関する法律施行規則（昭和二十五年厚生省令第三十一号。以下「施行規則」という。）が、令和六年四月一日から施行されることに伴い、医療保護入院者の退院促進措置とともに、今般新たに定められた措置入院者の退院促進措置についても推進していくものである。当該措置の具体的な運用の在り方については左記のとおりであるので、適切な実施に努められるとともに、貴管下市町村並びに関係機関及び関係団体に対して周知徹底方お取り計らい願いたい。

なお、平成二十六年一月二十四日付障発〇一二四第二号「医療保護入院者の退院促進に関する措置について」（厚生労働省社会・援護局障害保健福祉部長通知）は令和六年三月三十一日をもって廃止し、本通知は令和六年四月一日から適用する。

記

第一　退院促進に関する措置の趣旨

措置入院者及び医療保護入院者（以下第五を除き「入院者」という。）の退院促進に関する措置は、措置入院及び医療保護入院が本人の同意を得ることなく行われる入院であることを踏まえ、本人の人権擁護の観点から可能な限り早期治療・早期退院ができるよう講じるものであること。

第二　退院後生活環境相談員の選任

1　退院後生活環境相談員の責務・役割

(1)　退院後生活環境相談員は、入院者が可能な限り早期に退院できるよう、個々の入院者の退院支援のための取組において中心的役割を果たすことが求められること。

(2)　退院に向けた取組に当たっては、医師の指導を受けつつ、多職種連携のための調整を図ることに努めるとともに、行政機関、地域援助事業者（入院者が、退院後に利用する障害福祉サービス等について、入院中から相談することにより、円滑に地域生活に移行することができるよう、障害者の日常生活及び社会生活を総合的に支援するための法律（平成十七年法律第百二十三号。以下「障害者総合支援法」という。）に規定する一般相談支援事業又は特定相談支援事業を行う者等の事業者を総称するものをいう。以下同じ。地域援助事業者の詳細は第三を確認すること。）その他地域生活支援にかかわる機関との調整に努めること。

(3) 入院者の支援に当たっては、本人の意向に十分配慮するとともに、個人情報保護について遺漏なきよう十分留意すること。

(4) 以上の責務・役割を果たすため、退院後生活環境相談員は、その業務に必要な技術及び知識を得て、その資質の向上を図ること。

2 選任及び配置

(1) 退院に向けた相談を行うに当たっては、退院後生活環境相談員と入院者及びその家族等との間の信頼関係が構築されることが重要であることから、その選任に当たっては、入院者及び家族等の意向に配慮すること。

(2) 配置の目安としては、退院後生活環境相談員一人につき、概ね五〇人以下の入院者を担当すること（常勤換算としての目安）とし、入院者一人につき一人の退院後生活環境相談員を入院後七日以内に選任すること。兼務の場合等については、この目安を踏まえ、担当する入院者の人数を決めること。また、選任された退院後生活環境相談員の一覧を作成すること。

(3) 令和六年四月一日から、新たに、措置入院者についても退院後生活環境相談員の選任が義務化される。これに基づき、当該時点で既に入院している措置入院者についても退院後生活環境相談員を選任する必要があり、可能な限り速やかに、退院後生活環境相談員として選任された旨を担当する措置入院者及びその家族等に説明すること。

3 資格

退院後生活環境相談員として有するべき資格は、

① 精神保健福祉士

② 保健師、看護師、准看護師、作業療法士、社会福祉士又は公認心理師として、精神障害者に関する業務に従事した経験を有する者

③ 精神障害者及びその家族等との退院後の生活環境についての相談及び指導に関する業務に三年以上従事した経験を有する者であって、かつ、厚生労働大臣が定める研修を修了した者

のいずれかに該当すること。

4 業務内容

退院後生活環境相談員は、精神科病院内の多職種による支援チームの一員として、入院者が退院に向けた取組や入院に関することについて最初に相談することができ

る窓口の役割を担っており、その具体的な業務は以下のとおりとする。

(1)　入院時の業務

新たに措置入院又は医療保護入院により入院した者に対して、入院後七日以内に退院後生活環境相談員を選任し、選任された退院後生活環境相談員は速やかに当該入院者及びその家族等に対して以下についての説明を行うこと。

・　退院後生活環境相談員として選任されたこと及びその役割

・　退院に向けて、入院者及びその家族等からの相談に応じること

・　地域援助事業者の趣旨並びに本人及び家族等が希望する場合、病院は地域援助事業者を紹介すること

・　退院等の請求、都道府県の虐待通報窓口等

・　市町村長同意による医療保護入院者の場合、市町村の担当者との面会が速やかに行われるように、入院者本人への説明および市町村担当者との連絡調整を行うこと

・　医療保護入院者の場合、医療保護入院者退院支援委員会（以下「委員会」という。）について、以下に掲げること

ア　委員会の趣旨

イ　委員会には本人が出席できること又は出席せずに書面により意見を述べることができること

ウ　退院後の生活環境に関わる者に委員会への出席の要請を行うことができること

(2)　退院に向けた支援業務

ア　退院後生活環境相談員は、入院者及びその家族等からの相談に応じるほか、退院に向けた意欲の喚起や具体的な取組の工程の相談等を積極的に行い、本人の意向を尊重した退院促進に努めること。

イ　入院者及びその家族等と相談を行った場合には、当該相談内容について相談記録又は看護記録等に記録をすること。

ウ　退院に向けた支援を行うに当たっては、主治医の指導を受けるとともに、その他当該入院者の治療に関わる者との連携を図ること。

エ　日頃から、市町村との連絡調整を行うことにより、地域援助事業者を中心とする地域資源の情報を把握し、当該情報を有効に活用できるよう努めること。また、地域援助事業者に限らず、入院者の退院後の生活環境に関わる者等の紹介や、これらの者との連絡調整について、入院早期から行い、退院後の環境調整に努めること。

(3)　医療保護入院者退院支援委員会に関する業務

ア　委員会の開催に当たって、開催に向けた調整や運営の中心的役割を果たすこととし、充実した審議が

行われるよう努めること。

イ　医療保護入院者が家族等や地域援助事業者、市町村職員等の委員会への参加を希望した場合は、それらの者に対して積極的に出席を求める等の調整を図ること。

ウ　入院期間が更新される医療保護入院者について、委員会の審議の結果、退院後の地域生活への移行の調整に課題があることが明らかとなった場合には、速やかに市町村又は地域援助事業者に連絡し、当該入院者に係る障害福祉サービス等との連携について検討・調整を行うこと。その際、入院又は入院期間の更新に同意した家族等とも適切に連携すること。

(4)　退院調整に関する業務

ア　入院者の退院に向けて、本人が希望する退院後の地域生活について丁寧に聴取すること。

イ　入院者の希望を踏まえ、地域援助事業者等との連携により居住の場の確保等の退院後の環境に係る調整を行うとともに、地域生活の維持に必要な障害福祉サービス等の利用に向けて調整する等、円滑な地域生活への移行を図ること。

5　その他

(1)　入院者が引き続き任意入院により当該病院に入院するときは、当該入院者が地域生活へ移行するまでは、継続して退院促進のための取組を行うことが望ましいこと。

(2)　都道府県が入院者訪問支援事業を実施している場合においては、当該事業の実施状況も踏まえつつ、市町村長同意による医療保護入院者を中心に、当該事業を紹介した上で、その利用に係る希望の有無を確認すること。

第三　地域援助事業者の紹介及び地域援助事業者による相談援助

1　地域援助事業者の紹介の趣旨・目的

(1)　入院者又は家族等が、地域で利用可能な障害福祉サービス等の内容や申請方法を理解し、入院中から当該障害福祉サービス等を提供する事業者との関係を築くことができるようにすることを目的に、法第二十九条の七（法第三十三条の四において準用する場合を含む。）においては、障害者総合支援法に規定される一般相談支援事業、特定相談支援事業又は市町村の地域生活支援事業若しくは介護保険法（平成九年法律第百二十三号）に規定される居宅介護支援事業を行う者が地域援助事業者として定められている。

さらに、入院者が個別の障害福祉サービス等を入院前に利用していた場合等については、当該事業者との連絡調整が必要になることが想定されることから、施行規則において、相談支援を行う事業者以外の事業者についても幅広く地域援助事業者に含まれるものとして定められている。

(2)　精神科病院の管理者には、入院者又はその家族等の求めに応じて地域援助事業者を紹介することが義務付けられている。実務においては、退院後生活環境相談員が、入院者又はその家族等に地域援助事業者を紹介することが想定されるが、そのためには、日頃から、市町村や地域援助事業者等と連携することが重要である。

(3)　入院者から地域援助事業者の紹介の希望がない場合においても、当該入院者が希望する地域生活について聴取するとともに、障害福祉サービス等の利用について、丁寧な説明を継続して行い、後に当該入院者がその利用を希望した場合には、速やかに紹介等を行うことができるよう連絡調整に努めること。

2　紹介の方法

(1)　地域援助事業者の紹介の方法については、書面の交付による紹介に加え、面会（オンラインによるものを含む。）による紹介やインターネット情報を活用しながらの紹介等により、入院者が地域援助事業者と積極的に相談し、退院に向けて前向きに取り組むことができるよう工夫されたいこと。

(2)　どの地域援助事業者を紹介するかについては、必要に応じて入院者の退院先又はその候補となる市町村への照会を行うこと。居住の場の確保や、退院後の生活環境に係る調整に当たっては、市町村等との協働により、地域相談支援の利用に努めること。また、精神保健福祉センター及び保健所等の知見も活用すること。

3　紹介後の対応

地域援助事業者の紹介を行った場合においては、退院後生活環境相談員を中心として、入院者と当該地域援助事業者の相談状況を把握し、連絡調整に努めること。

4　地域援助事業者による相談援助

(1)　地域援助事業者は、入院者が障害福祉サービス等を退院後円滑に利用できるよう、相談援助を行うこと。

(2)　入院者との相談に当たっては、退院後生活環境相談員との連絡調整等、連携を図ること。

(3)　相談援助を行っている医療保護入院者に係る委員会への出席の要請があった場合には、できる限り出席し、退院に向けた情報共有等に努めること。

第四　医療保護入院者退院支援委員会の開催

1　医療保護入院者退院支援委員会の趣旨・目的

委員会の趣旨は、医療保護入院者が退院後に希望する地域生活が円滑にできるよう、3に定める出席者が一堂に会し審議することにより、更新の必要性及び退院に向けた取組の方向性について、認識を共有し、退院後の生活環境を調整することである。

委員会においては、施行規則第十五条の十一の規定に基づき、医療保護入院者の入院期間の更新が必要と認められる場合には、更新後の入院期間及び退院に向けた取組の方針を定めなければならない。当該委員会の審議は、医療保護入院の期間の更新に際して必要な条件となり、これは、委員会の審議に基づき、退院に向けた取組を推進するための体制を整備することを目的とするものである。

したがって、委員会においては、本人の希望を丁寧に聴き、医療保護入院者の退院後の地域生活を支える、家族等や地域援助事業者をはじめとする関係者の調整を行うことが重要である。

2　対象者及び開催時期

委員会の審議の対象者は、入院時又は更新時に定める入院期間の更新が必要となる医療保護入院者である。

その開催時期は、入院期間の更新に際して、可能な限り、入院期間満了日に近い日の病状を踏まえ審議をすることが求められることから、当該入院期間満了日の一か月前から当日までの間に行うこととする。ただし、入院期間の更新の同意を求める家族等に対しては、施行規則第十五条の十の規定に基づき、やむを得ない場合を除き、一か月前から二週間前に入院期間の更新に係る同意に関する通知を行うこととされていることに加え、法第三十三条第八項及び施行規則第十五条の十四の規定に基づき、当該家族等の同意を得たものとみなす場合には、当該通知を発した日から二週間以上の期間が必要であることに留意が必要である。入院期間の更新に係る詳細については、「「障害者の日常生活及び社会生活を総合的に支援するための法律等の一部を改正する法律の施行に伴う厚生労働省関係省令の整備及び経過措置に関する省令」の公布等について（通知）」（障発一一二七第一号令和五年十一月二十七日障害保健福祉部長通知）を参照すること。

3　出席者

委員会の出席者は、以下のとおりとすること。

①　医療保護入院者の主治医
②　看護職員（当該医療保護入院者を担当する看護職員が出席することが望ましい）
③　当該医療保護入院者について選任された退院後生活環境相談員
④　①～③以外の病院の管理者が出席を求める病院職員
⑤　当該医療保護入院者
⑥　当該医療保護入院者の家族等
⑦　地域援助事業者その他の当該医療保護入院者の退院後の生活環境に関わる者

①から④までは参加が必須である。⑤が委員会に出席するのは、本人が出席を希望する場合であるが、本人の退院後の生活環境について調整することが委員会の趣旨であることに鑑み、本人には開催日時及びその趣旨について事前に丁寧に説明し、委員会の出席希望について本

人の意向をよく聞き取ること。また、参加希望の有無にかかわらず審議の結果は通知すること。

⑥及び⑦は、⑤が出席を求め、かつ、当該出席を求められた者が出席要請に応じるときに限り出席するものとする。また、出席に際しては、⑤の了解が得られる場合には、オンライン会議等、情報通信機器の使用による出席も可能とすること。

なお、入院期間の更新の手続において、⑤が引き続き入院が必要であって法第二十条に基づく任意入院が行われる状態にないかを判定する観点から、別途、指定医の診察が必要であることに鑑みて、①については、⑤の病状及び退院促進措置等の現状に最も詳しい主治医が参加することを求めるものであり、必ずしも指定医である必要はないものとする。ただし、その場合には、①から④までは、委員会開催前に審議事項について指定医とよく相談すること。

また、③が②にも該当する場合は、その双方を兼ねることも可能であるが、その場合には、④であって⑤に関わるものを出席させることが望ましいこと。

⑦として、地域援助事業者以外には、入院前に⑤が通院していた又は退院後に⑤が診療を受けることを予定する医療機関等も想定される。

4　開催方法

開催に当たっては、十分な日時の余裕を持って審議対象となる医療保護入院者に別添様式1（医療保護入院者退院支援委員会開催のお知らせ）の例により通知すること。当該通知に基づき3⑥及び⑦に掲げる者に対する出席要請の希望があった場合には、当該希望があった者に対し、以下の内容を通知すること。

・委員会の開催日時及び開催場所
・医療保護入院者本人から出席要請の希望があったこと
・出席が可能であれば委員会に出席されたいこと
・文書による意見提出も可能であること

5　審議内容

委員会においては、以下の二点その他必要な事項を審議すること。

① 医療保護入院者の入院期間の更新の必要性の有無及びその理由
② 入院期間の更新が必要な場合、更新後の入院期間及び当該期間における退院に向けた具体的な取組

6　審議結果

(1) 委員会における審議の結果については、別添様式2「医療保護入院者退院支援委員会審議記録」（以下「審議記録」という。）により作成すること。なお、(3)のとおり、当該審議記録は本人及び委員会出席者に通知することから、病院の業務従事者以外にもわかりやすい記載となるように配慮をすること。

(2) 病院の管理者（大学病院等においては、精神科診療部門の責任者）は、委員会の審議状況を確認し、審議記録に署名すること。また、審議状況に不十分な点がみられる場合には、適切な指導を行うこと。

(3) 審議終了後できる限り速やかに、審議の結果を本人並びに委員会に出席した3⑥及び⑦に対して審議記録の写しにより通知すること。

(4) 委員会における審議の結果、入院の必要性が認められない場合には、速やかに退院に向けた手続をとること。

(5) 入院期間の更新の際には、当該更新に係る委員会の審議記録を更新届に添付し、提出すること。

7 経過措置

令和六年四月一日以降に入院する医療保護入院者について、入院期間の上限が設けられることとなり、その入院期間の更新に際しては、委員会の開催が必須となる。令和六年三月三十一日以前に医療保護入院した者については、整備省令第五条の規定に基づき、法第三十三条第一項第一号に掲げる者に該当するかどうかについて指定医に診察させなければならず、当該診察の結果、当該者を引き続き入院させることとする場合に必要な委員会の開催等の手続に関する経過措置が設けられているため、「「障害者の日常生活及び社会生活を総合的に支援するための法律等の一部を改正する法律の施行に伴う厚生労働省関係省令の整備及び経過措置に関する省令」の公布等について（通知）」（障発一一二七第一号令和五年十一月二十七日障害保健福祉部長通知）を参照すること。

第五 その他

本措置について、法令上は、第二及び第三については措置入院者及び医療保護入院者、第四については医療保護入院者のみを対象として講じる義務が課されているものであるが、その他の入院形態の入院患者の早期退院のためにも有効な措置であることから、同様の措置を講じることにより退院促進に努められたいこと。

別添様式１

医療保護入院者退院支援委員会の開催のお知らせ

○　○　○　○　殿

令和　　年　　月　　日

１．あなたの医療保護入院期間が令和　　年　　月　　日までのため、精神保健及び精神障害者福祉に関する法律第33条第６項第２号に関する医療保護入院者退院支援委員会（以下「委員会」という。）を令和　　年　　月　　日に　　　　　　で開催いたします。

２．委員会では、
①　入院期間の更新の必要性の有無及びその理由
②　入院期間の更新が必要な場合、更新後の入院期間及び当該期間における退院に向けた具体的な取組
について審議を行います。

３．委員会には、主治医、看護職員、退院後生活環境相談員その他のあなたの診療に関わる方が出席するほか、あなた自身も出席することができます。出席を希望する場合は、あなたを担当する退院後生活環境相談員に伝えて下さい。なお、あなたが出席をしない場合も、委員会の審議の結果はお知らせいたします。

４．また、あなたのご家族、後見人又は保佐人がいる場合は後見人又は保佐人の方、あなたが退院後の生活について相談している地域援助事業者の方や入院前に通っていた診療所の方等のあなたの地域での暮らしに関わる方に、委員会への出席の要請をすることができますので、委員会への出席の要請を希望する場合は、退院後生活環境相談員に伝えて下さい。ただし、要請を行った場合でも、都合がつかない等の事情により出席できない場合もあります。

５．御不明な点などがありましたら、あなたを担当する退院後生活環境相談員にお尋ね下さい。

病院名
管理者の氏名
退院後生活環境相談員の氏名

別添様式２

医療保護入院者退院支援委員会審議記録

委員会開催年月日　　　　年　　月　　日

<table>
<tr><td>患者氏名</td><td colspan="2"></td><td>生年月日</td><td>大正
昭和
平成
令和</td><td>年　　月　　日</td></tr>
<tr><td>退院後生活環境相談員の氏名</td><td colspan="5"></td></tr>
<tr><td>現在の入院期間</td><td colspan="5">年　　月　　日から　　　年　　月　　日まで</td></tr>
<tr><td colspan="2">出席者</td><td colspan="4">主治医（　　　　　　　　　　　）
看護職員（　　　　　　　　　　）
退院後生活環境相談員（　　　　　）
本人（出席・欠席）、家族等（　　　　（続柄）　）
その他（　　　　　　　　　　　）</td></tr>
<tr><td colspan="2">本人及び家族等の意見</td><td colspan="4"></td></tr>
<tr><td colspan="2" rowspan="2">・入院期間の更新の必要性の有無とその理由
・退院に向けた具体的な取組</td><td colspan="4">有　・　無</td></tr>
<tr><td colspan="4"></td></tr>
<tr><td colspan="2">更新後の入院期間
※入院から６ヶ月経過までは３か月以内、６か月経過後は６ヶ月以内の期間。</td><td colspan="4">年　　月　　日まで</td></tr>
<tr><td colspan="2">その他</td><td colspan="4"></td></tr>
</table>

〔病院管理者の署名：　　　　　　　　　　　　〕

〔記録者の署名：　　　　　　　　　　　　〕

○医療保護入院における家族等の同意に関する運用について

（令和五年十一月二十七日　障精発一一二七第六号
各都道府県・各指定都市精神保健福祉主管部(局)長宛
厚生労働省社会・援護局障害保健福祉部精神・障害保健課長通知）

今般、障害者の日常生活及び社会生活を総合的に支援するための法律等の一部を改正する法律（令和四年法律第百四号。以下「改正法」という。）により精神保健及び精神障害者福祉に関する法律（昭和二十五年法律第百二十三号。以下「法」という。）が改正されたところである。

当該改正を踏まえた精神科病院の管理者が家族等からの同意を得る際の運用の考え方については左記のとおりであるので、医療保護入院制度の円滑、適正な実施に遺憾なきを期されるとともに、貴管下市町村を含め関係者、関係団体に対する周知方につき配慮されたい。

なお、本通知は令和六年四月一日からの適用とし、「医療保護入院における家族等の同意に関する運用について（平成二十六年一月二十四日障精発〇一二四第一号厚生労働省社会・援護局障害保健福祉部精神・障害保健課長通知）」は令和六年三月三十一日付けで廃止する。

記

I　家族等の同意に関する基本的な考え方

1　医療保護入院は、本人の同意を得ることなく入院させる制度であることから、その運用には格別の慎重さが求められる。本人の同意が求められる状態である場合には、可能な限り、本人に対して入院医療の必要性等について十分な説明を行い、その同意を得て、任意入院となるように努めなければならない。

2　また、医療保護入院においては、その診察の際に付き添う家族等が、通例、当該精神障害者を身近で支える家族等であると考えられることから、精神科病院の管理者（以下「管理者」という。）は、原則として、診察の際に患者に付き添う家族等に対して入院医療の必要性等について十分な説明を行い、当該家族等から同意を得ることが適当である。

II　同意を得る際の留意点

1　管理者が家族等から医療保護入院の同意を得る際には、同意を行う者の氏名、続柄等を書面で申告させて確認する。その際には、運転免許証や各種医療保険の被保険者証等の提示により可能な範囲で本人確認を行うとともに、当該者の精神の機能の状態等を踏まえ、前記書面の申告内容を確認されたい。なお、医療保護入院及び入院期間の更新に関する同意における書面の様式については、「精神科病院に入院する時の告知等に係る書面及び入退院の届出等について」（令和五年十一月二十七日障精発一一二七第五号厚生労働省社会・援護局障害保健福祉部精神・障害保健課長通知）の様式8及び13を適宜活用されたい。

2　管理者が家族等から医療保護入院の同意を得る際に、後見人又は保佐人の存在を把握した場合には、これらの者の同意に関する判断を確認することが望ましい。

3　当該医療保護入院者に係る精神障害者が未成年である場合に管理者が親権者から同意を得る際には、民法（明治二十九年法律第八十九号）第八百十八条第三項の規定にしたがって、原則として父母双方の同意を要するものとする。なお、父母の片方が虐待を行っている場合等、父母双方の同意を得ることが不適当と認められる場合は、この限りではない。

4　精神障害者に対する医療やその後の社会復帰には家族等の理解と協力が重要であることを踏まえると、医療保護入院は、より多くの家族等の同意の下で行われることが望ましい。このため、管理者が医療保護入院の同意についての家族等の間の判断の不一致を把握した場合においては、可能な限り、家族等の間の意見の調整が図られることが望ましく、管理者は、必要に応じて家族等に対して医療保護入院の必要性等について説明することが望ましい。

5　管理者が家族等の間の判断の不一致を把握した場合であって、後見人又は保佐人の存在を把握し、これらの者が同意に反対しているときには、その意見は十分に配慮されるべきものと解する。

6　管理者が家族等の間の判断の不一致を把握した場合において、親権を行う者の同意に関する判断は、親権の趣旨に鑑みれば、特段の事情があると認める場合を除き、尊重されるべきものと解する。

7　医療保護入院後に管理者が当該入院に反対の意思を有する家族等（医療保護入院の同意を行った家族等であって、入院後に入院に反対することとなったものを含む。）の存在を把握した場合には、当該家族等に対して入院医療の必要性や手続の適法性等について説明することが望まれる。その上で、当該家族等が依然として反対の意思を有するときは、管理者は、都道府県知事（精神医療審査会）に対する退院請求を行うことができる旨を教示する。

III　同意又は不同意の意思表示を行わない場合

1　今回新たに、家族等の全員が同意又は不同意の意思表示を行わない場合にも市町村長同意を適用することとした趣旨は、家族等であっても、本人と疎遠である等の理由で、当該家族等において本人の利益を勘案できず、同意又は不同意の判断が難しい場合や、同意又は不同意の意思表示することにより本人とその家族等の関係が悪化することを懸念し関わりを拒否する場合等があることを考慮するものである。

2　家族等が同意又は不同意の意思表示を行わなかったことにより、市町村長同意により入院した場合であって、入院後、当該家族等が、当該入院について同意又は不同意の意思表示を行った場合、当該入院について、入院手続の補正等を行う必要はない。

3　家族等が同意又は不同意の意思表示を行わなかったことにより、市町村長同意により入院した患者の入院期間を更新するため、家族等の同意を求めるときは、入院手続において家族等が同意又は不同意の意思表示を行わなかったことを理由に家族等から除くことはできないため、当該家族等に対し、入院期間の更新の同意又は不同意の意思の確認をする必要がある。

○精神保健指定医の新規申請等に係る事務取扱要領の制定について

〔平成三十年十二月六日　障発一二〇六第三号
各都道府県知事・各指定都市の長宛
厚生労働省社会・援護局障害保健福祉部長通知〕

改正　令和六年三月二六日障発〇三二六第三号現在

注　令和六年七月八日障発〇七〇八第一号厚生労働省社会・援護局障害保健福祉部長通知「『精神保健指定医の新規申請等に係る事務取扱要領の制定について』の一部改正について」による改正は未適用につき〔参考〕として五三四頁以降に収載（令和七年一月一日以後の申請について適用）

精神保健指定医の新規申請等に係る事務については、「精神保健指定医の新規申請等に係る事務取扱要領について」（平成二十二年障精発〇二〇八第二号厚生労働省社会・援護局障害保健福祉部精神・障害保健課長通知。以下「現行通知」という。）により行われてきたところであるが、今般、「精神保健及び精神障害者福祉に関する法律第十八条第一項第三号の規定に基づき厚生労働大臣が定める精神障害及び程度」（昭和六十三年厚生省告示第百二十四号）の一部改正に伴い、精神保健指定医の新規指定に係る事務の適切な実施の観点から、現行通知を廃止し、別紙のとおり新たに制定することとしたので、適切な運用に努められるとともに、精神保健指定医等関係者に対しても周知徹底方お取り計らい願いたい。

ただし、本通知は平成三十一年七月一日以後の申請について適用し、同日前の申請については、なお従前の例による。

別紙

精神保健指定医の新規申請等に係る事務取扱要領

1　精神科実務経験及び医療実務経験について

(1)　精神保健及び精神障害者福祉に関する法律（昭和二十五年法律第百二十三号。以下「法」という。）第十八条第一項第二号に規定する「精神障害の診断又は治療に従事した経験」（以下「精神科実務経験」という。）については、精神保健指定医制度の趣旨にかんがみ、自ら精神障害者の診断又は治療に当たるなかで、患者の人権や個人としての尊厳に配慮した精神医学的経験を有することを精神保健指定医（以下「指定医」という。）の指定要件とすることとしたものであり、その期間については三年以上とされている。

(2)　精神科実務経験は、精神科を標榜している医療機関（平成二十年三月三十一日現在神経科を標榜している医療機関を含む。）において行った精神障害者の診断又は治療が主に考えられる。

ただし、当分の間、精神科の診療に相当の経験を有する医師の配置が法律等により定められている施設において常勤の医師として行った診断又は治療についても、これに含まれるものとする。なお、この施設について問合わせ等があった場合には、本職と十分調整されたい。

(3) 精神科実務経験の期間については、以下に示した算定方法により算定するものとする。

ア　精神科実務経験の期間については、一週間に四日以上精神障害者の診断又は治療に当たっている期間を算定対象とすること。

イ　アにいう「四日以上」の算定は、外来又は病棟において、精神障害者の診断又は治療に一日おおむね八時間以上当たった日について行う。

なお、診断又は治療に関して通常行われる症例検討会、抄読会等への参加は、これに算入できる。

ウ　デイ・ケア、ナイト・ケア、デイ・ナイト・ケア又はショート・ケアに従事した時間及び期間については、精神科実務経験の期間に算入できる。また、精神保健福祉センター、保健所において嘱託医として精神障害者に対する相談業務に従事した時間についても、これに算入できる。

エ　当直のみをする時間及び期間については、精神科実務経験の期間に算入できない。

オ　動物実験等に携わる時間及び期間は、精神科実務経験の期間に算入できない。

カ　精神医学を専攻する大学院生にあっては、副科目及び選択科目の履修や研究のために、精神障害者の診断又は治療を行わない時間及び期間が生じるが、この時間及び期間は、精神科実務経験の期間に算入できない。

キ　外国留学等外国において精神障害者の診断又は治療に当たった場合においては、この時間及び期間は、精神科実務経験の期間に算入できる。

(4) 法第十八条第一項第一号に規定する「診断又は治療に従事した経験」(以下「医療実務経験」という。)の期間の算定については、(3)の精神科実務経験の期間の算定方法に準じることとする。

また、医師法(昭和二十三年法律第二百一号)第十六条の二第一項に規定する臨床研修において、保健所等で業務に従事した場合に、この時間及び期間は医療実務経験の期間に算入できる。

2　指定医の指定申請時に提出するケースレポートについて

(1) 法第十八条第一項第三号及び同号に基づく厚生省告示(昭和六十三年四月厚生省告示第百二十四号。以下「精神科実務経験告示」という。)に規定する「診断又は治療に従事した経験」については、原則として、指定医の指定申請時に提出する前記経験を有することを証する書面(以下「ケースレポート」という。)及び口頭試問により、指定医として必要とされる法的、医学的知識及び技能を有しているかについて確認するものとする。ケースレポートについては、(2)に定める事項に従い記載し、申請書に添付して、申請するものとする。

また、精神科実務経験告示は、指定医としての指定要件として必要最小限の症例数を定めたものであり、指定医の指定を受けようとする者（以下「申請者」という。）は、三年間の精神科実務経験の中においては任意入院者を含めてこれ以上の症例を積極的に取り扱うことが望ましい。

(2) ケースレポートの対象となる症例については、以下によるものとする。

ア 精神科実務経験告示に定める五例以上の症例については、精神病床を有する医療機関において常時勤務（1(3)ア及びイに該当するものをいう。）し、3の指導医の指導のもとに自ら担当として診断又は治療等に十分な関わりを持った症例について報告するものであり、入院中においては、少なくとも一週間に四日以上、当該患者について診療に従事したものでなければならない。

注 ケースレポートは法第十八条第一項第三号に定める「診断又は治療に従事した経験」を確認するものであることから、「診断又は治療」自体に該当しない、「診断又は治療」に付随する行為（カンファレンスへの参加、他医師の診療への単なる同席等）を行っていただけでは、「自ら担当として診断又は治療等に十分な関わりを持った症例」とは認められない。

イ 原則として、当該患者の入院から退院までの期間、継続して診療に従事した症例をケースレポートの対象とする。

注1 入院形態の変更は、変更前の入院形態については退院と、変更後の入院形態については入院とみなすものとする。

注2 同一の入院形態のままの転院は転院以前の医療機関では退院とみなさないものとする。（「症状性を含む器質性精神障害（老年期認知症を除く。）」及び「精神作用物質使用による精神及び行動の障害（依存症に係るものに限る。）」については、キを参照すること。）なお、転院先においては入院とみなすものとする。

ウ 入院が長期にわたる場合は、入院日から起算して三ヶ月以上継続して当該診療に従事した症例、既に入院している患者については新たに担当として診療に従事して退院まで引き続き当該診療に従事し、その期間が三ヶ月以上である場合において、それぞれケースレポートの対象とすることができるものとする。

エ ケースレポートの対象となる症例は、措置入院者に係るもの又は医療保護入院者に係るものに限る。また、措置入院者に係る症例及び医療保護入院者に係る症例を必ず各一例以上含まなければならない。

オ　医療保護入院者に係る症例については、入院時から担当し、かつ入院時の指定医診察に立ち会った症例を必ず一例以上含まなければならない。

カ　医療保護入院又は措置入院（以下「医療保護入院等」という。）の途中から担当し、任意入院に入院形態が変更された後も退院まで引き続き診療に従事した症例については、当該医療保護入院等の担当開始から入院形態の変更までの期間が一ヶ月を経過し、さらに任意入院の期間を足して三ヶ月以上になる場合において、ケースレポートの対象とすることができるものとする。

また、措置入院の途中から担当し、医療保護入院に入院形態が変更された後も退院まで引き続き診療に従事した症例についても、当該措置入院の担当開始から入院形態の変更までの期間が一ヶ月を経過し、さらに医療保護入院の期間を足して三ヶ月以上になる場合において、措置入院の症例としてケースレポートの対象とすることができるものとする。

キ　「症状性を含む器質性精神障害（老年期認知症を除く。）」及び「精神作用物質使用による精神及び行動の障害（依存症に係るものに限る。）」については、イの注2の規定に関わらず、入院から三ヶ月以内に同一の入院形態のまま転院が行われた症例であっても、ケースレポートの対象とすることができるものとする。

ク　イ、ウ、カ及びキについては、別紙1「ケースレポートの対象となる診療期間の条件」を参照すること。

ケ　指定医の申請時から七年より前に診療に従事した症例についてケースレポートを作成することは認められない。ただし申請時から七年より前に診療を開始した症例であっても、申請前七年以内においても引き続き当該診療に従事した症例については、ケースレポートの対象とすることができる。

コ　提出するケースレポートのうち一例以上は、申請前一年以内に診療を開始した症例とする。

注1　当該症例を取り扱った後、やむを得ない理由により診断又は治療に従事できない期間があると認められる場合には、申請前一年を計算する際に当該期間を除くものとする。

注2　やむを得ない理由については、育児休業、介護休業等育児又は家族介護を行う労働者の福祉に関する法律（平成三年法律第七十六号）に規定する育児休業若しくは介護休業、産前産後休業又は長期の病気療養等とし、診断又は治療に従事できない期間として除くことができる期間は一ヶ月以上二年以内を基本とする。

サ　提出するケースレポートのうち二例以上は、申請日の一年前の日より前に診療を開始した症例とする。

シ　提出するケースレポートのうち一例以上は、医療保護入院等から任意入院に入院形態を変更後、申請者が、当該患者に対して任意入院による治療を行ったものが望ましい。なお、この場合において、任意入院の期間は問わない(カの場合を除く。)。

ス　提出するケースレポートのうち一例以上は、申請者が、措置入院者又は医療保護入院者の退院後に、当該患者に対して通院治療を行ったものであることが望ましい。なお、この場合において、通院治療の期間がおおむね一ヶ月以上であることが望ましい。

セ　医療保護入院等から任意入院に入院形態が変更された後、退院後の通院治療をおおむね一ヶ月以上行った症例については、任意入院に移行した症例かつ退院後の通院治療を行った症例としてケースレポートの対象とすることができる。

ソ　同一症例について、入院期間のうちの同一の期間に関して複数の医師がケースレポートを作成すること(申請時期が異なる場合も含む。)は認められない。

3　指導医について

(1)　指導医は次のア及びイの要件を満たす指定医とする。ただし、アについては、申請者が令和七年七月以降に担当を開始した症例の指導医に限るものとする。

ア　法第十九条第一項に規定する研修を受けていること(指定後最初の同研修を受けるまでに指定医の職務を停止されていた期間がある場合は指定後二度目の同研修を受けていることとする。)。

イ　ケースレポートに係る症例の診断又は治療について申請者を指導した期間において、当該申請者が勤務する医療機関において法第十九条の五に規定する常時勤務する指定医であること。

(2)　指導医は以下の役割を担うものとする。

ア　ケースレポートに係る症例の診断又は治療について申請者を指導すること。

イ　ケースレポートの作成に当たり、申請者への適切な指導及びケースレポートの内容の確認を行うこと。

ウ　ア及びイの指導及び確認を行ったことの証明をすること。

なお、当該証明の対象には、ケースレポートの症例について、

①　申請者が担当として診断又は治療等に十分な関わりを持っていること

②　当該症例を、医療保護入院の症例であって、入院時から担当し、かつ、入院時の指定医診察に立ち会った症例として申請する場合には、申請者が入院時の指定医診察に立ち会っているものであることも含まれる。

(3)　その他

ア　診療期間の途中で指導医が交代した場合、当該ケースレポートに係る全ての指導医の氏名と指導期間を

ケースレポートの別添様式3－1中⑩に記載すること。

イ　その場合、原則として、別添様式3－1中⑦のケースレポートの対象とする期間中の最後に指導した指導医が当該ケースレポートの内容について確認を行い、指導の証明を行うこと。

なお、証明を行う指導医は、申請者が、指導医の指導のもとに自ら担当として診断又は治療等に十分な関わりを持っているか、医療保護入院の入院時の指定医診察に立ち会っているかについて、他の指導医が指導した期間についても当該指導医に連絡する等により確認を行うこと。

ウ　2(2)スの退院後の通院治療を行った症例について、入院期間中の指導医と通院治療時の指導医が異なる場合には、入院期間中の最後に指導した指導医と通院治療時に指導した指導医がそれぞれ指導の証明を行うこと。

4　口頭試問の実施について

ケースレポートの書面審査の後、原則として、法第十八条第一項第三号及び精神科実務経験告示に規定する「診断又は治療に従事した経験」並びに法第十九条の四に規定する職務を行うのに必要な知識及び技能を有しているかについて、口頭試問で確認するものとする。

なお、口頭試問の実施についての詳細は別途通知する。

5　ケースレポート及び口頭試問の評価基準について

ケースレポートと口頭試問については、医道審議会医師分科会精神保健指定医資格審査部会において、別紙2のとおり「ケースレポート及び口頭試問の評価基準」がとりまとめられているので、申請の際に参考とすること。

なお、当該評価基準においては、特に、一八歳未満の症例、任意入院に移行した症例又は退院後に通院による治療を行った症例の提出がない場合には、口頭試問において、これらを行うに当たっての一般的な留意点について確認を行う旨記載されていることに留意すること。

6　指定医の指定に係るその他の事項について

(1)　指定医の指定申請を行おうとする者は、別添様式1－1に定める精神保健指定医指定申請書に、以下の書類等を添付して、住所地の都道府県知事又は指定都市の長に提出するものとする。

①　履歴書（申請前六ヶ月以内に上半身脱帽で撮影された、縦四〇ミリメートル、横三〇ミリメートル以上の大きさの写真を貼付すること。なお、写真の裏面に撮影年月日及び氏名を記載しておくこと。）

②　医師免許証の写し

③　五年以上診断又は治療に従事したことを証する施設管理者による実務経験証明書（別添様式2－1及び2－2。大学院生又は文部科学教官については、学長又は学部長の証明によるものとする。④において同じ。

ただし、大学院に籍を置き、研修等のため他の施設で診断又は治療に従事した場合は、当該施設の管理者の証明でも認めることとする。)

④　三年以上の精神科実務経験を有することを証する施設管理者による実務経験証明書(別添様式2－1及び2－2)

⑤　ケースレポート(別添様式3－1により各症例五通(原本のみ一通ずつ)を提出すること。文字数は別添様式3－1を参照。原則としてワードプロセッサーで作成すること。なお、ケースレポートの症例は、疾病及び関連保健問題の国際統計分類第一〇回改訂版における「精神および行動の障害」の規定に基づき、第一症例は「症状性を含む器質性精神障害」(F0)、第二症例は「精神作用物質使用による精神及び行動の障害」(F1)(依存症に係るものに限る。)、第三症例は「統合失調症、統合失調症型障害及び妄想性障害」(F2)、第四症例は「気分(感情)障害」(F3)、第五症例は「神経症性障害、ストレス関連障害及び身体表現性障害」(F4)、「生理的障害及び身体的要因に関連した行動症候群」(F5)、「成人の人格及び行動の障害」(F6)、「知的障害(精神遅滞)」(F7)、「心理的発達の障害」(F8)又は「小児(児童)期及び青年期に通常発症する行動及び情緒の障害」(F90－F98)のいずれかとすること。)

⑥　ケースレポート一覧表(別添様式3－2)

⑦　申請前一年以内に従事した症例に関して、やむを得ない理由があることを証明する書類(該当者のみ)

⑧　法第十八条第一項第四号に規定する研修の課程を修了したことを証する書面の写し

⑨　写真(大きさは縦六〇ミリメートル、横四〇ミリメートルの大型サイズとし、申請前六ヶ月以内に上半身脱帽で撮影されたもの。なお、裏面に撮影年月日及び氏名を記載し、①の履歴書に添付する写真とは別に提出すること。)

⑩　⑧が交付された後に氏名が変更された場合は、本人であることを証明する書類(戸籍抄本等)の写し

⑪　指導医が法第十九条第一項に規定する研修を修了したことを証する書面の写し(症例の指導期間より前のものを提出すること。なお、ケースレポートに係る症例に関わった全ての指導医について提出すること。)

⑫　指導医がケースレポートを指導していた医療機関において常時勤務していたことを証する施設管理者による常時勤務証明書(別添様式4。なお、当該証明書はケースレポートに係る症例に関わった全ての指導医について提出すること。)

(2)　法第十九条第二項の規定により指定の効力が失効した日から起算して一年を超えない期間に指定医の指定に係る申請を行おうとする者は、(1)にかかわらず、法第十九

条第一項に規定する研修を受講した上で、別添様式１－２に定める精神保健指定医指定申請書（失効後一年未満）に、(1)①、②、⑨及び⑩の書類等、法第十九条第一項に規定する研修を修了したことを証する書面の写し並びに失効した指定医証を添付して、住所地の都道府県知事又は指定都市の長に提出すること。

(3)　指定医の指定は、医道審議会医師分科会精神保健指定医資格審査部会の意見を求め、その結果に基づいて行うこととされているが、申請者から提出されたケースレポートの内容が十分ではなく、精神科実務経験告示に定める「診断又は治療に従事した経験」を満たしているか否かについて適正な審査が行えない場合においては、当該「診断又は治療に従事した経験」のうち具体的な症例について、関連する診療録の提出や申請者自らが担当した他の症例のケースレポートの提出を求めることがある。

(4)　指定医の指定申請において疑義が生じた場合、本職の求めに応じて、各都道府県・指定都市精神保健福祉担当課及び医療機関は、指導医の指導状況と合わせて調査の上、その結果の報告に協力するよう努めること。

(5)　精神保健指定医指定申請書に記載された個人情報については、精神保健指定医の指定や、法施行規則第四条の十二第一項に規定された指定後の研修の通知など、精神保健指定医制度の運用のためのみに利用する。

７　研修について

法第十八条第一項第四号及び第十九条第一項に規定する研修については、厚生労働大臣の登録を受けた者が行う。

８　指定後における事務取扱いについて

(1)　指定医に対して指定医証を交付した都道府県知事又は指定都市の長は、受領書を受けるなど交付した旨が明らかになるようにしておくこと。なお、受領書を受けた場合に、これを本職に提出する必要はない。

また、都道府県知事又は指定都市の長は、医療機関の管理者に対して、各年度当初に当該医療機関に勤務する指定医の指定医証の有効期限について確認をするよう促すこと。さらに、都道府県知事又は指定都市の長は、指定医が公務員としての職務を行う立場にあることを踏まえ、公務員としての職務を行う可能性のある指定医について、各年度当初に指定医証の有効期限を確認するよう努めること。

(2)　指定医は自らの責任のもと指定医証を管理することとし、指定医証の有効期限についても十分注意すること。なお、指定医証の有効期限が切れている状態（６(2)に規定する申請を行い、再度指定医として指定されるまでの間を含む。）で行った指定医の職務行為は取り消しうるものとなる。

(3)　指定医は措置入院を行うに当たっての判断や行動制限など、私人に対する権利の制限にたずさわる立場にあることを踏まえ、その職務を行う際にはいつでも指定医証を提示できる状態にしておくよう努めること。

(4) 指定医は、指定医証の記載事項に変更のあるとき又は住所地に変更のあるときは、その旨を都道府県知事又は指定都市の長に届け出ること。

なお、指定医証の記載事項に変更のあるときは、指定医証を添付すること。

(5) 指定医は、指定医証を紛失し又はき損したときは、その旨を都道府県知事又は指定都市の長に届け出ること。

なお、き損のときは指定医証を添付すること。

(6) 指定医は、指定医の指定を取り消されたとき又は期間を定めてその職務の停止を命ぜられたときは、速やかに指定医証を都道府県知事又は指定都市の長を経由して厚生労働大臣に返納すること。

別紙１

「ケースレポートの対象となる診療期間の条件」

○　いずれの場合においても、自ら担当として診断や治療等への十分な関わりが認められることが必要である。

１　基本的条件

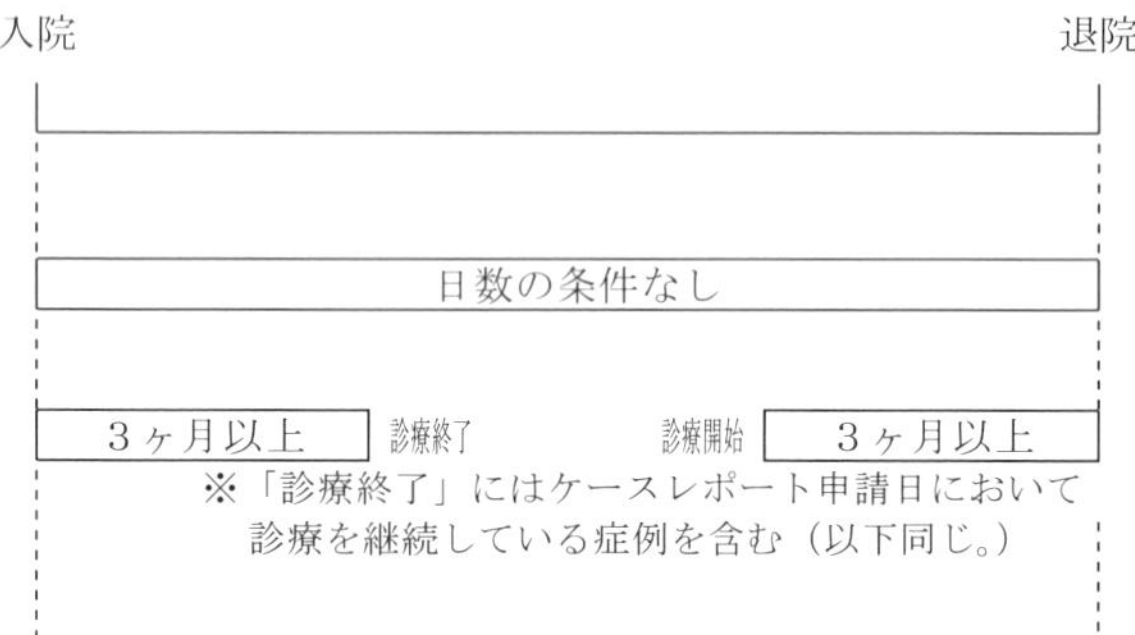

２　入院形態の変更が関わる場合

（１）医療保護入院（措置入院）から任意入院の場合

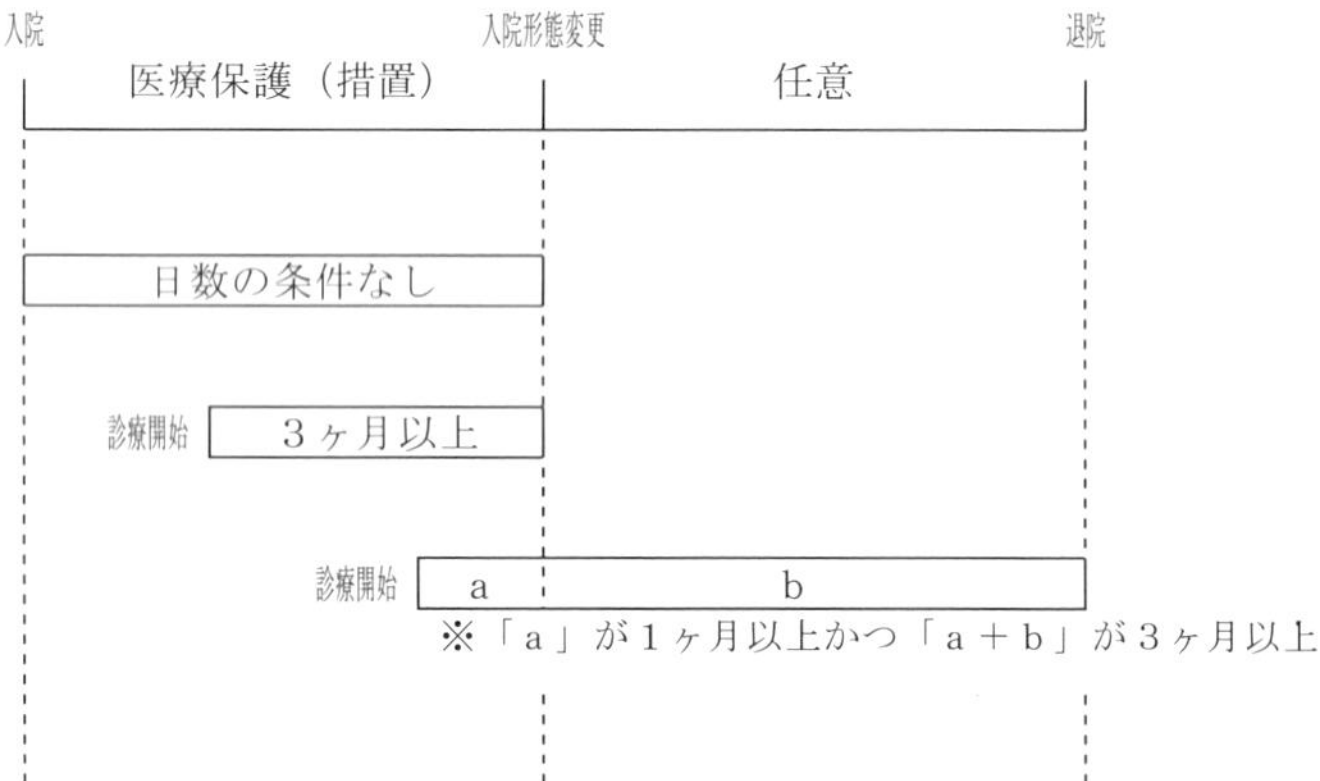

（2）措置入院から医療保護入院の場合

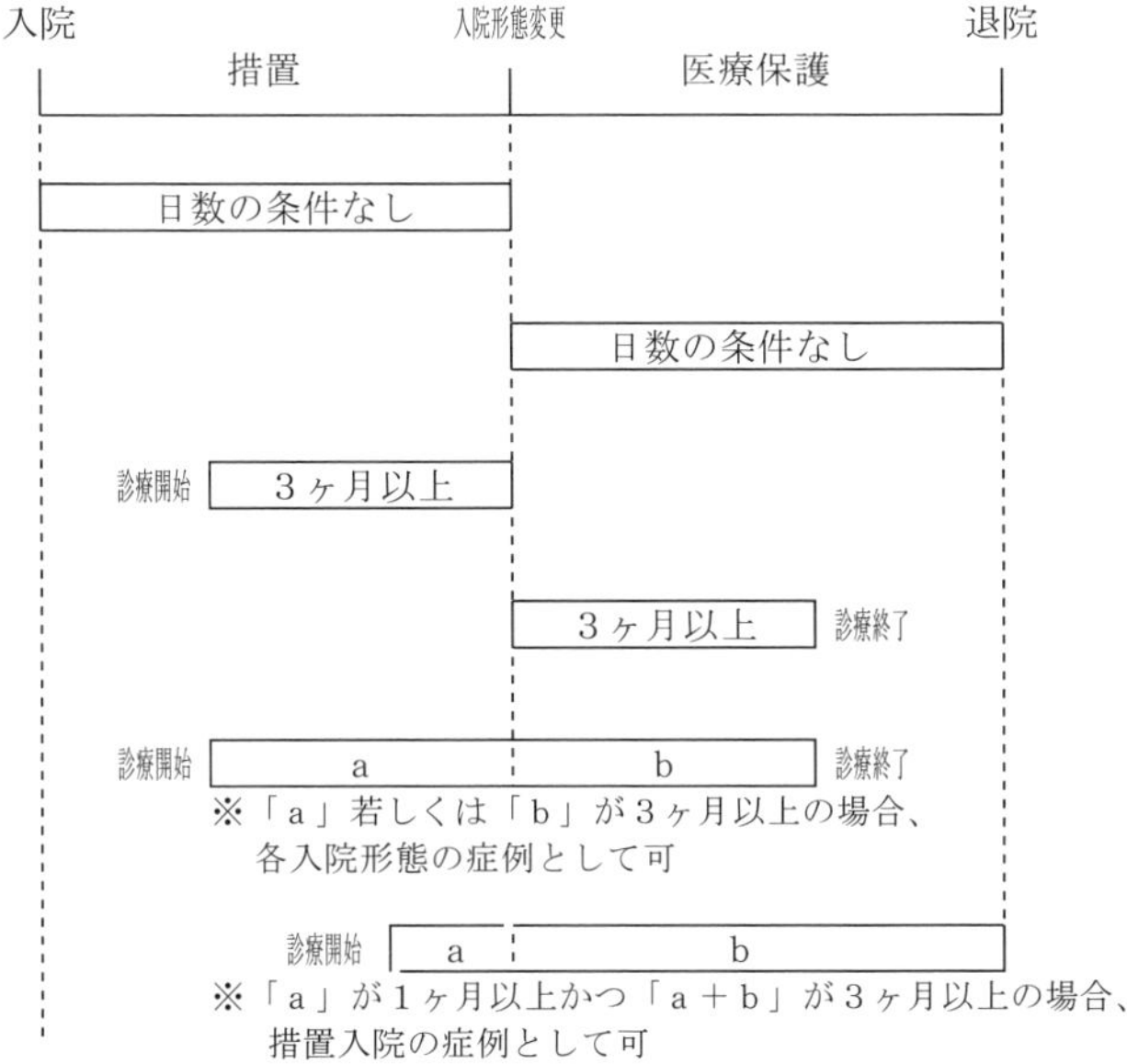

3　転院が関わる場合（入院形態を変更した場合を除く）

（1）同一の入院形態のままの転院の場合

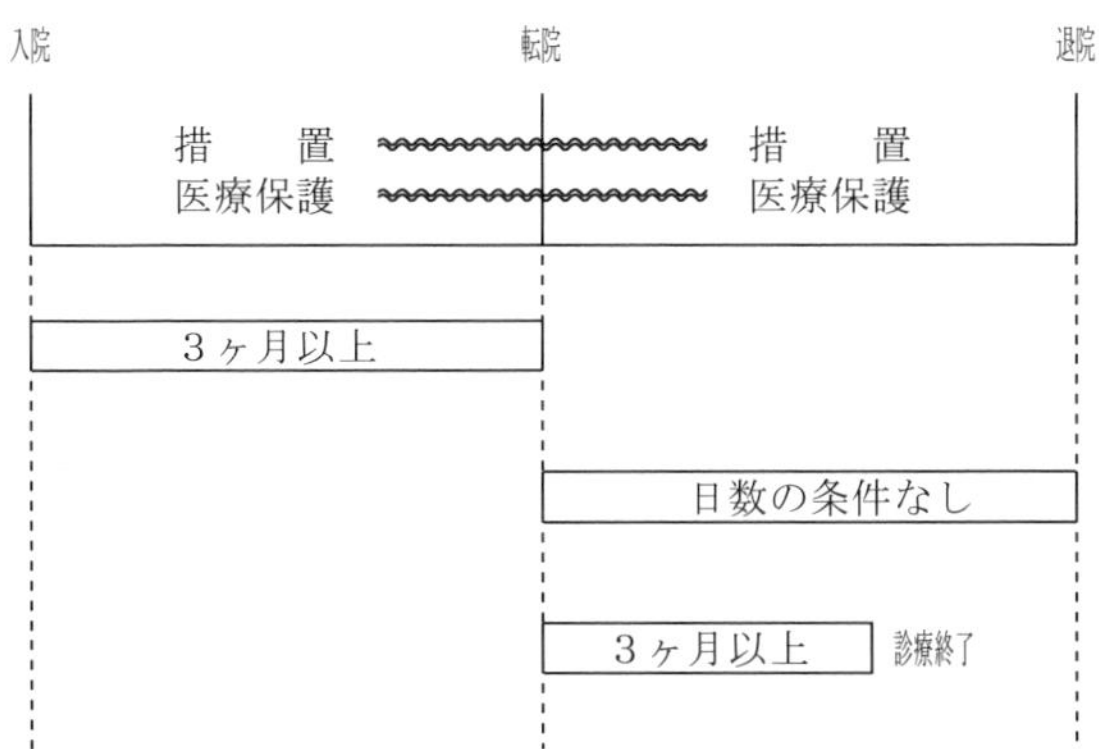

（２）症状性を含む器質性精神障害（老年期認知症を除く。）、精神作用物質使用による精神及び行動の障害（依存症に係るものに限る。）の場合は、次の事例についても対象となる。

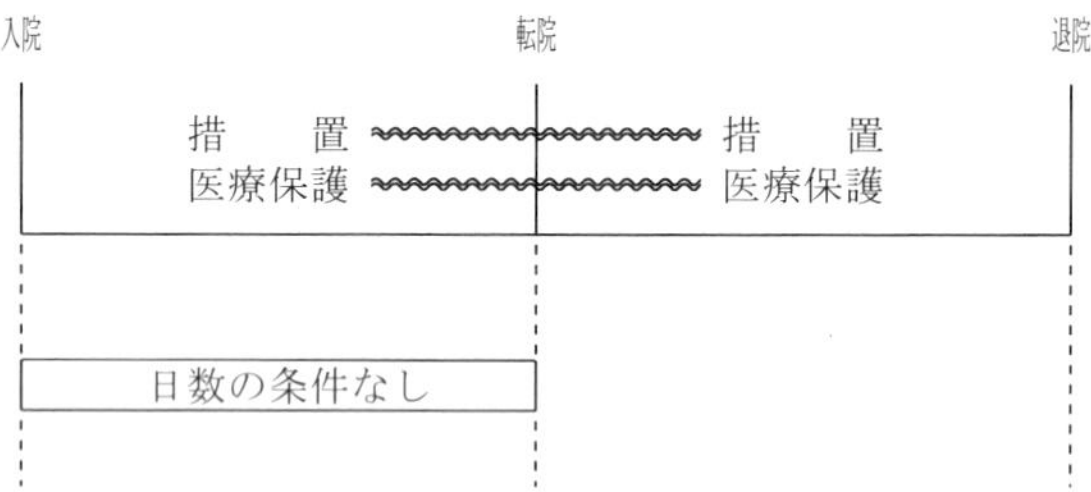

別紙２

平成30年11月22日
医道審議会医師分科会精神保健指定医資格審査部会
令和３年６月18日（第１回改訂）
令和６年３月26日（第２回改訂）

ケースレポート及び口頭試問の評価基準

精神保健指定医の新規申請に係る当部会の審査に当たっては、以下の基準により、ケースレポートの書面及び口頭試問を総合的に評価する。

１．基礎的事項

①　自ら担当として診断又は治療に十分関わりを持った症例（※）であるか。 ※　少なくとも１週間に４日以上、当該患者について診療に従事したものでなければならない。
②　精神保健福祉法の理解が十分であり、法の運用上、不適切な点や違法性はないか。
③　臨床精神医学の基礎知識が認められるか。
④　論旨が不明瞭等、ケースレポートとして不適切な点はないか。
⑤　差別用語など、不適切な表現・用語の使用がないか。

２．症例内容

＜共通事項＞

①　国際疾病分類（ICD）に基づく診断名（入院時診断名／最終診断名）が記載され、患者の症状と照らしてその診断名に妥当性が認められるか。
②　診断根拠が記載され、その内容に妥当性が認められるか。
③　入院時に疑い病名としていた場合、その理由と最終診断を下した日付が記載され、その内容に妥当性が認められるか。
④　入院後の治療経過や治療内容について努めたインフォームド・コンセントの内容が適切に記載されているか。また、その過程における主治医等担当医としての関わりや治療努力（※）が記載されているか。 ※　以下の点に特に留意 ・　修正型電気けいれん療法、多量・多剤大量の薬物療法、クロザピンなど慎重を要する治療手段が用いられた場合、その理由と必要事項に関する記載があるか。 ・　やむを得ず適応症以外での薬物使用を行う際には、使用の理由と本人や家族にその効果や副作用を含めた説明を十分に行い、同意を得ているか。
⑤　患者の症状、診断内容に照らし、治療内容に妥当性が認められるか。

＜入院形態など症例の属性に応じた事項＞

措置入院	①　患者の症状及び措置入院の対象となる者の要件を踏まえ、措置入院を行う必要性が記載され、その内容に妥当性が認められるか。
	②　患者が精神保健福祉法第５条第１項に規定する精神障害者であるか（国際疾病分類（ICD）に該当する精神障害を有しているか）。
	③　患者が、 ・　医療及び保護のために入院させなければ ・　その精神障害のために ・　自傷（※１）又は他害（※２）のおそれがある と認められるか。 ※１　自殺企図等、自己の生命、身体を害する行為。浪費や自己の所有物の損壊等のように単に自己の財産に損害を及ぼすにとどまるような行為は含まれない。 ※２　殺人、傷害、暴行、性的問題行動、侮辱、器物破損、強盗、恐喝、窃盗、詐欺、放火、弄火等他の者の生命、身体、貞操、名誉、財産等又は社会的法益等に害を及ぼす行為（原則として刑罰法令に触れる程度の行為をいう。）
	④　退院まで担当した症例である場合、患者の症状及び措置入院が解除となる者の要件を踏まえ、措置入院の継続が不要と判断された理由が記載され、その内容に妥当性が認められるか。
	⑤　2023年（令和５年）４月１日以後に入院が行われた者の場合、入院措置を採る旨の告知は、患者本人及びその家族等のうち診察の通知を受けた者又は診察の立会いを行った者に対して行われており、かつ、告知内容に当該入院措置を採る旨及びその理由が含まれているか。
	⑥　2024年（令和６年）３月31日以前に入院が行われ同年４月１日以後も引き続き入院している者又は同日以後に入院が行われた者の場合、 ・　退院後生活環境相談員が選任されているか。 ・　病院において、措置入院者又はその家族等からの求めがあった場合その他必要があると認められる場合には、これらの者に対して、地域援助事業者の紹介が行われているか。
医療保護入院	⑦　患者の症状及び医療保護入院の対象となる者の要件を踏まえて医療保護入院を行う必要性が記載され、その内容に妥当性が認められるか。

	⑧　患者が、精神保健福祉法第５条第１項に規定する精神障害者であるか（国際疾病分類（ICD）に該当する精神障害を有しているか）。
	⑨　患者が、医療及び保護のために入院の必要があるか。
	⑩　患者が、その精神障害のために任意入院が行われる状態にないか（本人に病識がない等、入院の必要性についてその精神障害のために本人が適切な判断をすることができない状態にあるか）。
	⑪　本人に対して入院医療の必要性等について十分な説明を行い、その同意を得て、任意入院となるよう努めているか。
	⑫　退院まで担当した症例である場合、患者の症状及び医療保護入院の対象となる者の要件を踏まえ、医療保護入院の継続が不要と判断された理由が記載され、かつ、その内容に妥当性が認められるか。
	⑬　2014年（平成26年）４月１日以後に入院が行われた者の場合、入院措置が行われた者に対して、退院後生活環境相談員が選任されているか。
	⑭　2023年（令和５年）４月１日以後に入院が行われた者の場合、入院措置を採る旨の告知は、患者本人及び同意を行った家族等に対して行われており、かつ、告知内容に当該入院措置を採る旨及びその理由が含まれているか。
	⑮　2024年（令和６年）４月１日以後に入院が行われた者の場合、入院時に３ヶ月を超えない範囲で入院期間を定めているか。
	⑯　2024年（令和６年）３月31日以前に入院が行われ同年４月１日以後も引き続き入院している者又は同日以後に入院が行われた者の場合、 ・　病院において、医療保護入院者又はその家族等からの求めがあった場合その他必要があると認められる場合には、これらの者に対して、地域援助事業者の紹介が行われているか。 ・　入院期間の更新については、指定医によって入院継続の必要があると判断され、かつ、医療保護入院者退院支援委員会にて審議が行われた場合に限り、家族等の同意がされているのか等の要件を確認した上で、法定の範囲内で期間を定めて入院期間の更新が行われているか。

18歳未満の症例 （18歳未満とは、18歳に達する日以後の最初の３月31日までの間にある者をいう） （注）	⑰　患者の年齢、発達段階および児童思春期の心理的特性に配慮して関わり、治療するよう努めているか。
	⑱　患者の発育発達歴、養育環境、就労・就学状況等を把握し、保健福祉等の支援の必要性を検討し、必要に応じて関係機関との連携を図っているか。
任意入院に移行した症例 （注）	⑲　措置入院者又は医療保護入院者が、措置入院又は医療保護入院の要件はなくなったが、入院継続の必要性がある場合、本人に対して入院医療の必要性等について十分な説明を行い、その同意を得たうえで、可能な限り早期に任意入院に移行できるよう努めているか。
	⑳　退院制限を行った場合、患者の症状及び退院制限の要件（※）を踏まえ、退院制限の理由、期間及びその後に採った措置が記載され、その内容に妥当性が認められるか。 ※　指定医（特定医師）による診察の結果、医療及び保護のため入院を継続する必要があると認めたときに72時間（特定医師の場合は12時間）に限り実施可能。
退院後に外来治療を行った症例 （注）	㉑　退院前に退院後の患者に対する保健福祉等の支援や関係機関との連携の必要性を検討し、評価しているか。

注：　該当症例の提出がない場合には、口頭試問において、18歳未満の症例の診断・治療、任意入院、退院後の外来治療を行うに当たっての一般的な留意点について口頭試問で確認を行う。

＜行動制限に関する事項＞

共通事項	①　行動制限を行った場合に、患者の症状を踏まえ、行動制限の種類、開始・解除の日時及び開始・解除の判断理由が記載され、その内容に妥当性が認められるか。 ※　電話・面会の制限については日時の記載は求めない。
	②　行動制限は、医療又は保護に欠くことができない限度において行われているか（患者の症状に応じて最も制限の少ない方法により行われているか）。
電話・面会の制限	③　制限を行わなければ病状の悪化を招き、あるいは治療効果を妨げる等、医療又は保護の上で合理的な理由がある場合に行われているか。
	④　合理的な方法及び範囲における制限であるか。
隔離	⑤　患者の症状からみて、 ・　本人又は周囲の者に危険が及ぶ可能性が著しく高く、 ・　隔離以外の方法ではその危険を回避することが著しく困難であると判断される場合に、 ・　その危険を最小限に減らし、患者本人の医療又は保護を図ることを目的として 行われているか。
	⑥　隔離以外によい代替方法がない場合において行われているか。
	⑦　隔離の対象となる患者が、次のような場合に該当すると認められるか。 ア　他の患者との人間関係を著しく損なうおそれがある等、その言動が患者の病状の経過や予後に著しく悪く影響する場合 イ　自殺企図又は自傷行為が切迫している場合 ウ　他の患者に対する暴力行為や著しい迷惑行為、器物破損行為が認められ、他の方法ではこれを防ぎきれない場合 エ　急性期精神運動興奮等のため、不穏、多動、爆発性などが目立ち、一般の精神病室では医療又は保護を図ることが著しく困難な場合 オ　身体的合併症を有する患者について、検査及び処置等のため、隔離が必要な場合
身体的拘束	⑧　身体的拘束以外によい代替方法がない場合において行われているか。
	⑨　身体的拘束の対象となる患者が、次のような場合に該当すると認められる患者であるか。

	ア　自殺企図又は自傷行為が著しく切迫している場合 イ　多動又は不穏が顕著である場合 ウ　ア又はイのほか精神障害のため、そのまま放置すれば患者の生命にまで危険が及ぶおそれがある場合
	⑩　できる限り早期に他の方法に切り替えるよう努めているか。
任意入院者の開放処遇の制限	⑪　任意入院者の症状からみて、その開放処遇を制限しなければその医療又は保護を図ることが著しく困難であると医師が判断する場合にのみ行われているか。
	⑫　開放処遇の制限の対象となる任意入院者が、次のような場合に該当すると認められる患者であるか。 ア　他の患者との人間関係を著しく損なうおそれがある等、その言動が患者の病状の経過や予後に悪く影響する場合 イ　自殺企図又は自傷行為のおそれがある場合 ウ　当該任意入院の病状からみて、開放処遇を継続することが困難な場合

注：　上記の各項目については、当該項目に係る一般的な留意事項についても、口頭試問で確認を行う場合がある。

本評価基準は2024年（令和６年）４月１日以後の申請について適用する。

様式　１－１

精神保健指定医指定申請書

精神保健及び精神障害者福祉に関する法律第18条の規定による精神保健指定医に指定されたく申請します。

申　請　日　（西暦）　　　年　　月　　日

<table>
<tr><td>氏　　名</td><td colspan="7"></td></tr>
<tr><td>現 住 所</td><td colspan="7">（〒　　－　　　）
（電話）：　　　　　　（ﾒｰﾙｱﾄﾞﾚｽ）：</td></tr>
<tr><td>生年月日</td><td colspan="2">（西暦）　　年　　月　　日</td><td>年　齢</td><td>歳</td><td>性別</td><td colspan="2">男・女</td></tr>
<tr><td>医籍登録年月日及び番号</td><td colspan="7">年　　月　　日　　第　　　　号</td></tr>
<tr><td rowspan="2">現　在　の
勤　務　先</td><td>所在地</td><td colspan="6">（〒　　－　　）</td></tr>
<tr><td>名　称</td><td colspan="6"></td></tr>
<tr><td rowspan="8">精神障害者の診断治療に従事した期間及び病院等名</td><td colspan="3">従　事　し　た　期　間</td><td colspan="4">従　事　し　た　病　院　等　の　名　称</td></tr>
<tr><td colspan="3">(西暦)　　年　　月　～　(西暦)　　年　　月</td><td colspan="4"></td></tr>
<tr><td colspan="3">(西暦)　　年　　月　～　(西暦)　　年　　月</td><td colspan="4"></td></tr>
<tr><td colspan="3">(西暦)　　年　　月　～　(西暦)　　年　　月</td><td colspan="4"></td></tr>
<tr><td colspan="3">(西暦)　　年　　月　～　(西暦)　　年　　月</td><td colspan="4"></td></tr>
<tr><td colspan="3">(西暦)　　年　　月　～　(西暦)　　年　　月</td><td colspan="4"></td></tr>
<tr><td colspan="3">(西暦)　　年　　月　～　(西暦)　　年　　月</td><td colspan="4"></td></tr>
<tr><td colspan="3">計　　　　年　ヶ月</td><td colspan="4"></td></tr>
<tr><td rowspan="7">その他の診断治療に従事した期間及び病院等名</td><td colspan="3">従　事　し　た　期　間</td><td colspan="4">従　事　し　た　病　院　等　の　名　称</td></tr>
<tr><td colspan="3">(西暦)　　年　　月　～　(西暦)　　年　　月</td><td colspan="4"></td></tr>
<tr><td colspan="3">(西暦)　　年　　月　～　(西暦)　　年　　月</td><td colspan="4"></td></tr>
<tr><td colspan="3">(西暦)　　年　　月　～　(西暦)　　年　　月</td><td colspan="4"></td></tr>
<tr><td colspan="3">(西暦)　　年　　月　～　(西暦)　　年　　月</td><td colspan="4"></td></tr>
<tr><td colspan="3">(西暦)　　年　　月　～　(西暦)　　年　　月</td><td colspan="4"></td></tr>
<tr><td colspan="3">計　　　　年　ヶ月</td><td colspan="4"></td></tr>
<tr><td colspan="8">合　計　　　　年　ヶ月</td></tr>
<tr><td>研修の受講</td><td colspan="7">（西暦）　　年　　月　　日　～　（西暦）　　年　　月　　日</td></tr>
<tr><td>処　分　歴</td><td colspan="7">なし　・　あり　（(西暦)　　年　　月　処分内容　　　　　　　）</td></tr>
</table>

（注）記載上の留意事項

1. 「従事した期間」は、月単位で記入し、従事を開始した月の初日が毎月の１日でない場合には当該月を算入しない。また、従事を終了した月は、終了した日の属する月を算入して記載すること。医師法第16条の２第１項に規定する臨床研修について、協力型臨床研修病院の従事期間を記載する際は、「従事した病院等の名称」の後に「（協力型）」と付記すること。
2. 「処分歴」は、「なし」又は「あり」のいずれかに〇印をつけ、精神保健福祉法及び医師法に基づく処分歴を記載すること。

※　本申請書に記載された個人情報については精神保健指定医の指定のほか、指定後の指定医研修会の受講案内通知等の精神保健指定医制度の運用のためのみに利用致します。

様式　１－２

精神保健指定医指定申請書（失効後一年未満）

精神保健及び精神障害者福祉に関する法律第18条の規定による精神保健指定医に指定されたく申請します。

申　請　日　（西暦）　　　年　　月　　日

<table>
<tr><td>氏　　名</td><td colspan="7"></td></tr>
<tr><td>現　住　所</td><td colspan="7">（〒　　－　　）
（電話）：　　　　（ﾒｰﾙｱﾄﾞﾚｽ）：</td></tr>
<tr><td>生年月日</td><td colspan="2">（西暦）　　年　　月　　日</td><td>年　齢</td><td>歳</td><td>性　別</td><td colspan="2">男・女</td></tr>
<tr><td colspan="2">医籍登録年月日及び番号</td><td colspan="6">年　　月　　日　　第　　　号</td></tr>
<tr><td rowspan="2">現　在　の
勤　務　先</td><td>所在地</td><td colspan="6"></td></tr>
<tr><td>名　称</td><td colspan="6"></td></tr>
<tr><td rowspan="2">失効した指
定医証に記
載の勤務先</td><td>所在地</td><td colspan="6"></td></tr>
<tr><td>名　称</td><td colspan="6"></td></tr>
<tr><td>失効前の指
定医番号及
び有効期限</td><td>番　号</td><td></td><td>有効
期限</td><td colspan="4">年　　月　　日</td></tr>
<tr><td>研修の受講</td><td colspan="7">（西暦）　　年　　月　　日</td></tr>
<tr><td>処　分　歴</td><td colspan="7">なし　・　あり　（（西暦）　　年　　月　処分内容　　　　　）</td></tr>
</table>

（注）記載上の留意事項

「処分歴」は、「なし」又は「あり」のいずれに〇印をつけ、精神保健福祉法及び医師法に基づく処分歴を記載すること。

※　本申請書に記載された個人情報については精神保健指定医の指定のほか、指定後の指定医研修会の受講案内通知等の精神保健指定医制度の運用のためのみに利用致します。

様式　2－1

実務経験証明書

次の者は当施設において診断又は治療に従事したことを証明します。

氏　　　名	
生　年　月　日	（西暦）　　年　　月　　日
従事した標榜科名	
診療従事期間	（西暦）　　年　月　日　～　（西暦）　　年　月　日
診療従事態様	1週間当たり従事日数　　　　日
	1日当たり従事時間　　　　時間

（西暦）　　　年　　　月　　　日

施設名

所在地

管理者職名
及び氏名

（注）　1．ケースレポートに係る症例の診療従事期間は、精神科実務経験の期間に必ず含まれていること。

2．精神科の実務経験証明書とその他の実務経験証明書は別に作成すること。（平成16年4月1日以降の臨床研修制度における研修中の実務経験の証明については様式2－2を使用すること。平成16年3月31日以前の臨床研修の場合は、本様式により各病院等の管理者の証明を要すること。）

3．診療従事態様が違う場合は、別紙とすること。

4．大学院在学中については、在学期間全体ではなく、精神障害者の診断又は治療に従事した時間及び期間を記載すること。

5．当直のみの勤務については、実務経験として算入できない。

6．本証明書に記載された内容については、厚生労働省から当該施設に対して直接照会する場合がある。

様式　２－２

実　務　経　験　証　明　書

（平成16年４月１日以降臨床研修期間用）

次の者は臨床研修において診断又は治療に従事したことを証明します。

氏　　　　名		
生　年　月　日	（西暦）　　　年　　月　　日	
診療従事期間		（西暦）　　年　月　日　～　（西暦）　　年　月　日
	うち精神科従事期間	（西暦）　　年　月　日　～　（西暦）　　年　月　日
診療従事態様		１週間当たり従事日数　　　　日
		１日当たり従事時間　　　　時間

（西暦）　　　年　　月　　日

施 設 名

所 在 地

管理者職名
及 び 氏 名

（注）　１．医師法第16条の2第1項に規定する臨床研修（平成16年4月1日以降のもの）期間中の実務経験を記載すること。また、この期間内に精神科の実務経験があれば内訳を記載すること。

２．基幹型臨床研修病院等の証明可能な病院の管理者が、臨床研修期間の全ての期間について証明して構わない。

３．診療従事態様が違う場合は、別に作成すること。

４．当直のみの勤務については、実務経験として算入できない。

５．本証明書に記載された内容については、厚生労働省から当該施設に対して直接照会する場合がある。

様式３－１　　　　　　　　　　　　　　申請日（西暦）　　　年　　月　　日

【表紙】　令和６年４月版

ケースレポート（第　　症例）

<table>
<tr><td colspan="4">①申請者氏名：（自筆署名）</td></tr>
<tr><td colspan="2">②最終診断名：
（ＩＣＤコード：Ｆ　　　　　）
※ＩＣＤコードは２桁の記載必須</td><td colspan="2">③ケースレポートで主な評価対象とする入院形態
□　措置入院
□　医療保護入院　　　　　（※１）</td></tr>
<tr><td colspan="4">④当該症例を実務経験した医療機関名：
所在地住所：</td></tr>
<tr><td colspan="4">⑤患者情報</td></tr>
<tr><td>患者イニシャル（　.　）</td><td>性別：□　男
□　女</td><td>生年月日（西暦）：</td><td>担当医となったときの
年齢：　　　歳</td></tr>
<tr><td colspan="4">⑥当該症例の入院形態に係る入退院年月日（※２）
（西暦）　　年　　月　　日～（西暦）　　年　　月　　日（入院形態：　　　　）
（西暦）　　年　　月　　日～（西暦）　　年　　月　　日（入院形態：　　　　）</td></tr>
<tr><td colspan="4">⑦主治医又は担当医になった期間（※３）
（西暦）　　年　　月　　日～（西暦）　　年　　月　　日
※退院後の通院治療を行った症例について提出する場合には、行を追加し１行目に入院期間を、２行目に通院期間を記載し、２行目の後ろに「（通院）」と記載すること。</td></tr>
<tr><td colspan="4">⑧行動制限の有無（□有・□無）
有の場合の行動制限の種類
□電話の制限　□面会の制限　□隔離　□身体的拘束
□任意入院者の開放処遇の制限</td></tr>
<tr><td colspan="4">⑨同一の入院形態（③で選択した入院形態）のままの転院の有無（□有・□無）（※４）
有の場合の転院先
転院先の病院名：
転院後の入院形態：□措置入院　□医療保護入院</td></tr>
<tr><td colspan="4">⑩指導を行った精神保健指定医（※５）</td></tr>
<tr><td colspan="3">指導を行った精神保健指定医氏名：</td><td>指定医番号：</td></tr>
<tr><td colspan="4">指導期間（※６）：（西暦）　　年　　月　　日　～　（西暦）　　年　　月　　日</td></tr>
</table>

注：③、⑤の性別、⑧の有無と行動制限の種類、⑨の有無と入院形態については、該当するものに☑を付けること。

<ケースレポートの証明>

このケースレポートは、私が常勤として勤務した上記医療機関において、上記期間中私の指導のもとに申請者が診断又は治療を行った症例であり、内容についても、私が厳正に確認したことを証明します。

指導医署名（自筆署名）

（※退院後の通院治療を行った症例で当該通院期間に係る指導医が入院期間の指導医と異なる場合、以下に当該通院期間に係る指導医が署名をすること。）

このケースレポートは、私が常勤として勤務した上記医療機関において、上記期間のうち退院後の通院期間中私の指導のもとに申請者が診断又は治療を行った症例であり、内容についても、私が厳正に確認したことを証明します。

指導医署名（自筆署名）

※１　このケースレポートで主に評価を受けたい入院形態を選択すること。

※２　緊急措置入院、応急入院、任意入院を含め、当該症例について、③の主な評価対象とする入院形態の前後に当該医療機関で継続して行われた精神保健福祉法における全ての入院形態について、入退院年月日を記載すること。（適宜、行の加除を行うこと。また、退院等により空白期間があり、入院期間が継続していないものについては記載しないこと。）

※３　⑦の「主治医又は担当医になった期間」に記載する期間は、入院と通院のいずれの期間も当該医療機関において常時勤務である必要があり、実務経験証明書（様式２－１及び２－２）により証明される必要がある。

※４　他の病院からの転入により担当を開始した場合は、⑨には該当しないので、「無」にチェックすること。（転出により診療を終了した場合のみ記入すること。）

※５　⑩の指導期間は⑦の期間と一致すること。
当該医療機関における指導医が複数いる場合は、全ての指導医について記載すること。（適宜、行の追加を行うこと。）

※６　⑩の「指導期間」に記載する期間は、⑦に記載した入院と通院のいずれの期間も当該医療機関において常時勤務である必要があり、常時勤務証明書（様式４）により証明される必要がある。

【関係法規に定める手続への対応】

精神保健及び精神障害者福祉に関する法律（昭和25年法律第123号。以下「法」という。）による各種入院に関し、表紙の⑥に記載したすべての入院形態について関係法規に定める手続への対応を以下に記載すること。（同一の入院形態が表紙の⑥において複数回存在する場合は、様式を１枚追加する等し、それぞれについて分けて記載すること。）なお、括弧書きの個所で自由記載を求めている項目については各々100字程度で簡潔にまとめること。

法による各種入院又は入院中の者の行動制限が、その必要性等に関する法令の要件を踏まえて行われたことについては、ケースレポート本文の記載に基づき評価を行うものとする。

以下に記載している法の条文番号は、2024年（令和６年）４月１日施行時点の条文番号であるため、ケースレポートにおける入院時点の条文番号と相違する場合は、読み替えるものとする。

<措置入院>

関係法規に定める手続	対応（該当するものに✓を付ける）
１．措置診察が行われた契機	□　法第22条の申請（一般人） □　法第23条の通報（警察官） □　法第24条の通報（検察官） □　法第25条の通報（保護観察所長） □　法第26条の通報（矯正施設の長） □　法第26条の２の届出（病院管理者） □　法第26条の３の通報（医療観察法指定通院医療機関の管理者及び保護観察所長） □　法第27条第２項の都道府県知事による措置診察
２．指定医の診察の結果、入院を継続しなくてもその精神障害のために自傷他害のおそれがないと認められるに至ったとき、直ちに、症状消退届を都道府県知事等に提出したか （法第29条の５）	□　提出した (指定医が症状消退を判断した日付及び症状消退届が提出された日付) ・症状消退を判断した日付 （西暦）　　年　　月　　日 ・症状消退届が提出された日付 （西暦）　　年　　月　　日

３．退院後生活環境相談員を選任したか（2024年（令和６年）３月31日以前に入院が行われ同年４月１日以後も引き続き入院している者又は同日以後に入院が行われた者の場合） （法第29条の６）	□　選任した （日付） （西暦）　　年　　月　　日
４．病院において、措置入院者又はその家族等からの求めがあった場合その他必要があると認められる場合には、これらの者に対して、地域援助事業者の紹介を行ったか（2024年（令和６年）３月31日以前に入院が行われ同年４月１日以後も引き続き入院している者又は同日以後に入院が行われた者の場合） （法第29条の７）	□　行った □　行っていない （具体的な内容）

＜医療保護入院＞

関係法規に定める手続	対応（該当するものに✓を付ける）
1．医療保護入院の必要性の判定を指定医が行ったか（法第33条第１項）	□　行った
2．医療保護入院の必要性の判定を特定医師が行った場合、その判定に基づく入院期間は12時間以内であったか（法第33条第３項）	□　12時間以内であった
3．医療保護入院を行う際の指定医による診察に、立ち会ったか	□　立ち会った □　立ち会っていない
4－1．2014年（平成26年）４月１日以後に入院した者の場合、法第33条第１項又は第２項による医療保護入院を行うに当たって、家族等のいずれか又は市区町村長から同意を得たか（法第33条第１項、第２項）	□　家族等のいずれかから同意を得た （□配偶者　□親権者　□扶養義務者 □後見人　□保佐人） □　市区町村長から同意を得た （家族等のいずれかから同意を得た場合、当該家族等の続柄、同意者とした経緯及び同意を得た日付） ※　未成年の場合に、父母双方から同意を得なかった場合、その理由を記載すること ・続柄 ・経緯 ・同意を得た日付 （西暦）　年　月　日 （市区町村長から同意を得た場合、その理由及び日付） ・理由 ・同意を得た日付 （西暦）　年　月　日

４－２．2014年（平成26年）３月31日以前に入院した者の場合、旧法（※）第33条第１項による医療保護入院を行うに当たって、保護者（市区町村長を含む。）から同意を得たか （旧法第20条第２項、第21条、第33条第１項） ※　精神保健及び精神障害者福祉に関する法律の一部を改正する法律（平成25年法律第47号）による改正前の法	□　保護者から同意を得た （□後見人　□保佐人　□配偶者 □親権者　□扶養義務者） □　保護者（市区町村長）から同意を得た （保護者から同意を得た場合、当該保護者の続柄及び同意を得た日付） ※　後見人又は保佐人の存在を把握しているが、これらの者から同意を得なかった場合、その理由を記載すること ※　未成年の場合に、父母双方から同意を得なかった場合、その理由を記載すること ・続柄 ・同意を得た日付 （西暦）　　年　　月　　日 （市区町村長から同意を得た場合、その理由及び日付） ・理由 ・同意を得た日付 （西暦）　　年　　月　　日
４－３．旧法第33条第２項による医療保護入院を行った場合、扶養義務者による同意を得たか （旧法第20条第１項、第33条第２項）	□　扶養義務者から同意を得た （同意を得た扶養義務者の続柄及び同意を得た日付） ※　その後の旧法第33条第１項の同意については４－２に記載すること ・続柄 ・同意を得た日付 （西暦）　　年　　月　　日
５．医療保護入院から10日以内に、家族等の同意書を添えて都道府県知事等に医療保護入院の入院届を提出したか （法第33条第９項）	□　提出した （日付） （西暦）　　年　　月　　日

６．医療保護入院時に、医療保護入院者に対して、必要事項（※）について書面による告知を行ったか （法第33条の３第１項） ※　2023年（令和５年）４月１日以後に入院が行われた者の場合、同意を行った家族等に対し告知したこと及び入院措置を採る理由を含めて必要事項を本文に記載すること	□　入院時に行った（2023年（令和５年）３月31日以前に入院が行われた者の場合） □　入院時に患者本人及び同意を行った家族等に対して告知を行った（2023年（令和５年）４月１日以後に入院が行われた者の場合） □　延期して（４週間以内）告知を行った （告知の具体的な内容）
７．６の告知を延期する（４週間以内）と判断した場合、必要事項の診療録への記載を行ったか （法第33条の３、精神保健及び精神障害者福祉に関する法律施行規則（昭和25年厚生省令第31号）第15条の18）	□　記載を行った （診療録に記載を行った内容）
８．退院後生活環境相談員を選任したか （法第33条の４において準用する法第29条の６） ※　2014年（平成26年）３月31日以前に医療保護入院が行われた者については、同年４月１日以後に入院を継続していた者に限る。９及び10において同じ。	□　選任した （日付） （西暦）　　年　　月　　日

<table>
<tr><td rowspan="2">９．病院において、医療保護入院者又はその家族等からの求めがあった場合その他必要があると認められる場合には、これらの者に対して、地域援助事業者の紹介を行ったか
（法第33条の４において準用する法第29条の７）
※（2024年（令和６年）３月31日までについては、障害者の日常生活及び社会生活を総合的に支援するための法律等の一部を改正する法律（令和４年法律第104号）による改正前の法第33条の５の規定において、地域援助事業者の紹介は努力義務とされている</td><td>□　行った
□　行っていない</td></tr>
<tr><td>（具体的な内容）</td></tr>
<tr><td rowspan="3">10.「医療保護入院者退院支援委員会」を開催したか
（法第33条第６項第２号、精神保健及び精神障害者福祉に関する法律施行規則第15条の11から第15条の13まで）
なお、委員会を複数回開催した者については、直近の開催について記載すること</td><td>□　開催した
□　開催しなかった</td></tr>
<tr><td>（開催しなかった場合、その理由）</td></tr>
<tr><td>（開催した場合、以下の事項について該当項目に✓又は具体的な内容を記載）
【対象者は以下のいずれに該当するか】
（2024年（令和６年）３月31日以前の場合）
□　在院期間が１年未満の医療保護入院者であって、入院時に入院届に添付する入院診療計画書に記載した推定される入院期間を経過するもの
□　在院期間が１年未満の医療保護入院者であって、委員会の審議で設定した推定される入院期間を経過するもの
□　在院期間が１年以上の医療保護入院者であって、病院の管理者が委員会での審議が必要と認めるもの

（2024年（令和６年）４月１日以後の場合）
□　入院期間が満了する医療保護入院</td></tr>
</table>

<table>
<tr><td></td><td>者であって、入院を継続する必要があるかどうかの審議が必要であるもの

【開催時期】
（2024年（令和６年）３月31日以前の場合）
□　推定される入院期間を経過する時期の前後概ね２週間以内に審議が行われた
（日付）
（西暦）　　年　　月　　日

（2024年（令和６年）３月31日以前に入院が行われ同年４月１日以後も引き続き入院している者（以下「施行日時点入院者」という。）であって同年10月以後に引き続き入院が必要と認められた者の場合又は同年４月１日以後に入院し入院期間経過後も引き続き入院が必要と認められた者の場合）
□　入院の期間満了の日（施行日時点入院者を継続入院させる場合は、その手続きの期限）の１ヶ月前から２週間前までに審議を行った
（日付）
（西暦）　　年　　月　　日

【検討内容及び結果】

【審議結果の通知】
□　審議結果が、患者本人並びに出席した家族等及び地域援助事業者その他の当該精神障害者の退院後の生活環境に関わる者に通知した</td></tr>
<tr><td>11. 医療保護入院者の退院から10日以内に、医療保護入院の退院届を提出したか
（法第33条の２）</td><td>□　提出した
（日付）
（西暦）　　年　　月　　日</td></tr>
</table>

12－１．2024年（令和６年）４月１日以後に入院が行われた者の場合、入院時に３ヶ月を超えない範囲で入院期間を定めたか （法第33条第１項、第２項）	□　入院時に３ヶ月を超えない範囲で入院期間を定めた
12－２．施行日時点入院者又は2024年（令和６年）４月１日以後に入院が行われた者の場合、入院期間の更新については、指定医によって入院継続の必要があると判断され、かつ、「医療保護入院者退院支援委員会」にて審議が行われた場合に限り、家族等の同意がされているのか等の要件を確認した上で、法定の範囲内で期間を定めて入院期間の更新を行ったか （法第33条第６項、第８項、第33条の３） なお、複数回入院期間の更新を行われた者については、直近の更新について記載すること	□　要件を確認した上で入院期間の更新を行った （日付） （西暦）　　年　　月　　日 【入院期間の更新について、以下のいずれを実施したか】 □　「医療保護入院者退院支援委員会」の開催 □　家族等に通知した上で、同意を確認 □　家族等の同意を得たとみなした □　市町村長から同意を得た □　入院期間更新届の提出 （家族等から同意を得たとみなした場合、その理由及び日付） ・理由 ・同意を得たとみなした日付 （西暦）　　年　　月　　日 （市町村長から同意を得た場合、その理由及び日付） ・理由 ・同意を得た日付 （西暦）　　年　　月　　日

＜緊急措置入院又は応急入院＞

関係法規に定める手続	対応（該当するものに✓を付ける）
1．緊急措置入院が行われた場合、その者が精神障害者であり、かつ、直ちに入院させなければその精神障害のために自傷又は他害のおそれが著しいと指定医による診察で認められたか（法第29条の２第１項）	□　認められた
2．緊急措置入院の期間は、72時間以内であったか（法第29条の２第３項）	□　72時間以内であった
3．急速を要し、その家族等の同意を得ることができない場合において、応急入院が行われた場合、その者が、精神障害者であり、かつ、直ちに入院させなければその者の医療及び保護を図る上で著しく支障がある者であって当該精神障害のために任意入院が行われる状態にないと、指定医又は特定医師による診察で判定したか（法第33条の６第１項・第２項）	□　判定した
4．応急入院の期間は、72時間以内（特定医師の診察に基づく場合は12時間以内）であったか（法第33条の６第１項・第２項）	□　72時間（12時間）以内であった

＜任意入院＞

注　３～５については、該当する場合に記載すること

関係法規に定める手続	対応（該当するものに✓を付ける）
１．任意入院時に、任意入院者に対して、必要事項について書面による告知を行ったか （法第21条第１項）	□　行った （告知の具体的な内容）
２．任意入院に際し、本人から書面により同意を得たか （法第21条第１項）	□　得た
３．任意入院者本人の意思により開放処遇が制限される環境に入院させた場合、本人の意思による開放処遇の制限である旨の書面を、本人から得たか （第130号告示（※）） ※　精神保健及び精神障害者福祉に関する法律第37条第１項の規定に基づき厚生労働大臣が定める基準（昭和63年厚生省告示第130号）	□　得た
４．任意入院者の退院制限が実施された場合、その判断は指定医又は特定医師によって行われたか （法第21条第３項・第４項）	□　行われた
５．任意入院者の退院制限の期間は、72時間以内（特定医師の診察に基づく場合は12時間以内）であったか （法第21条第３項・第４項）	□　72時間（12時間）以内であった

＜行動制限＞

注　行動制限を行った症例の場合に、実施した行動制限に関係するものについて記載すること（関係しないものは空欄でよい）

同一の種類の行動制限を入院期間中に複数回実施しており、各回の対応が異なる場合は、それぞれについて分けて記載すること。

関係法規に定める手続	対応（該当するものに✓を付ける）
1．電話又は面会に関する制限の実施時に、当該行動制限の理由について告知が行われたか（第130号告示）	□　行われた （具体的な内容）
2．隔離、身体的拘束又は任意入院者の開放処遇の制限の実施時に、当該行動制限の理由について、書面による告知が行われるよう努めたか（第130号告示等）	□　努めた （具体的な内容）
3．行動制限の実施に当たって、必要事項の診療録への記載が行われたか（第130号告示）	□　記載が行われた （具体的な記載内容）
4．12時間を超えない隔離を実施した場合、その判断は、医師により行われたか（第130号告示）	□　医師により行われた

５．12時間を超える隔離又は身体的拘束を実施した場合、その判断は指定医により行われたか （法第36条第３項、第130号告示、第129号告示（※）） ※　精神保健及び精神障害者福祉に関する法律第36条第３項の規定に基づき厚生労働大臣が定める行動の制限（昭和63年厚生省告示第129号）	□　指定医により行われた
６．隔離を実施した場合、毎日１回以上の診察が行われたか （第130号告示）	□　行われた （診察内容）
７．身体的拘束を実施した場合、頻回の診察が行われたか （第130号告示）	□　行われた （頻度と診察内容）
８．任意入院者の開放処遇の制限を実施した場合、その判断は医師により行われたか （第130号告示）	□　医師により行われた
９．任意入院者の開放処遇の制限を実施した場合、おおむね72時間以内に指定医による診察が行われたか （第130号告示）	□　行われた （日付） （西暦）　　年　　月　　日

【本文】

入院時診断名：主病名：　　　　　副病名

最 終 診 断 名：主病名：　　　　　副病名

注：入院時診断名と最終診断名が違っていても可とする。

文字数：　　　　字（※）

※　【現病歴】中＜入院時の状況＞及び＜入院後経過＞並びに【考察】における文字数を記載し、1200－2500字の範囲内とすること。なお、本文において関係条文の引用は要しない。

【初診時主訴】

【家族歴】

【生育・生活歴】

【既往歴】

（【病前性格】必要に応じて記載）

【現病歴】

＜入院前経過＞

＜入院時の状況＞

注：以下の内容を中心に記載すること

・　入院時の患者の症状、入院時診断名に対する診断根拠（入院時に疑い病名としていた場合はその理由）

・　当該入院形態による入院を行う必要性（患者の症状及び法における各種入院の対象となる者の要件を踏まえて記載すること）（※）

※　入院形態に応じて、特に以下の点を説明すること。

（措置入院）

①　患者が法第５条第１項に規定する精神障害者であるか（国際疾病分類（ICD）に該当する精神疾患を有しているか）

②　患者が、

・　医療及び保護のために入院させなければ

・　その精神障害のために

・　自傷（※１）他害（※２）のおそれがあるか

※１　自殺企図等、自己の生命、身体を害する行為。浪費や自己の所有物の損壊等のように単に自己の財産に損害を及ぼすにとどまるような行為は含まれない。

※２　殺人、傷害、暴行、性的問題行動、侮辱、器物破損、強盗、恐喝、窃盗、詐欺、放火、弄火等他の者の生命、身体、貞操、名誉、財産等又は社会的法益等に害を及ぼす行為（原則として刑罰法令に触れる程度の行為をいう。）

③　2024年（令和６年）３月31日以前に入院が行われ同年４月１日以後も引き続き入院している者又は同日以後に入院が行われた者の場合
　入院措置が行われた者に対して、退院後生活環境相談員を選任したか。

（医療保護入院）
①　患者が法第５条第１項に規定する精神障害者であるか
②　患者が、医療及び保護のために入院の必要があるか
③　患者が、その精神障害のために任意入院が行われる状態にないか（本人に病識がない等、入院の必要性についてその精神障害のために本人が適切な判断をすることができない状態にあるか）
④　本人に対して入院医療の必要性等について十分な説明を行い、その同意を得て、任意入院となるよう努めているか、また入院に関する告知は、法令に基づき、適切な時期・方法により行われているか（※）
※　人権保護の観点から、告知の延期の規定の運用は厳格であるべきであり、医学的判断から支障を認める場合であっても、慎重な判断が必要であるとともに、延期後も症状が落ち着いて支障がなくなれば、直ちに告知を行わなければならない。この点に十分留意し、告知の延期を行った場合は、個々の患者の症状（特に意識障害の場合はその原因、程度、回復の見込み、変動等）に応じ、延期が必要と判断した理由と延期後の対応を、具体的に記載すること
（「再告知」という用語は法令上存在しない。）
⑤　2023年（令和５年）４月１日以後に入院が行われた者の場合
　入院措置を採る旨の告知は、患者本人及び同意を行った家族等に対して行われており、かつ、告知内容に当該入院措置を採る旨及びその理由が含まれていたか。
⑥　入院措置が行われた者に対して、退院後生活環境相談員を選任したか。
⑦　2024年（令和６年）４月１日以後に入院が行われた者の場合
　入院時に３ヶ月を超えない範囲で入院期間を定めたか。

＜入院後経過＞

注：以下の内容を中心に記載すること
・　入院時に疑い病名としていた場合は、最終診断を下した診断根拠と診断日
・　入院後の治療経過や、治療内容についてインフォームドコンセントに努めたかどうか
また、その過程における主治医等担当医としての関わりや治療努力（※）
※　特に以下の点に留意して記載すること
・　修正型電気けいれん療法、多量・多剤大量の薬物療法、クロザピンなど慎重を要する治療手段が用いられた場合、その理由と必要事項
・　やむを得ず適応症以外での薬物使用を行う際には、使用の理由と本人並びに家族にその効果や副作用を含めた説明を十分に行い、同意をとっているか
・　当該入院形態による入院の継続が不要（又は入院形態の変更が必要）と判断された理由（患者の症状及び法における各種入院が解除となる者の要件又は対象となる者の要件を踏まえ

て記載すること）

・　行動制限を行った場合には、行動制限の種類、開始・解除の日時及び開始・解除の判断理由（患者の症状を踏まえて記載すること、なお、電話・面会の制限については日時の記載は求めない。）（※）

※　特に以下の点を説明すること

（共通事項）

①　行動制限は、医療又は保護に欠くことができない限度において行われているか（患者の症状に応じて最も制限の少ない方法により行われているか）

（電話・面会の制限）

①　制限を行わなければ病状の悪化を招き、あるいは治療効果を妨げる等、医療又は保護の上で合理的な理由がある場合に行われているか。

②　合理的な方法及び範囲における制限であるか。

（隔離）

①　患者の症状からみて、

・　本人又は周囲の者に危険が及ぶ可能性が著しく高く、

・　隔離以外の方法ではその危険を回避することが著しく困難であると判断される場合に、

・　その危険を最小限に減らし、患者本人の医療又は保護を図ることを目的として行われているか。

②　隔離以外によい代替方法がない場合において行われているか

③　隔離の対象となる患者が、次のような場合に該当すると認められるか。

ア　他の患者との人間関係を著しく損なうおそれがある等、その言動が患者の病状の経過や予後に著しく悪く影響する場合

イ　自殺企図又は自傷行為が切迫している場合

ウ　他の患者に対する暴力行為や著しい迷惑行為、器物破損行為が認められ、他の方法ではこれを防ぎきれない場合

エ　急性期精神運動興奮等のため、不穏、多動、爆発性などが目立ち、一般の精神病室では医療又は保護を図ることが著しく困難な場合

オ　身体的合併症を有する患者について、検査及び処置等のため、隔離が必要な場合

（身体的拘束）

①　身体的拘束以外によい代替方法がない場合において行われているか

②　身体的拘束の対象となる患者が、次のような場合に該当すると認められる患者であるか。

ア　自殺企図又は自傷行為が著しく切迫している場合

イ　多動又は不穏が顕著である場合

ウ　ア又はイのほか精神障害のため、そのまま放置すれば患者の生命にまで危険が及ぶおそれがある場合

③　できる限り早期に他の方法に切り替えるよう努めているか

（任意入院者の開放処遇の制限）

① 任意入院者の症状からみて、その開放処遇を制限しなければその医療又は保護を図ることが著しく困難であると医師が判断する場合にのみ行われているか

② 開放処遇の制限の対象となる任意入院者が、次のような場合に該当すると認められる患者であるか

ア 他の患者との人間関係を著しく損なうおそれがある等、その言動が患者の病状の経過や予後に悪く影響する場合

イ 自殺企図又は自傷行為のおそれがある場合

ウ 当該任意入院の病状からみて、開放処遇を継続することが困難な場合

・ 入院形態に応じて、特に以下の点を説明すること。

（措置入院）

2024年（令和６年）３月31日以前に入院が行われ同年４月１日以後も引き続き入院している者又は同日以後に入院が行われた者の場合、病院において、措置入院者又はその家族等からの求めがあった場合その他必要があると認められる場合には、これらの者に対して、地域援助事業者の紹介を行ったか。

（医療保護入院）

① 施行日時点入院者又は2024年（令和６年）年４月１日以後に入院が行われた者の場合、病院において、医療保護入院者又はその家族等からの求めがあった場合その他必要があると認められる場合には、これらの者に対して、地域援助事業者の紹介を行ったか。

② 施行日時点入院者又は2024年（令和６年）４月１日以後に入院が行われた者の場合、入院期間の更新については、指定医によって入院継続の必要があると判断され、かつ、医療保護入院者退院支援委員会にて審議が行われた場合に限り、家族等の同意がされているのか等の要件を確認した上で、法定の範囲内で期間を定めて入院期間の更新を行ったか。

・ 任意入院に移行した症例について退院制限が行われた場合には、その理由、期間及びその後に採った措置（法の退院制限の要件（※）を踏まえて記載すること）

※ 指定医（特定医師）による診察の結果、医療及び保護のため入院を継続する必要があると認めたときに72時間（特定医師の場合は12時間）に限り実施可能

・ 18歳未満の症例として提出する場合は、「ケースレポート及び口頭試問の評価基準」の２.症例内容<入院形態など症例の属性に応じた事項>⑰及び⑱にあるとおり、患者の年齢、発達段階及び児童思春期の心理的特性に配慮した事項や、患者の発育発達歴、養育環境、就労・就学状況等を把握し、保健福祉等の支援の必要性を検討し、必要に応じて関係機関との連携を図った事項について具体的に記載すること。

（例）患者の年齢や学年に着目し、特に配慮して行った治療内容

（例）担任教諭やスクールカウンセラー等の学校関係者や障害福祉サービス事業者と調整を行った支援内容　　等

・ 退院後に外来治療を行った症例として提出する場合は、「ケースレポート及び口頭試問の評価基準」の２.症例内容<入院形態など症例の属性に応じた事項>㉑にあるとおり、退院

前に退院後の保健福祉等の支援や関係機関との連携に関する検討・評価を伴う対応として行った事項について具体的に記載すること。

（例）保健所職員、相談支援専門員、ケアマネジャーなどの病院外の支援関係者を交えて実施したケア会議の内容

（例）退院後に速やかに利用を開始できるよう、予め導入の調整を行った障害福祉サービスの内容　　等

（【考察】必要に応じて記載）

注：記載は必須でない。（記載が無いことのみをもって、不適当との評価とはならない。）

様式３－２

ケースレポート一覧

申請日　　　　　（西暦）　　　　年　　月　　日
申請者氏名
申請者生年月日（西暦）　　　　年　　月　　日
住所地都道府県

精神保健指定医の新規申請のため、以下のケースレポートを提出します。

注）各症例について、以下の①～⑥について該当する方に☑を付けること。
① 「措置入院者の症例」又は「医療保護入院者の症例」のいずれの症例として申請しているか。
② 「医療保護入院者の症例」である場合には、申請者が当該医療保護入院者の入院時点からその診断又は治療に従事したものであり、入院時の指定医の診察に立ち会った症例（事務取扱要領２（２）オ参照）に該当するか。（①で「措置入院」を選択した場合は、どちらにも☑の必要はない。）
③ 「申請前一年以内に従事した症例」（事務取扱要領２（２）コ参照）又は「申請をした日の一年前の日より前に従事した症例」（同２（２）サ参照）のいずれの症例として申請しているか。
④ 18歳に達する日以後の最初の３月31日までの間にある者に係る症例に該当するか。
⑤ 措置入院又は医療保護入院から任意入院に入院形態を変更後に、申請者が任意入院による治療を行った症例（事務取扱要領２（２）シ参照）に該当するか。
⑥ 措置入院者又は医療保護入院者の退院後に、申請者が通院による治療を行った症例（事務取扱要領２（２）ス参照）に該当するか。

（記入欄）

	①	②	③	④	⑤	⑥
第１症例	□措置入院 □医療保護入院	□該当 □非該当	□申請前１年以内 □申請日の１年前より前	□該当 □非該当	□該当 □非該当	□該当 □非該当
第２症例	□措置入院 □医療保護入院	□該当 □非該当	□申請前１年以内 □申請日の１年前より前	□該当 □非該当	□該当 □非該当	□該当 □非該当
第３症例	□措置入院 □医療保護入院	□該当 □非該当	□申請前１年以内 □申請日の１年前より前	□該当 □非該当	□該当 □非該当	□該当 □非該当
第４症例	□措置入院 □医療保護入院	□該当 □非該当	□申請前１年以内 □申請日の１年前より前	□該当 □非該当	□該当 □非該当	□該当 □非該当
第５症例	□措置入院 □医療保護入院	□該当 □非該当	□申請前１年以内 □申請日の１年前より前	□該当 □非該当	□該当 □非該当	□該当 □非該当

様式　4

常時勤務証明書

次の者は指導医として申請者を指導した期間において当施設に常時勤務する指定医であったことを証明します。

氏　　　名	
生　年　月　日	（西暦）　　年　　月　　日
診療従事期間	（西暦）　　年　月　日　～　（西暦）　　年　月　日
診療従事態様	1週間当たり従事日数　　　　日
	1日当たり従事時間　　　　時間

（西暦）　　　年　　月　　日

施設名

所在地

管理者職名
及び氏名

（注）1．ケースレポートに係る症例の診断又は治療について指導した期間は診療従事期間に必ず含まれていること。

2．ケースレポートに係る症例について指導した指導医ごとに作成すること。

3．「常時勤務する指定医」とは、精神保健福祉法第19条の５に規定する指定医をいう。

4．本証明書に記載された内容については、厚生労働省から当該施設に対して直接照会する場合がある。

〔参　考〕

○「精神保健指定医の新規申請等に係る事務取扱要領の制定について」の一部改正について

（令和六年七月八日　障発〇七〇八第一号　各都道府県知事・各指定都市の長宛　厚生労働省社会・援護局障害保健福祉部長通知）

「精神保健指定医の新規申請等に係る事務取扱要領の制定について」（平成三十年障発一二〇六第三号厚生労働省社会・援護局障害保健福祉部長通知）を別添のとおり一部改正し、令和七年一月一日以後の申請について適用することとしたので、適切な運用に努められるとともに、精神保健指定医等関係者に対しても周知徹底方お取り計らい願いたい。

なお、改正後の同通知の全文を参考までに添付する。

別　添（略）

編集部注：右の通知に参考として添付されている「改正後の同通知の全文」を、以下に抜粋して収載した。

鑑　文（略）

別　紙

精神保健指定医の新規申請等に係る事務取扱要領

〔傍線部分は改正部分〕

1　精神科実務経験及び医療実務経験について

（略）

2　指定医の指定申請時に提出するケースレポートについて

（略）

3　指定医について

(1)・(2)（略）

(3)　その他

ア　診療期間の途中で指導医が交代した場合、当該ケースレポートに係る全ての指導医の氏名と指導期間をケースレポートの別添様式3－1中⑦－2に記載すること（通院治療期間中の指導医の氏名と指導期間は⑧－2）。

イ　その場合、原則として、別添様式3－1中⑦－1のケースレポートの対象とする期間中の最後に指導した指導医が当該ケースレポートの内容について確認を行い、指導の証明を行うこと。

なお、証明を行う指導医は、申請者が、指導医の指導のもとに自ら担当として診断又は治療等に十分な関わりを持っているか、医療保護入院の入院時の指定医診察に立ち会っているかについて、他の指導医が指導した期間についても当該指導医に連絡する等により確認を行うこと。

ウ　（略）

4　口頭試問の実施について

（略）

5　ケースレポート及び口頭試問の評価基準について

（略）

6　指定医の指定に係るその他の事項について

(1)（略）

①～④（略）

⑤ ケースレポート（別添様式3－1により各症例原本一通（計五通）を提出すること。文字数は別添様式3－1を参照。原則としてワードプロセッサーで作成すること。なお、ケースレポートの症例は、疾病及び関連保健問題の国際統計分類第一〇回改訂版における「精神および行動の障害」の規定に基づき、第一症例は「症状性を含む器質性精神障害」（F0）、第二症例は「精神作用物質使用による精神及び行動の障害」（F1）（依存症に係るものに限る。）、第三症例は「統合失調症、統合失調症型障害及び妄想性障害」（F2）、第四症例は「気分（感情）障害」（F3）、第五症例は「神経症性障害、ストレス関連障害及び身体表現性障害」（F4）、「生理的障害及び身体的要因に関連した行動症候群」（F5）、「成人の人格及び行動の障害」（F6）、「知的障害（精神遅滞）」（F7）、「心理的発達の障害」（F8）又は「小児（児童）期及び青年期に通常発症する行動及び情緒の障害」（F90－F98）のいずれかとすること。）

⑥～⑫（略）

(2)～(5)（略）

7 研修について

（略）

8 指定後における事務取扱いについて

（略）

別紙1・別紙2（略）

様式1－1～様式2－2（略）

様式３－１　　　　　　　　　　　　申請日（西暦）　　　年　　月　　日

【表紙】　令和７年１月版

ケースレポート（第　　症例）

① 申請者氏名（自筆署名）:	
② 最終診断名： （ＩＣＤコード：Ｆ　　　　） 注：ＩＣＤコードは２桁の記載必須	③ ケースレポートで主な評価対象とする入院形態 □　措置入院 □　医療保護入院　　　　　　（※１）
④ 当該症例を実務経験した医療機関名：	
⑤ 患者情報 患者イニシャル（　　．　　）（姓．名）　生年月日（西暦）　　年　　月　　日	
⑥ 当該症例の入院形態に係る入退院年月日（※２） （西暦）　　年　　月　　日～（西暦）　　年　　月　　日（入院形態：　　　　） （西暦）　　年　　月　　日～（西暦）　　年　　月　　日（入院形態：　　　　）	
⑦－１ ⑥の入院期間のうち、主治医又は担当医になった期間（※３） （西暦）　　年　　月　　日～（西暦）　　年　　月　　日	
⑦－２ ⑦－１の指導を行った精神保健指定医氏名： 指定医番号：	
指導期間：（西暦）　　年　　月　　日～（西暦）　　年　　月　　日	
⑦－３ 指導期間に指導を行った精神保健指定医署名 このケースレポートは、私が常時勤務した上記医療機関において、上記期間中私の指導のもとに申請者が診断又は治療を行った症例であり、内容についても、私が厳正に確認したことを証明します。 （自筆署名）	
⑧－１ 退院後の通院治療を行った症例 （該当する症例として提出する場合のみ、期間を記載（※３）（※４）） （西暦）　　年　　月　　日～（西暦）　　年　　月　　日	
⑧－２ ⑧－１の指導を行った精神保健指定医氏名： 指定医番号：	
指導期間：（西暦）　　年　　月　　日～（西暦）　　年　　月　　日	
⑧－３ 指導期間に指導を行った精神保健指定医署名（※５）（※６） このケースレポートは、私が常時勤務した上記医療機関において、上記期間のうち退院後の通院期間中私の指導のもとに申請者が診断又は治療を行った症例であり、内容についても、私が厳正に確認したことを証明します。 （自筆署名）	
⑨（該当する場合のみ、以下の□にチェック） □本症例において、同一入院形態（③で選択した入院形態）のまま転院を行った（※７）	
⑩ 行動制限の有無（□有・□無） 有の場合の行動制限の種類 □電話の制限　□面会の制限　□隔離　□身体的拘束 □任意入院者の開放処遇の制限	

〔以下、改正部分を示す傍線は省略した。〕

<記載上で特に注意を要する事項>

診断又は治療に従事した実務経験の証明のため、特に以下の点に留意すること。

・ 症例番号（第○症例）、①申請者氏名（自筆署名）、②最終診断名及び ICD コード、③ケースレポートで主な評価対象とする入院形態、④当該症例を実務経験した医療機関名、⑤患者情報（患者イニシャル及び生年月日）、⑥当該症例の入院形態に係る入退院年月日、⑦－１主治医又は担当医になった期間、⑦－２指導を行った精神保健指定医（氏名、指定医番号、指導期間）、⑦－３指導期間に指導を行った精神保健指定医署名（自筆署名）、⑧－１退院後の通院治療を行った期間、⑧－２指導を行った精神保健指定医（氏名、指定医番号、指導期間）、⑧－３指導期間に指導を行った精神保健指定医署名（自筆署名）の全てに記載漏れや誤りがないこと。（自筆署名が求められる箇所は、該当者が文書作成ソフト等を用いて記載するのではなく自筆で署名すること。）

・ ⑥の入退院年月日において、退院等により空白期間がある等、入院期間が継続していないものについて記載しないこと。

・ ⑥の入退院年月日及び⑦－１の担当期間において、「精神保健指定医の新規申請等に係る事務取扱要領」の「別紙１：ケースレポートの対象となる診療期間の条件」を満たしていること。

・ ⑦－２の指導期間は、⑦－１に記載した期間を含んでいるか一致すること。当該医療機関における指導を行った精神保健指定医が複数いる場合は、指導を行った全ての精神保健指定医の氏名、指定医番号、指導期間について誤りなく記載し、⑦－１に記載した期間において、指導を受けていない空白期間がないこと。

・ ⑧－１、⑧－２、⑧－３は、退院後の通院治療を行った症例として提出する場合のみ記載し、⑧－２の指導期間は、⑧－１に記載した期間を含んでいるか一致すること。当該医療機関における指導を行った精神保健指定医が複数いる場合は、指導を行った全ての精神保健指定医の氏名、指定医番号、指導期間について誤りなく記載し、⑧－１に記載した期間において、指導を受けていない空白期間がないこと。

・ ⑦－２及び⑧－２の指導期間に記載する期間は、指導を行った精神保健指定医が当該医療機関において常時勤務している必要があり、常時勤務証明書（様式４）により証明される必要がある。

・ ⑩の行動制限の有無のどちらかにチェックすること。有にチェックした場合は、行動制限の種類のいずれかにチェックもすること。

・ 指導医の自筆署名において、期間中に指導を行った精神保健指定医が交代等により複数いる場合は、最後に指導を行った精神保健指定医が自筆署名を行うこと。

＜記載上の注釈＞

※１　このケースレポートで主に評価を受けたい入院形態を選択すること。

※２　緊急措置入院、応急入院、任意入院を含め、当該症例について、主な評価対象とする入院形態（措置入院又は医療保護入院）の前後に当該医療機関で継続して行われた精神保健福祉法における全ての入院形態について、入退院年月日を記載すること。（適宜、行の加除を行うこと。）

※３　主治医又は担当医になった期間は、申請者が当該医療機関において常時勤務している必要があり、実務経験証明書（様式２－１及び２－２）により証明される必要がある。

※４　「精神保健指定医の新規申請等に係る事務取扱要領」の２（２）スに定める退院後の通院治療を行った症例として提出する場合は、通院治療の期間が概ね１ヶ月以上であることが望ましい。

※５　退院後の通院治療を行った症例で当該通院期間に係る指導医が入院期間の指導医と異なる場合、当該通院期間に係る指導医が署名をすること。

※６　入院期間の指導医と退院後の通院治療を行った症例で当該通院期間に係る指導医が同一の場合、⑦－３と⑧－３の２箇所に指導医が署名をすること。

※７　③ケースレポートで主な評価対象とする入院形態において、措置入院症例を選択し転院先でも措置入院である場合、又は医療保護入院症例を選択し転院先でも医療保護入院である場合にチェックすること。（他の病院からの転入により担当を開始した場合は該当しないので、チェックはしないこと。）

【関係法規に定める手続への対応】

（略）

【本文】

入院時診断名：主病名：＿＿＿＿＿＿　副病名：＿＿＿＿＿＿＿＿＿＿

最終診断名：主病名：＿＿＿＿＿＿　副病名：＿＿＿＿＿＿＿＿＿＿

患者の性別：☐ 男性　☐ 女性

担当医になった時の患者の年齢：＿＿＿＿＿＿歳

注：入院時診断名と最終診断名が違っていても可とする。

文字数：＿＿＿＿文字（※）

※　【現病歴】中<入院時の状況>及び<入院後経過>並びに【考察】における文字数を記載し、1200−2500字の範囲内とすること。なお、本文において関係条文の引用は要しない。

（以下略）

精神保健指定医申請時のケースレポート記述上の配慮について

改正　令和六年三月二六日現在

はじめに

ケースレポートには患者本人の意思にかかわらない入院措置等に関わる指定医の職務上必要とされる知識及び技能並びに精神科実務経験が反映されていなければならない。特に、患者の人権に配慮しながら適切な医療が提供されたことが読み取れるものでなければならない。

ケースレポートの記載要領については、「精神保健指定医の新規申請等に係る事務取扱要領の制定について」（平成三十年十二月六日障発一二〇六第三号厚生労働省社会・援護局障害保健福祉部長通知。以下「事務取扱要領」という。）に定めているところであるが、以下の点について留意されたい。

1　症例選択に係る留意事項について

(1)　症状性を含む器質性精神障害

次の症例についてケースレポートを作成する場合には、次の点に留意すること。

ア　てんかん：症状性又は器質性要因が明らかに認められるものであって、精神症状による入院である旨を記載すること。

イ　身体疾患治療薬による精神症状（せん妄を含む）：身体疾患治療薬（例えば、膠原病に対するステロイド、パーキンソン病に対する抗パーキンソン病薬等。）により精神症状を発症した旨を記載すること。

ウ　老年期認知症：年齢的に初老期であっても、老年期につながる疾患であれば差し支えない。

(2)　精神作用物質使用による精神及び行動の障害

精神作用物質の依存症を含むものに限る。

(3)　一八歳に達する日以後の最初の三月三十一日までの間にある者に係る症例（以下「児童・思春期症例」という。）

次の症例についてケースレポートを作成する場合には、次の点に留意すること。

ア　診断名が小児（児童）期及び青年期に通常発症する行動及び情緒の障害でない症例：児童・思春期の心性を踏まえ、心理的発達の観点に立ちつつ症状経過について記載すること。

イ　一八歳に達した患者を対象とする症例：一八歳に達した日以後の最初の三月三十一日以前から申請者が診療（外来を含む。）を開始し、継続して治療に当たっている旨を記載すること。

2　レポート又は臨床記録としての留意事項について

(1)　レポートとしての留意事項

ア　原則として、文書作成ソフト等を用いて記載すること。やむを得ない場合は手書きでも可とする。

イ　用紙は、縦向き、横書きとし、文字の大きさは一二ポイント、一行の字数は三五～四〇字程度、一ページの行数は三五～四〇行程度とすること。手書きの場合にも、A四判、縦向き、横書きとし、明確な字体で記載すること。

ウ　ケースレポート様式の表紙の「①申請者氏名」及び〈ケースレポートの証明〉の指導医署名の欄については、それぞれ申請者及び指導医本人が手書きで署名すること。

エ　論旨を簡潔かつ明瞭に記載するよう心掛け、〈入院時の状況〉及び〈入院後経過〉並びに【考察】を合わせて指定字数（一二〇〇～二五〇〇字）以内とし、誤字（特に専門用語）のないよう十分な注意を払うこと。なお、本文の記載に当たっては、様式の柱立て（※）を順守し、必要な事項はすべてこの中で記載すること、これ以外の項目を追加することは慎むこと（追加した場合、余事記載として評価対象外（又は不適切な記載の評価）となる場合がある。）。

※【初診時主訴】、【家族歴】、【生育・生活歴】、【既往歴】、（【病前性格】、）【現病歴】の〈入院前経過〉、〈入院時の状況〉、〈入院後経過〉、（【考察】）

オ　医学用語・概念は、正確かつ一般的に通用するものを使用すること。例えば、用語として「痴呆」及び「精神分裂病」は使用せず、それぞれ「認知症」及び「統合失調症」を用いること。

カ　各種入院・行動制限が法令の要件を満たす旨の事実は、本文に記載しなければ評価の対象とはならない。具体的には、本文様式の注釈（斜字体）において、特に記載が必要な事項として示されている事項は本文【現病歴】の〈入院時の状況〉、〈入院後経過〉において記述すること。

キ　年の表記については、西暦を原則とし、「X年」などとせずに実際の年を記載すること。

(2)　臨床記録としての留意事項

ア　診断名は可能な限り明確に記載すること。副病名がない場合には、副病名の欄については「なし」と記載すること。

イ　家族歴、生育・生活歴及び既往歴は、疾患に関係あるものは明記し、それ以外は簡潔に記載又は省略すること。

ウ　現病歴中の〈入院前経過〉、〈入院時の状況〉、〈入院後経過〉の所見及び状態像については十分に記載すること。

エ　申請者が実際に診療に当たった入院期間を中心に、症状及び経過を記載し、他の医師が担当した当該入院期間以前の期間の所見に関しては、必要な事項のみを簡潔に記載すること。

オ　入退院（入院形態の変更を含む。）の年月日は、現病歴中にも記載すること。

カ　行動、症状、所見等の記載は、カルテ記載に要求される水準と同程度で記載すること。

キ　教科書的・一般論的な記載は避け、担当医としての治療的かかわりが明らかになるよう記載すること。問題となる点については、担当医としての意見を記載すること。

ク　長期経過例又は複数回再発例等について、同様の内容を繰り返し詳述する必要はないこと。

ケ　症例の診療上、重要な所見・検査結果は漏れなく記載すること。他方、あまり重要でない事柄は簡略に記載し、結果が正常な生化学・血液・脳波所見、付随的な処方薬物等は省略して差し支えない。

コ　慎重を要する治療手段（例えば、修正型電気けいれん療法、多量・多剤大量の薬物療法、クロザピン等）をとった場合、その理由と必要事項について記載すること。

サ　入院形態及び処遇に関する事柄について、精神医学的見解及び関連する法の趣旨を踏まえて記載すること。入院によって得られた成果、その限界等について言及することが望ましい。

シ　退院又は他の入院形態に変更した場合は、その理由及びそれ以後の治療方針についても記載すること。また、退院後又は担当終了後に知り得た事柄及び予後についての考察も可能な限り記載することが望ましい。

ス　退院後の通院治療を行った症例（以下「外来移行症例」という。）として提出できるものは、退院後の通院による治療について、申請者が引き続き自ら担当して行ったものに限られる。この場合、評価基準上、外来移行症例に要求されている、退院後の保健福祉等の支援や関係機関との連携に関する検討・評価を伴う対応について、実際の対応を具体的に記載すること。

(3)　その他

次の症例については、次の点を記載することが望ましい。

ア　症状性を含む器質性精神障害：原疾患とその経過、他科等における診療歴及び必要な身体的所見。なお、老年期認知症については、病前の社会歴、家族・親族の状況及び必要な身体的所見。

イ　精神作用物質使用による精神及び行動の障害：依存形成の経過及び必要な身体的所見。

ウ　児童・思春期症例：生育歴、家庭内人間関係、学校

等における状況、思春期特有の心理及び発達的観点。1(3)アに示しているとおり、例えば、児童・思春期における統合失調症、気分（感情）障害等の症例を、児童・思春期精神障害の症例として提出することは可能であるが、その場合には、これらの疾患の一般的記述を行うだけでは不十分であり、当該症例における思春期特有の心性・家庭内人間関係、学校等における問題点、発達過程での特記事項等を、個々のケースに即して記載すること。

3 法制度を踏まえたレポートとしての留意事項について

(1) 措置入院

措置入院に関する診断書を必ず参照し、事務取扱要領別添様式3-1（ケースレポート）に即して、【関係法規に定める手続への対応】のチェック欄及び記載欄並びに本文に正確に記載すること。記載に当たっては、精神保健及び精神障害者福祉に関する法律（昭和二十五年法律第百二十三号。以下「法」という。）上の用語を正確に用いること。なお、解除の見込み、解除時の状態及び解除後の処遇形態についても記載することが望ましい。

ア 令和五年四月一日以後に入院が行われた症例を選択する場合

入院措置を採る旨の告知は、患者本人及びその家族等のうち診察の通知を受けた者又は診察の立会いを行った者に対して行われており、かつ、告知内容に当該入院措置を採る旨及びその理由が含まれていたかどうかについて記載すること。

イ 令和六年四月一日以後に入院が行われた症例を選択する場合

・退院後生活環境相談員を選任したことについて記載すること。

・病院において、措置入院者又はその家族等からの求めがあった場合その他必要があると認められる場合には、これらの者に対して、地域援助事業者の紹介を行ったかどうかについて記載すること。

(2) 医療保護入院

事務取扱要領別添様式3-1（ケースレポート）に即して、【関係法規に定める手続への対応】のチェック欄及び記載欄並びに本文に正確に記載すること。同意を得た者を必ず明記するとともに、医療保護入院の要件を示すため、入院しない場合に予想される問題点、同意についての判断能力又は現症上の問題点、任意入院に変更する見込み及び推定される入院期間についても必要に応じて記載することが望ましい。

ア 平成二十六年三月三十一日以前に入院した症例を選択する場合

医療保護入院のレポートとして認められるのは、経過中に平成二十五年改正前の法第三十三条第一項による医療保護入院がなされた症例のみである。任意入院、措置入院等から医療保護入院に変更された場合、その理由とともに同意を得た保護者についても必ず記載すること。

イ　平成二十六年四月一日以後に入院した症例を選択する場合

・医療保護入院のレポートとして認められるのは、経過中に法第三十三条第一項又は第三項による医療保護入院がなされた症例のみである。任意入院、措置入院等から医療保護入院に変更された場合、その理由とともに同意者についても必ず記載すること。

・入院措置が行われた者に対して、退院後生活環境相談員を選任したことについて記載すること。

ウ　令和五年四月一日以後に入院した症例を選択する場合

入院措置を採る旨の告知は、患者本人及び同意を行った家族等に対して行われており、かつ、告知内容に当該入院措置を採る旨及びその理由が含まれていたかどうかについて記載すること。

エ　令和六年四月一日以後に入院した症例を選択する場合

入院時に三ヶ月を超えない範囲で入院期間を定めたかどうかについて記載すること。

オ　令和六年三月三十一日以前に入院が行われ同年四月一日以後も引き続き入院している者の入院症例又は同日以後に入院した症例を選択する場合

・病院において、医療保護入院者又はその家族等からの求めがあった場合その他必要があると認められる場合には、これらの者に対して、地域援助事業者の紹介を行ったかどうかについて記載すること。

・入院期間の更新については、指定医によって入院継続の必要があると判断され、かつ、医療保護入院者退院支援委員会にて審議が行われた場合に限り、家族等の同意がされているのか等の要件を確認した上で、法定の範囲内で期間を定めて入院期間の更新を行ったかどうかについて記載すること。

(3)　その他

次の場合には、次の点について申請者が法制度を理解していることが明瞭となるよう記載すること。

ア　隔離又は身体的拘束が行われた場合：その理由、期間、告知の際の状況

イ　入院時の告知に際し、特記すべきことがあった場合：直ちに告知を行うことができなかった場合の理由、その後の対応

ウ　法第三十八条の四に基づく退院等の請求があった場合：請求の内容、病院における対応の状況

4　レポート提出に際しての留意事項について

(1)　事務取扱要領別添様式3－1（ケースレポート）の【関係法規に定める手続への対応】については、「〈措置入院〉」、「〈医療保護入院〉」、「〈緊急措置入院又は応急入院〉」、「〈任意入院〉」、「〈行動制限〉」の項目に分かれているが、当該ケースレポートに関連の無い項目は削除して提出すること。なお、削除は前記項目の単位で行うこととし、項目内の各事項及び記載の一部のみの削除はしないこと。

(2)　事務取扱要領別添様式3－1（ケースレポート）の様式について、「〈入院時の状況〉」、「〈入院後経過〉」、「【考察】」の項目にあらかじめ記載されている斜字体による注書き部分は、削除して提出すること。

以　上

◉心神喪失等の状態で重大な他害行為を行った者の医療及び観察等に関する法律（抄）

〔平成十五年七月十六日法律第百十号〕

改正　令和五年六月二三日法律第六六号現在

注　令和四年六月一七日法律第六八号「刑法等の一部を改正する法律の施行に伴う関係法律の整理等に関する法律」第五五条（令和五年五月法律第二八号により一部改正）による改正は未施行につき〔参考〕として五六六頁以降に収載（令和七年六月一日施行）

第一章　総則

第一節　目的及び定義

（目的等）

第一条　この法律は、心神喪失等の状態で重大な他害行為（他人に害を及ぼす行為をいう。以下同じ。）を行った者に対し、その適切な処遇を決定するための手続等を定めることにより、継続的かつ適切な医療並びにその確保のために必要な観察及び指導を行うことによって、その病状の改善及びこれに伴う同様の行為の再発の防止を図り、もってその社会復帰を促進することを目的とする。

2　この法律による処遇に携わる者は、前項に規定する目的を踏まえ、心神喪失等の状態で重大な他害行為を行った者が円滑に社会復帰をすることができるように努めなければならない。

（定義）

第二条　この法律において「対象行為」とは、次の各号に掲げるいずれかの行為に当たるものをいう。

一　刑法（明治四十年法律第四十五号）第百八条から第百十条まで又は第百十二条に規定する行為

二　刑法第百七十六条、第百七十七条、第百七十九条又は第百八十条に規定する行為

三　刑法第百九十九条、第二百二条又は第二百三条に規定する行為

四　刑法第二百四条に規定する行為

五　刑法第二百三十六条、第二百三十八条又は第二百四十三条（第二百三十六条又は第二百三十八条に係るものに限る。）に規定する行為

2　この法律において「対象者」とは、次の各号のいずれかに該当する者をいう。

一　公訴を提起しない処分において、対象行為を行ったこと及び刑法第三十九条第一項に規定する者（以下「心神喪失者」という。）又は同条第二項に規定する者（以下「心神耗弱者」という。）であることが認められた者

二　対象行為について、刑法第三十九条第一項の規定によ

り無罪の確定裁判を受けた者又は同条第二項の規定により刑を減軽する旨の確定裁判（懲役又は禁錮の刑を言い渡し、その刑の全部の執行猶予の言渡しをしない裁判であって、執行すべき刑期があるものを除く。）を受けた者

3　この法律において「指定医療機関」とは、指定入院医療機関及び指定通院医療機関をいう。

4　この法律において「指定入院医療機関」とは、第四十二条第一項第一号又は第六十一条第一項第一号の決定を受けた者の入院による医療を担当させる医療機関として厚生労働大臣が指定した病院（その一部を指定した病院を含む。）をいう。

5　この法律において「指定通院医療機関」とは、第四十二条第一項第二号又は第五十一条第一項第二号の決定を受けた者の入院によらない医療を担当させる医療機関として厚生労働大臣が指定した病院若しくは診療所（これらに準ずるものとして政令で定めるものを含む。第十六条第二項において同じ。）又は薬局をいう。

第二節　裁判所

（管轄）

第三条　処遇事件（第三十三条第一項、第四十九条第一項若しくは第二項、第五十条、第五十四条第一項若しくは第二項、第五十五条又は第五十九条第一項若しくは第二項の規定による申立てに係る事件をいう。以下同じ。）は、対象者の住所、居所若しくは現在地又は行為地を管轄する地方裁判所の管轄に属する。

2　同一の対象者に対する数個の処遇事件が土地管轄を異にする場合において、一個の処遇事件を管轄する地方裁判所は、併せて他の処遇事件についても管轄権を有する。

（精神保健審判員）

第六条　精神保健審判員は、次項に規定する名簿に記載された者のうち、最高裁判所規則で定めるところにより地方裁判所が毎年あらかじめ選任したものの中から、処遇事件ごとに地方裁判所が任命する。

2　厚生労働大臣は、精神保健審判員として任命すべき者の選任に資するため、毎年、政令で定めるところにより、この法律に定める精神保健審判員の職務を行うのに必要な学識経験を有する医師（以下「精神保健判定医」という。）の名簿を最高裁判所に送付しなければならない。

3　精神保健審判員には、別に法律で定めるところにより手当を支給し、並びに最高裁判所規則で定めるところにより旅費、日当及び宿泊料を支給する。

（職権の独立）

第九条　精神保健審判員は、独立してその職権を行う。

2　精神保健審判員は、最高裁判所規則で定めるところにより、法令に従い公平誠実にその職務を行うべきことを誓う旨の宣誓をしなければならない。

（合議制）

第十一条　裁判所法（昭和二十二年法律第五十九号）第二十六条の規定にかかわらず、地方裁判所は、一人の裁判官及び一人の精神保健審判員の合議体で処遇事件を取り扱う。ただし、この法律で特別の定めをした事項については、この限りでない。

2　第四条第一項若しくは第二項、第五条、第四十条第一項若しくは第二項前段、第四十一条第一項、第四十二条第二項、第五十一条第二項、第五十六条第二項又は第六十一条第二項に規定する裁判は、前項の合議体の構成員である裁判官のみでする。呼出状若しくは同行状を発し、対象者に出頭を命じ、若しくは付添人を付し、同行状の執行を嘱託し、若しくはこれを執行させ、出頭命令を受けた者の護送を嘱託し、又は第二十四条第五項前段の規定により対象者の所在の調査を求める処分についても、同様とする。

3　判事補は、第一項の合議体に加わることができない。

（裁判官の権限）

第十二条　前条第一項の合議体がこの法律の定めるところにより職務を行う場合における裁判所法第七十二条第一項及び第二項並びに第七十三条の規定の適用については、その合議体の構成員である裁判官は、裁判長とみなす。

2　前条第一項の合議体による裁判の評議は、裁判官が開き、かつ、整理する。

（意見を述べる義務）

第十三条　裁判官は、前条第二項の評議において、法律に関する学識経験に基づき、その意見を述べなければならない。

2　精神保健審判員は、前条第二項の評議において、精神障害者の医療に関する学識経験に基づき、その意見を述べなければならない。

（評決）

第十四条　第十一条第一項の合議体による裁判は、裁判官及び精神保健審判員の意見の一致したところによる。

（精神保健参与員）

第十五条　精神保健参与員は、次項に規定する名簿に記載された者のうち、地方裁判所が毎年あらかじめ選任したものの中から、処遇事件ごとに裁判所が指定する。

2　厚生労働大臣は、政令で定めるところにより、毎年、各地方裁判所ごとに、精神保健福祉士その他の精神障害者の保健及び福祉に関する専門的知識及び技術を有する者の名簿を作成し、当該地方裁判所に送付しなければならない。

3　精神保健参与員の員数は、各事件について一人以上とする。

4　第六条第三項の規定は、精神保健参与員について準用する。

第三節　指定医療機関

（指定医療機関の指定）

第十六条　指定入院医療機関の指定は、国、都道府県又は都道府県若しくは都道府県及び都道府県以外の地方公共団体が設立した特定地方独立行政法人（地方独立行政法人法（平成十五年法律第百十八号）第二条第二項に規定する特定地方独立行政法人をいう。）が開設する病院であって厚生労働省令で定める基準に適合するものの全部又は一部について、その開設者の同意を得て、厚生労働大臣が行う。

2　指定通院医療機関の指定は、厚生労働省令で定める基準に適合する病院若しくは診療所又は薬局について、その開設者の同意を得て、厚生労働大臣が行う。

第四節　保護観察所

（事務）

第十九条　保護観察所は、次に掲げる事務をつかさどる。

一　第三十八条（第五十三条、第五十八条及び第六十三条において準用する場合を含む。）に規定する生活環境の調査に関すること。

二　第百一条に規定する生活環境の調整に関すること。

三　第百六条に規定する精神保健観察の実施に関すること。

四　第百八条に規定する関係機関相互間の連携の確保に関すること。

五　その他この法律により保護観察所の所掌に属せしめられた事務

（社会復帰調整官）

第二十条　保護観察所に、社会復帰調整官を置く。

2　社会復帰調整官は、精神障害者の保健及び福祉その他のこの法律に基づく対象者の処遇に関する専門的知識に基づき、前条各号に掲げる事務に従事する。

3　社会復帰調整官は、精神保健福祉士その他の精神障害者の保健及び福祉に関する専門的知識を有する者として政令で定めるものでなければならない。

（照会）

第二十二条　保護観察所の長は、第十九条各号に掲げる事務を行うため必要があると認めるときは、官公署、医療施設その他の公私の団体に照会して、必要な事項の報告を求めることができる。

（資料提供の求め）

第二十三条　保護観察所の長は、第十九条各号に掲げる事務を行うため必要があると認めるときは、その必要な限度において、裁判所に対し、当該対象者の身上に関する事項を記載した書面、第三十七条第一項に規定する鑑定の経過及び結果を記載した書面その他の必要な資料の提供を求めることができる。

第五節　保護者

第二十三条の二　対象者の後見人若しくは保佐人、配偶者、親権を行う者又は扶養義務者は、次項に定めるところにより、保護者となる。ただし、次の各号のいずれかに該当する者を除く。

一　行方の知れない者

二　当該対象者に対して訴訟をしている者、又はした者並

びにその配偶者及び直系血族
三　家庭裁判所で免ぜられた法定代理人、保佐人又は補助人
四　破産手続開始の決定を受けて復権を得ない者
五　未成年者

2　保護者となるべき者の順位は、次のとおりとし、先順位の者が保護者の権限を行うことができないときは、次順位の者が保護者となる。ただし、第一号に掲げる者がいない場合において、対象者の保護のため特に必要があると認めるときは、家庭裁判所は、利害関係人の申立てによりその順位を変更することができる。
一　後見人又は保佐人
二　配偶者
三　親権を行う者
四　前二号に掲げる者以外の扶養義務者のうちから家庭裁判所が選任した者

第二十三条の三　前条の規定により定まる保護者がないときは、対象者の居住地を管轄する市町村長（特別区の長を含む。以下同じ。）が保護者となる。ただし、対象者の居住地がないとき、又は対象者の居住地が明らかでないときは、その対象者の現在地を管轄する市町村長が保護者となる。

第二章　審判

第一節　通則

（事実の取調べ）
第二十四条　決定又は命令をするについて必要がある場合は、事実の取調べをすることができる。

2　前項の事実の取調べは、合議体の構成員（精神保健審判員を除く。）にこれをさせ、又は地方裁判所若しくは簡易裁判所の裁判官にこれを嘱託することができる。

3　第一項の事実の取調べのため必要があると認めるときは、証人尋問、鑑定、検証、押収、捜索、通訳及び翻訳を行い、並びに官公署、医療施設その他の公私の団体に対し、必要な事項の報告、資料の提出その他の協力を求めることができる。ただし、差押えについては、あらかじめ所有者、所持者又は保管者に差し押さえるべき物の提出を命じた後でなければ、これをすることができない。

4　刑事訴訟法中裁判所の行う証人尋問、鑑定、検証、押収、捜索、通訳及び翻訳に関する規定は、処遇事件の性質に反しない限り、前項の規定による証人尋問、鑑定、検証、押収、捜索、通訳及び翻訳について準用する。

5　裁判所は、対象者の行方が不明になったときは、所轄の警察署長にその所在の調査を求めることができる。この場合において、警察官は、当該対象者を発見したときは、直ちに、その旨を裁判所に通知しなければならない。

（意見の陳述及び資料の提出）
第二十五条　検察官、指定入院医療機関の管理者又は保護観

察所の長は、第三十三条第一項、第四十九条第一項若しくは第二項、第五十四条第一項若しくは第二項又は第五十九条第一項若しくは第二項の規定による申立てをした場合は、意見を述べ、及び必要な資料を提出しなければならない。

2　対象者、保護者及び付添人は、意見を述べ、及び資料を提出することができる。

（付添人）

第三十条　対象者及び保護者は、弁護士を付添人に選任することができる。

2　裁判所は、特別の事情があるときは、最高裁判所規則で定めるところにより、付添人の数を制限することができる。

3　裁判所は、対象者に付添人がない場合であって、その精神障害の状態その他の事情を考慮し、必要があると認めるときは、職権で、弁護士である付添人を付することができる。

4　前項の規定により裁判所が付すべき付添人は、最高裁判所規則で定めるところにより、選任するものとする。

5　前項の規定により選任された付添人は、旅費、日当、宿泊料及び報酬を請求することができる。

（審判期日）

第三十一条　審判のため必要があると認めるときは、審判期日を開くことができる。

2　審判期日における審判の指揮は、裁判官が行う。

3　審判期日における審判は、公開しない。

4　審判期日における審判においては、精神障害者の精神障害の状態に応じ、必要な配慮をしなければならない。

5　裁判所は、検察官、指定医療機関（病院又は診療所に限る。）の管理者又はその指定する医師及び保護観察所の長又はその指定する社会復帰調整官に対し、審判期日に出席することを求めることができる。

6　保護者（第二十三条の三の規定により保護者となる市町村長については、その指定する職員を含む。）及び付添人は、審判期日に出席することができる。

7　審判期日には、対象者を呼び出し、又はその出頭を命じなければならない。

8　対象者が審判期日に出席しないときは、審判を行うことができない。ただし、対象者が心身の障害のため、若しくは正当な理由がなく審判期日に出席しない場合、又は許可を受けないで退席し、若しくは秩序維持のために退席を命ぜられた場合において、付添人が出席しているときは、この限りでない。

9　審判期日は、裁判所外においても開くことができる。

第二節　入院又は通院

（検察官による申立て）

第三十三条　検察官は、被疑者が対象行為を行ったこと及び心神喪失者若しくは心神耗弱者であることを認めて公訴を提起しない処分をしたとき、又は第二条第二項第二号に規定する確定裁判があったときは、当該処分をされ、又は当該確定裁判を受けた対象者について、対象行為を行った際の精神障害を改善し、これに伴って同様の行為を行うことなく、社会に復帰することを促進するためにこの法律による医療を受けさせる必要が明らかにないと認める場合を除き、地方裁判所に対し、第四十二条第一項の決定をすることを申し立てなければならない。ただし、当該対象者について刑事事件若しくは少年の保護事件の処理又は外国人の退去強制に関する法令の規定による手続が行われている場合は、当該手続が終了するまで、申立てをしないことができる。

2　前項本文の規定にかかわらず、検察官は、当該対象者が刑若しくは保護処分の執行のため刑務所、少年刑務所、拘置所若しくは少年院に収容されており引き続き収容されることとなるとき、又は新たに収容されるときは、同項の申立てをすることができない。当該対象者が外国人であって出国したときも、同様とする。

3　検察官は、刑法第二百四条に規定する行為を行った対象者については、傷害が軽い場合であって、当該行為の内容、当該対象者による過去の他害行為の有無及び内容並びに当該対象者の現在の病状、性格及び生活環境を考慮し、その必要がないと認めるときは、第一項の申立てをしないことができる。ただし、他の対象行為をも行った者については、この限りでない。

（鑑定入院命令）

第三十四条　前条第一項の申立てを受けた地方裁判所の裁判官は、対象者について、対象行為を行った際の精神障害を改善し、これに伴って同様の行為を行うことなく、社会に復帰することを促進するためにこの法律による医療を受けさせる必要が明らかにないと認める場合を除き、鑑定その他医療的観察のため、当該対象者を入院させ第四十条第一項又は第四十二条の決定があるまでの間在院させる旨を命じなければならない。この場合において、裁判官は、呼出し及び同行に関し、裁判所と同一の権限を有する。

2　前項の命令を発するには、裁判官は、当該対象者に対し、あらかじめ、供述を強いられることはないこと及び弁護士である付添人を選任することができることを説明した上、当該対象者が第二条第二項に該当するとされる理由の要旨及び前条第一項の申立てがあったことを告げ、陳述する機会を与えなければならない。ただし、当該対象者の心身の障害により又は正当な理由がなく裁判官の面前に出頭しないため、これらを行うことができないときは、この限りでない。

3　第一項の命令による入院の期間は、当該命令が執行された日から起算して二月を超えることができない。ただし、裁判所は、必要があると認めるときは、通じて一月を超えない範囲で、決定をもって、この期間を延長することができる。

4　裁判官は、検察官に第一項の命令の執行を嘱託するものとする。

5　第二十八条第二項、第三項及び第六項並びに第二十九条第三項の規定は、前項の命令の執行について準用する。

6　第一項の命令は、判事補が一人で発することができる。

（必要的付添人）

第三十五条　裁判所は、第三十三条第一項の申立てがあった場合において、対象者に付添人がないときは、付添人を付さなければならない。

（精神保健参与員の関与）

第三十六条　裁判所は、処遇の要否及びその内容につき、精神保健参与員の意見を聴くため、これを審判に関与させるものとする。ただし、特に必要がないと認めるときは、この限りでない。

（対象者の鑑定）

第三十七条　裁判所は、対象者に関し、精神障害者であるか否か及び対象行為を行った際の精神障害を改善し、これに伴って同様の行為を行うことなく、社会に復帰することを促進するためにこの法律による医療を受けさせる必要があるか否かについて、精神保健判定医又はこれと同等以上の学識経験を有すると認める医師に鑑定を命じなければならない。ただし、当該必要が明らかにないと認める場合は、この限りでない。

2　前項の鑑定を行うに当たっては、精神障害の類型、過去の病歴、現在及び対象行為を行った当時の病状、治療状況、病状及び治療状況から予測される将来の症状、対象行為の内容、過去の他害行為の有無及び内容並びに当該対象者の性格を考慮するものとする。

3　第一項の規定により鑑定を命ぜられた医師は、当該鑑定の結果に、当該対象者の病状に基づき、この法律による入院による医療の必要性に関する意見を付さなければならない。

4　裁判所は、第一項の鑑定を命じた医師に対し、当該鑑定の実施に当たって留意すべき事項を示すことができる。

5　裁判所は、第三十四条第一項前段の命令が発せられていない対象者について第一項の鑑定を命ずる場合において、必要があると認めるときは、決定をもって、鑑定その他医療的観察のため、当該対象者を入院させ第四十条第一項又は第四十二条の決定があるまでの間在院させる旨を命ずることができる。第三十四条第二項から第五項までの規定は、この場合について準用する。

（保護観察所による生活環境の調査）

第三十八条　裁判所は、保護観察所の長に対し、対象者の生活環境の調査を行い、その結果を報告することを求めることができる。

（審判期日の開催）

第三十九条　裁判所は、第三十三条第一項の申立てがあった場合は、審判期日を開かなければならない。ただし、検察官及び付添人に異議がないときは、この限りでない。

2　検察官は、審判期日に出席しなければならない。

3　裁判所は、審判期日において、対象者に対し、供述を強いられることはないことを説明した上、当該対象者が第二条第二項に該当するとされる理由の要旨及び第三十三条第一項の申立てがあったことを告げ、当該対象者及び付添人から、意見を聴かなければならない。ただし、第三十一条第八項ただし書に規定する場合における対象者については、この限りでない。

（申立ての却下等）

第四十条　裁判所は、第二条第二項第一号に規定する対象者について第三十三条第一項の申立てがあった場合において、次の各号のいずれかに掲げる事由に該当するときは、決定をもって、申立てを却下しなければならない。

一　対象行為を行ったと認められない場合

二　心神喪失者及び心神耗弱者のいずれでもないと認める場合

2　裁判所は、検察官が心神喪失者と認めて公訴を提起しない処分をした対象者について、心神耗弱者と認めた場合には、その旨の決定をしなければならない。この場合において、検察官は、当該決定の告知を受けた日から二週間以内に、裁判所に対し、当該申立てを取り下げるか否かを通知しなければならない。

（対象行為の存否についての審理の特則）

第四十一条　裁判所は、第二条第二項第一号に規定する対象者について第三十三条第一項の申立てがあった場合において、必要があると認めるときは、検察官及び付添人の意見を聴いて、前条第一項第一号の事由に該当するか否かについての審理及び裁判を別の合議体による裁判所で行う旨の決定をすることができる。

2　前項の合議体は、裁判所法第二十六条第二項に規定する裁判官の合議体とする。この場合において、当該合議体には、処遇事件の係属する裁判所の合議体の構成員である裁判官が加わることができる。

3　第一項の合議体による裁判所は、対象者の呼出し及び同行並びに対象者に対する出頭命令に関し、処遇事件の係属する裁判所と同一の権限を有する。

4　処遇事件の係属する裁判所は、第一項の合議体による裁判所の審理が行われている間においても、審判を行うことができる。ただし、処遇事件を終局させる決定（次条第二項の決定を除く。）を行うことができない。

5　第一項の合議体による裁判所が同項の審理を行うときは、審判期日を開かなければならない。この場合において、審判期日における審判の指揮は、裁判長が行う。

6　第三十九条第二項及び第三項の規定は、前項の審判期日について準用する。

7　処遇事件の係属する裁判所の合議体の構成員である精神

保健審判員は、第五項の審判期日に出席することができる。

8　第一項の合議体による裁判所は、前条第一項第一号に規定する事由に該当する旨の決定又は当該事由に該当しない旨の決定をしなければならない。

9　前項の決定は、処遇事件の係属する裁判所を拘束する。

（入院等の決定）

第四十二条　裁判所は、第三十三条第一項の申立てがあった場合は、第三十七条第一項に規定する鑑定を基礎とし、かつ、同条第三項に規定する意見及び対象者の生活環境を考慮し、次の各号に掲げる区分に従い、当該各号に定める決定をしなければならない。

一　対象行為を行った際の精神障害を改善し、これに伴って同様の行為を行うことなく、社会に復帰することを促進するため、入院をさせてこの法律による医療を受けさせる必要があると認める場合　医療を受けさせるために入院をさせる旨の決定

二　前号の場合を除き、対象行為を行った際の精神障害を改善し、これに伴って同様の行為を行うことなく、社会に復帰することを促進するため、この法律による医療を受けさせる必要があると認める場合　入院によらない医療を受けさせる旨の決定

三　前二号の場合に当たらないとき　この法律による医療を行わない旨の決定

2　裁判所は、申立てが不適法であると認める場合は、決定をもって、当該申立てを却下しなければならない。

（入院等）

第四十三条　前条第一項第一号の決定を受けた者は、厚生労働大臣が定める指定入院医療機関において、入院による医療を受けなければならない。

2　前条第一項第二号の決定を受けた者は、厚生労働大臣が定める指定通院医療機関による入院によらない医療を受けなければならない。

3　厚生労働大臣は、前条第一項第一号又は第二号の決定があったときは、当該決定を受けた者が入院による医療を受けるべき指定入院医療機関又は入院によらない医療を受けるべき指定通院医療機関（病院又は診療所に限る。次項並びに第五十四条第一項及び第二項、第五十六条、第五十九条、第六十一条並びに第百十条において同じ。）を定め、その名称及び所在地を、当該決定を受けた者及びその保護者並びに当該決定をした地方裁判所の所在地を管轄する保護観察所の長に通知しなければならない。

4　厚生労働大臣は、前項の規定により定めた指定入院医療機関又は指定通院医療機関を変更した場合は、変更後の指定入院医療機関又は指定通院医療機関の名称及び所在地を、当該変更後の指定入院医療機関又は指定通院医療機関において医療を受けるべき者及びその保護者並びに当該医療を受けるべき者の当該変更前の居住地を管轄する保護観

察所の長に通知しなければならない。

（通院期間）

第四十四条　第四十二条第一項第二号の決定による入院によらない医療を行う期間は、当該決定があった日から起算して三年間とする。ただし、裁判所は、通じて二年を超えない範囲で、当該期間を延長することができる。

（決定の執行）

第四十五条　裁判所は、厚生労働省の職員に第四十二条第一項第一号の決定を執行させるものとする。

2　第二十八条第六項及び第二十九条第三項の規定は、前項の決定の執行について準用する。

3　裁判所は、第四十二条第一項第一号の決定を執行するため必要があると認めるときは、対象者に対し、呼出状を発することができる。

4　裁判所は、対象者が正当な理由がなく前項の呼出しに応じないときは、当該対象者に対し、同行状を発することができる。

5　裁判所は、対象者が正当な理由がなく第三項の呼出しに応じないおそれがあるとき、定まった住居を有しないとき、又は医療のため緊急を要する状態にあって必要があると認めるときは、前項の規定にかかわらず、当該対象者に対し、同行状を発することができる。

6　第二十八条の規定は、前二項の同行状の執行について準用する。この場合において、同条第一項中「検察官にその執行を嘱託し、又は保護観察所の職員にこれを執行させることができる」とあるのは、「検察官にその執行を嘱託することができる」と読み替えるものとする。

（決定の効力）

第四十六条　第四十条第一項の規定により申立てを却下する決定（同項第一号に該当する場合に限る。）又は第四十二条第一項の決定が確定したときは、当該決定に係る対象行為について公訴を提起し、又は当該決定に係る対象行為に関し再び第三十三条第一項の申立てをすることができない。

2　第四十条第一項の規定により申立てを却下する決定（同項第二号に該当する場合に限る。）が確定したときは、当該決定に係る対象行為に関し、再び第三十三条第一項の申立てをすることができない。ただし、当該対象行為について、第二条第二項第二号に規定する裁判が確定するに至った場合は、この限りでない。

（被害者等の傍聴）

第四十七条　裁判所（第四十一条第一項の合議体による裁判所を含む。）は、この節に規定する審判について、最高裁判所規則で定めるところにより当該対象行為の被害者等（被害者又はその法定代理人若しくは被害者が死亡した場合若しくはその心身に重大な故障がある場合におけるその配偶者、直系の親族若しくは兄弟姉妹をいう。以下同じ。）から申出があるときは、その申出をした者に対し、審判期日において審判を傍聴することを許すことができる。

2　前項の規定により審判を傍聴した者は、正当な理由がないのに当該傍聴により知り得た対象者の氏名その他当該対象者の身上に関する事項を漏らしてはならず、かつ、当該傍聴により知り得た事項をみだりに用いて、当該対象者に対する医療の実施若しくはその社会復帰を妨げ、又は関係人の名誉若しくは生活の平穏を害する行為をしてはならない。

（被害者等に対する通知）

第四十八条　裁判所は、第四十条第一項又は第四十二条の決定をした場合において、最高裁判所規則で定めるところにより当該対象行為の被害者等から申出があるときは、その申出をした者に対し、次に掲げる事項を通知するものとする。ただし、その通知をすることが対象者に対する医療の実施又はその社会復帰を妨げるおそれがあり相当でないと認められるものについては、この限りでない。

一　対象者の氏名及び住居

二　決定の年月日、主文及び理由の要旨

2　前項の申出は、同項に規定する決定が確定した後三年を経過したときは、することができない。

3　前条第二項の規定は、第一項の規定により通知を受けた者について準用する。

第三節　退院又は入院継続

（指定入院医療機関の管理者による申立て）

第四十九条　指定入院医療機関の管理者は、当該指定入院医療機関に勤務する精神保健指定医（精神保健及び精神障害者福祉に関する法律（昭和二十五年法律第百二十三号）第十九条の二第二項の規定によりその職務を停止されている者を除く。第百十七条第二項を除き、以下同じ。）による診察の結果、第四十二条第一項第一号又は第六十一条第一項第一号の決定により入院している者について、第三十七条第二項に規定する事項を考慮し、対象行為を行った際の精神障害を改善し、これに伴って同様の行為を行うことなく、社会に復帰することを促進するために入院を継続させてこの法律による医療を行う必要があると認めることができなくなった場合は、保護観察所の長の意見を付して、直ちに、地方裁判所に対し、退院の許可の申立てをしなければならない。

2　指定入院医療機関の管理者は、当該指定入院医療機関に勤務する精神保健指定医による診察の結果、第四十二条第一項第一号又は第六十一条第一項第一号の決定により入院している者について、第三十七条第二項に規定する事項を考慮し、対象行為を行った際の精神障害を改善し、これに伴って同様の行為を行うことなく、社会に復帰することを促進するために入院を継続させてこの法律による医療を行う必要があると認める場合は、保護観察所の長の意見を付して、第四十二条第一項第一号、第五十一条第一項第一号又は第六十一条第一項第一号の決定（これらが複数あるときは、その最後のもの。次項において同じ。）があった日から起算して六月が経過する日までに、地方裁判所に対し、入院継続の確認の申立てをしなければならない。ただし、その者が指定入院医療機関から無断で退去した日（第百条第一項又は第二項の規定により外出又は外泊している者が同条第一項に規定する医学的管理の下から無断で離れた場合における当該離れた日を含む。）の翌日から連れ戻される日の前日までの間及び刑事事件又は少年の保護事件に関する法令の規定によりその身体を拘束された日の翌日からその拘束を解かれる日の前日までの間並びに第百条第三項後段の規定によりその者に対する医療を行わない間は、当該期間の進行は停止するものとする。

3　指定入院医療機関は、前二項の申立てをした場合は、第四十二条第一項第一号、第五十一条第一項第一号又は第六十一条第一項第一号の決定があった日から起算して六月が経過した後も、前二項の申立てに対する決定があるまでの間、その者の入院を継続してこの法律による医療を行うことができる。

（退院の許可等の申立て）

第五十条　第四十二条第一項第一号又は第六十一条第一項第一号の決定により入院している者、その保護者又は付添人は、地方裁判所に対し、退院の許可又はこの法律による医療の終了の申立てをすることができる。

（退院の許可又は入院継続の確認の決定）

第五十一条　裁判所は、第四十九条第一項若しくは第二項又は前条の申立てがあった場合は、指定入院医療機関の管理者の意見（次条の規定により鑑定を命じた場合は、指定入院医療機関の管理者の意見及び当該鑑定）を基礎とし、かつ、対象者の生活環境（次条の規定により鑑定を命じた場合は、対象者の生活環境及び同条後段において準用する第三十七条第三項に規定する意見）を考慮し、次の各号に掲げる区分に従い、当該各号に定める決定をしなければならない。

一　対象行為を行った際の精神障害を改善し、これに伴って同様の行為を行うことなく、社会に復帰することを促進するため、入院を継続させてこの法律による医療を受けさせる必要があると認める場合　退院の許可の申立て若しくはこの法律による医療の終了の申立てを棄却し、又は入院を継続すべきことを確認する旨の決定

二　前号の場合を除き、対象行為を行った際の精神障害を改善し、これに伴って同様の行為を行うことなく、社会に復帰することを促進するため、この法律による医療を受けさせる必要があると認める場合　退院を許可するとともに入院によらない医療を受けさせる旨の決定

三　前二号の場合に当たらないとき　この法律による医療を終了する旨の決定

2　裁判所は、申立てが不適法であると認める場合は、決定をもって、当該申立てを却下しなければならない。

3　第四十三条第二項から第四項までの規定は、第一項第二号の決定を受けた者について準用する。

4　第四十四条の規定は、第一項第二号の決定について準用する。

第四節　処遇の終了又は通院期間の延長

（保護観察所の長による申立て）

第五十四条　保護観察所の長は、第四十二条第一項第二号又は第五十一条第一項第二号の決定を受けた者について、対象行為を行った際の精神障害を改善し、これに伴って同様の行為を行うことなく、社会に復帰することを促進するためにこの法律による医療を受けさせる必要があると認めることができなくなった場合は、当該決定を受けた者に対して入院によらない医療を行う指定通院医療機関の管理者と協議の上、直ちに、地方裁判所に対し、この法律による医療の終了の申立てをしなければならない。この場合において、保護観察所の長は、当該指定通院医療機関の管理者の意見を付さなければならない。

2　保護観察所の長は、第四十二条第一項第二号又は第五十一条第一項第二号の決定を受けた者について、対象行為を行った際の精神障害を改善し、これに伴って同様の行為を行うことなく、社会に復帰することを促進するために当該決定による入院によらない医療を行う期間を延長してこの法律による医療を受けさせる必要があると認める場合は、当該決定を受けた者に対して入院によらない医療を行う指定通院医療機関の管理者と協議の上、当該期間が満了する日までに、地方裁判所に対し、当該期間の延長の申立てをしなければならない。この場合において、保護観察所の長は、当該指定通院医療機関の管理者の意見を付さなければならない。

3　指定通院医療機関及び保護観察所の長は、前二項の申立てがあった場合は、当該決定により入院によらない医療を行う期間が満了した後も、前二項の申立てに対する決定があるまでの間、当該決定を受けた者に対して医療及び精神保健観察を行うことができる。

（処遇の終了の申立て）

第五十五条　第四十二条第一項第二号又は第五十一条第一項第二号の決定を受けた者、その保護者又は付添人は、地方裁判所に対し、この法律による医療の終了の申立てをすることができる。

（処遇の終了又は通院期間の延長の決定）

第五十六条　裁判所は、第五十四条第一項若しくは第二項又は前条の申立てがあった場合は、指定通院医療機関の管理者の意見（次条の規定により鑑定を命じた場合は、指定通院医療機関の管理者の意見及び当該鑑定）を基礎とし、かつ、対象者の生活環境を考慮し、次の各号に掲げる区分に従い、当該各号に定める決定をしなければならない。

一　対象行為を行った際の精神障害を改善し、これに伴って同様の行為を行うことなく、社会に復帰することを促進するため、この法律による医療を受けさせる必要があると認める場合　この法律による医療の終了の申立てを棄却し、又は第四十二条第一項第二号若しくは第五十一条第一項第二号の決定による入院によらない医療を行う期間を延長する旨の決定

二　前号の場合に当たらないとき　この法律による医療を終了する旨の決定

2　裁判所は、申立てが不適法であると認める場合は、決定をもって、当該申立てを却下しなければならない。

3　裁判所は、第一項第一号に規定する期間を延長する旨の決定をするときは、延長する期間を定めなければならない。

第五節　再入院等

（保護観察所の長による申立て）

第五十九条　保護観察所の長は、第四十二条第一項第二号又は第五十一条第一項第二号の決定を受けた者について、対象行為を行った際の精神障害を改善し、これに伴って同様の行為を行うことなく、社会に復帰することを促進するために入院をさせてこの法律による医療を受けさせる必要があると認めるに至った場合は、当該決定を受けた者に対して入院によらない医療を行う指定通院医療機関の管理者と協議の上、地方裁判所に対し、入院の申立てをしなければならない。この場合において、保護観察所の長は、当該指定通院医療機関の管理者の意見を付さなければならない。

2　第四十二条第一項第二号又は第五十一条第一項第二号の決定を受けた者が、第四十三条第二項（第五十一条第三項において準用する場合を含む。）の規定に違反し又は第百七条各号に掲げる事項を守らず、そのため継続的な医療を行うことが確保できないと認める場合も、前項と同様とする。ただし、緊急を要するときは、同項の協議を行わず、又は同項の意見を付さないことができる。

3　第五十四条第三項の規定は、前二項の規定による申立てがあった場合について準用する。

第三章　医療

第一節　医療の実施

（医療の実施）

第八十一条　厚生労働大臣は、第四十二条第一項第一号若しくは第二号、第五十一条第一項第二号又は第六十一条第一項第一号の決定を受けた者に対し、その精神障害の特性に応じ、円滑な社会復帰を促進するために必要な医療を行わなければならない。

2　前項に規定する医療の範囲は、次のとおりとする。

一　診察

二　薬剤又は治療材料の支給

三　医学的処置及びその他の治療

四　居宅における療養上の管理及びその療養に伴う世話その他の看護

五　病院への入院及びその療養に伴う世話その他の看護

六　移送

3　第一項に規定する医療は、指定医療機関に委託して行うものとする。

第四節　入院者に関する措置

（行動制限等）

第九十二条　指定入院医療機関の管理者は、第四十二条第一項第一号又は第六十一条第一項第一号の決定により入院している者につき、その医療又は保護に欠くことのできない限度において、その行動について必要な制限を行うことができる。

2　前項の規定にかかわらず、指定入院医療機関の管理者は、信書の発受の制限、弁護士及び行政機関の職員との面会の制限その他の行動の制限であって、厚生労働大臣があらかじめ社会保障審議会の意見を聴いて定める行動の制限については、これを行うことができない。

3　第一項の規定による行動の制限のうち、厚生労働大臣があらかじめ社会保障審議会の意見を聴いて定める患者の隔離その他の行動の制限は、当該指定入院医療機関に勤務する精神保健指定医が必要と認める場合でなければ行うことができない。

第九十三条　前条に定めるもののほか、厚生労働大臣は、第四十二条第一項第一号又は第六十一条第一項第一号の決定により指定入院医療機関に入院している者の処遇について必要な基準を定めることができる。

2　前項の基準が定められたときは、指定入院医療機関の管理者は、その基準を遵守しなければならない。

3　厚生労働大臣は、第一項の基準を定めようとするときは、あらかじめ、社会保障審議会の意見を聴かなければならない。

（精神保健指定医の指定入院医療機関の管理者への報告）

第九十四条　精神保健指定医は、その勤務する指定入院医療機関に第四十二条第一項第一号又は第六十一条第一項第一号の決定により入院している者の処遇が第九十二条の規定に違反していると思料するとき、前条第一項の基準に適合していないと認めるときその他当該入院している者の処遇が著しく適当でないと認めるときは、当該指定入院医療機関の管理者にその旨を報告することにより、当該管理者において当該入院している者の処遇の改善のために必要な措置が採られるよう努めなければならない。

（処遇改善の請求）

第九十五条　第四十二条第一項第一号又は第六十一条第一項第一号の決定により指定入院医療機関に入院している者又はその保護者は、厚生労働省令で定めるところにより、厚生労働大臣に対し、指定入院医療機関の管理者に対して当該入院している者の処遇の改善のために必要な措置を採ることを命ずることを求めることができる。

（処遇改善の請求による審査）

第九十六条　厚生労働大臣は、前条の規定による請求を受けたときは、当該請求の内容を社会保障審議会に通知し、当該請求に係る入院中の者について、その処遇が適当であるかどうかに関し審査を求めなければならない。

2　社会保障審議会は、前項の規定により審査を求められたときは、当該審査に係る入院中の者について、その処遇が適当であるかどうかに関し審査を行い、その結果を厚生労働大臣に通知しなければならない。

3　社会保障審議会は、前項の審査をするに当たっては、当該審査に係る前条の規定による請求をした者及び当該審査に係る入院中の者が入院している指定入院医療機関の管理者の意見を聴かなければならない。ただし、社会保障審議会がこれらの者の意見を聴く必要がないと特に認めたときは、この限りでない。

4　社会保障審議会は、前項に定めるもののほか、第二項の審査をするに当たって必要があると認めるときは、当該審査に係る入院中の者の同意を得て、社会保障審議会が指名する精神保健指定医に診察させ、又はその者が入院している指定入院医療機関の管理者その他関係者に対して報告を求め、診療録その他の帳簿書類の提出を命じ、若しくは出頭を命じて審問することができる。

5　厚生労働大臣は、第二項の規定により通知された社会保障審議会の審査の結果に基づき、必要があると認めるときは、当該指定入院医療機関の管理者に対し、その者の処遇の改善のための措置を採ることを命じなければならない。

6　厚生労働大臣は、前条の規定による請求をした者に対し、当該請求に係る社会保障審議会の審査の結果及びこれに基づき採った措置を通知しなければならない。

（無断退去者に対する措置）

第九十九条　第四十二条第一項第一号又は第六十一条第一項第一号の決定により指定入院医療機関に入院している者が無断で退去した場合（第百条第一項又は第二項の規定により外出又は外泊している者が同条第一項に規定する医学的管理の下から無断で離れた場合を含む。）には、当該指定入院医療機関の職員は、これを連れ戻すことができる。

2　前項の場合において、当該指定入院医療機関の職員による連戻しが困難であるときは、当該指定入院医療機関の管理者は、警察官に対し、連戻しについて必要な援助を求めることができる。

3　第一項の場合において、当該無断で退去し、又は離れた者の行方が不明になったときは、当該指定入院医療機関の管理者は、所轄の警察署長に対し、次の事項を通知してその所在の調査を求めなければならない。

一　退去者の住所、氏名、性別及び生年月日

二　退去の年月日及び時刻

三　症状の概要

四　退去者を発見するために参考となるべき人相、服装その他の事項

五　入院年月日
六　退去者が行った対象行為の内容
七　保護者又はこれに準ずる者の住所及び氏名
4　警察官は、前項の所在の調査を求められた者を発見したときは、直ちに、その旨を当該指定入院医療機関の管理者に通知しなければならない。この場合において、警察官は、当該指定入院医療機関の管理者がその者を引き取るまでの間、二十四時間を限り、その者を、警察署、病院、救護施設その他の精神障害者を保護するのに適当な場所に、保護することができる。
5　指定入院医療機関の職員は、第一項に規定する者が無断で退去した時（第百条第一項又は第二項の規定により外出又は外泊している者が同条第一項に規定する医学的管理の下から無断で離れた場合においては、当該無断で離れた時）から四十八時間を経過した後は、裁判官のあらかじめ発する連戻状によらなければ、第一項に規定する連戻しに着手することができない。
6　前項の連戻状は、指定入院医療機関の管理者の請求により、当該指定入院医療機関の所在地を管轄する地方裁判所の裁判官が発する。
7　第二十八条第四項から第六項まで及び第三十四条第六項の規定は、第五項の連戻状について準用する。この場合において、第二十八条第四項中「指定された裁判所その他の場所」とあるのは、「指定入院医療機関」と読み替えるものとする。
8　前三項に規定するもののほか、連戻状について必要な事項は、最高裁判所規則で定める。

（生活環境の調整）
第百一条　保護観察所の長は、第四十二条第一項第一号又は第六十一条第一項第一号の決定があったときは、当該決定を受けた者の社会復帰の促進を図るため、当該決定を受けた者及びその家族等の相談に応じ、当該決定を受けた者が、指定入院医療機関の管理者による第九十一条の規定に基づく援助並びに都道府県及び市町村（特別区を含む。以下同じ。）による精神保健及び精神障害者福祉に関する法律第四十七条又は第四十九条、障害者の日常生活及び社会生活を総合的に支援するための法律（平成十七年法律第百二十三号）第二十九条その他の精神障害者の保健又は福祉に関する法令の規定に基づく援助を受けることができるようあっせんする等の方法により、退院後の生活環境の調整を行わなければならない。
2　保護観察所の長は、前項の援助が円滑かつ効果的に行われるよう、当該指定入院医療機関の管理者並びに当該決定を受けた者の居住地を管轄する都道府県知事及び市町村長に対し、必要な協力を求めることができる。

第四章　地域社会における処遇

第一節　処遇の実施計画

（処遇の実施計画）

第百四条　保護観察所の長は、第四十二条第一項第二号又は第五十一条第一項第二号の決定があったときは、当該決定を受けた者に対して入院によらない医療を行う指定通院医療機関の管理者並びに当該決定を受けた者の居住地を管轄する都道府県知事及び市町村長と協議の上、その処遇に関する実施計画を定めなければならない。

2　前項の実施計画には、政令で定めるところにより、指定通院医療機関の管理者による医療、社会復帰調整官が実施する精神保健観察並びに指定通院医療機関の管理者による第九十一条の規定に基づく援助、都道府県及び市町村による精神保健及び精神障害者福祉に関する法律第四十七条又は第四十九条、障害者の日常生活及び社会生活を総合的に支援するための法律第二十九条その他の精神障害者の保健又は福祉に関する法令の規定に基づく援助その他当該決定を受けた者に対してなされる援助について、その内容及び方法を記載するものとする。

3　保護観察所の長は、当該決定を受けた者の処遇の状況等に応じ、当該決定を受けた者に対して入院によらない医療を行う指定通院医療機関の管理者並びに当該決定を受けた者の居住地を管轄する都道府県知事及び市町村長と協議の上、第一項の実施計画について必要な見直しを行わなければならない。

（処遇の実施）

第百五条　前条第一項に掲げる決定があった場合における医療、精神保健観察及び援助は、同項に規定する実施計画に基づいて行われなければならない。

第二節　精神保健観察

（精神保健観察）

第百六条　第四十二条第一項第二号又は第五十一条第一項第二号の決定を受けた者は、当該決定による入院によらない医療を行う期間中、精神保健観察に付する。

2　精神保健観察は、次に掲げる方法によって実施する。

一　精神保健観察に付されている者と適当な接触を保ち、指定通院医療機関の管理者並びに都道府県知事及び市町村長から報告を求めるなどして、当該決定を受けた者が必要な医療を受けているか否か及びその生活の状況を見守ること。

二　継続的な医療を受けさせるために必要な指導その他の措置を講ずること。

（守るべき事項）

第百七条　精神保健観察に付された者は、速やかに、その居住地を管轄する保護観察所の長に当該居住地を届け出るほか、次に掲げる事項を守らなければならない。

一　一定の住居に居住すること。

二　住居を移転し、又は長期の旅行をするときは、あらかじめ、保護観察所の長に届け出ること。

三　保護観察所の長から出頭又は面接を求められたときは、これに応ずること。

第三節　連携等

（関係機関相互間の連携の確保）

第百八条　保護観察所の長は、医療、精神保健観察、第九十一条の規定に基づく援助及び精神保健及び精神障害者福祉に関する法律第四十七条又は第四十九条、障害者の日常生活及び社会生活を総合的に支援するための法律第二十九条その他の精神障害者の保健又は福祉に関する法令の規定に基づく援助が、第百四条の規定により定められた実施計画に基づいて適正かつ円滑に実施されるよう、あらかじめ指定通院医療機関の管理者並びに都道府県知事及び市町村長との間において必要な情報交換を行うなどして協力体制を整備するとともに、処遇の実施状況を常に把握し、当該実施計画に関する関係機関相互間の緊密な連携の確保に努めなければならない。

2　保護観察所の長は、実施計画に基づく適正かつ円滑な処遇を確保するため必要があると認めるときは、指定通院医療機関の管理者並びに都道府県知事及び市町村長に対し、必要な協力を求めることができる。

第五章　雑則

（刑事事件に関する手続等との関係）

第百十四条　この法律の規定は、対象者について、刑事事件若しくは少年の保護事件の処理に関する法令の規定による手続を行い、又は刑若しくは保護処分の執行のため刑務所、少年刑務所、拘置所若しくは少年院に収容することを妨げない。

2　第四十三条第一項（第六十一条第四項において準用する場合を含む。）及び第二項（第五十一条第三項において準用する場合を含む。）並びに第八十一条第一項の規定は、同項に規定する者が、刑事事件又は少年の保護事件に関する法令の規定によりその身体を拘束されている間は、適用しない。

（精神保健及び精神障害者福祉に関する法律との関係）

第百十五条　この法律の規定は、第四十二条第一項第二号又は第五十一条第一項第二号の決定により入院によらない医療を受けている者について、精神保健及び精神障害者福祉に関する法律の規定により入院が行われることを妨げない。

附　則（抄）

（施行期日）

第一条　この法律は、公布の日〔平成十五年七月十六日〕から起算して二年を超えない範囲内において政令で定める日〔平成十七年七月十五日〕から施行する。〔以下略〕

〔参　考〕

◉刑法等の一部を改正する法律の施行に伴う関係法律の整理等に関する法律（抄）

〔令和四年六月十七日　法律第六十八号〕

改正　令和五年五月一七日法律第二八号現在

第一編　関係法律の一部改正

第一章　法務省関係

（心神喪失等の状態で重大な他害行為を行った者の医療及び観察等に関する法律の一部改正）

第五十五条　心神喪失等の状態で重大な他害行為を行った者の医療及び観察等に関する法律（平成十五年法律第百十号）の一部を次のように改正する。

第二条第二項第二号中「懲役又は禁錮の刑」を「拘禁刑」に改める。〔以下略〕

第二編　経過措置

第一章　通則

（罰則の適用等に関する経過措置）

第四百四十一条　刑法等の一部を改正する法律（令和四年法律第六十七号。以下「刑法等一部改正法」という。）及びこの法律（以下「刑法等一部改正法等」という。）の施行前にした行為の処罰については、次章に別段の定めがあるもののほか、なお従前の例による。

2　刑法等一部改正法等の施行後にした行為に対して、他の法律の規定によりなお従前の例によることとされ、なお効力を有することとされ又は改正前若しくは廃止前の法律の規定の例によることとされる罰則を適用する場合において、当該罰則に定める刑（刑法施行法第十九条第一項の規定又は第八十二条の規定による改正後の沖縄の復帰に伴う特別措置に関する法律第二十五条第四項の規定の適用後のものを含む。）に刑法等一部改正法第二条の規定による改正前の刑法（明治四十年法律第四十五号。以下この項において「旧刑法」という。）第十二条に規定する懲役（以下「懲役」という。）、旧刑法第十三条に規定する禁錮（以下「禁錮」という。）又は旧刑法第十六条に規定する拘留（以下「旧拘留」という。）が含まれるときは、当該刑のうち無期の懲役又は禁錮はそれぞれ無期拘禁刑と、有期の懲役又は禁錮はそれぞれその刑と長期及び短期（刑法施行法第二十条の規定の適用後のものを含む。）を同じくする有期拘禁刑と、旧拘留は長期及び短期（刑法施行法第二十条の規定の適用後のものを含む。）を同じくする拘留とする。

（裁判の効力とその執行に関する経過措置）

第四百四十二条　懲役、禁錮及び旧拘留の確定裁判の効力並びにその執行については、次章に別段の定めがあるもののほか、なお従前の例による。

（人の資格に関する経過措置）

第四百四十三条　懲役、禁錮又は旧拘留に処せられた者に係る人の資格に関する法令の規定の適用については、無期の懲役又は禁錮に処せられた者はそれぞれ無期拘禁刑に処せられた者と、有期の懲役又は禁錮に処せられた者はそれぞれ刑期を同じくする有期拘禁刑に処せられた者と、旧拘留に処せられた者は拘留に処せられた者とみなす。

2　拘禁刑又は拘留に処せられた者に係る他の法律の規定によりなお従前の例によることとされ、なお効力を有することとされ又は改正前若しくは廃止前の法律の規定の例によることとされる人の資格に関する法令の規定の適用については、無期拘禁刑に処せられた者は無期禁錮に処せられた者と、有期拘禁刑に処せられた者は刑期を同じくする有期禁錮に処せられた者と、拘留に処せられた者は刑期を同じくする旧拘留に処せられた者とみなす。

（心神喪失等の状態で重大な他害行為を行った者の医療及び観察等に関する法律の一部改正に伴う経過措置）

第四百九十三条　当分の間、第五十五条の規定による改正後の心神喪失等の状態で重大な他害行為を行った者の医療及び観察等に関する法律（以下この条において「新医療観察法」という。）第二条第二項（第二号に係る部分に限る。）に規定する対象者に係る新医療観察法の規定の適用については、同号中「拘禁刑」とあるのは、「拘禁刑、刑法等の一部を改正する法律（令和四年法律第六十七号）第二条の規定による改正前の刑法（以下この号において「旧刑法」という。）第十二条に規定する懲役又は旧刑法第十三条に規定する禁錮」とする。

第四章　その他

（経過措置の政令への委任）

第五百九条　この編に定めるもののほか、刑法等一部改正法等の施行に伴い必要な経過措置は、政令で定める。

附　則　（抄）

（施行期日）

1　この法律は、刑法等一部改正法施行日〔令和七年六月一日〕から施行する。ただし、次の各号に掲げる規定は、当該各号に定める日から施行する。

一　第五百九条の規定　公布の日

◉障害者の日常生活及び社会生活を総合的に支援するための法律（抄）

〔平成十七年十一月七日
法律第百二十三号〕

改正 令和四年一二月一六日法律第一〇四号現在

注1 令和四年六月一七日法律第六八号「刑法等の一部を改正する法律の施行に伴う関係法律の整理等に関する法律」第二六七条（令和五年五月法律第二八号により一部改正）による改正は未施行につき［参考1］として五九九頁以降に収載（令和七年六月一日施行）

注2 令和四年一二月一六日法律第一〇四号「障害者の日常生活及び社会生活を総合的に支援するための法律等の一部を改正する法律」による改正の未施行分は［参考2］として六〇〇頁以降に収載（公布の日から起算して三年を超えない範囲内において政令で定める日施行）

第一章　総則

（目的）

第一条　この法律は、障害者基本法（昭和四十五年法律第八十四号）の基本的な理念にのっとり、身体障害者福祉法（昭和二十四年法律第二百八十三号）、知的障害者福祉法（昭和三十五年法律第三十七号）、精神保健及び精神障害者福祉に関する法律（昭和二十五年法律第百二十三号）、児童福祉法（昭和二十二年法律第百六十四号）その他障害者及び障害児の福祉に関する法律と相まって、障害者及び障害児が基本的人権を享有する個人としての尊厳にふさわしい日常生活又は社会生活を営むことができるよう、必要な障害福祉サービスに係る給付、地域生活支援事業その他の支援を総合的に行い、もって障害者及び障害児の福祉の増進を図るとともに、障害の有無にかかわらず国民が相互に人格と個性を尊重し安心して暮らすことのできる地域社会の実現に寄与することを目的とする。

（基本理念）

第一条の二　障害者及び障害児が日常生活又は社会生活を営むための支援は、全ての国民が、障害の有無にかかわらず、等しく基本的人権を享有するかけがえのない個人として尊重されるものであるとの理念にのっとり、全ての国民が、障害の有無によって分け隔てられることなく、相互に人格と個性を尊重し合いながら共生する社会を実現するため、全ての障害者及び障害児が可能な限りその身近な場所において必要な日常生活又は社会生活を営むための支援を受けられることにより社会参加の機会が確保されること及びどこで誰と生活するかについての選択の機会が確保され、地域社会において他の人々と共生することを妨げられないこと並びに障害者及び障害児にとって日常生活又は社会生活を営む上で障壁となるような社会における事物、制度、慣行、観念その他一切のものの除去に資することを旨として、総合的かつ計画的に行わなければならない。

（市町村等の責務）

第二条　市町村（特別区を含む。以下同じ。）は、この法律の実施に関し、次に掲げる責務を有する。

一　障害者が自ら選択した場所に居住し、又は障害者若しくは障害児（以下「障害者等」という。）が自立した日常生活又は社会生活を営むことができるよう、当該市町村の区域における障害者等の生活の実態を把握した上で、公共職業安定所、障害者職業センター（障害者の雇用の促進等に関する法律（昭和三十五年法律第百二十三号）第十九条第一項に規定する障害者職業センターをいう。以下同じ。）、障害者就業・生活支援センター（同法第二十七条第二項に規定する障害者就業・生活支援センターをいう。以下同じ。）その他の職業リハビリテーション（同法第二条第七号に規定する職業リハビリテーションをいう。以下同じ。）の措置を実施する機関、教育機関その他の関係機関との緊密な連携を図りつつ、必要な自立支援給付及び地域生活支援事業を総合的かつ計画的に行うこと。

二　障害者等の福祉に関し、必要な情報の提供を行い、並びに相談に応じ、必要な調査及び指導を行い、並びにこれらに付随する業務を行うこと。

三　意思疎通について支援が必要な障害者等が障害福祉サービスを円滑に利用することができるよう必要な便宜を供与すること、障害者等に対する虐待の防止及びその早期発見のために関係機関と連絡調整を行うことその他障害者等の権利の擁護のために必要な援助を行うこと。

2　都道府県は、この法律の実施に関し、次に掲げる責務を有する。

一　市町村が行う自立支援給付及び地域生活支援事業が適正かつ円滑に行われるよう、市町村に対する必要な助言、情報の提供その他の援助を行うこと。

二　市町村と連携を図りつつ、必要な自立支援医療費の支給及び地域生活支援事業を総合的に行うこと。

三　障害者等に関する相談及び指導のうち、専門的な知識及び技術を必要とするものを行うこと。

四　市町村と協力して障害者等の権利の擁護のために必要な援助を行うとともに、市町村が行う障害者等の権利の擁護のために必要な援助が適正かつ円滑に行われるよう、市町村に対する必要な助言、情報の提供その他の援助を行うこと。

3　国は、市町村及び都道府県が行う自立支援給付、地域生活支援事業その他この法律に基づく業務が適正かつ円滑に行われるよう、市町村及び都道府県に対する必要な助言、情報の提供その他の援助を行わなければならない。

4　国及び地方公共団体は、障害者等が自立した日常生活又は社会生活を営むことができるよう、必要な障害福祉サービス、相談支援及び地域生活支援事業の提供体制の確保に努めなければならない。

（定義）

第四条　この法律において「障害者」とは、身体障害者福祉法第四条に規定する身体障害者、知的障害者福祉法にいう知的障害者のうち十八歳以上である者及び精神保健及び精神障害者福祉に関する法律第五条第一項に規定する精神障害者（発達障害者支援法（平成十六年法律第百六十七号）第二条第二項に規定する発達障害者を含み、知的障害者福祉法にいう知的障害者を除く。以下「精神障害者」という。）のうち十八歳以上である者並びに治療方法が確立していない疾病その他の特殊の疾病であって政令で定めるものによる障害の程度が主務大臣が定める程度である者であって十八歳以上であるものをいう。

2　この法律において「障害児」とは、児童福祉法第四条第二項に規定する障害児をいう。

3　この法律において「保護者」とは、児童福祉法第六条に規定する保護者をいう。

4　この法律において「障害支援区分」とは、障害者等の障害の多様な特性その他の心身の状態に応じて必要とされる標準的な支援の度合を総合的に示すものとして主務省令で定める区分をいう。

第五条　この法律において「障害福祉サービス」とは、居宅介護、重度訪問介護、同行援護、行動援護、療養介護、生活介護、短期入所、重度障害者等包括支援、施設入所支援、自立訓練、就労移行支援、就労継続支援、就労定着支援、自立生活援助及び共同生活援助をいい、「障害福祉サービス事業」とは、障害福祉サービス（障害者支援施設、独立行政法人国立重度知的障害者総合施設のぞみの園法（平成十四年法律第百六十七号）第十一条第一号の規定により独立行政法人国立重度知的障害者総合施設のぞみの園が設置する施設（以下「のぞみの園」という。）その他主務省令で定める施設において行われる施設障害福祉サービス（施設入所支援及び主務省令で定める障害福祉サービスをいう。以下同じ。）を除く。）を行う事業をいう。

2　この法律において「居宅介護」とは、障害者等につき、居宅において入浴、排せつ又は食事の介護その他の主務省令で定める便宜を供与することをいう。

3　この法律において「重度訪問介護」とは、重度の肢体不自由者その他の障害者であって常時介護を要するものとして主務省令で定めるものにつき、居宅又はこれに相当する場所として主務省令で定める場所における入浴、排せつ又は食事の介護その他の主務省令で定める便宜及び外出時における移動中の介護を総合的に供与することをいう。

4　この法律において「同行援護」とは、視覚障害により、移動に著しい困難を有する障害者等につき、外出時において、当該障害者等に同行し、移動に必要な情報を提供するとともに、移動の援護その他の主務省令で定める便宜を供与することをいう。

5　この法律において「行動援護」とは、知的障害又は精神障害により行動上著しい困難を有する障害者等であって常時介護を要するものにつき、当該障害者等が行動する際に生じ得る危険を回避するために必要な援護、外出時における移動中の介護その他の主務省令で定める便宜を供与することをいう。

6　この法律において「療養介護」とは、医療を要する障害者であって常時介護を要するものとして主務省令で定めるものにつき、主として昼間において、病院その他の主務省令で定める施設において行われる機能訓練、療養上の管理、看護、医学的管理の下における介護及び日常生活上の世話の供与をいい、「療養介護医療」とは、療養介護のうち医療に係るものをいう。

7　この法律において「生活介護」とは、常時介護を要する障害者として主務省令で定める者につき、主として昼間において、障害者支援施設その他の主務省令で定める施設において行われる入浴、排せつ又は食事の介護、創作的活動又は生産活動の機会の提供その他の主務省令で定める便宜を供与することをいう。

8　この法律において「短期入所」とは、居宅においてその介護を行う者の疾病その他の理由により、障害者支援施設その他の主務省令で定める施設への短期間の入所を必要とする障害者等につき、当該施設に短期間の入所をさせ、入浴、排せつ又は食事の介護その他の主務省令で定める便宜を供与することをいう。

9　この法律において「重度障害者等包括支援」とは、常時介護を要する障害者等であって、その介護の必要の程度が著しく高いものとして主務省令で定めるものにつき、居宅介護その他の主務省令で定める障害福祉サービスを包括的に提供することをいう。

10　この法律において「施設入所支援」とは、その施設に入所する障害者につき、主として夜間において、入浴、排せつ又は食事の介護その他の主務省令で定める便宜を供与することをいう。

11　この法律において「障害者支援施設」とは、障害者につき、施設入所支援を行うとともに、施設入所支援以外の施設障害福祉サービスを行う施設（のぞみの園及び第一項の主務省令で定める施設を除く。）をいう。

12　この法律において「自立訓練」とは、障害者につき、自立した日常生活又は社会生活を営むことができるよう、主務省令で定める期間にわたり、身体機能又は生活能力の向上のために必要な訓練その他の主務省令で定める便宜を供与することをいう。

13　この法律において「就労移行支援」とは、就労を希望する障害者及び通常の事業所に雇用されている障害者であって主務省令で定める事由により当該事業所での就労に必要な知識及び能力の向上のための支援を一時的に必要とするものにつき、主務省令で定める期間にわたり、生産活動その他の活動の機会の提供を通じて、就労に必要な知識及び能力の向上のために必要な訓練その他の主務省令で定める便宜を供与することをいう。

14　この法律において「就労継続支援」とは、通常の事業所に雇用されることが困難な障害者及び通常の事業所に雇用されている障害者であって主務省令で定める事由により当該事業所での就労に必要な知識及び能力の向上のための支援を一時的に必要とするものにつき、就労の機会を提供するとともに、生産活動その他の活動の機会の提供を通じて、その知識及び能力の向上のために必要な訓練その他の主務省令で定める便宜を供与することをいう。

15　この法律において「就労定着支援」とは、就労に向けた支援として主務省令で定めるものを受けて通常の事業所に新たに雇用された障害者につき、主務省令で定める期間にわたり、当該事業所での就労の継続を図るために必要な当該事業所の事業主、障害福祉サービス事業を行う者、医療機関その他の者との連絡調整その他の主務省令で定める便宜を供与することをいう。

16　この法律において「自立生活援助」とは、施設入所支援又は共同生活援助を受けていた障害者その他の主務省令で定める障害者が居宅における自立した日常生活を営む上での各般の問題につき、主務省令で定める期間にわたり、定期的な巡回訪問により、又は随時通報を受け、当該障害者からの相談に応じ、必要な情報の提供及び助言その他の主務省令で定める援助を行うことをいう。

17　この法律において「共同生活援助」とは、障害者につき、主として夜間において、共同生活を営むべき住居において相談、入浴、排せつ若しくは食事の介護その他の日常生活上の援助を行い、又はこれに併せて、居宅における自立した日常生活への移行を希望する入居者につき、当該日常生活への移行及び移行後の定着に関する相談その他の主務省令で定める援助を行うことをいう。

18　この法律において「相談支援」とは、基本相談支援、地域相談支援及び計画相談支援をいい、「地域相談支援」とは、地域移行支援及び地域定着支援をいい、「計画相談支援」とは、サービス利用支援及び継続サービス利用支援をいい、「一般相談支援事業」とは、基本相談支援及び地域相談支援のいずれも行う事業をいい、「特定相談支援事業」とは、基本相談支援及び計画相談支援のいずれも行う事業をいう。

19　この法律において「基本相談支援」とは、地域の障害者等の福祉に関する各般の問題につき、障害者等、障害児の保護者又は障害者等の介護を行う者からの相談に応じ、必要な情報の提供及び助言を行い、併せてこれらの者と市町村及び第二十九条第二項に規定する指定障害福祉サービス事業者等との連絡調整（サービス利用支援及び継続サービス利用支援に関するものを除く。）その他の主務省令で定める便宜を総合的に供与することをいう。

20　この法律において「地域移行支援」とは、障害者支援施設、のぞみの園若しくは第一項若しくは第六項の主務省令で定める施設に入所している障害者又は精神科病院（精神科病院以外の病院で精神病室が設けられているものを含む。第八十九条第七項において同じ。）に入院している精神障害者その他の地域における生活に移行するために重点的な支援を必要とする者であって主務省令で定めるものにつき、住居の確保その他の地域における生活に移行するための活動に関する相談その他の主務省令で定める便宜を供与することをいう。

21　この法律において「地域定着支援」とは、居宅において単身その他の主務省令で定める状況において生活する障害者につき、当該障害者との常時の連絡体制を確保し、当該障害者に対し、障害の特性に起因して生じた緊急の事態その他の主務省令で定める場合に相談その他の便宜を供与することをいう。

22　この法律において「サービス利用支援」とは、第二十条第一項若しくは第二十四条第一項の申請に係る障害者等又は第五十一条の六第一項若しくは第五十一条の九第一項の申請に係る障害者の心身の状況、その置かれている環境、当該障害者等又は障害児の保護者の障害福祉サービス又は地域相談支援の利用に関する意向その他の事情を勘案し、利用する障害福祉サービス又は地域相談支援の種類及び内容その他の主務省令で定める事項を定めた計画（以下「サービス等利用計画案」という。）を作成し、第十九条第一項に規定する支給決定（次項において「支給決定」という。）、第二十四条第二項に規定する支給決定の変更の決定（次項において「支給決定の変更の決定」という。）、第五十一条の五第一項に規定する地域相談支援給付決定（次項において「地域相談支援給付決定」という。）又は第五十一条の九第二項に規定する地域相談支援給付決定の変更の決定（次項において「地域相談支援給付決定の変更の決定」という。）（以下「支給決定等」と総称する。）が行われた後に、第二十九条第二項に規定する指定障害福祉サービス事業者等、第五十一条の十四第一項に規定する指定一般相談支援事業者その他の者（次項において「関係者」という。）との連絡調整その他の便宜を供与するとともに、当該支給決定等に係る障害福祉サービス又は地域相談支援の種類及び内容、これを担当する者その他の主務省令で定める事項を記載した計画（以下「サービス等利用計画」という。）を作成することをいう。

23　この法律において「継続サービス利用支援」とは、第十九条第一項の規定により支給決定を受けた障害者若しくは障害児の保護者（以下「支給決定障害者等」という。）又は第五十一条の五第一項の規定により地域相談支援給付決定を受けた障害者（以下「地域相談支援給付決定障害者」という。）が、第二十三条に規定する支給決定の有効期間又は第五十一条の八に規定する地域相談支援給付決定の有効期間内において継続して障害福祉サービス又は地域相談支援を適切に利用することができるよう、当該支給決定障害者等又は地域相談支援給付決定障害者に係るサービス等利用計画（この項の規定により変更されたものを含む。以下同じ。）が適切であるかどうかにつき、主務省令で定める期間ごとに、当該支給決定障害者等の障害福祉サービス又は当該地域相談支援給付決定障害者の地域相談支援の利用状況を検証し、その結果及び当該支給決定に係る障害者等又は当該地域相談支援給付決定に係る障害者の心身の状況、その置かれている環境、当該障害者等又は障害児の保護者の障害福祉サービス又は地域相談支援の利用に関する意向その他の事情を勘案し、サービス等利用計画の見直しを行い、その結果に基づき、次のいずれかの便宜の供与を行うことをいう。

一　サービス等利用計画を変更するとともに、関係者との連絡調整その他の便宜の供与を行うこと。

二　新たな支給決定若しくは地域相談支援給付決定又は支給決定の変更の決定若しくは地域相談支援給付決定の変更の決定が必要であると認められる場合において、当該支給決定等に係る障害者又は障害児の保護者に対し、支給決定等に係る申請の勧奨を行うこと。

24　この法律において「自立支援医療」とは、障害者等につき、その心身の障害の状態の軽減を図り、自立した日常生活又は社会生活を営むために必要な医療であって政令で定めるものをいう。

25　この法律において「補装具」とは、障害者等の身体機能を補完し、又は代替し、かつ、長期間にわたり継続して使用されるものその他の主務省令で定める基準に該当するものとして、義肢、装具、車椅子その他の主務大臣が定めるものをいう。

26　この法律において「移動支援事業」とは、障害者等が円滑に外出することができるよう、障害者等の移動を支援する事業をいう。

27　この法律において「地域活動支援センター」とは、障害者等を通わせ、創作的活動又は生産活動の機会の提供、社会との交流の促進その他の主務省令で定める便宜を供与する施設をいう。

28　この法律において「福祉ホーム」とは、現に住居を求めている障害者につき、低額な料金で、居室その他の設備を利用させるとともに、日常生活に必要な便宜を供与する施設をいう。

第二章　自立支援給付

第一節　通則

（自立支援給付）

第六条　自立支援給付は、介護給付費、特例介護給付費、訓練等給付費、特例訓練等給付費、特定障害者特別給付費、特例特定障害者特別給付費、地域相談支援給付費、特例地域相談支援給付費、計画相談支援給付費、特例計画相談支

援給付費、自立支援医療費、療養介護医療費、基準該当療養介護医療費、補装具費及び高額障害福祉サービス等給付費の支給とする。

第二節　介護給付費、特例介護給付費、訓練等給付費、特例訓練等給付費、特定障害者特別給付費及び特例特定障害者特別給付費の支給

第一款　市町村審査会

（市町村審査会）

第十五条　第二十六条第二項に規定する審査判定業務を行わせるため、市町村に第十九条第一項に規定する介護給付費等の支給に関する審査会（以下「市町村審査会」という。）を置く。

（委員）

第十六条　市町村審査会の委員の定数は、政令で定める基準に従い条例で定める数とする。

2　委員は、障害者等の保健又は福祉に関する学識経験を有する者のうちから、市町村長（特別区の区長を含む。以下同じ。）が任命する。

第二款　支給決定等

（介護給付費等の支給決定）

第十九条　介護給付費、特例介護給付費、訓練等給付費又は特例訓練等給付費（以下「介護給付費等」という。）の支給を受けようとする障害者又は障害児の保護者は、市町村の介護給付費等を支給する旨の決定（以下「支給決定」という。）を受けなければならない。

2　支給決定は、障害者又は障害児の保護者の居住地の市町村が行うものとする。ただし、障害者又は障害児の保護者が居住地を有しないとき、又は明らかでないときは、その障害者又は障害児の保護者の現在地の市町村が行うものとする。

（申請）

第二十条　支給決定を受けようとする障害者又は障害児の保護者は、主務省令で定めるところにより、市町村に申請をしなければならない。

2　市町村は、前項の申請があったときは、次条第一項及び第二十二条第一項の規定により障害支援区分の認定及び同項に規定する支給要否決定を行うため、主務省令で定めるところにより、当該職員をして、当該申請に係る障害者等又は障害児の保護者に面接をさせ、その心身の状況、その置かれている環境その他主務省令で定める事項について調査をさせるものとする。この場合において、市町村は、当該調査を第五十一条の十四第一項に規定する指定一般相談支援事業者その他の主務省令で定める者（以下この条において「指定一般相談支援事業者等」という。）に委託することができる。

3　前項後段の規定により委託を受けた指定一般相談支援事業者等は、障害者等の保健又は福祉に関する専門的知識及び技術を有するものとして主務省令で定める者に当該委託

に係る調査を行わせるものとする。

4　第二項後段の規定により委託を受けた指定一般相談支援事業者等の役員（業務を執行する社員、取締役、執行役又はこれらに準ずる者をいい、相談役、顧問その他いかなる名称を有する者であるかを問わず、法人に対し業務を執行する社員、取締役、執行役又はこれらに準ずる者と同等以上の支配力を有するものと認められる者を含む。第百九条第一項を除き、以下同じ。）若しくは前項の主務省令で定める者又はこれらの職にあった者は、正当な理由なしに、当該委託業務に関して知り得た個人の秘密を漏らしてはならない。

5　第二項後段の規定により委託を受けた指定一般相談支援事業者等の役員又は第三項の主務省令で定める者で、当該委託業務に従事するものは、刑法その他の罰則の適用については、法令により公務に従事する職員とみなす。

6　第二項の場合において、市町村は、当該障害者等又は障害児の保護者が遠隔の地に居住地又は現在地を有するときは、当該調査を他の市町村に嘱託することができる。

（障害支援区分の認定）

第二十一条　市町村は、前条第一項の申請があったときは、政令で定めるところにより、市町村審査会が行う当該申請に係る障害者等の障害支援区分に関する審査及び判定の結果に基づき、障害支援区分の認定を行うものとする。

2　市町村審査会は、前項の審査及び判定を行うに当たって必要があると認めるときは、当該審査及び判定に係る障害者等、その家族、医師その他の関係者の意見を聴くことができる。

（支給要否決定等）

第二十二条　市町村は、第二十条第一項の申請に係る障害者等の障害支援区分、当該障害者等の介護を行う者の状況、当該障害者等の置かれている環境、当該申請に係る障害者等又は障害児の保護者の障害福祉サービスの利用に関する意向その他の主務省令で定める事項を勘案して介護給付費等の支給の要否の決定（以下この条及び第二十七条において「支給要否決定」という。）を行うものとする。

2　市町村は、支給要否決定を行うに当たって必要があると認めるときは、主務省令で定めるところにより、市町村審査会又は身体障害者福祉法第九条第七項に規定する身体障害者更生相談所（第七十四条及び第七十六条第三項において「身体障害者更生相談所」という。）、知的障害者福祉法第九条第六項に規定する知的障害者更生相談所、精神保健及び精神障害者福祉に関する法律第六条第一項に規定する精神保健福祉センター若しくは児童相談所（以下「身体障害者更生相談所等」と総称する。）その他主務省令で定める機関の意見を聴くことができる。

3　市町村審査会、身体障害者更生相談所等又は前項の主務省令で定める機関は、同項の意見を述べるに当たって必要があると認めるときは、当該支給要否決定に係る障害者等、その家族、医師その他の関係者の意見を聴くことができる。

4　市町村は、支給要否決定を行うに当たって必要と認められる場合として主務省令で定める場合には、主務省令で定めるところにより、第二十条第一項の申請に係る障害者又は障害児の保護者に対し、第五十一条の十七第一項第一号に規定する指定特定相談支援事業者が作成するサービス等利用計画案の提出を求めるものとする。

5　前項の規定によりサービス等利用計画案の提出を求められた障害者又は障害児の保護者は、主務省令で定める場合には、同項のサービス等利用計画案に代えて主務省令で定めるサービス等利用計画案を提出することができる。

6　市町村は、前二項のサービス等利用計画案の提出があった場合には、第一項の主務省令で定める事項及び当該サービス等利用計画案を勘案して支給要否決定を行うものとする。

7　市町村は、支給決定を行う場合には、障害福祉サービスの種類ごとに月を単位として主務省令で定める期間において介護給付費等を支給する障害福祉サービスの量（以下「支給量」という。）を定めなければならない。

8　市町村は、支給決定を行ったときは、当該支給決定障害者等に対し、主務省令で定めるところにより、支給量その他の主務省令で定める事項を記載した障害福祉サービス受給者証（以下「受給者証」という。）を交付しなければならない。

第三款　介護給付費、特例介護給付費、訓練等給付費及び特例訓練等給付費の支給

（介護給付費、特例介護給付費、訓練等給付費及び特例訓練等給付費の支給）

第二十八条　介護給付費及び特例介護給付費の支給は、次に掲げる障害福祉サービスに関して次条及び第三十条の規定により支給する給付とする。

一　居宅介護
二　重度訪問介護
三　同行援護
四　行動援護
五　療養介護（医療に係るものを除く。）
六　生活介護
七　短期入所
八　重度障害者等包括支援
九　施設入所支援

2　訓練等給付費及び特例訓練等給付費の支給は、次に掲げる障害福祉サービスに関して次条及び第三十条の規定により支給する給付とする。

一　自立訓練
二　就労移行支援
三　就労継続支援
四　就労定着支援

五　自立生活援助
六　共同生活援助

第五款　指定障害福祉サービス事業者及び指定障害者支援施設等

（指定障害福祉サービス事業者の指定）
第三十六条　第二十九条第一項の指定障害福祉サービス事業者の指定は、主務省令で定めるところにより、障害福祉サービス事業を行う者の申請により、障害福祉サービスの種類及び障害福祉サービス事業を行う事業所（以下この款において「サービス事業所」という。）ごとに行う。
2　就労継続支援その他の主務省令で定める障害福祉サービス（以下この条及び次条第一項において「特定障害福祉サービス」という。）に係る第二十九条第一項の指定障害福祉サービス事業者の指定は、当該特定障害福祉サービスの量を定めてするものとする。
3　都道府県知事は、第一項の申請があった場合において、次の各号（療養介護に係る指定の申請にあっては、第七号を除く。）のいずれかに該当するときは、指定障害福祉サービス事業者の指定をしてはならない。
一　申請者が都道府県の条例で定める者でないとき。
二　当該申請に係るサービス事業所の従業者の知識及び技能並びに人員が、第四十三条第一項の都道府県の条例で定める基準を満たしていないとき。
三　申請者が、第四十三条第二項の都道府県の条例で定める指定障害福祉サービスの事業の設備及び運営に関する基準に従って適正な障害福祉サービス事業の運営をすることができないと認められるとき。
四　申請者が、禁錮以上の刑に処せられ、その執行を終わり、又は執行を受けることがなくなるまでの者であるとき。
五　申請者が、この法律その他国民の保健医療若しくは福祉に関する法律で政令で定めるものの規定により罰金の刑に処せられ、その執行を終わり、又は執行を受けることがなくなるまでの者であるとき。
五の二　申請者が、労働に関する法律の規定であって政令で定めるものにより罰金の刑に処せられ、その執行を終わり、又は執行を受けることがなくなるまでの者であるとき。
六　申請者が、第五十条第一項（同条第三項において準用する場合を含む。以下この項において同じ。）、第五十一条の二十九第一項若しくは第二項又は第七十六条の三第六項の規定により指定を取り消され、その取消しの日から起算して五年を経過しない者（当該指定を取り消された者が法人である場合においては、当該取消しの処分に係る行政手続法（平成五年法律第八十八号）第十五条の規定による通知があった日前六十日以内に当該法人の役員又はそのサービス事業所を管理する者その他の政令で定める使用人（以下「役員等」という。）であった者で当該取消しの日から起算して五年を経過しないものを含み、当該指定を取り消された者が法人でない場合においては、当該通知があった日前六十日以内に当該者の管理者であった者で当該取消しの日から起算して五年を経過しないものを含む。）であるとき。ただし、当該指定の取消しが、指定障害福祉サービス事業者の指定の取消しのうち当該指定の取消しの処分の理由となった事実及び当該事実の発生を防止するための当該指定障害福祉サービス事業者による業務管理体制の整備についての取組の状況その他の当該事実に関して当該指定障害福祉サービス事業者が有していた責任の程度を考慮して、この号本文に規定する指定の取消しに該当しないこととすることが相当であると認められるものとして主務省令で定めるものに該当する場合を除く。

七　申請者と密接な関係を有する者（申請者（法人に限る。以下この号において同じ。）の株式の所有その他の事由を通じて当該申請者の事業を実質的に支配し、若しくはその事業に重要な影響を与える関係にある者として主務省令で定めるもの（以下この号において「申請者の親会社等」という。）、申請者の親会社等が株式の所有その他の事由を通じてその事業を実質的に支配し、若しくはその事業に重要な影響を与える関係にある者として主務省令で定めるもの又は当該申請者が株式の所有その他の事由を通じてその事業を実質的に支配し、若しくはその事業に重要な影響を与える関係にある者として主務省令で定めるもののうち、当該申請者と主務省令で定める密接な関係を有する法人をいう。）が、第五十条第一項、第五十一条の二十九第一項若しくは第二項又は第七十六条の三第六項の規定により指定を取り消され、その取消しの日から起算して五年を経過していないとき。ただし、当該指定の取消しが、指定障害福祉サービス事業者の指定の取消しのうち当該指定の取消しの処分の理由となった事実及び当該事実の発生を防止するための当該指定障害福祉サービス事業者による業務管理体制の整備についての取組の状況その他の当該事実に関して当該指定障害福祉サービス事業者が有していた責任の程度を考慮して、この号本文に規定する指定の取消しに該当しないこととすることが相当であると認められるものとして主務省令で定めるものに該当する場合を除く。

八　申請者が、第五十条第一項、第五十一条の二十九第一項若しくは第二項又は第七十六条の三第六項の規定による指定の取消しの処分に係る行政手続法第十五条の規定による通知があった日から当該処分をする日又は処分をしないことを決定する日までの間に第四十六条第二項又は第五十一条の二十五第二項若しくは第四項の規定による事業の廃止の届出をした者（当該事業の廃止について相当の理由がある者を除く。）で、当該届出の日から起算して五年を経過しないものであるとき。

九　申請者が、第四十八条第一項（同条第三項において準用する場合を含む。）又は第五十一条の二十七第一項若しくは第二項の規定による検査が行われた日から聴聞決定予定日（当該検査の結果に基づき第五十条第一項又は第五十一条の二十九第一項若しくは第二項の規定による指定の取消しの処分に係る聴聞を行うか否かの決定をすることが見込まれる日として主務省令で定めるところにより都道府県知事が当該申請者に当該検査が行われた日から十日以内に特定の日を通知した場合における当該特定の日をいう。）までの間に第四十六条第二項又は第五十一条の二十五第二項若しくは第四項の規定による事業の廃止の届出をした者（当該事業の廃止について相当の理由がある者を除く。）で、当該届出の日から起算して五年を経過しないものであるとき。

十　第八号に規定する期間内に第四十六条第二項又は第五十一条の二十五第二項若しくは第四項の規定による事業の廃止の届出があった場合において、申請者が、同号の通知の日前六十日以内に当該届出に係る法人（当該事業の廃止について相当の理由がある法人を除く。）の役員等又は当該届出に係る法人でない者（当該事業の廃止について相当の理由がある者を除く。）の管理者であった者で、当該届出の日から起算して五年を経過しないものであるとき。

十一　申請者が、指定の申請前五年以内に障害福祉サービスに関し不正又は著しく不当な行為をした者であるとき。

十二　申請者が、法人で、その役員等のうちに第四号から第六号まで又は第八号から前号までのいずれかに該当する者のあるものであるとき。

十三　申請者が、法人でない者で、その管理者が第四号から第六号まで又は第八号から第十一号までのいずれかに該当する者であるとき。

4　都道府県が前項第一号の条例を定めるに当たっては、主務省令で定める基準に従い定めるものとする。

5　都道府県知事は、特定障害福祉サービスにつき第一項の申請があった場合において、当該都道府県又は当該申請に係るサービス事業所の所在地を含む区域（第八十九条第二項第二号の規定により都道府県が定める区域をいう。）における当該申請に係る種類ごとの指定障害福祉サービスの量が、同条第一項の規定により当該都道府県が定める都道府県障害福祉計画において定める当該都道府県若しくは当該区域の当該指定障害福祉サービスの必要な量に既に達しているか、又は当該申請に係る事業者の指定によってこれを超えることになると認めるとき、その他の当該都道府県障害福祉計画の達成に支障を生ずるおそれがあると認めるときは、第二十九条第一項の指定をしないことができる。

6　関係市町村長は、主務省令で定めるところにより、都道府県知事に対し、第二十九条第一項の指定障害福祉サービス事業者の指定について、当該指定をしようとするときは、あらかじめ、当該関係市町村長にその旨を通知するよう求めることができる。この場合において、当該都道府県知事は、その求めに応じなければならない。

7　関係市町村長は、前項の規定による通知を受けたときは、主務省令で定めるところにより、第二十九条第一項の指定障害福祉サービス事業者の指定に関し、都道府県知事に対し、当該関係市町村の第八十八条第一項に規定する市町村障害福祉計画との調整を図る見地からの意見を申し出ることができる。

8　都道府県知事は、前項の意見を勘案し、第二十九条第一項の指定障害福祉サービス事業者の指定を行うに当たって、当該事業の適正な運営を確保するために必要と認める条件を付することができる。

（指定障害者支援施設の指定）

第三十八条　第二十九条第一項の指定障害者支援施設の指定は、主務省令で定めるところにより、障害者支援施設の設置者の申請により、施設障害福祉サービスの種類及び当該障害者支援施設の入所定員を定めて、行う。

2　都道府県知事は、前項の申請があった場合において、当該都道府県における当該申請に係る指定障害者支援施設の入所定員の総数が、第八十九条第一項の規定により当該都道府県が定める都道府県障害福祉計画において定める当該都道府県の当該指定障害者支援施設の必要入所定員総数に既に達しているか、又は当該申請に係る施設の指定によってこれを超えることになると認めるとき、その他の当該都道府県障害福祉計画の達成に支障を生ずるおそれがあると認めるときは、第二十九条第一項の指定をしないことができる。

3　第三十六条第三項及び第四項の規定は、第二十九条第一項の指定障害者支援施設の指定について準用する。この場合において、必要な技術的読替えは、政令で定める。

第三節　地域相談支援給付費、特例地域相談支援給付費、計画相談支援給付費及び特例計画相談支援給付費の支給

第一款　地域相談支援給付費及び特例地域相談支援給付費の支給

（地域相談支援給付費等の相談支援給付決定）

第五十一条の五　地域相談支援給付費又は特例地域相談支援給付費（以下「地域相談支援給付費等」という。）の支給を受けようとする障害者は、市町村の地域相談支援給付費等を支給する旨の決定（以下「地域相談支援給付決定」という。）を受けなければならない。

2　第十九条（第一項を除く。）の規定は、地域相談支援給付決定について準用する。この場合において、必要な技術的読替えは、政令で定める。

（申請）

第五十一条の六　地域相談支援給付決定を受けようとする障

害者は、主務省令で定めるところにより、市町村に申請しなければならない。

2　第二十条（第一項を除く。）の規定は、前項の申請について準用する。この場合において、必要な技術的読替えは、政令で定める。

（給付要否決定等）

第五十一条の七　市町村は、前条第一項の申請があったときは、当該申請に係る障害者の心身の状態、当該障害者の地域相談支援の利用に関する意向その他の主務省令で定める事項を勘案して地域相談支援給付費等の支給の要否の決定（以下この条及び第五十一条の十二において「給付要否決定」という。）を行うものとする。

2　市町村は、給付要否決定を行うに当たって必要があると認めるときは、主務省令で定めるところにより、市町村審査会、身体障害者更生相談所等その他主務省令で定める機関の意見を聴くことができる。

3　市町村審査会、身体障害者更生相談所等又は前項の主務省令で定める機関は、同項の意見を述べるに当たって必要があると認めるときは、当該給付要否決定に係る障害者、その家族、医師その他の関係者の意見を聴くことができる。

4　市町村は、給付要否決定を行うに当たって必要と認められる場合として主務省令で定める場合には、主務省令で定めるところにより、前条第一項の申請に係る障害者に対し、第五十一条の十七第一項第一号に規定する指定特定相談支援事業者が作成するサービス等利用計画案の提出を求めるものとする。

5　前項の規定によりサービス等利用計画案の提出を求められた障害者は、主務省令で定める場合には、同項のサービス等利用計画案に代えて主務省令で定めるサービス等利用計画案を提出することができる。

6　市町村は、前二項のサービス等利用計画案の提出があった場合には、第一項の主務省令で定める事項及び当該サービス等利用計画案を勘案して給付要否決定を行うものとする。

7　市町村は、地域相談支援給付決定を行う場合には、地域相談支援の種類ごとに月を単位として主務省令で定める期間において地域相談支援給付費等を支給する地域相談支援の量（以下「地域相談支援給付量」という。）を定めなければならない。

8　市町村は、地域相談支援給付決定を行ったときは、当該地域相談支援給付決定障害者に対し、主務省令で定めるところにより、地域相談支援給付量その他の主務省令で定める事項を記載した地域相談支援受給者証（以下「地域相談支援受給者証」という。）を交付しなければならない。

（地域相談支援給付費及び特例地域相談支援給付費の支給）

第五十一条の十三　地域相談支援給付費及び特例地域相談支援給付費の支給は、地域相談支援に関して次条及び第五十一条の十五の規定により支給する給付とする。

（地域相談支援給付費）

第五十一条の十四　市町村は、地域相談支援給付決定障害者が、地域相談支援給付決定の有効期間内において、都道府県知事が指定する一般相談支援事業を行う者（以下「指定一般相談支援事業者」という。）から当該指定に係る地域相談支援（以下「指定地域相談支援」という。）を受けたときは、主務省令で定めるところにより、当該地域相談支援給付決定障害者に対し、当該指定地域相談支援（地域相談支援給付量の範囲内のものに限る。以下この条及び次条において同じ。）に要した費用について、地域相談支援給付費を支給する。

2　指定地域相談支援を受けようとする地域相談支援給付決定障害者は、主務省令で定めるところにより、指定一般相談支援事業者に地域相談支援受給者証を提示して当該指定地域相談支援を受けるものとする。ただし、緊急の場合その他やむを得ない事由のある場合については、この限りでない。

3　地域相談支援給付費の額は、指定地域相談支援の種類ごとに指定地域相談支援に通常要する費用につき、主務大臣が定める基準により算定した費用の額（その額が現に当該指定地域相談支援に要した費用の額を超えるときは、当該現に指定地域相談支援に要した費用の額）とする。

4　地域相談支援給付決定障害者が指定一般相談支援事業者から指定地域相談支援を受けたときは、市町村は、当該地域相談支援給付決定障害者が当該指定一般相談支援事業者に支払うべき当該指定地域相談支援に要した費用について、地域相談支援給付費として当該地域相談支援給付決定障害者に支給すべき額の限度において、当該地域相談支援給付決定障害者に代わり、当該指定一般相談支援事業者に支払うことができる。

5　前項の規定による支払があったときは、地域相談支援給付決定障害者に対し地域相談支援給付費の支給があったものとみなす。

6　市町村は、指定一般相談支援事業者から地域相談支援給付費の請求があったときは、第三項の主務大臣が定める基準及び第五十一条の二十三第二項の主務省令で定める指定地域相談支援の事業の運営に関する基準（指定地域相談支援の取扱いに関する部分に限る。）に照らして審査の上、支払うものとする。

7　市町村は、前項の規定による審査及び支払に関する事務を連合会に委託することができる。

8　前各項に定めるもののほか、地域相談支援給付費の支給及び指定一般相談支援事業者の地域相談支援給付費の請求に関し必要な事項は、主務省令で定める。

（特例地域相談支援給付費）

第五十一条の十五　市町村は、地域相談支援給付決定障害者が、第五十一条の六第一項の申請をした日から当該地域相談支援給付決定の効力が生じた日の前日までの間に、緊急その他やむを得ない理由により指定地域相談支援を受けた場合において、必要があると認めるときは、主務省令で定めるところにより、当該指定地域相談支援に要した費用について、特例地域相談支援給付費を支給することができる。

2　特例地域相談支援給付費の額は、前条第三項の主務大臣が定める基準により算定した費用の額（その額が現に当該指定地域相談支援に要した費用の額を超えるときは、当該現に指定地域相談支援に要した費用の額）を基準として、市町村が定める。

3　前二項に定めるもののほか、特例地域相談支援給付費の支給に関し必要な事項は、主務省令で定める。

第二款　計画相談支援給付費及び特例計画相談支援給付費の支給

（計画相談支援給付費及び特例計画相談支援給付費の支給）

第五十一条の十六　計画相談支援給付費及び特例計画相談支援給付費の支給は、計画相談支援に関して次条及び第五十一条の十八の規定により支給する給付とする。

（計画相談支援給付費）

第五十一条の十七　市町村は、次の各号に掲げる者（以下「計画相談支援対象障害者等」という。）に対し、当該各号に定める場合の区分に応じ、当該各号に規定する計画相談支援に要した費用について、計画相談支援給付費を支給する。

一　第二十二条第四項（第二十四条第三項において準用する場合を含む。）の規定により、サービス等利用計画案の提出を求められた第二十条第一項若しくは第二十四条第一項の申請に係る障害者若しくは障害児の保護者又は第五十一条の七第四項（第五十一条の九第三項において準用する場合を含む。）の規定により、サービス等利用計画案の提出を求められた第五十一条の六第一項若しくは第五十一条の九第一項の申請に係る障害者　市町村長が指定する特定相談支援事業を行う者（以下「指定特定相談支援事業者」という。）から当該指定に係るサービス利用支援（次項において「指定サービス利用支援」という。）を受けた場合であって、当該申請に係る支給決定等を受けたとき。

二　支給決定障害者等又は地域相談支援給付決定障害者　指定特定相談支援事業者から当該指定に係る継続サービス利用支援（次項において「指定継続サービス利用支援」という。）を受けたとき。

2　計画相談支援給付費の額は、指定サービス利用支援又は指定継続サービス利用支援（以下「指定計画相談支援」という。）に通常要する費用につき、主務大臣が定める基準により算定した費用の額（その額が現に当該指定計画相談支援に要した費用の額を超えるときは、当該現に指定計画相談支援に要した費用の額）とする。

3　計画相談支援対象障害者等が指定特定相談支援事業者から指定計画相談支援を受けたときは、市町村は、当該計画相談支援対象障害者等が当該指定特定相談支援事業者に支払うべき当該指定計画相談支援に要した費用について、計画相談支援給付費として当該計画相談支援対象障害者等に対し支給すべき額の限度において、当該計画相談支援対象障害者等に代わり、当該指定特定相談支援事業者に支払うことができる。

4　前項の規定による支払があったときは、計画相談支援対象障害者等に対し計画相談支援給付費の支給があったものとみなす。

5　市町村は、指定特定相談支援事業者から計画相談支援給付費の請求があったときは、第二項の主務大臣が定める基準及び第五十一条の二十四第二項の主務省令で定める指定計画相談支援の事業の運営に関する基準（指定計画相談支援の取扱いに関する部分に限る。）に照らして審査の上、支払うものとする。

6　市町村は、前項の規定による審査及び支払に関する事務を連合会に委託することができる。

7　前各項に定めるもののほか、計画相談支援給付費の支給及び指定特定相談支援事業者の計画相談支援給付費の請求に関し必要な事項は、主務省令で定める。

（特例計画相談支援給付費）

第五十一条の十八　市町村は、計画相談支援対象障害者等が、指定計画相談支援以外の計画相談支援（第五十一条の二十四第一項の主務省令で定める基準及び同条第二項の主務省令で定める指定計画相談支援の事業の運営に関する基準に定める事項のうち主務省令で定めるものを満たすと認められる事業を行う事業所により行われるものに限る。以下この条において「基準該当計画相談支援」という。）を受けた場合において、必要があると認めるときは、主務省令で定めるところにより、基準該当計画相談支援に要した費用について、特例計画相談支援給付費を支給することができる。

2　特例計画相談支援給付費の額は、当該基準該当計画相談支援について前条第二項の主務大臣が定める基準により算定した費用の額（その額が現に当該基準該当計画相談支援に要した費用の額を超えるときは、当該現に基準該当計画相談支援に要した費用の額）を基準として、市町村が定める。

3　前二項に定めるもののほか、特例計画相談支援給付費の支給に関し必要な事項は、主務省令で定める。

第三款　指定一般相談支援事業者及び指定特定相談支援事業者

（指定一般相談支援事業者の指定）

第五十一条の十九　第五十一条の十四第一項の指定一般相談支援事業者の指定は、主務省令で定めるところにより、一般相談支援事業を行う者の申請により、地域相談支援の種類及び一般相談支援事業を行う事業所（以下この款において「一般相談支援事業所」という。）ごとに行う。

2　第三十六条第三項（第四号、第十号及び第十三号を除く。）及び第六項から第八項までの規定は、第五十一条の十四第一項の指定一般相談支援事業者の指定について準用する。この場合において、第三十六条第三項第一号中「都道府県の条例で定める者」とあるのは、「法人」と読み替えるほか、必要な技術的読替えは、政令で定める。

（指定特定相談支援事業者の指定）

第五十一条の二十　第五十一条の十七第一項第一号の指定特定相談支援事業者の指定は、主務省令で定めるところにより、総合的に相談支援を行う者として主務省令で定める基準に該当する者の申請により、特定相談支援事業を行う事業所（以下この款において「特定相談支援事業所」という。）ごとに行う。

2　第三十六条第三項（第四号、第十号及び第十三号を除く。）の規定は、第五十一条の十七第一項第一号の指定特定相談支援事業者の指定について準用する。この場合において、第三十六条第三項第一号中「都道府県の条例で定める者」とあるのは、「法人」と読み替えるほか、必要な技術的読替えは、政令で定める。

第四節　自立支援医療費、療養介護医療費及び基準該当療養介護医療費の支給

（自立支援医療費の支給認定）

第五十二条　自立支援医療費の支給を受けようとする障害者又は障害児の保護者は、市町村等の自立支援医療費を支給する旨の認定（以下「支給認定」という。）を受けなければならない。

2　第十九条第二項の規定は市町村等が行う支給認定について、同条第三項から第五項までの規定は市町村が行う支給認定について準用する。この場合において、必要な技術的読替えは、政令で定める。

（申請）

第五十三条　支給認定を受けようとする障害者又は障害児の保護者は、主務省令で定めるところにより、市町村等に申請をしなければならない。

2　前項の申請は、都道府県が支給認定を行う場合には、政令で定めるところにより、当該障害者又は障害児の保護者の居住地の市町村（障害者又は障害児の保護者が居住地を有しないか、又はその居住地が明らかでないときは、その障害者又は障害児の保護者の現在地の市町村）を経由して行うことができる。

（支給認定等）

第五十四条　市町村等は、前条第一項の申請に係る障害者等が、その心身の障害の状態からみて自立支援医療を受ける必要があり、かつ、当該障害者等又はその属する世帯の他の世帯員の所得の状況、治療状況その他の事情を勘案して政令で定める基準に該当する場合には、主務省令で定める

自立支援医療の種類ごとに支給認定を行うものとする。ただし、当該障害者等が、自立支援医療のうち主務省令で定める種類の医療を、戦傷病者特別援護法（昭和三十八年法律第百六十八号）又は心神喪失等の状態で重大な他害行為を行った者の医療及び観察等に関する法律（平成十五年法律第百十号）の規定により受けることができるときは、この限りでない。

2　市町村等は、支給認定をしたときは、主務省令で定めるところにより、都道府県知事が指定する医療機関（以下「指定自立支援医療機関」という。）の中から、当該支給認定に係る障害者等が自立支援医療を受けるものを定めるものとする。

3　市町村等は、支給認定をしたときは、支給認定を受けた障害者又は障害児の保護者（以下「支給認定障害者等」という。）に対し、主務省令で定めるところにより、次条に規定する支給認定の有効期間、前項の規定により定められた指定自立支援医療機関の名称その他の主務省令で定める事項を記載した自立支援医療受給者証（以下「医療受給者証」という。）を交付しなければならない。

（自立支援医療費の支給）

第五十八条　市町村等は、支給認定に係る障害者等が、支給認定の有効期間内において、第五十四条第二項の規定により定められた指定自立支援医療機関から当該指定に係る自立支援医療（以下「指定自立支援医療」という。）を受けたときは、主務省令で定めるところにより、当該支給認定障害者等に対し、当該指定自立支援医療に要した費用について、自立支援医療費を支給する。

2　指定自立支援医療を受けようとする支給認定障害者等は、主務省令で定めるところにより、指定自立支援医療機関に医療受給者証を提示して当該指定自立支援医療を受けるものとする。ただし、緊急の場合その他やむを得ない事由のある場合については、この限りでない。

（指定自立支援医療機関の指定）

第五十九条　第五十四条第二項の指定は、主務省令で定めるところにより、病院若しくは診療所（これらに準ずるものとして政令で定めるものを含む。以下同じ。）又は薬局の開設者の申請により、同条第一項の主務省令で定める自立支援医療の種類ごとに行う。

2　都道府県知事は、前項の申請があった場合において、次の各号のいずれかに該当するときは、指定自立支援医療機関の指定をしないことができる。

一　当該申請に係る病院若しくは診療所又は薬局が、健康保険法第六十三条第三項第一号に規定する保険医療機関若しくは保険薬局又は主務省令で定める事業所若しくは施設でないとき。

二　当該申請に係る病院若しくは診療所若しくは薬局又は申請者が、自立支援医療費の支給に関し診療又は調剤の内容の適切さを欠くおそれがあるとして重ねて第六十三条の規定による指導又は第六十七条第一項の規定による勧告を受けたものであるとき。
三　申請者が、第六十七条第三項の規定による命令に従わないものであるとき。
四　前三号のほか、当該申請に係る病院若しくは診療所又は薬局が、指定自立支援医療機関として著しく不適当と認めるものであるとき。
3　第三十六条第三項（第一号から第三号まで及び第七号を除く。）の規定は、指定自立支援医療機関の指定について準用する。この場合において、必要な技術的読替えは、政令で定める。

（指定自立支援医療機関の責務）
第六十一条　指定自立支援医療機関は、主務省令で定めるところにより、良質かつ適切な自立支援医療を行わなければならない。

（診療方針）
第六十二条　指定自立支援医療機関の診療方針は、健康保険の診療方針の例による。
2　前項に規定する診療方針によることができないとき、及びこれによることを適当としないときの診療方針は、主務大臣が定めるところによる。

（療養介護医療費の支給）
第七十条　市町村は、介護給付費（療養介護に係るものに限る。）に係る支給決定を受けた障害者が、支給決定の有効期間内において、指定障害福祉サービス事業者等から当該指定に係る療養介護医療を受けたときは、主務省令で定めるところにより、当該支給決定に係る障害者に対し、当該療養介護医療に要した費用について、療養介護医療費を支給する。

（基準該当療養介護医療費の支給）
第七十一条　市町村は、特例介護給付費（療養介護に係るものに限る。）に係る支給決定を受けた障害者が、基準該当事業所又は基準該当施設から当該療養介護医療（以下「基準該当療養介護医療」という。）を受けたときは、主務省令で定めるところにより、当該支給決定に係る障害者に対し、当該基準該当療養介護医療に要した費用について、基準該当療養介護医療費を支給する。
2　第五十八条第三項及び第四項の規定は、基準該当療養介護医療費について準用する。この場合において、必要な技術的読替えは、政令で定める。

（自立支援医療費等の審査及び支払）
第七十三条　都道府県知事は、指定自立支援医療機関、療養介護医療を行う指定障害福祉サービス事業者等又は基準該当療養介護医療を行う基準該当事業所若しくは基準該当施設（以下この条において「公費負担医療機関」という。）の診療内容並びに自立支援医療費、療養介護医療費及び基準該当療養介護医療費（以下この条及び第七十五条において「自立支援医療費等」という。）の請求を随時審査し、かつ、公費負担医療機関が第五十八条第五項（第七十条第二項において準用する場合を含む。）の規定によって請求することができる自立支援医療費等の額を決定することができる。

2　公費負担医療機関は、都道府県知事が行う前項の決定に従わなければならない。

3　都道府県知事は、第一項の規定により公費負担医療機関が請求することができる自立支援医療費等の額を決定するに当たっては、社会保険診療報酬支払基金法（昭和二十三年法律第百二十九号）に定める審査委員会、国民健康保険法に定める国民健康保険診療報酬審査委員会その他政令で定める医療に関する審査機関の意見を聴かなければならない。

4　市町村等は、公費負担医療機関に対する自立支援医療費等の支払に関する事務を社会保険診療報酬支払基金、連合会その他主務省令で定める者に委託することができる。

5　前各項に定めるもののほか、自立支援医療費等の請求に関し必要な事項は、主務省令で定める。

6　第一項の規定による自立支援医療費等の額の決定については、審査請求をすることができない。

第三章　地域生活支援事業

（市町村の地域生活支援事業）

第七十七条　市町村は、主務省令で定めるところにより、地域生活支援事業として、次に掲げる事業を行うものとする。

一　障害者等の自立した日常生活及び社会生活に関する理解を深めるための研修及び啓発を行う事業

二　障害者等、障害者等の家族、地域住民等により自発的に行われる障害者等が自立した日常生活及び社会生活を営むことができるようにするための活動に対する支援を行う事業

三　障害者等が障害福祉サービスその他のサービスを利用しつつ、自立した日常生活又は社会生活を営むことができるよう、地域の障害者等の福祉に関する各般の問題につき、障害者等、障害児の保護者又は障害者等の介護を行う者からの相談に応じ、必要な情報の提供及び助言その他の主務省令で定める便宜を供与するとともに、障害者等に対する虐待の防止及びその早期発見のための関係機関との連絡調整その他の障害者等の権利の擁護のために必要な援助を行う事業（次号に掲げるものを除く。）

四　障害福祉サービスの利用の観点から成年後見制度を利用することが有用であると認められる障害者で成年後見制度の利用に要する費用について補助を受けなければ成年後見制度の利用が困難であると認められるものにつき、当該費用のうち主務省令で定める費用を支給する事業

五　障害者に係る民法（明治二十九年法律第八十九号）に

規定する後見、保佐及び補助の業務を適正に行うことができる人材の育成及び活用を図るための研修を行う事業

六　聴覚、言語機能、音声機能その他の障害のため意思疎通を図ることに支障がある障害者等その他の日常生活を営むのに支障がある障害者等につき、意思疎通支援（手話その他主務省令で定める方法により当該障害者等とその他の者の意思疎通を支援することをいう。以下同じ。）を行う者の派遣、日常生活上の便宜を図るための用具であって主務大臣が定めるものの給付又は貸与その他の主務省令で定める便宜を供与する事業

七　意思疎通支援を行う者を養成する事業

八　移動支援事業

九　障害者等につき、地域活動支援センターその他の主務省令で定める施設に通わせ、創作的活動又は生産活動の機会の提供、社会との交流の促進その他の主務省令で定める便宜を供与する事業

2　都道府県は、市町村の地域生活支援事業の実施体制の整備の状況その他の地域の実情を勘案して、関係市町村の意見を聴いて、当該市町村に代わって前項各号に掲げる事業の一部を行うことができる。

3　市町村は、第一項各号に掲げる事業のほか、地域において生活する障害者等及び地域における生活に移行することを希望する障害者等（以下この項において「地域生活障害者等」という。）につき、地域において安心して自立した日常生活又は社会生活を営むことができるようにするため、次に掲げる事業を行うよう努めるものとする。

一　障害の特性に起因して生じる緊急の事態その他の主務省令で定める事態に対処し、又は当該事態に備えるため、地域生活障害者等、障害児（地域生活障害者等に該当するものに限る。次号において同じ。）の保護者又は地域生活障害者等の介護を行う者からの相談に応じるとともに、地域生活障害者等を支援するための体制の確保その他の必要な措置について、指定障害福祉サービス事業者等、医療機関、次条第一項に規定する基幹相談支援センターその他の関係機関（次号及び次項において「関係機関」という。）との連携及び調整を行い、又はこれに併せて当該事態が生じたときにおける宿泊場所の一時的な提供その他の必要な支援を行う事業

二　関係機関と協力して、地域生活障害者等に対し、地域における自立した日常生活又は社会生活を営むことができるよう、障害福祉サービスの利用の体験又は居宅における自立した日常生活若しくは社会生活の体験の機会を提供するとともに、これに伴う地域生活障害者等、障害児の保護者又は地域生活障害者等の介護を行う者からの相談に応じ、必要な情報の提供及び助言を行い、併せて関係機関との連携及び調整を行う事業

三　前二号に掲げる事業のほか、障害者等の保健又は福祉に関する専門的知識及び技術を有する人材の育成及び確

保その他の地域生活障害者等が地域において安心して自立した日常生活又は社会生活を営むために必要な事業

4　市町村は、前項各号に掲げる事業を実施する場合には、これらの事業を効果的に実施するために、地域生活支援拠点等（これらの事業を実施するために必要な機能を有する拠点又は複数の関係機関が相互の有機的な連携の下でこれらの事業を実施する体制をいう。）を整備するものとする。

5　市町村は、第一項各号及び第三項各号に掲げる事業のほか、現に住居を求めている障害者につき低額な料金で福祉ホームその他の施設において当該施設の居室その他の設備を利用させ、日常生活に必要な便宜を供与する事業その他の障害者等が自立した日常生活又は社会生活を営むために必要な事業を行うことができる。

（基幹相談支援センター）

第七十七条の二　基幹相談支援センターは、地域における相談支援の中核的な役割を担う機関として、次に掲げる事業及び業務を総合的に行うことを目的とする施設とする。

一　前条第一項第三号及び第四号に掲げる事業

二　身体障害者福祉法第九条第五項第二号及び第三号、知的障害者福祉法第九条第五項第二号及び第三号並びに精神保健及び精神障害者福祉に関する法律第四十九条第一項に規定する業務

三　地域における相談支援又は児童福祉法第六条の二の二第六項に規定する障害児相談支援に従事する者に対し、これらの者が行う一般相談支援事業若しくは特定相談支援事業又は同項に規定する障害児相談支援事業に関する運営について、相談に応じ、必要な助言、指導その他の援助を行う業務

四　第八十九条の三第一項に規定する関係機関等の連携の緊密化を促進する業務

2　市町村は、基幹相談支援センターを設置するよう努めるものとする。

3　市町村は、一般相談支援事業を行う者その他の主務省令で定める者に対し、第一項各号の事業及び業務の実施を委託することができる。

4　前項の委託を受けた者は、第一項各号の事業及び業務を実施するため、主務省令で定めるところにより、あらかじめ、主務省令で定める事項を市町村長に届け出て、基幹相談支援センターを設置することができる。

5　基幹相談支援センターを設置する者は、第一項各号の事業及び業務の効果的な実施のために、指定障害福祉サービス事業者等、医療機関、民生委員法（昭和二十三年法律第百九十八号）に定める民生委員、身体障害者福祉法第十二条の三第一項又は第二項の規定により委託を受けた身体障害者相談員、知的障害者福祉法第十五条の二第一項又は第二項の規定により委託を受けた知的障害者相談員、意思疎通支援を行う者を養成し、又は派遣する事業の関係者その他の関係者との連携に努めなければならない。

6　第三項の規定により委託を受けて第一項各号の事業及び業務を実施するため基幹相談支援センターを設置する者（その者が法人である場合にあっては、その役員）若しくはその職員又はこれらの職にあった者は、正当な理由なしに、その業務に関して知り得た秘密を漏らしてはならない。

7　都道府県は、市町村に対し、基幹相談支援センターの設置の促進及び適切な運営の確保のため、市町村の区域を超えた広域的な見地からの助言その他の援助を行うよう努めるものとする。

（都道府県の地域生活支援事業）

第七十八条　都道府県は、主務省令で定めるところにより、地域生活支援事業として、第七十七条第一項第三号、第六号及び第七号に掲げる事業のうち、特に専門性の高い相談支援に係る事業及び特に専門性の高い意思疎通支援を行う者を養成し、又は派遣する事業、意思疎通支援を行う者の派遣に係る市町村相互間の連絡調整その他の広域的な対応が必要な事業として主務省令で定める事業を行うものとする。

2　都道府県は、前項に定めるもののほか、第七十七条第三項各号に掲げる事業の実施体制の整備の促進及び適切な実施を確保するため、市町村に対し、市町村の区域を超えた広域的な見地からの助言その他の援助を行うよう努めるものとする。

3　都道府県は、前二項に定めるもののほか、障害福祉サービス又は相談支援の質の向上のために障害福祉サービス若しくは相談支援を提供する者又はこれらの者に対し必要な指導を行う者を育成する事業その他障害者等が自立した日常生活又は社会生活を営むために必要な事業を行うことができる。

第四章　事業及び施設

（事業の開始等）

第七十九条　都道府県は、次に掲げる事業を行うことができる。

一　障害福祉サービス事業

二　一般相談支援事業及び特定相談支援事業

三　移動支援事業

四　地域活動支援センターを経営する事業

五　福祉ホームを経営する事業

2　国及び都道府県以外の者は、主務省令で定めるところにより、あらかじめ、主務省令で定める事項を都道府県知事に届け出て、前項各号に掲げる事業を行うことができる。

3　前項の規定による届出をした者は、主務省令で定める事項に変更が生じたときは、変更の日から一月以内に、その旨を都道府県知事に届け出なければならない。

4　国及び都道府県以外の者は、第一項各号に掲げる事業を廃止し、又は休止しようとするときは、あらかじめ、主務省令で定める事項を都道府県知事に届け出なければならない。

第五章　障害福祉計画

（基本指針）

第八十七条　主務大臣は、障害福祉サービス及び相談支援並びに市町村及び都道府県の地域生活支援事業の提供体制を整備し、自立支援給付及び地域生活支援事業の円滑な実施を確保するための基本的な指針（以下「基本指針」という。）を定めるものとする。

2　基本指針においては、次に掲げる事項を定めるものとする。

一　障害福祉サービス及び相談支援の提供体制の確保に関する基本的事項

二　障害福祉サービス、相談支援並びに市町村及び都道府県の地域生活支援事業の提供体制の確保に係る目標に関する事項

三　次条第一項に規定する市町村障害福祉計画及び第八十九条第一項に規定する都道府県障害福祉計画の作成に関する事項

四　その他自立支援給付及び地域生活支援事業の円滑な実施を確保するために必要な事項

3　基本指針は、児童福祉法第三十三条の十九第一項に規定する基本指針と一体のものとして作成することができる。

4　主務大臣は、基本指針の案を作成し、又は基本指針を変更しようとするときは、あらかじめ、障害者等及びその家族その他の関係者の意見を反映させるために必要な措置を講ずるものとする。

5　主務大臣は、障害者等の生活の実態、障害者等を取り巻く環境の変化その他の事情を勘案して必要があると認めるときは、速やかに基本指針を変更するものとする。

6　主務大臣は、基本指針を定め、又はこれを変更したときは、遅滞なく、これを公表しなければならない。

（市町村障害福祉計画）

第八十八条　市町村は、基本指針に即して、障害福祉サービスの提供体制の確保その他この法律に基づく業務の円滑な実施に関する計画（以下「市町村障害福祉計画」という。）を定めるものとする。

2　市町村障害福祉計画においては、次に掲げる事項を定めるものとする。

一　障害福祉サービス、相談支援及び地域生活支援事業の提供体制の確保に係る目標に関する事項

二　各年度における指定障害福祉サービス、指定地域相談支援又は指定計画相談支援の種類ごとの必要な量の見込み

三　地域生活支援事業の種類ごとの実施に関する事項

3　市町村障害福祉計画においては、前項各号に掲げるもののほか、次に掲げる事項について定めるよう努めるものとする。

する。

一　前項第二号の指定障害福祉サービス、指定地域相談支援又は指定計画相談支援の種類ごとの必要な見込量の確保のための方策

二　前項第二号の指定障害福祉サービス、指定地域相談支援又は指定計画相談支援及び同項第三号の地域生活支援事業の提供体制の確保に係る医療機関、教育機関、公共職業安定所、障害者職業センター、障害者就業・生活支援センターその他の職業リハビリテーションの措置を実施する機関その他の関係機関との連携に関する事項

4　市町村障害福祉計画は、当該市町村の区域における障害者等の数及びその障害の状況を勘案して作成されなければならない。

5　市町村は、当該市町村の区域における障害者等の心身の状況、その置かれている環境その他の事情を正確に把握するとともに、第八十九条の二の二第一項の規定により公表された結果その他のこの法律に基づく業務の実施の状況に関する情報を分析した上で、当該事情及び当該分析の結果を勘案して、市町村障害福祉計画を作成するよう努めるものとする。

6　市町村障害福祉計画は、児童福祉法第三十三条の二十第一項に規定する市町村障害児福祉計画と一体のものとして作成することができる。

7　市町村障害福祉計画は、障害者基本法第十一条第三項に規定する市町村障害者計画、社会福祉法第百七条第一項に規定する市町村地域福祉計画その他の法律の規定による計画であって障害者等の福祉に関する事項を定めるものと調和が保たれたものでなければならない。

8　市町村は、市町村障害福祉計画を定め、又は変更しようとするときは、あらかじめ、住民の意見を反映させるために必要な措置を講ずるよう努めるものとする。

9　市町村は、第八十九条の三第一項に規定する協議会を設置したときは、市町村障害福祉計画を定め、又は変更しようとする場合において、あらかじめ、当該協議会の意見を聴くよう努めなければならない。

10　障害者基本法第三十六条第四項の合議制の機関を設置する市町村は、市町村障害福祉計画を定め、又は変更しようとするときは、あらかじめ、当該機関の意見を聴かなければならない。

11　市町村は、市町村障害福祉計画を定め、又は変更しようとするときは、第二項に規定する事項について、あらかじめ、都道府県の意見を聴かなければならない。

12　市町村は、市町村障害福祉計画を定め、又は変更したときは、遅滞なく、これを都道府県知事に提出しなければならない。

第八十八条の二　市町村は、定期的に、前条第二項各号に掲げる事項（市町村障害福祉計画に同条第三項各号に掲げる事項を定める場合にあっては、当該各号に掲げる事項を含

む。）について、調査、分析及び評価を行い、必要があると認めるときは、当該市町村障害福祉計画を変更することその他の必要な措置を講ずるものとする。

（都道府県障害福祉計画）

第八十九条 都道府県は、基本指針に即して、市町村障害福祉計画の達成に資するため、各市町村を通ずる広域的な見地から、障害福祉サービスの提供体制の確保その他この法律に基づく業務の円滑な実施に関する計画（以下「都道府県障害福祉計画」という。）を定めるものとする。

2 都道府県障害福祉計画においては、次に掲げる事項を定めるものとする。

一 障害福祉サービス、相談支援及び地域生活支援事業の提供体制の確保に係る目標に関する事項

二 当該都道府県が定める区域ごとに当該区域における各年度の指定障害福祉サービス、指定地域相談支援又は指定計画相談支援の種類ごとの必要な量の見込み

三 各年度の指定障害者支援施設の必要入所定員総数

四 地域生活支援事業の種類ごとの実施に関する事項

3 都道府県障害福祉計画においては、前項各号に掲げる事項のほか、次に掲げる事項について定めるよう努めるものとする。

一 前項第二号の区域ごとの指定障害福祉サービス又は指定地域相談支援の種類ごとの必要な見込量の確保のための方策

二 前項第二号の区域ごとの指定障害福祉サービス、指定地域相談支援又は指定計画相談支援に従事する者の確保又は資質の向上のために講ずる措置に関する事項

三 指定障害者支援施設の施設障害福祉サービスの質の向上のために講ずる措置に関する事項

四 前項第二号の区域ごとの指定障害福祉サービス又は指定地域相談支援及び同項第四号の地域生活支援事業の提供体制の確保に係る医療機関、教育機関、公共職業安定所、障害者職業センター、障害者就業・生活支援センターその他の職業リハビリテーションの措置を実施する機関その他の関係機関との連携に関する事項

4 都道府県は、第八十九条の二の二第一項の規定により公表された結果その他のこの法律に基づく業務の実施の状況に関する情報を分析した上で、当該分析の結果を勘案して、都道府県障害福祉計画を作成するよう努めるものとする。

5 都道府県障害福祉計画は、児童福祉法第三十三条の二十二第一項に規定する都道府県障害児福祉計画と一体のものとして作成することができる。

6 都道府県障害福祉計画は、障害者基本法第十一条第二項に規定する都道府県障害者計画、社会福祉法第百八条第一項に規定する都道府県地域福祉支援計画その他の法律の規定による計画であって障害者等の福祉に関する事項を定めるものと調和が保たれたものでなければならない。

7　都道府県障害福祉計画は、医療法（昭和二十三年法律第二百五号）第三十条の四第一項に規定する医療計画と相まって、精神科病院に入院している精神障害者の退院の促進に資するものでなければならない。

8　都道府県は、第八十九条の三第一項に規定する協議会を設置したときは、都道府県障害福祉計画を定め、又は変更しようとする場合において、あらかじめ、当該協議会の意見を聴くよう努めなければならない。

9　都道府県は、都道府県障害福祉計画を定め、又は変更しようとするときは、あらかじめ、障害者基本法第三十六条第一項の合議制の機関の意見を聴かなければならない。

10　都道府県は、都道府県障害福祉計画を定め、又は変更したときは、遅滞なく、これを主務大臣に提出しなければならない。

（協議会）

第八十九条の三　地方公共団体は、単独で又は共同して、障害者等への支援の体制の整備を図るため、関係機関、関係団体並びに障害者等及びその家族並びに障害者等の福祉、医療、教育又は雇用に関連する職務に従事する者その他の関係者（以下この条において「関係機関等」という。）により構成される協議会（以下この条において単に「協議会」という。）を置くように努めなければならない。

2　協議会は、関係機関等が相互の連絡を図ることにより、地域における障害者等への適切な支援に関する情報及び支援体制に関する課題についての情報を共有し、関係機関等の連携の緊密化を図るとともに、地域の実情に応じた体制の整備について協議を行うものとする。

3　協議会は、前項の規定による情報の共有及び協議を行うために必要があると認めるときは、関係機関等に対し、資料又は情報の提供、意見の表明その他必要な協力を求めることができる。

4　関係機関等は、前項の規定による求めがあった場合には、これに協力するよう努めるものとする。

5　協議会の事務に従事する者又は従事していた者は、正当な理由なしに、協議会の事務に関して知り得た秘密を漏らしてはならない。

6　前各項に定めるもののほか、協議会の組織及び運営に関し必要な事項は、協議会が定める。

第六章　費用

（市町村の支弁）

第九十二条　次に掲げる費用は、市町村の支弁とする。

一　介護給付費等、特定障害者特別給付費及び特例特定障害者特別給付費（以下「障害福祉サービス費等」という。）の支給に要する費用

二　地域相談支援給付費、特例地域相談支援給付費、計画相談支援給付費及び特例計画相談支援給付費（第九十四条第一項において「相談支援給付費等」という。）の支

給に要する費用
三　自立支援医療費（第八条第一項の政令で定める医療に係るものを除く。）、療養介護医療費及び基準該当療養介護医療費の支給に要する費用
四　補装具費の支給に要する費用
五　高額障害福祉サービス等給付費の支給に要する費用
六　市町村が行う地域生活支援事業に要する費用

（都道府県の支弁）
第九十三条　次に掲げる費用は、都道府県の支弁とする。
一　自立支援医療費（第八条第一項の政令で定める医療に係るものに限る。）の支給に要する費用
二　都道府県が行う地域生活支援事業に要する費用

（都道府県の負担及び補助）
第九十四条　都道府県は、政令で定めるところにより、第九十二条の規定により市町村が支弁する費用について、次に掲げるものを負担する。
一　第九十二条第一号、第二号及び第五号に掲げる費用のうち、国及び都道府県が負担すべきものとして当該市町村における障害福祉サービス費等及び高額障害福祉サービス等給付費の支給に係る障害者等の障害支援区分ごとの人数、相談支援給付費等の支給に係る障害者等の人数その他の事情を勘案して政令で定めるところにより算定した額（以下「障害福祉サービス費等負担対象額」という。）の百分の二十五
二　第九十二条第三号及び第四号に掲げる費用のうち、その百分の二十五
2　都道府県は、当該都道府県の予算の範囲内において、政令で定めるところにより、第九十二条の規定により市町村が支弁する費用のうち、同条第六号に掲げる費用の百分の二十五以内を補助することができる。

（国の負担及び補助）
第九十五条　国は、政令で定めるところにより、次に掲げるものを負担する。
一　第九十二条の規定により市町村が支弁する費用のうち、障害福祉サービス費等負担対象額の百分の五十
二　第九十二条の規定により市町村が支弁する費用のうち、同条第三号及び第四号に掲げる費用の百分の五十
三　第九十三条の規定により都道府県が支弁する費用のうち、同条第一号に掲げる費用の百分の五十
2　国は、予算の範囲内において、政令で定めるところにより、次に掲げるものを補助することができる。
一　第十九条から第二十二条まで、第二十四条及び第二十五条の規定により市町村が行う支給決定に係る事務の処理に要する費用（地方自治法第二百五十二条の十四第一項の規定により市町村が審査判定業務を都道府県審査会に委託している場合にあっては、当該委託に係る費用を含む。）並びに第五十一条の五から第五十一条の七まで、第五十一条の九及び第五十一条の十の規定により

市町村が行う地域相談支援給付決定に係る事務の百分の五十以内

二　第九十二条及び第九十三条の規定により市町村及び都道府県が支弁する費用のうち、第九十二条第六号及び第九十三条第二号に掲げる費用の百分の五十以内

第八章　審査請求

（審査請求）

第九十七条　市町村の介護給付費等又は地域相談支援給付費等に係る処分に不服がある障害者又は障害児の保護者は、都道府県知事に対して審査請求をすることができる。

2　前項の審査請求は、時効の完成猶予及び更新に関しては、裁判上の請求とみなす。

（不服審査会）

第九十八条　都道府県知事は、条例で定めるところにより、前条第一項の審査請求の事件を取り扱わせるため、障害者介護給付費等不服審査会（以下「不服審査会」という。）を置くことができる。

2　不服審査会の委員の定数は、政令で定める基準に従い、条例で定める員数とする。

3　委員は、人格が高潔であって、介護給付費等又は地域相談支援給付費等に関する処分の審理に関し公正かつ中立な判断をすることができ、かつ、障害者等の保健又は福祉に関する学識経験を有する者のうちから、都道府県知事が任命する。

附　則　（抄）

（施行期日）

第一条　この法律は、平成十八年四月一日から施行する。〔以下略〕

〔参考1〕

◉刑法等の一部を改正する法律の施行に伴う関係法律の整理等に関する法律（抄）

〔令和四年六月十七日法律第六十八号〕

改正 令和五年五月一七日法律第二八号現在

第一編 関係法律の一部改正

第十一章 厚生労働省関係

（障害者の日常生活及び社会生活を総合的に支援するための法律の一部改正）

第二百六十七条 障害者の日常生活及び社会生活を総合的に支援するための法律（平成十七年法律第百二十三号）の一部を次のように改正する。

第三十六条第三項第四号中「禁錮」を「拘禁刑」に改める。〔以下略〕

第二編 経過措置

第一章 通則

（罰則の適用等に関する経過措置）

第四百四十一条 刑法等の一部を改正する法律（令和四年法律第六十七号。以下「刑法等一部改正法」という。）及びこの法律（以下「刑法等一部改正法等」という。）の施行前にした行為の処罰については、次章に別段の定めがあるもののほか、なお従前の例による。

2 刑法等一部改正法等の施行後にした行為に対して、他の法律の規定によりなお従前の例によることとされ、なお効力を有することとされ又は改正前若しくは廃止前の法律の規定の例によることとされる罰則を適用する場合において、当該罰則に定める刑（刑法施行法第十九条第一項の規定又は第八十二条の規定による改正後の沖縄の復帰に伴う特別措置に関する法律第二十五条第四項の規定の適用後のものを含む。）に刑法等一部改正法第二条の規定による改正前の刑法（明治四十年法律第四十五号。以下この項において「旧刑法」という。）第十二条に規定する懲役（以下「懲役」という。）、旧刑法第十三条に規定する禁錮（以下「禁錮」という。）又は旧刑法第十六条に規定する拘留（以下「旧拘留」という。）が含まれるときは、当該刑のうち無期の懲役又は禁錮はそれぞれ無期拘禁刑と、有期の懲役又は禁錮はそれぞれその刑と長期及び短期（刑法施行法第二十条の規定の適用後のものを含む。）を同じくする有期拘禁刑と、旧拘留は長期及び短期（刑法施行法第二十条の規定の適用後のものを含む。）を同じくする拘留とする。

（裁判の効力とその執行に関する経過措置）

第四百四十二条 懲役、禁錮及び旧拘留の確定裁判の効力並びにその執行については、次章に別段の定めがあるもののほか、なお従前の例による。

（人の資格に関する経過措置）

第四百四十三条 懲役、禁錮又は旧拘留に処せられた者に係る人の資格に関する法令の規定の適用については、無期の懲役又は禁錮に処せられた者はそれぞれ無期拘禁刑に処せられた者と、有期の懲役又は禁錮に処せられた者はそれぞれ刑期を同じくする有期拘禁刑に処せられた者と、旧拘留に処せられた者は拘留に処せられた者とみなす。

2　拘禁刑又は拘留に処せられた者に係る他の法律の規定によりなお従前の例によることとされ、なお効力を有することとされ又は改正前若しくは廃止前の法律の規定の例によることとされる人の資格に関する法令の規定の適用については、無期拘禁刑に処せられた者は無期禁錮に処せられた者と、有期拘禁刑に処せられた者は刑期を同じくする有期禁錮に処せられた者と、拘留に処せられた者は刑期を同じくする旧拘留に処せられた者とみなす。

第四章　その他

（経過措置の政令への委任）

第五百九条　この編に定めるもののほか、刑法等一部改正法等の施行に伴い必要な経過措置は、政令で定める。

附　則　（抄）

（施行期日）

1　この法律は、刑法等一部改正法施行日〔令和七年六月一日〕から施行する。ただし、次の各号に掲げる規定は、当該各号に定める日から施行する。

一　第五百九条の規定　公布の日

〔参考2〕

◉障害者の日常生活及び社会生活を総合的に支援するための法律等の一部を改正する法律（抄）

〔令和四年十二月十六日
法律第百四号〕

（障害者の日常生活及び社会生活を総合的に支援するための法律の一部改正）

第三条　障害者の日常生活及び社会生活を総合的に支援するための法律の一部を次のように改正する。

目次中「障害福祉計画」を「障害福祉計画等」に改める。

第五条第一項中「自立訓練」の下に「、就労選択支援」を加え、同条中第二十八項を第二十九項とし、第十三項から第二十七項までを一項ずつ繰り下げ、第十二項の次に次の一項を加える。

13　この法律において「就労選択支援」とは、就労を希望する障害者又は就労の継続を希望する障害者であって、就労移行支援若しくは就労継続支援を受けること又は通常の事業所に雇用されることについて、当該者による適切な選択のための支援を必要とするものとして主務省令で定める者につき、短期間の生産活動その他の活動の機会の提供を通じて、就労に関する適性、知識及び能力の評価並びに就労に関する意向及び就労するために必要な配慮その他の主務省令で定める事項の整理を行い、又はこれに併せて、当該評価及び当該整理の結果に基づき、適切な支援の提供のために必要な障害福祉サービス事業を行う者等との連絡調整その他の主務省令で定める便宜を供与することをいう。

第二十八条第二項中第六号を第七号とし、第二号から第五号までを一号ずつ繰り下げ、第一号の次に次の一号を加える。

二　就労選択支援

第五章の章名を次のように改める。

第五章　障害福祉計画等

第八十九条の二の二第一項中「第三項において」を「以下」に改める。

第八十九条の二の三中「前条第一項」を「第八十九条の二の二第一項」に改め、「分析」の下に「並びに第八十九条の二の三第一項の規定による利用又は提供」を、「者」の下に「（次条第一項及び第三項において「連合会等」という。）」を加え、同条を第八十九条の二の十とし、同条の次に次の一条を加える。

（手数料）

第八十九条の二の十一　匿名障害福祉等関連情報利用者は、実費を勘案して政令で定める額の手数料を国（前条の規定により主務大臣からの委託を受けて、連合会等が第八十九条の二の三第一項の規定による匿名障害福祉等関連情報の提供に係る事務の全部を行う場合にあっては、連合会等）に納めなければならない。

2　主務大臣は、前項の手数料を納めようとする者が都道府県その他の障害者等の福祉の増進のために特に重要な役割を果たす者として政令で定める者であるときは、政令で定めるところにより、当該手数料を減額し、又は免除することができる。

3　第一項の規定により連合会等に納められた手数料は、連合会等の収入とする。

第八十九条の二の二の次に次の七条を加える。

（障害者等の福祉の増進のための匿名障害福祉等関連情報の利用又は提供）

第八十九条の二の三　主務大臣は、障害者等の福祉の増進に資するため、匿名障害福祉等関連情報（障害福祉等関連情報に係る特定の障害者等その他の主務省令で定める者（次条において「本人」という。）を識別すること及びその作成に用いる障害福祉等関連情報を復元することができないようにするために主務省令で定める基準に従い加工した障害福祉等関連情報をいう。以下同じ。）を利用し、又は主務省令で定めるところにより、次の各号に掲げる者であって、匿名障害福祉等関連情報の提供を受けて行うことについて相当の公益性を有すると認められる業務としてそれぞれ当該各号に定めるものを行うものに提供することができる。

一　国の他の行政機関及び地方公共団体　障害者等の福

祉の増進並びに自立支援給付及び地域生活支援事業に関する施策の企画及び立案に関する調査

二　大学その他の研究機関　障害者等の福祉の増進並びに自立支援給付及び地域生活支援事業に関する研究

三　民間事業者その他の主務省令で定める者　障害福祉分野の調査研究に関する分析その他の主務省令で定める業務（特定の商品又は役務の広告又は宣伝に利用するために行うものを除く。）

2　主務大臣は、前項の規定による匿名障害福祉等関連情報の利用又は提供を行う場合には、当該匿名障害福祉等関連情報を児童福祉法第三十三条の二十三の三第一項に規定する匿名障害児福祉等関連情報その他の主務省令で定めるものと連結して利用し、又は連結して利用することができる状態で提供することができる。

3　主務大臣は、第一項の規定により匿名障害福祉等関連情報を提供しようとする場合には、あらかじめ、社会保障審議会又はこども家庭審議会の意見を聴かなければならない。

（照合等の禁止）

第八十九条の二の四　前条第一項の規定により匿名障害福祉等関連情報の提供を受け、これを利用する者（以下「匿名障害福祉等関連情報利用者」という。）は、匿名障害福祉等関連情報を取り扱うに当たっては、当該匿名障害福祉等関連情報の作成に用いられた障害福祉等関連情報に係る本人を識別するために、当該障害福祉等関連情報から削除された記述等（文書、図画若しくは電磁的記録（電磁的方式（電子的方式、磁気的方式その他人の知覚によっては認識することができない方式をいう。）で作られる記録をいう。）に記載され、若しくは記録され、又は音声、動作その他の方法を用いて表された一切の事項をいう。）若しくは匿名障害福祉等関連情報の作成に用いられた加工の方法に関する情報を取得し、又は当該匿名障害福祉等関連情報を他の情報と照合してはならない。

（消去）

第八十九条の二の五　匿名障害福祉等関連情報利用者は、提供を受けた匿名障害福祉等関連情報を利用する必要がなくなったときは、遅滞なく、当該匿名障害福祉等関連情報を消去しなければならない。

（安全管理措置）

第八十九条の二の六　匿名障害福祉等関連情報利用者は、匿名障害福祉等関連情報の漏えい、滅失又は毀損の防止その他の当該匿名障害福祉等関連情報の安全管理のために必要かつ適切なものとして主務省令で定める措置を講じなければならない。

（利用者の義務）

第八十九条の二の七　匿名障害福祉等関連情報利用者又は匿名障害福祉等関連情報利用者であった者は、匿名障害福祉等関連情報の利用に関して知り得た匿名障害福祉等関連情報の内容をみだりに他人に知らせ、又は不当な目的に利用してはならない。

（立入検査等）

第八十九条の二の八　主務大臣は、この章（第八十七条から第八十九条の二の二まで及び第八十九条の三から第九十一条までを除く。）の規定の施行に必要な限度において、匿名障害福祉等関連情報利用者（国の他の行政機関を除く。以下この項及び次条において同じ。）に対し報告若しくは帳簿書類の提出若しくは提示を命じ、又は当該職員に関係者に対して質問させ、若しくは匿名障害福祉等関連情報利用者の事務所その他の事業所に立ち入り、匿名障害福祉等関連情報利用者の帳簿書類その他の物件を検査させることができる。

2　第九条第二項の規定は前項の規定による質問又は検査について、同条第三項の規定は前項の規定による権限について準用する。

（是正命令）

第八十九条の二の九　主務大臣は、匿名障害福祉等関連情報利用者が第八十九条の二の四から第八十九条の二の七までの規定に違反していると認めるときは、その者に対し、当該違反を是正するため必要な措置をとるべきことを命ずることができる。

第百九条の次に次の二条を加える。

第百九条の二　次の各号のいずれかに該当する場合には、当該違反行為をした者は、一年以下の拘禁刑若しくは五十万円以下の罰金に処し、又はこれを併科する。

一　第八十九条の二の七の規定に違反して、匿名障害福祉等関連情報の利用に関して知り得た匿名障害福祉等関連情報の内容をみだりに他人に知らせ、又は不当な目的に利用したとき。

二　第八十九条の二の九の規定による命令に違反したとき。

第百九条の三　第八十九条の二の八第一項の規定による報告若しくは帳簿書類の提出若しくは提示をせず、若しくは虚偽の報告若しくは虚偽の帳簿書類の提出若しくは提示をし、又は同項の規定による質問に対して答弁をせず、若しくは虚偽の答弁をし、若しくは同項の規定による検査を拒み、妨げ、若しくは忌避したときは、当該違反行為をした者は、五十万円以下の罰金に処する。

第百十一条中「者」を「ときは、当該違反行為をした者」に改め、同条の次に次の一条を加える。

第百十一条の二　第百九条の二の罪は、日本国外において同条の罪を犯した者にも適用する。

第百十二条中「前条」を「第百九条の二、第百九条の三又は第百十一条」に、「同条の刑」を「各本条の罰金刑」に改める。

附　則（抄）

（施行期日）

第一条　この法律は、令和六年四月一日から施行する。ただし、次の各号に掲げる規定は、当該各号に定める日から施行する。

四　第三条の規定〔中略〕並びに附則第六条〔中略〕の規定　公布の日から起算して三年を超えない範囲内において政令で定める日

（検討）

第二条　政府は、この法律の施行後五年を目途として、この法律による改正後の障害者の日常生活及び社会生活を総合的に支援するための法律、児童福祉法、精神保健福祉法、障害者雇用促進法及び難病の患者に対する医療等に関する法律の規定について、その施行の状況等を勘案しつつ検討を加え、必要があると認めるときは、その結果に基づいて必要な措置を講ずるものとする。

（訓練等給付費等の支給に関する経過措置）

第五条　この法律の施行の日（以下「施行日」という。）前に行われた障害者総合支援法第二十九条第一項に規定する指定障害福祉サービス等（次項において「指定障害福祉サービス等」という。）に係る同条第一項の規定による訓練等給付費の支給については、なお従前の例による。

2　施行日前に行われた障害者総合支援法第三十条第一項第一号の規定による指定障害福祉サービス等又は同項第二号に規定する基準該当障害福祉サービスに係る同項の規定による特例訓練等給付費の支給については、なお従前の例による。

（障害者総合支援法の一部改正に伴う調整規定）

第六条　附則第一条第四号に掲げる規定の施行の日（附則第十四条第二項において「第四号施行日」という。）が刑法等の一部を改正する法律（令和四年法律第六十七号）の施行の日（令和七年六月一日）（以下「刑法施行日」という。）前である場合には、刑法施行日の前日までの間における第三条の規定による改正後の障害者総合支援法（附則第二十三条において「第四号改正後障害者総合支援法」という。）第百九条の二の規定の適用については、同条中「拘禁刑」とあるのは、「懲役」とする。刑法施行日以後における刑法施行日前にした行為に対する同条の規定の適用についても、同様とする。

は　行

ま　行

や　行

ら　行

た　行

な　行

索　引

あ　行

か　行

さ　行

◆執筆者一覧◆（五十音順）

新垣　元（あらかき・はじめ）
医療法人卯の会新垣病院・沖縄県

江原良貴（えはら・よしたか）
一般財団法人江原積善会積善病院・岡山県

櫻木章司（さくらぎ・しょうじ）
医療法人社団桜樹会桜木病院・徳島県

高柳　功（たかやなぎ・いさお）
医療法人社団四方会有沢橋病院・富山県

高柳陽一郎（たかやなぎ・よういちろう）
医療法人社団四方会有沢橋病院・富山県

中島公博（なかじま・きみひろ）
医療法人社団五稜会病院・北海道

野木　渡（のぎ・わたる）
医療法人微風会浜寺病院・大阪府

藤井千代（ふじい・ちよ）
国立研究開発法人国立精神・神経医療研究センター精神保健研究所・東京都

前沢孝通（まえざわ・たかみち）
医療法人孝栄会前沢病院・栃木県

馬屋原健（まやはら・けん）
医療法人社団緑誠会光の丘病院・広島県

森　隆夫（もり・たかお）
医療法人社団愛精会あいせい紀年病院・愛知県

山崎　學（やまざき・まなぶ）
医療法人社団山崎会サンピエール病院・群馬県

◆編者略歴◆

高柳　功（たかやなぎ・いさお）

昭和十二年富山市生まれ。昭和三十七年信州大学業、昭和四十二年同大学大学院修了、学位取得。専門は精神病理学。現・日本精神病理学会名誉会員。

国立武蔵療養所を経て昭和四十六年より医療法人社団四方会有沢橋病院を富山市に開設。現・理事長。

昭和六十二年精神衛生法改正に携わり、公衆衛生審議会専門委員として、指定医制度の立案に参画する。その後ケースレポートの審査に一〇年間従事。平成十年、再度精神保健福祉法に関する専門委員会委員として法改正を検討。平成六年より平成十二年まで日本精神科病院協会医療政策委員会委員長。平成六年「精神科医療におけるインフォームド・コンセント（中間意見）」をまとめる。

元・富山県精神保健福祉協会会長、富山県精神医療審議会、同精神医療審査会各委員、富山大学非常勤講師。現・小規模精神科病院全国協議会名誉会長。

日本精神科病院協会編「入院から退院まで—精神病院マニュアル」（昭和五十九年）、「精神保健法Q＆A」（昭和六十三年）などの編集、執筆に従事。著書『手の届かぬ世界』（北国出版、昭和五十四年）、『人はなぜ死に急ぐか』（星和書店、令和二年）、『インフォームド・コンセントガイダンス』（共編著、先端医学社、平成十一年）など。本書シリーズは初版（星和書店版）から現在まで編集に関わる。

櫻木章司（さくらぎ・しょうじ）

昭和六十一年昭和大学医学部卒業、平成二年昭和大学医学部医学研究科（大学院）修了、学位取得。医学博士。

昭和大学病院、高仁会戸田病院勤務を経て、平成四年より桜樹会桜木病院勤務、平成九年同院院長、平成二十三年十月同院理事長に就任、現在に至る。

平成十四年四月より同二十二年三月まで日本精神科病院協会医療経済委員。規模別問題検討部会長、特定入院料等検討部会長を併任。平成二十二年四月より同協会政策委員（同委員長。）この間、平成二十五年精神保健福祉法改正に関わる。

平成二十六年九月～平成二十八年三月地域医療構想策定ガイドライン等に関する検討会、平成二十八年五月～令和二年十二月医療計画の見直し等に関する検討会、令和三年六月～令和六年三月第八次医療計画等に関する検討会で各構成員として、医療計画に関わる議論に参加。令和二年三月～令和三年精神障害にも対応した地域包括ケアシステムの構築に係る検討会、令和三年十月～令和四年六月地域で安心して暮らせる精神保健医療福祉体制の実現に向けた検討会で精神障害者の地域ケアのあり方に関する議論に参画している。

現在、社会保障審議会障害者部会委員、同審議会医療観察法部会臨時委員。新たな地域医療構想等に関する検討会構成員。また、徳島県医療審議会委員、同審議会医療法人部会部会長。徳島県精神保健福祉審議会委員、徳島県精神医療審議会会長、徳島県精神科病院協会会長、日本精神科病院協会常務理事、中国四国地区代表、同徳島県支部長。徳島県精神保健福祉協会副会長、美馬地区障害者支援区分審査会会長。四国中央医療福祉総合学院精神保健福祉・社会福祉学科（通信課程）学科長、等の公職を務める。

『今日の心身症治療』（共著、金剛出版、平成三年）、「民間病院からみた精神科入院制度」（精神神経誌第百二十巻第八号）、「これからの「精神障害にも対応した地域包括ケアシステム―民間病院の立場から」（精神神経誌第百二十五巻第三号）等の論文を著す。

新垣　元（あらかき・はじめ）

平成元年福岡大学医学部医学科卒業。医師。

同年琉球大学医学部医学科精神科神経科入局。

平成八年八月より医療法人卯の会新垣病院勤務。

平成十一年六月より同法人新垣病院院長、平成二十三年六月より同法人理事長に就任し現在に至る。

平成十四年四月より同年九月まで日本精神科病院協会情報委員、同年十月より同協会編集部員、平成十八年より同協会高齢者医療・介護保険委員、平成二十二年より同協会政策委員、令和三年から同協会政策委員長など同協会の委員会・部会の委員・部員を歴任し精神医療政策に関わってきた。

現在、沖縄県精神科病院協会理事。

◆監修者紹介◆

公益社団法人 日本精神科病院協会（日精協）

昭和二十四年（一九四九年）に設立され、現在では全国の精神病床総数の八五％以上が会員病院である。これまでに精神科医療の発展、精神障害者の人権の擁護と社会復帰の促進、国民の精神保健・医療福祉の向上などについて、広く日本国民へ普及啓発活動を精力的に行うと同時に、厚生行政への積極的な提言を行い、精神保健福祉法や精神保健福祉士の国家資格化など、関係法規の成立・改正に尽力してきた。平成二十四年（二〇一二年）に公益社団法人に移行し、「精神保健医療福祉に関する調査研究及び資料収集」「精神保健医療福祉従事者の人材育成及び教育研修」「精神保健医療福祉に関する普及及び啓発」を三本柱とした活動を積極的に行っている。

会長　山崎　學

所在地

〒一〇八-八五五四
東京都港区芝浦三-一五-一四
TEL　〇三-五二三二-三三一一
FAX　〇三-五二三二-三三〇九
https://www.nisseikyo.or.jp/

四訂
精神保健福祉法の最新知識――歴史と臨床実務

二〇二四年九月一日　発行

監　修　公益社団法人日本精神科病院協会

編　著　高柳　功・櫻木　章司・新垣　元

発行者　荘村　明彦

発行所　中央法規出版株式会社
〒110-0016　東京都台東区台東三-二九-一　中央法規ビル
TEL　〇三-六三八七-三一九六
https://www.chuohoki.co.jp/

印刷・製本　株式会社太洋社

装丁・本文デザイン　箕浦　卓

定価はカバーに表示してあります。
ISBN978-4-8243-0101-7

A101